四川省医疗机构
藏药制剂标准

（第一册）

SICHUAN SHENG YILIAO JIGOU
ZANGYAO ZHIJI BIAOZHUN

四川省药品监督管理局 编

四川科学技术出版社

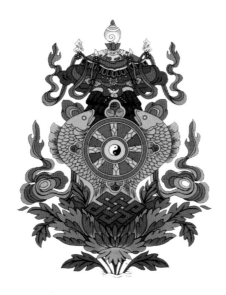

图书在版编目（CIP）数据

四川省医疗机构藏药制剂标准. 第一册 / 四川省药品监督管理局编. -- 成都：四川科学技术出版社，2021.8
ISBN 978-7-5727-0232-7

Ⅰ. ①四… Ⅱ. ①四… Ⅲ. ①医药卫生组织机构－藏药－制剂－标准－四川 Ⅳ. ①R291.4

中国版本图书馆CIP数据核字(2021)第169825号

四川省医疗机构藏药制剂标准
（第一册）

编　　者　四川省药品监督管理局

出 品 人　程佳月
策划组稿　钱丹凝
责任编辑　罗小燕
特约编辑　税萌成
封面设计　韩建勇
责任出版　欧晓春
出版发行　四川科学技术出版社
成都市槐树街2号　邮政编码 610031
官方微博：http://e.weibo.com/sckjcbs
官方微信公众号：sckjcbs
传真：028-87734039
成品尺寸　210 mm × 285 mm
印　　张　21　字数 520 千　插页 4
印　　刷　成都市金雅迪彩色印刷有限公司
版　　次　2021年10月第 1 版
印　　次　2021年10月第 1 次印刷
定　　价　198.00元

ISBN 978-7-5727-0232-7

邮购：四川省成都市槐树街2号　邮政编码：610031
电话：028-87734035　电子信箱：SCKJCBS@163.COM

四川省中药标准委员会

主　任　张大中

副主任　何　珣　陈永红　张庆营　赵　勇

成　员　王伯颖　王继波　李　华　何　畏

　　　　　周　全　姜卫东　聂全江　袁　军

《四川省医疗机构藏药制剂标准》（第一册）主要编审人员

何　畏	姜卫东	袁　军	伍丕娥	赵卫权	周　娟	李　萍
黎跃成	李　毅	卿　艳	李文兵	当子介布	蒋敏桃	徐　博
邓成兴	马小兵	王　果	文永盛	冯　想	刘　芬	刘显福
刘　森	刘繁红	齐景梁	李建华	杨　旭	杨　轶	肖开春
吴秀清	余泽米	张　云	张　艺	陈元军	陈长安	罗东玲
罗　敏	罗　霄	周明慧	周海玉	周　德	郑　萍	赵书林
袁文洪	高必兴	高宇明	徐　健	彭章明	彭雪梅	谢　杰

藏医学相关内容主要审定人员

仁真旺甲	王　盟	扎西龙布	仁青降初	邓　都	曲　呷	刚焕晨雷
伍金丹增	仲　勒	羊加本	米　鹏	江吉村	更藏加	豆尕甲
拉目加	呷绒旦珠	罗　布	泽木秋甲	泽翁拥忠	降拥彭措	洛绒真追
洛　热	益西绒布	普布扎西	强文社			

起草单位

甘孜藏族自治州食品药品检验所

阿坝藏族羌族自治州食品药品检验研究中心

凉山州食品药品检验所

成都中医药大学

复核单位

四川省药品检验研究院（国家药品监督管理局中成药质量评价重点实验室）

成都市药品检验研究院

资阳市食品药品检验检测中心

内江市食品药品检验检测中心

宜宾市食品药品检验检测中心

眉山市食品药品检验检测中心

乐山市食品药品检验检测中心

前　言

川西高原为我国三大藏族聚居地之一。甘孜藏族自治州（以下简称甘孜州）、阿坝藏族羌族自治州（以下简称阿坝州）及凉山彝族自治州（以下简称凉山州）木里藏族自治县的藏族人口共计约 160 万。四川省藏医药文化源远流长，底蕴丰厚，藏药医疗机构制剂在医疗服务中显示独特的疗效和重要的作用。

2016 年，四川省药品监督管理局（原四川省食品药品监督管理局）组织相关专家对甘孜州藏医院、阿坝州藏医院、木里藏族自治县中藏医院、德格县宗萨藏医院、德格县藏医院等 15 家医疗机构藏药制剂室配制的藏药制剂品种进行了深入调研，发现不同程度的存在制剂名称不规范、药材基原不清楚、功能与主治表述不准确、制剂标准不够完善等问题。为推进四川省医疗机构藏药制剂的标准化与规范化工作，逐步完善质量控制体系，四川省药品监督管理局启动了四川省医疗机构藏药制剂的品种清理及质量标准提升工作。

按四川省药品监督管理局党组的统一部署，四川省中药标准委员会中药标准管理办公室组织四川省药品检验研究院及甘孜州、阿坝州、凉山州、成都市、资阳市、内江市、眉山市、宜宾市、乐山市等市（州）药品检验机构，在甘孜州藏医院、阿坝州藏医院、德格县宗萨藏医院、德格县藏医院、乡城县藏医院、色达县藏医院、若尔盖县藏医院、得荣县中藏医院等单位的积极配合下，按照“先清理、后提高”的工作原则，对收载于《四部医典》《临床札记》等藏医药古典医籍的经方进行了系统清理，结合四川省各藏医院临床习用方的应用，从典籍经方中选定 179 个品种开展质量标准研究，制定了《四川省医疗机构藏药制剂标准》，分第一册、第二册。《四川省医疗机构藏药制剂标准》的编撰出版，对于落实和贯彻四川省委省政府《关于促进中医药传承创新发展的实施意见》中提出的“大力促进民族医药发展，支持以藏、彝、羌、苗医药为重点的民族医药产业发展，制定一批地方质量标准”和促进藏医药产业健康发展，具有重要的意义。

《四川省医疗机构藏药制剂标准》经四川省药品监督管理局审核批准后颁布。

四川省药品监督管理局

2021 年 9 月

凡 例

《四川省医疗机构藏药制剂标准》是四川省药品监督管理局依据《四川省“十三五”药品安全规划》组织制定和颁布的省级藏药医疗机构制剂标准，是四川省中药（民族药）标准体系的组成部分。

一、本标准由前言、凡例、目录、正文、附录和索引六部分组成。本标准的凡例是对正文各项内容及检验有关的共性问题所作的统一规定。

二、除另有规定外，本标准所用术语、计量单位、符号、试药、试液、检验方法及通则编码等，均同《中华人民共和国药典》（以下简称《中国药典》）（2020年版）。

三、本标准各品种项下包括正文和起草说明两部分。正文按顺序列为：名称、处方、制法、性状、鉴别、检查、浸出物、含量测定、功能与主治、用法与用量、规格、贮藏。起草说明是对制剂名称、处方来源、主要质量控制项目的简要说明。【名称】项下的中文名称根据藏文名称表达的含义翻译而成，藏文音译名由四川省藏医药专家根据相关文献，结合四川藏区发音习惯确定。【处方】项下收载的藏药经方均源自《四部医典》《临床札记》等22部藏医学经典医籍。处方中各药味剂量由四川省藏医药专家依据藏医药学理论和临床用药实际确定。处方中的药味名称，国家及省级标准有收载的，其中文名、藏文名及藏文音译名，原则上与标准一致；国家及省级标准中未体现藏文名或藏文音译名的或者标准无收载的，参照《中国藏药植物资源考订》（上、下卷）、《中华本草·藏药卷》等文献确定。【制法】项下的“干燥”，一般干燥温度不超过80℃，处方中含芳香挥发性和热敏性成分的品种应低温干燥。【性状】【鉴别】【检查】等项目的检测方法在正文中均有详细记载（处方中含有矿物药的品种，应按附录“重金属、砷盐检查的有关要求”进行检查）。【功能与主治】系四川省藏医药专家参考相关文献结合临床用药经验编写而成。文字描述中的“隆”“赤巴”“培根”“三因”“培隆”“培赤”“查隆”“木布”“白脉”“亚玛”“黄水”“陈旧热”等藏医病名的中文释义详见《国家标准藏药品种医学内容审查分析与考证》（西藏自治区食品药品监督管理局编著，2016年出版）。【用法与用量】项下规定的内容，系根据我省藏医临床用药习惯确定，内服制剂规定为：

“温开水送服或嚼服。一次 0.5~3 g，一日 1~2 次；或遵医嘱。”外用制剂规定为：“外用适量，遵医嘱。”【规格】参照《中国药典》（2020 年版）一部相关藏药制剂的规格，原则上将丸剂规定为三种规格：（1）每 4 丸重 1 g；（2）每丸重 0.5 g；（3）每丸重 1~1.5 g。【贮藏】丸剂（水丸）规定“密封”，散剂规定“密闭，防潮”。

四、本标准索引收载了藏药制剂藏文名索引、拼音名索引。

五、本标准使用的对照物质除国家标准物质中心和中国食品药品检定研究院提供外，其余均由四川省药品检验研究院负责制备、标定和发放。

六、本标准收载的剂型绝大部分为丸剂（水丸），若配制相同处方的散剂，显微鉴别、薄层鉴别、浸出物及有毒有害物质的检查等主要质量控制项目同丸剂，同时应符合《中国药典》（2020 年版）散剂项下有关的各项规定（通则 0115）。

七、本标准对 179 个藏药经方制剂中涉及的处方药材及饮片，经梳理及拉丁学名订正形成“藏药经方制剂相关药材及饮片”总表，在《四川省医疗机构藏药制剂标准》（第二册）附录中列出，以便查阅。

八、本标准的解释权归四川省药品监督管理局所有。

目 录 CONTENTS

附录

二十五味石榴丸 སེ་འབྲུ་ཉེར་ལྔ།

Ershiwuwei Shiliu Wan 赛朱尼昂

【处方】石榴子 76 g　石灰华 39 g　红花 39 g
丁香 39 g　肉豆蔻 39 g　苏麦 39 g
草果 39 g　干姜 39 g　荜茇 39 g
胡椒（黑胡椒）39 g　硇砂 39 g　光明盐 39 g
火硝 39 g　贝齿 38 g　葫芦 38 g
肉桂 38 g　土木香 38 g　胡椒（白胡椒）38 g
紫硇砂 38 g　蒂达 38 g　诃子 38 g
毛诃子 38 g　余甘子 38 g　兔耳草 38 g
川木香 38 g

【制法】以上二十五味，粉碎成细粉，过筛，混匀，用水泛丸，干燥，即得。

【性状】本品为棕黄色至棕褐色的水丸；气微香，味咸、苦、微辛。

【鉴别】（1）取本品，置显微镜下观察：花粉粒极面观三角形，赤道表面观双凸镜形，具 3 副合沟（丁香）。花粉粒类圆形、椭圆形或橄榄形，直径约至 60 μm，具 3 个萌发孔，外壁有齿状突起（红花）。石细胞类方形、类多角形或呈纤维状，直径 14~40 μm，长至 130 μm，壁厚，孔沟细密（诃子）。纤维长梭形，长 195~920 μm，直径约 50 μm，壁厚，木化，纹孔不明显（肉桂）。

（2）取本品 4 g，研细，加乙酸乙酯 50 ml，加热回流 30 分钟，滤过，滤液蒸干，残渣加乙醇 2 ml 使溶解，作为供试品溶液。另取胡椒碱对照品，加乙醇制成 1 ml 含 1 mg 的溶液，作为对照品溶液。照薄层色谱法（通则 0502）试验，吸取上述溶液各 2~5 μl，分别点于同一硅胶 G 薄层板上，以环己烷 - 丙酮（10∶3）为展开剂，展开，取出，晾干，喷以 10% 硫酸乙醇溶液，晾干，置紫外光灯（365 nm）下检视。供试品色谱中，在与对照品色谱相应的位置上，显相同颜色的荧光斑点。

（3）取本品 5 g，研细，加甲醇 50 ml，超声处理 20 分钟，滤过，滤液蒸干，残渣加甲醇 2 ml 使溶解，作为供试品溶液。另取没食子酸对照品，加甲醇制成 1 ml 含 1 mg 的溶液，作为对照品溶液。照薄层色谱法（通则 0502）试验，吸取上述两种溶液各 2~5 μl，分别点于同一硅胶 G 薄层板上，以三氯甲烷 - 乙酸乙酯 - 甲醇 - 甲酸（9∶9∶3∶0.2）为展开剂，展开，取出，晾干，喷以 2% 三氯化铁乙醇溶液。供试品色谱中，在与对照品色谱相应的位置上，显相同颜色的斑点。

【检查】除溶散时限外，应符合丸剂项下有关的各项规定（通则 0108）。

【浸出物】照浸出物测定法（通则 2201）项下的热浸法测定，用 70% 乙醇作溶剂，不得少于 28.0%。

【功能与主治】 མ་ཞུ་བ་དང་ཕོ་བའི་མེ་དྲོད་ཉམས། །དངས་མ་མཐྲིས་དང་མ་ཞུ་གཙོང་ནད་སོགས། །གྲང་བའི་ནད་ཀུན་འཇོམས་པའི་མེ་དཔུང་ཡིན། །
健胃消食，除湿散寒。用于消化不良，腹胀，痞瘤，慢性寒证等。

【用法与用量】温开水送服或嚼服。一次 0.5~3 g，一日 1~2 次；或遵医嘱。

【规格】（1）每 4 丸重 1 g；（2）每丸重 0.5 g；（3）每丸重 1~1.5 g

【贮藏】密封。

二十五味石榴丸质量标准起草说明

【制剂名称】制剂中文名为二十五味石榴丸，拼音名为 Ershiwuwei Shiliu Wan，藏文名为“སེ་འབྲུ་ཉེར་ལྔ།”，藏文音译名按《临床札记・精粹》翻译为“赛朱尼昂”。

【处方来源】《临床札记・精粹》《ཟིན་ཏིག་གཅེས་པར་བཏུས་པའི་ཁ་སྐོང་ཡང་ཏིག་སྨན་གྱི་སྦྱོར་སྡེ་འཆི་མེད་བདུད་རྩིའི་བཅུད་ལེན། 》

སེ་འབྲུ་ཉེར་ལྔ་ནི། སེ་འབྲུ་བཟང་པོ་དྲུག་དང་ཚ་བ་གསུམ། །རྒྱ་ཚྭ་རྒྱམ་ཚྭ་ཟེ་ཚྭ་མཐོན་ཐལ་དང་། །ཤིང་ཚ་ན་ལེ་ཤམ་དང་ཁ་རུ་ཚྭ། །ཀ་པེད་མ་નུ་ཏིག་ཏ་འབྲས་བུ་གསུམ། །ཧོང་ལེན་རུ་རྟ་ཀ་ར་ཡི་རྟ་ལ་སྦྱར། །ཆུ་སྐོལ་ཚན་མོས་འཕྱུལ་ལ་བཏང་བ་ཡིས། །མ་ཞུ་བ་དང་ཕོ་བའི་མེ་དྲོད་ཉམས། །དངས་མ་མཐྲིས་དང་མ་ཞུ་གཙོང་ནད་སོགས། །གྲང་བའི་ནད་ཀུན་འཇོམས་པའི་མེ་དཔུང་ཡིན། །

【鉴别】（1）显微鉴别　本品粉末花粉粒、石细胞、纤维显微特征明显，易于查看。

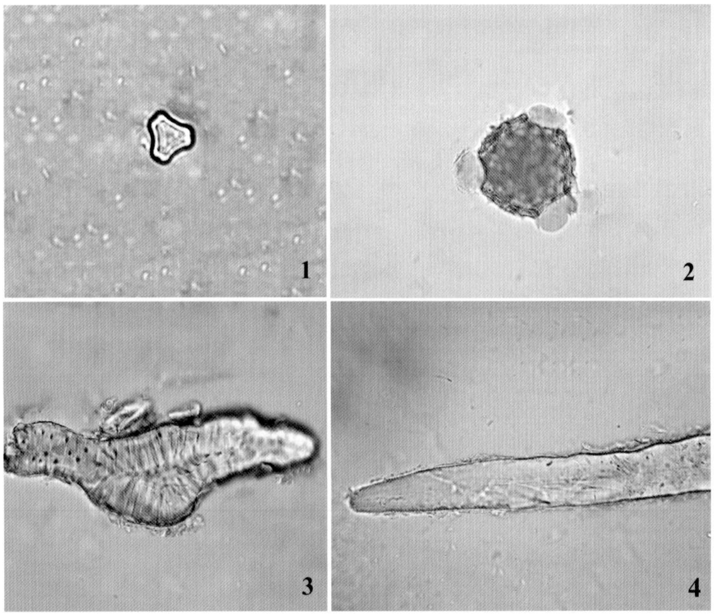

二十五味石榴丸粉末显微特征

1—花粉粒（丁香）　2—花粉粒（红花）　3—石细胞（诃子）　4—纤维（肉桂）

（2）薄层鉴别　分别建立了以胡椒碱对照品、没食子酸对照品为对照的薄层鉴别方法。

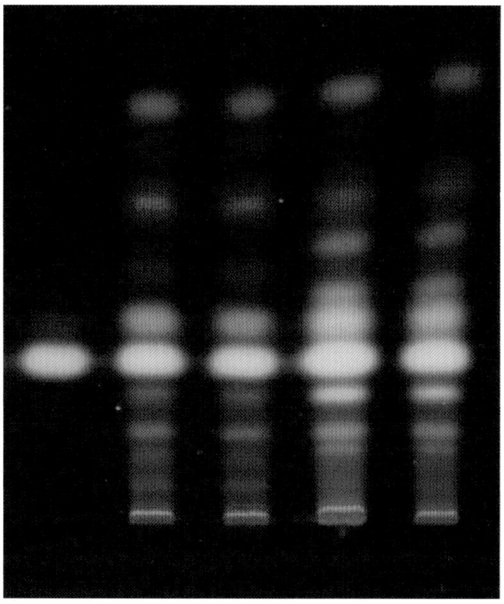

1　2　3　4　5

二十五味石榴丸薄层色谱图（一）

1—胡椒碱对照品　2~5—二十五味石榴丸样品

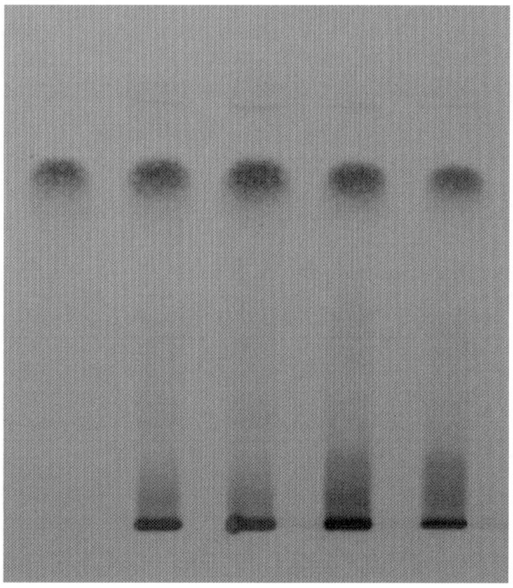

1　2　3　4　5

二十五味石榴丸薄层色谱图（二）

1—没食子酸对照品　2~5—二十五味石榴丸样品

【功能与主治】见《临床札记·精粹》。

起草单位：凉山州食品药品检验所

复核单位：成都市药品检验研究院

二十五味红铜灰丸 ཟངས་ཐལ་ཉེར་ལྔ།

Ershiwuwei Hongtonghui Wan 桑塔尼昂

【处方】 兔耳草 86 g　天竺黄 57 g　红花 57 g
蒂达 57 g　鸭嘴花 57 g　紫檀香 57 g
木棉花 57 g　岩白菜 57 g　高山辣根菜 57 g
甘草 57 g　葡萄 57 g　人工牛黄 29 g
鹿茸 29 g　丁香 29 g　肉豆蔻 29 g
苏麦 29 g　草果 29 g　绿绒蒿 29 g
密生波罗花 29 g　巴力嘎 29 g　檀香 29 g
红铜灰 14 g　水牛角 14 g　朱砂 14 g
公绵羊角 12 g

【制法】 以上二十五味，粉碎成细粉，过筛，混匀，用水泛丸，干燥，即得。

【性状】 本品为浅棕色至红棕色水丸；气微香，味微酸、苦。

【鉴别】（1）取本品，置显微镜下观察：花粉粒类圆形、椭圆形或橄榄形，直径约至 60 μm，具 3 个萌发孔，外壁有齿状突起（红花）。花粉粒直径 10~20 μm，微黄色，极面观呈三角形，赤道表面观双凸镜形，具 3 副合沟（丁香）。外胚乳细胞成片，呈多角形，内含棕红色、鲜红色或黄棕色色素（肉豆蔻）。

（2）取本品 5 g，研细，加丙酮 30 ml，超声处理 20 分钟，滤过，药渣再加丙酮 30 ml，同上述操作，弃去滤液，药渣加 80% 丙酮溶液 30 ml，超声处理 30 分钟，滤过，滤液蒸干，残渣加 80% 丙酮溶液 1 ml 使溶解，作为供试品溶液。另取红花对照药材 0.5 g，同法制成对照药材溶液。照薄层色谱法（通则 0502）试验，吸取上述两种溶液各 5~10 μl，分别点于同一硅胶 G 薄层板上，以乙酸乙酯 - 甲醇 - 甲酸 - 水（7∶0.4∶2∶3）为展开剂，展开，取出，晾干。供试品色谱中，在与对照药材色谱相应的位置上，显相同颜色的斑点。

（3）取本品 1 g，研细，加甲醇 30 ml，超声处理 30 分钟，滤过，滤液蒸干，残渣加甲醇 2 ml 使溶解，作为供试品溶液。另取胆酸对照品，加甲醇制成每 1 ml 含 1 mg 的溶液，作为对照品溶液。照薄层色谱法（通则 0502）试验，吸取供试品溶液 5 μl，对照品溶液 2 μl，分别点于同一硅胶 G 薄层板上，以正己烷 - 乙酸乙酯 - 醋酸 - 甲醇（20∶25∶2∶3）上层溶液为展开剂，展开，取出，晾干，喷以 10% 硫酸乙醇溶液，在 105℃加热至斑点显色清晰，置紫外光灯（365 nm）下检视。供试品色谱中，在与对照品色谱相应的位置上，显相同颜色的荧光斑点。

【检查】除溶散时限外，应符合丸剂项下有关的各项规定（通则 0108）。

【浸出物】照醇溶性浸出物测定法（通则 2201）项下的热浸法测定，用 70% 乙醇作溶剂，不得少于 17.0%。

【功能与主治】ཟངས་ཐལ་ཉེར་ལྔའི་སྦྱོར་བ་འདིས། །གློ་ཚད་ནད་རིགས་ཐམས་ཅད་དང་། །ཁྱད་པར་དབུགས་འཚངས་གློ་ནད་སེལ། །
滋阴清热，润肺止咳。用于肺结核，肺炎，胸膜炎，哮喘。

【用法与用量】温开水送服或嚼服。一次 0.5~3 g，一日 1~2 次；或遵医嘱。

【注意】本品含朱砂和巴力嘎（含马兜铃酸），不宜大量服用或少量久服；孕妇及肝肾功能不全者禁用。

【规格】（1）每 4 丸重 1 g；（2）每丸重 0.5 g；（3）每丸重 1~1.5 g

【贮藏】密封。

二十五味红铜灰丸质量标准起草说明

【制剂名称】制剂中文名为二十五味红铜灰丸，拼音名为 Ershiwuwei Hongtong-hui Wan，藏文名为“ཟངས་ཐལ་ཉེར་ལྔ།”，藏文音译名按《临床札记 · 庄严》翻译为“桑塔尼昂”。

【处方来源】《临床札记 · 庄严》《ཟིན་ཏིག་མཛེས་རྒྱན་བདུད་རྩི་སྨན་མཛོད།》

ཟངས་ཐལ་ཉེར་ལྔའི་སྦྱོར་བ་ནི། །ཟངས་ཐལ་བསེ་རུ་གི་ཝཾ་མཚལ། །ཀུ་ནོར་རྒྱ་རུ་བཟང་པོ་དྲུག །ཏིག་ཏ་སྤང་ལེན་པ་ཤ་ཀ །ཙན་དན་ཨུཏྤལ་གེ་སར་གསུམ། །ཨུག་ཆོས་ག་དུར་བ་ལེ་ཀ །སྲོ་ལོ་ཤིང་མངར་རྒྱན་འབྲུམ་སྦྱར། །གློ་ཚད་ནད་རིགས་ཐམས་ཅད་དང་། །ཁྱད་པར་དབུགས་འཚངས་གློ་ནད་སེལ། །

【鉴别】（1）显微鉴别　本品粉末花粉粒、外胚乳细胞显微特征明显，易于查看。

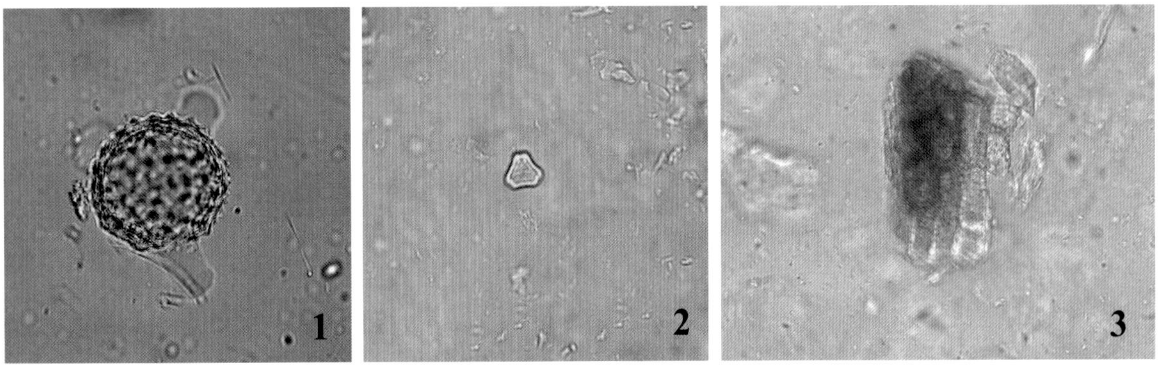

二十五味红铜灰丸粉末显微特征

1—花粉粒（红花）　2—花粉粒（丁香）　3—外胚乳细胞（肉豆蔻）

（2）薄层鉴别　分别建立了以红花对照药材、胆酸对照品为对照的薄层鉴别方法。

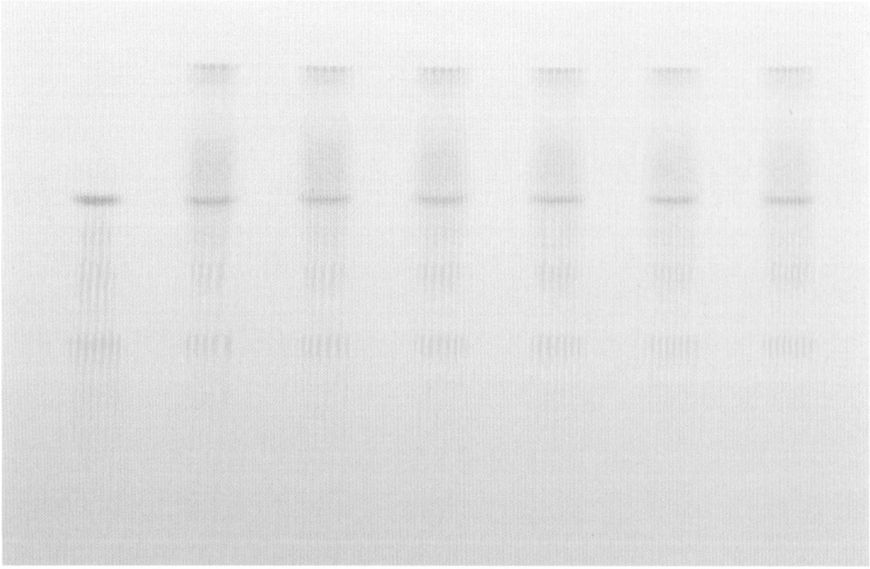

1　2　3　4　5　6　7

二十五味红铜灰丸薄层色谱图（一）

1—红花对照药材　2~7—二十五味红铜灰丸样品

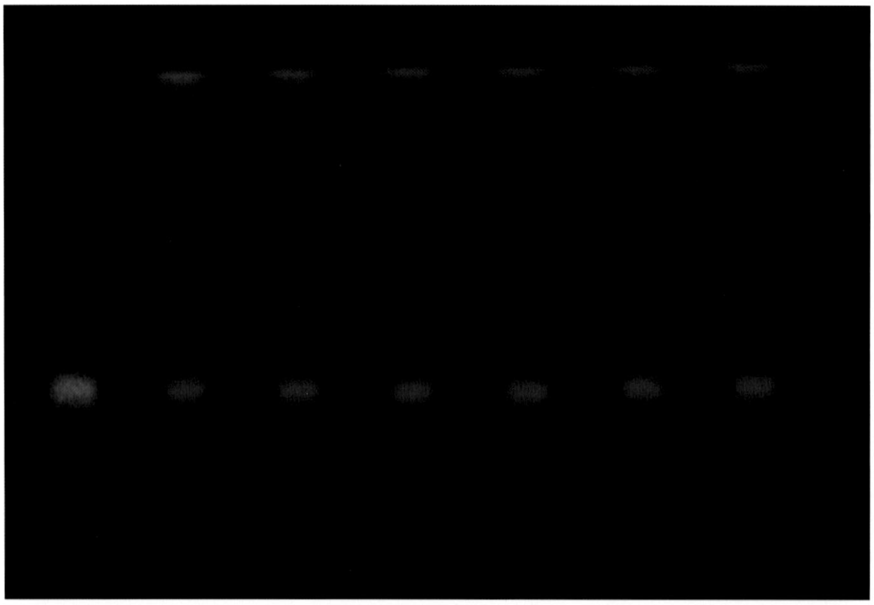

1　2　3　4　5　6　7

二十五味红铜灰丸薄层色谱图（二）

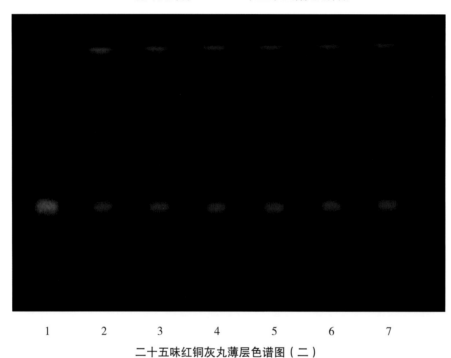

1—胆酸对照品　2~7—二十五味红铜灰丸样品

【功能与主治】见《临床札记·庄严》。

起草单位：甘孜藏族自治州食品药品检验所

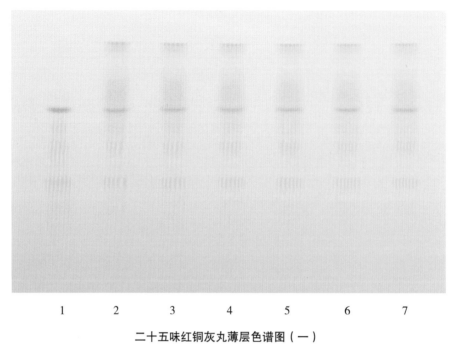

复核单位：资阳市食品药品检验检测中心

二十五味赤屑丸 མཁྲིས་ཕྱི་ཉེར་ལྔ།

Ershiwuwei Chixie Wan 赤屑尼昂

【处方】波棱瓜子 45 g　止泻木子 45 g　圆穗蓼 45 g
榜嘎 44 g　巴力嘎 44 g　矮紫堇 44 g
檀香 45 g　石灰华 45 g　人工牛黄 30 g
红花 44 g　苏麦 45 g　诃子 45 g
渣驯膏 44 g　榜那幼苗 44 g　人工麝香 10 g
穆库没药 45 g　尼阿洛 45 g　茜草 45 g
紫草茸 45 g　白蓝翠雀花 44 g　小檗皮 44 g
骨碎补 45 g　砂生槐子 45 g　熊胆粉 22 g
兔脑 1 g

【制法】以上二十五味，除榜嘎、巴力嘎、人工牛黄、榜那幼苗、人工麝香外，其余波棱瓜子等二十味共粉碎成细粉，过筛；将榜嘎、巴力嘎、人工牛黄、榜那幼苗、人工麝香研细，与上述粉末配研，过筛，混匀，用水泛丸，干燥，即得。

【性状】本品为棕色至黑色的水丸；气微香，味微苦。

【鉴别】（1）取本品，置显微镜下观察：种皮表皮细胞，表面观类多角形或不规则形，内含棕色物质（波棱瓜子）。胚乳细胞无色或淡黄色，类多角形，细胞中充满脂肪油滴（止泻木子）。韧皮纤维淡黄色，成束，呈长梭形，平直，直径 14~20 μm，木化（小檗皮）。花粉粒类圆形、椭圆形或橄榄形，直径约至 60 μm，具 3 个萌发孔，外壁有齿状突起（红花）。

（2）取本品 12 g，研细，加无水乙醇 100 ml，超声处理 30 分钟，滤过，滤液蒸干，残渣加无水乙醇 5 ml 使溶解，通过中性氧化铝柱（100~200 目，5 g，内径为 2 cm），用稀乙醇 50 ml 洗脱，收集洗脱液，蒸干，残渣用水 5 ml 溶解后通过 C18（600 mg）固相萃取柱，用 30% 甲醇 10 ml 洗脱，弃去 30% 甲醇液，再用甲醇 10 ml 洗脱，收集洗脱液，蒸干，残渣加甲醇 1 ml 使溶解，作为供试品溶液。另取诃子对照药材 0.5 g，加无水乙醇 20 ml，同法制成对照药材溶液。照薄层色谱法（通则 0502）试验，吸取上述两种溶液各 5~10 μl，分别点于同一硅胶 G 薄层板上，以三氯甲烷 - 乙酸乙酯 - 甲酸（3∶2∶1）为展开剂，展开，取出，晾干，喷以 10% 硫酸乙醇溶液，在 105℃加热至斑点显色清晰。供试品色谱中，在与对照药材色谱相应的位置上，显相同颜色的斑点。

（3）取本品 3 g，研细，加甲醇 30 ml，超声处理 30 分钟，滤过，滤液浓缩至约 1 ml，作为供试品溶液。另取小檗皮对照药材 0.1 g，同法制成对照药材溶液。照薄层色谱法（通则

0502）试验，吸取上述两种溶液各 2~5 μl，分别点于同一硅胶 G 薄层板上，以正丁醇 - 冰醋酸 - 水（7 ： 1 ： 2）为展开剂，展开，取出，晾干，分别置日光和紫外光灯（365 nm）下检视。供试品色谱中，在与对照药材色谱相应的位置上，显相同颜色的斑点或荧光斑点。

（4）取本品 1 g，研细，加甲醇 10 ml，超声处理 20 分钟，滤过，滤液蒸干，残渣加甲醇 1 ml 使溶解，作为供试品溶液。另取胆酸对照品，加甲醇制成每 1 ml 含 1 mg 的溶液，作为对照品溶液。照薄层色谱法（通则 0502）试验，吸取上述两种溶液各 2~5 μl，分别点于同一硅胶 G 薄层板上，以正已烷 - 乙酸乙酯 - 醋酸 - 甲醇（20∶25∶2∶3）上层溶液为展开剂，展开，取出，晾干，喷以 10% 硫酸乙醇溶液，在 105℃加热至斑点显色清晰，置紫外光灯（365 nm）下检视。供试品色谱中，在与对照品色谱相应的位置上，显相同颜色的荧光斑点。

【检查】**双酯型生物碱限量**　取本品适量，研细，取约 7 g，精密称定，置具塞锥形瓶中，加氨试液适量使润透，加二氯甲烷 100 ml，摇匀，超声处理（功率 300 W，频率 40 kHz）30 分钟，滤过，滤液于 50℃以下挥至约 20 ml，用 2% 盐酸溶液振摇提取 2 次，每次 20 ml，合并水溶液，用氨试液调节 pH 值至 8~9，用二氯甲烷振摇提取 3 次，每次 20 ml，合并二氯甲烷液，用无水硫酸钠脱水，低温挥干，残渣用 10% 甲醇（用磷酸调节 pH 值至 2）使溶解，转移至 5 ml 量瓶中，加上述 10% 甲醇至刻度，摇匀，滤过，取续滤液作为供试品溶液。取乌头双酯型生物碱对照提取物（已标示新乌头碱、次乌头碱和乌头碱的含量）约 10 mg，精密称定，置 25 ml 量瓶中，加上述 10% 甲醇使溶解并稀释至刻度，摇匀，精密量取 1 ml，置 25 ml 量瓶中，加上述 10% 甲醇稀释至刻度，摇匀，作为对照品溶液。照高效液相色谱法（通则 0512）试验，以十八烷基硅烷键合硅胶为填充剂；以乙腈为流动相 A，以 0.2% 冰醋酸（用三乙胺调节 pH 值至 6.2）为流动相 B，按下表中的规定进行梯度洗脱，检测波长 235 nm，理论板数按新乌头碱峰计算应不低于 2 000。分别精密吸取供试品溶液与对照品溶液各 20 μl，注入液相色谱仪，测定，计算。本品每 1 g 含榜嘎以乌头碱（$C_{34}H_{47}NO_{11}$）、次乌头碱（$C_{33}H_{45}NO_{10}$）和新乌头碱（$C_{33}H_{45}NO_{11}$）的总量计，不得过 0.018 mg。

时间（分钟）	流动相 A（%）	流动相 B（%）
0~44	21 → 31	79 → 69
44~65	31 → 35	69 → 65
65~70	35	65

其他　除溶散时限外，应符合丸剂项下有关的各项规定（通则 0108）。

【浸出物】照醇溶性浸出物测定法（通则 2201）项下的热浸法测定，用 70% 乙醇作溶剂，不得少于 18.0%。

【功能与主治】　ཞུག་པ་སྨྱད་པས་རིམས་ནད་རྒྱུ་གཟེར་ནད། །གསར་རྙིང་སྟོབས་ཆེན་སྟོབས་ཆུང་གང་ཡིན་ཡང་། །རྒྱུ་ལོང་མི་འདུལ་རྩེ་སྦྱང་ས་བྱེད་ཅིང་། །མཆིན་པའི་ཞགས་སྐོམ་མཁྲིས་པའི་མེ་དཔལ་གསོད། །འབྲུ་བའི་མདོག་བསྒྱུར་ཆུ་བོའི་རྒྱུ་ལམ་གཅོད། །རོ་འདོན་ལ་སོགས་ཐོག་མཐའ་བར་ཀུན་གྱི། །བཙོས་རྣམས་སོ་སོར་མི་དགོས་འདི་ཁོ་ནས། །དུས་གཅིག་བྱེད་པ་ཁོ་བོའི་སྦྱོང་སྒྲུབ་ཡིན། །

清热止泻，保护肠黏膜。用于急慢性肠炎，胆囊炎，肝腹水，痢疾。

【用法与用量】温开水送服或嚼服。一次 0.5~3 g，一日 1~2 次；或遵医嘱。

【注意】本品含马兜铃酸，可引起肾脏损害等不良反应；儿童及老年人慎用；孕妇、婴幼儿及肾功能不全者禁用。

【规格】（1）每 4 丸重 1 g；（2）每丸重 0.5 g；（3）每丸重 1~1.5 g

【贮藏】密封。

二十五味赤屑丸质量标准起草说明

【制剂名称】制剂中文名为二十五味赤屑丸，拼音名为 Ershiwuwei Chixie Wan，藏文名为“མཁྲིས་ཕྱེ་ཉེར་ལྔ།”，藏文音译名按《临床札记・庄严》翻译为“赤屑尼昂”。

【处方来源】《临床札记・庄严》《ཟིན་ཏིག་མཛེས་རྒྱན་བདུད་རྩི་སྨན་མཛོད།》

མཁྲིས་ཕྱེ་ཉེར་ལྔའི་སྦྱོར་བ་ནི། །མཁྲིས་ཕྱེ་བདུན་སྙིང་ཙན་དན་ཅུ་གང་དང་། །གི་ཝཾ་གུར་གུམ་སུག་སྨེལ་ཨ་རུ་ར། །བྲག་ཞུན་འཛིན་པ་བླ་རྩེ་གུ་གུལ་ནག །སྣ་ལོ་བཙོད་ཚོས་ལོ་བཙན་སྐྱེར་བར་ཤུན། །རེ་རལ་སྐྱི་འབྲུ་རི་བོང་རྐང་པ་རྣམས། །ཞིབ་བཏགས་ག་བུར་ནག་པོའི་ཐལ་སྦྱོར་དང་། །སྐྱག་པ་སྦྱོད་པས་རིམས་ནད་རྒྱུ་གཟེར་ནད། །གསར་རྙིང་སྟོབས་ཆེན་སྟོབས་ཆུང་གང་ཡིན་ཡང་། །རྒྱུ་ལོང་མི་འདུལ་རྩེ་སྦྲུང་སྲ་བྱེད་ཅིང་། །མཆིན་པའི་ཟུགས་སྦོམ་མཁྲིས་པའི་མེ་དཔལ་གསོད། །འབྲུ་བའི་མདོག་བསྒྱུར་ཆུ་བོའི་རྒྱུ་ལམ་གཅོད། །རོ་འཛིན་ལ་སོགས་ཐོག་མཐའ་བར་ཀུན་གྱི། །བཅོས་རྣམས་སོ་སོར་མི་དགོས་འདི་ལོ་ནས། །དུས་གཅིག་བྱེད་པ་ཁོ་བོའི་སྦྱོང་གྲུབ་ཡིན། །ཞེས་འདི་འབྲི་ཀུང་གཅེས་བསྡུས་ཁོལ་ཕྱུང་བྲིས། །ཞེས་སོ། །（མཁྲིས་ཕྱེ་བདུན་པ་ནི། དོམ་མཁྲིས་གསེར་མེ་དུག་ཞུང་བླ་སྨང་དང་། །བོང་དཀར་བ་ལེ་རེ་སྐྱོན་མཁྲིས་ཕྱེ་བདུན། །）

【鉴别】（1）显微鉴别　本品粉末种皮表皮细胞、胚乳细胞、韧皮纤维等显微特征明显，易于查看。

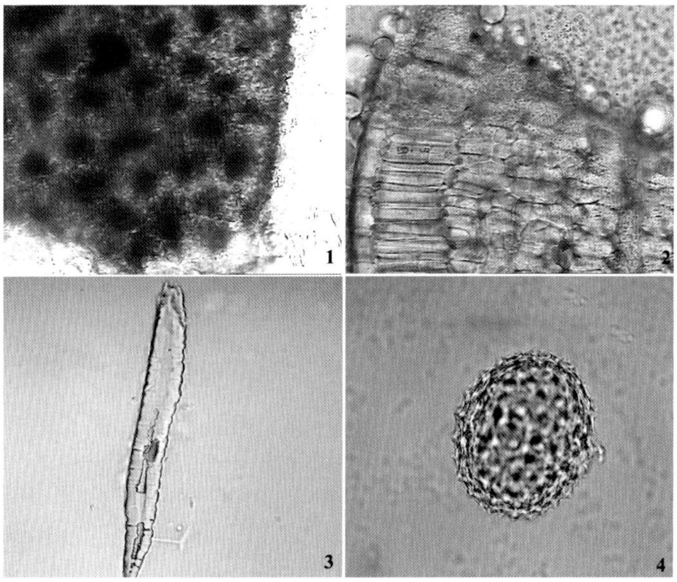

二十五味赤屑丸粉末显微特征

1—种皮表皮细胞（波棱瓜子）　2—胚乳细胞（止泻木子）　3—韧皮纤维（小檗皮）　4—花粉粒（红花）

（2）薄层鉴别　分别建立了以诃子对照药材、盐酸小檗碱对照品和胆酸对照品为对照的薄层鉴别方法。

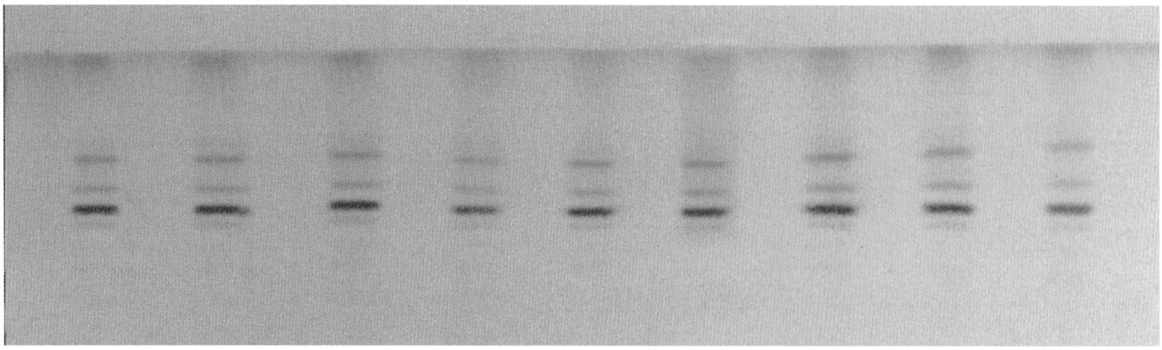

1　2　3　4　5　6　7　8　9

二十五味赤屑丸薄层色谱图（一）

1—诃子对照药材　2~9—二十五味赤屑丸样品

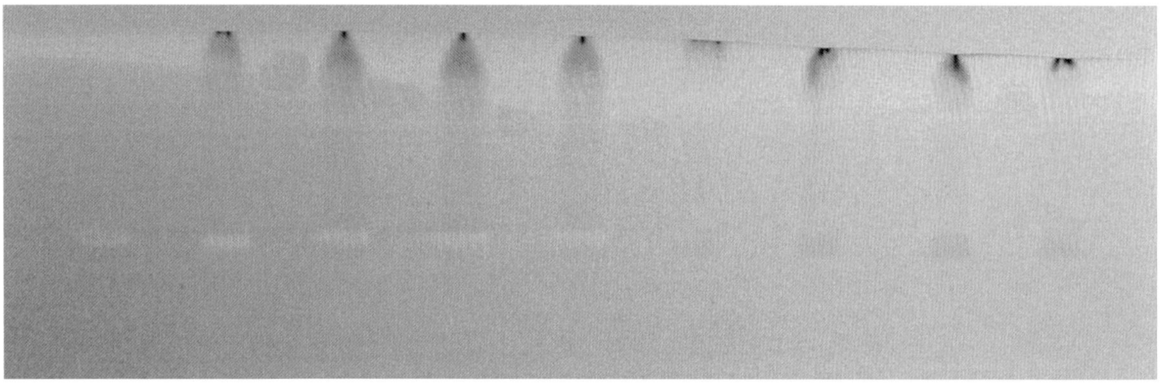

1　2　3　4　5　6　7　8　9

二十五味赤屑丸薄层色谱图（二，日光）

1—盐酸小檗碱对照品　　2~9—二十五味赤屑丸样品

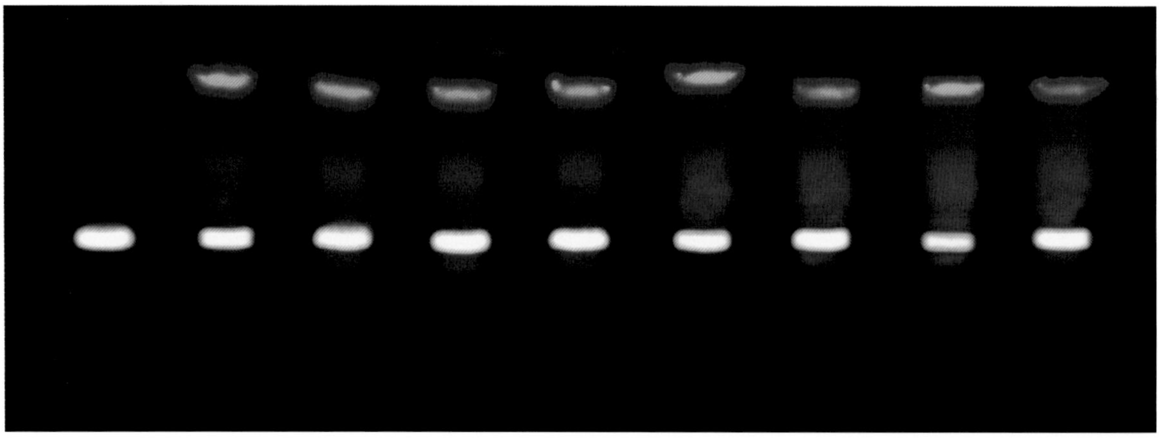

1　2　3　4　5　6　7　8　9

二十五味赤屑丸薄层色谱图（三，紫外光灯 365 nm）

1—盐酸小檗碱对照品　　2~9—二十五味赤屑丸样品

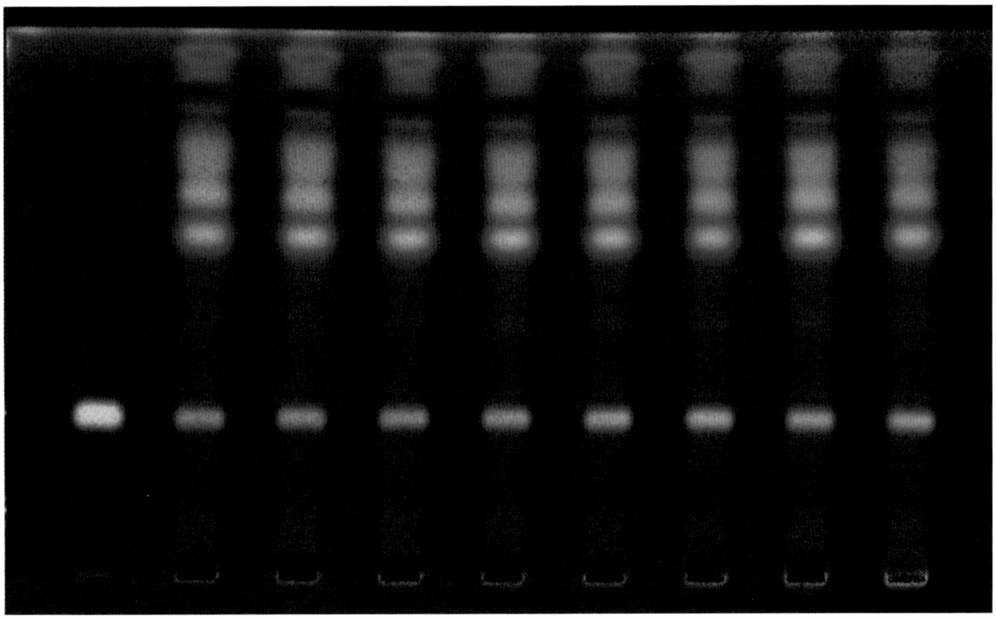

1　2　3　4　5　6　7　8　9

二十五味赤屑丸薄层色谱图（四）

1—胆酸对照品　2~9—二十五味赤屑丸样品

【检查】双酯型生物碱限量　采用 HPLC 法，以乌头双酯型生物碱对照提取物（已标示新乌头碱、次乌头碱和乌头碱的含量）为对照，测定制剂中乌头双酯型生物碱的含量。藏药榜嘎为毛茛科植物唐古特乌头 *Aconitum tanguticum*（Maxim.）Stapf、船盔乌头 *A. naviculare*（Bruhl.）Stapf 的干燥全草。榜嘎因基原和炮制工艺的不同，其双酯型生物碱含量差异较大，在制定限度时，参照《中国药典》（2020 年版）乌头类药材炮制品“制川乌、制草乌、附片”双酯型生物碱的限度规定（分别为：0.040%、0.040%、0.020%），以 0.040% 为参考限度，根据处方中榜嘎的用量折算，规定“本品每 1 g 含榜嘎以乌头碱（$C_{34}H_{47}NO_{11}$）、次乌头碱（$C_{33}H_{45}NO_{10}$）和新乌头碱（$C_{33}H_{45}NO_{11}$）的总量计，不得过 0.018 mg”。

【功能与主治】见《临床札记·庄严》。

起草单位：甘孜藏族自治州食品药品检验所

复核单位：眉山市食品药品检验检测中心

二十五味纽孜丸

Ershiwuwei Niuzi Wan

སྨུག་རྩེ་ཉེར་ལྔ།

纽孜尼昂

【处方】

竹茹 104 g	紫草茸 69 g	茜草 69 g
藏紫草 69 g	螃蟹 36 g	山矾叶 36 g
海金沙 36 g	诃子 36 g	毛诃子 36 g
余甘子 35 g	人工牛黄 30 g	宽筋藤 35 g
熊胆粉 35 g	紫檀香 35 g	红花 35 g
苏麦 35 g	石灰华 35 g	肉豆蔻 35 g
寒水石 35 g	草果 35 g	黄精 35 g
天冬 35 g	西藏凹乳芹 35 g	丁香 16 g
阿魏 8 g		

【制法】 以上二十五味药物，粉碎成细粉，过筛，混匀，用水泛丸，干燥，即得。

【性状】 本品为黄棕色至棕褐色的水丸；气微香，味咸、苦。

【鉴别】（1）取本品，置显微镜下观察：花粉粒极面观三角形，赤道表面观双凸镜形，具 3 副合沟（丁香）。不规则块片，呈斜方形板片状或槽状，层纹明显（寒水石）。草酸钙簇晶易见，直径 15~27（~50）μm（山矾叶）。花粉粒类圆形、椭圆形或橄榄形，直径约至 60 μm，具 3 个萌发孔，外壁有齿状突起（红花）。

（2）取本品 1 g，研细，加甲醇 10 ml，超声处理 30 分钟，滤过，滤液蒸干，残渣加甲醇 2 ml 使溶解，作为供试品溶液。另取胆酸对照品，加甲醇制成每 1 ml 含 1 mg 的溶液，作为对照品溶液。照薄层色谱法（通则 0502）试验，吸取上述两种溶液各 2~5 μl，分别点于同一硅胶 G 薄层板上，以正己烷 - 乙酸乙酯 - 醋酸 - 甲醇（20∶25∶2∶3）上层溶液为展开剂，展开，取出，晾干，喷以 10% 硫酸乙醇溶液，在 105 ℃加热至斑点显色清晰，置紫外光灯（365 nm）下检视。供试品色谱中，在与对照品色谱相应的位置上，显相同颜色的荧光斑点。

【检查】 除溶散时限外，应符合丸剂项下有关的各项规定（通则 0108）。

【浸出物】 照醇溶性浸出物测定法（通则 2201）项下的热浸法测定，用 70% 乙醇作溶剂，不得少于 23.0%。

【功能与主治】 མོ་ནད་རིགས་གྱུར་ཐམས་ཅད་ལ། །ཐེངས་ཚོག་སྨུག་རྩེ་ཉེར་ལྔ་ཡིན། །

清热解郁，活血通络。用于妇科病导致的心烦、郁结、更年期综合征等。

【用法与用量】温开水送服或嚼服；一次 0.5~3 g，一日 1~2 次；或遵医嘱。

【规格】（1）每 4 丸重 1 g；（2）每丸重 0.5 g；（3）每丸重 1~1.5 g

【贮藏】密封。

二十五味纽孜丸质量标准起草说明

【制剂名称】制剂中文名为二十五味纽孜丸，拼音名为 Ershiwuwei Niuzi Wan，藏文名为“སྨུག་ཆེ་ཉེར་ལྔ།”，藏文音译名按《临床札记 · 庄严》翻译为“纽孜尼昂”。

【处方来源】《临床札记 · 庄严》《ཟིན་ཏིག་མཛེས་རྒྱན་བདུད་རྩི་སྨན་མཛོད།》

སྨུག་ཆེ་ཉེར་ལྔ་ནི། མོ་ནད་སེལ་བའི་སྨན་སྐོར་ལས། །སྨུག་ཆེ་ལི་ཤི་ཤིང་ཀུན་དང་། །རྒྱ་སྐྱེགས་བཙོད་དང་འབྲི་མོག་དམར། །ཕྱིག་སྲིན་ཞུ་མཁན་གསེར་བྱེ་དང་། །འབྲས་བུ་གསུམ་དང་གི་ཝཾ་དང་། །སླི་ཏྲིས་དོམ་མཁྲིས་ཙན་དན་དམར། །གུར་གུམ་སུག་སྨེལ་རུ་གང་དང་། །རྡོ་དི་ཅོང་ཞི་ཀ་ཀོ་ལ། །རྩ་བ་གསུམ་（ར་མཉེ། ཉེ་ཤིང་། ལྕ་བ）དང་བུ་རམ་སྦྱར། །མོ་ནད་རིགས་གྱུར་ཐམས་ཅད་ལ། །ཕེངས་ཆོག་སྨུག་ཆེ་ཉེར་ལྔ་ཡིན། །

【鉴别】（1）显微鉴别　本品粉末花粉粒、不规则块片、草酸钙簇晶等显微特征明显，易于查看。

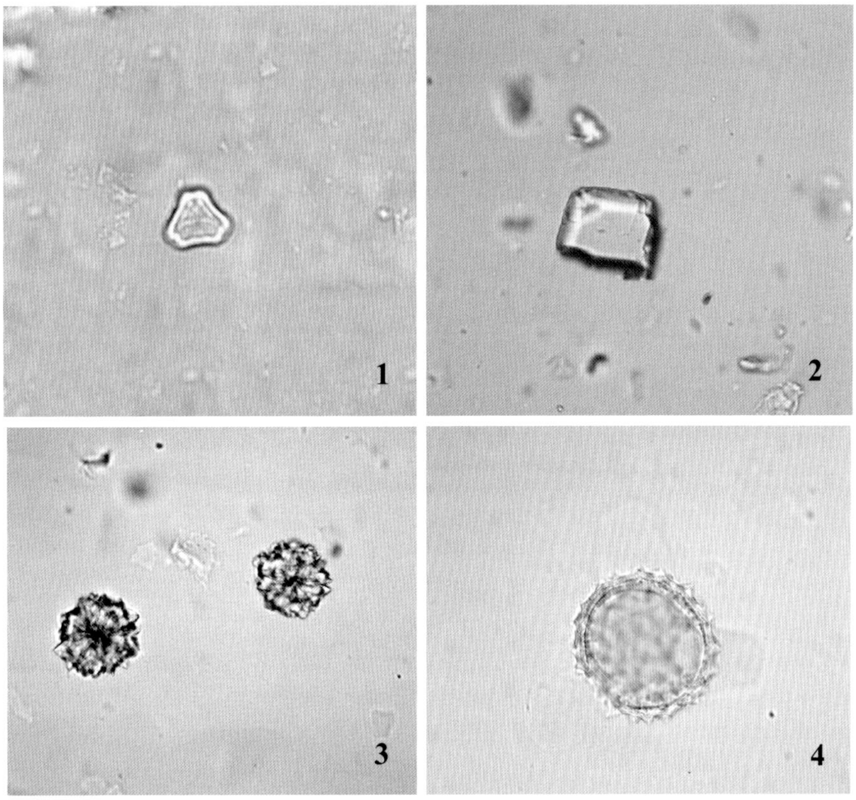

二十五味纽孜丸粉末显微特征

1—花粉粒（丁香）　2—不规则块片（寒水石）　3—草酸钙簇晶（山矾叶）　4—花粉粒（红花）

（2）薄层鉴别　建立了以胆酸对照品为对照的薄层鉴别方法。

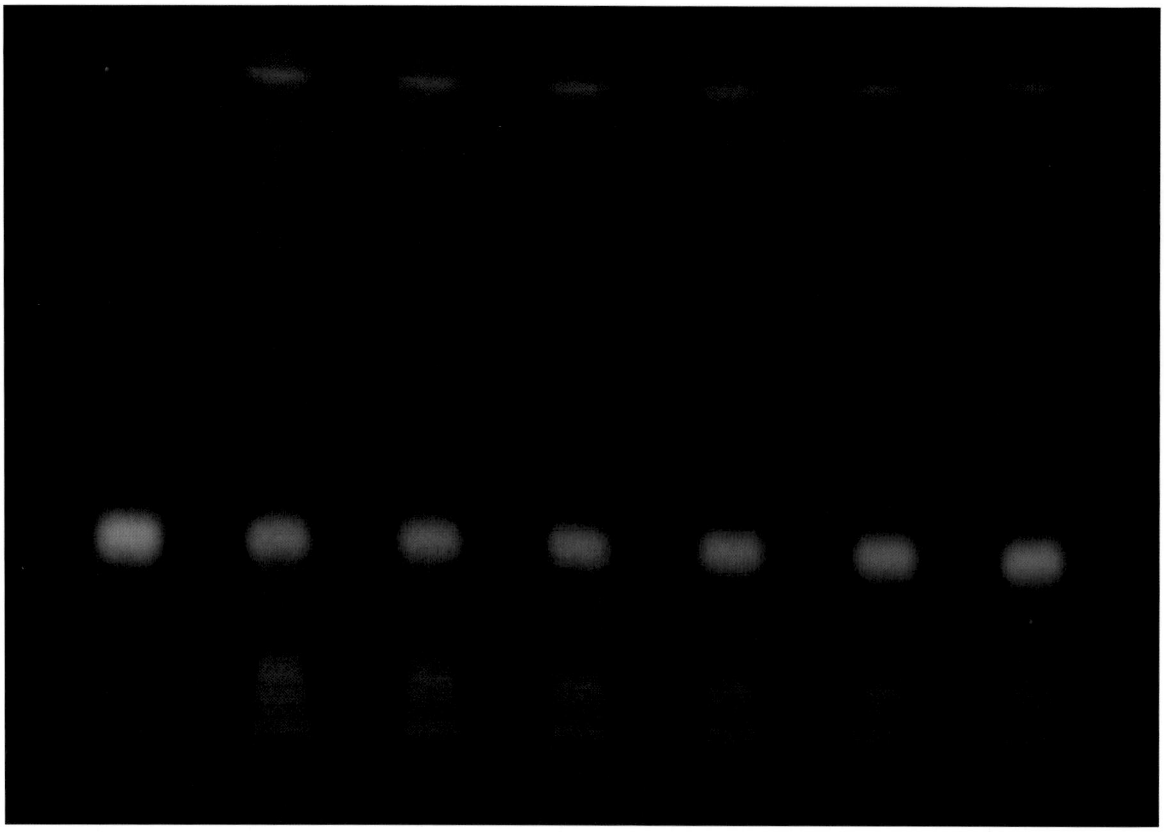

1　2　3　4　5　6　7

二十五味纽孜丸薄层色谱图

1—胆酸对照品　2~7—二十五味纽孜丸样品

【功能与主治】见《临床札记·庄严》。

起草单位：甘孜藏族自治州食品药品检验所

复核单位：资阳市食品药品检验检测中心

二十五味青杠树汁丸 བེ་ཁྲག་ཉེར་ལྔ།

Ershiwuwei Qinggangshuzhi Wan 百查尼昂

【处方】青杠树汁 84 g　天竺黄 46 g　红花 46 g
丁香 46 g　肉豆蔻 46 g　苏麦 46 g
草果 46 g　荜茇 46 g　干姜 44 g
胡椒（黑胡椒）41 g　硇砂 41 g　紫硇砂 41 g
光明盐 44 g　榜间嘎保 44 g　寒水石 44 g
诃子 44 g　藏菖蒲 44 g　榜那 41 g
川木香 44 g　公绵羊角 13 g　水牛角 13 g
鹿角 13 g　人工麝香 1 g　秃鹫喉管 41 g
胡兀鹫喉管 41 g

【制法】以上二十五味，粉碎成细粉，过筛，混匀，用水泛丸，干燥，即得。

【性状】本品为黄棕色至棕褐色的水丸；气香，味咸、微辣。

【鉴别】（1）取本品，置显微镜下观察：花粉粒类圆形、椭圆形或橄榄形，直径约至 60 μm，具 3 个萌发孔，外壁有齿状突起（红花）。不规则块片呈斜方形板片状或槽状，层纹明显（寒水石）。花粉粒极面观三角形，赤道表面观双凸镜形，具 3 副合沟（丁香）。淀粉粒多为单粒，类圆形，直径 10~25 μm，脐点点状、裂缝状或星状；复粒由 2~8 分粒组成，脐点明显（肉豆蔻）。内种皮为 1 列栅状厚壁细胞，棕红色，内壁与侧壁极厚，胞腔小，内含硅质块（草果）。

（2）取本品 5 g，研细，加乙醚 30 ml，超声处理 20 分钟，弃去乙醚液，残渣挥去乙醚，加乙酸乙酯 50 ml，加热回流 30 分钟，滤过，滤液蒸干，残渣加乙醇 2 ml 使溶解，作为供试品溶液。另取荜茇对照药材和胡椒（黑胡椒）对照药材各 0.5 g，除溶剂用量为 10 ml 外，同法制成对照药材溶液。照薄层色谱法（通则 0502）试验，吸取上述三种溶液各 5~10 μl，分别点于同一硅胶 G 薄层板上，以环己烷 - 丙酮（10∶3）为展开剂，展开，取出，晾干，喷以 10% 硫酸乙醇溶液，在 105℃加热至斑点显色清晰，置紫外光灯（365 nm）下检视。供试品色谱中，在与对照药材色谱相应的位置上，显相同颜色的荧光斑点。

【检查】**双酯型生物碱限量**　取本品适量，研细，取约 6 g，精密称定，置具塞锥形瓶中，加氨试液适量使润透，加二氯甲烷 100 ml，摇匀，超声处理（功率 300 W，频率 40 kHz）30 分钟，滤过，滤液于 50℃以下挥至约 20 ml，用 2% 盐酸溶液振摇提取 2 次，每次 20 ml，合并水溶液，用氨试液调节 pH 值至 8~9，用二氯甲烷振摇提取 3 次，每次 20 ml，合并二氯甲烷液，用无水硫酸钠脱水，低温挥干，残渣用 10% 甲醇（用磷酸调节 pH 值至 2）使溶解，转移至 5 ml 量瓶中，加上述 10% 甲醇至刻度，摇匀，滤过，取续滤液作为供试品溶液。取乌头双酯型生物碱对照提取物（已标示新乌头碱、次乌头碱和乌头碱的含量）约 10 mg，精密称定，置 25 ml 量瓶中，加上述 10% 甲醇使溶解并稀释至刻度，摇匀，精密量取 1 ml，置 25 ml 量瓶中，加上述 10% 甲醇稀释至刻度，摇匀，作为对照品溶液。照高效液相色谱法（通则 0512）试验，以十八烷基硅烷键合硅胶为填充剂；以乙腈为流动相 A，以 0.2% 冰醋酸（用三乙胺调节 pH 值至 6.2）为流动相 B，按下表中的规定进行梯度洗脱，检测波长 235 nm，理论板数按新乌头碱峰计算应不低于 2 000。分别精密吸取供试品溶液与对照品溶液各 20 μl，注入液相色谱仪，测定，计算。本品每 1 g 含榜那以乌头碱（$C_{34}H_{47}NO_{11}$）、次乌头碱（$C_{33}H_{45}NO_{10}$）和新乌头碱（$C_{33}H_{45}NO_{11}$）的总量计，不得过 0.016 mg。

时间（分钟）	流动相 A（%）	流动相 B（%）
0~44	21 → 31	79 → 69
44~65	31 → 35	69 → 65
65~70	35	65

其他 除溶散时限外，应符合丸剂项下有关的各项规定（通则 0108）。

【浸出物】 照醇溶性浸出物测定法（通则 2201）项下的热浸法测定，用 70% 乙醇作溶剂，不得少于 22.0%。

【功能与主治】 མགུལ་འགགས་གྲི་ཐོག་ཐོགས་མེད་ངེས་པར་འཇོམས། །

清热解毒，消炎。用于食道疾病，咽喉炎等。

【用法与用量】 温开水送服或嚼服。一次 0.5~3 g，一日 1~2 次；或遵医嘱。

【规格】 （1）每 4 丸重 1 g；（2）每丸重 0.5 g；（3）每丸重 1~1.5 g

【贮藏】 密封。

二十五味青杠树汁丸质量标准相关说明

【制剂名称】 制剂中文名为二十五味青杠树汁丸，拼音名为 Ershiwuwei Qinggangshuzhi Wan，藏文名为“བེ་ཐྲག་ཉེར་ལྔ།”，藏文音译名按《临床札记 · 精粹》翻译为“百查尼昂”。

【处方来源】 《临床札记 · 精粹》《ཟིན་ཏིག་གཅེས་པར་བཏུས་པའི་ཁ་སྐོང་ཡང་ཏིག་སྨན་གྱི་སྦྱོར་སྡེ་འཆི་མེད་བདུད་རྩིའི་བཅུད་ལེན།》

བེ་ཐྲག་ཉེར་ལྔ་བེ་ཐྲག་ཅུ་ཁུང་ལྔ། །བཟང་དུག་རྒྱ་ཙ་བསེ་ཙ་ཤ་བའི་ར། །རྒྱ་ཚ་རྒྱམ་ཚ་ཁ་ཙ་ཚ་དང་ནི། །ཚ་བ་གསུམ་དང་ཅོང་ཞི་ཤང་རྒྱན་དཀར། །ཅུ་ཀོད་གོ་པོ་ལ་སོགས་ཡོལ་མདུད་རྣམས། །ཚོགས་ཚད་ལེགས་སྦྱར་ཁོད་ཐྲག་རྟ་ལ་བསྐོན། །མགུལ་འགགས་གྲི་ཐོག་ཐོགས་མེད་ངེས་པར་འཇོམས། །

【鉴别】 （1）显微鉴别　本品粉末花粉粒、不规则块片、淀粉粒等显微特征明显，易于查看。

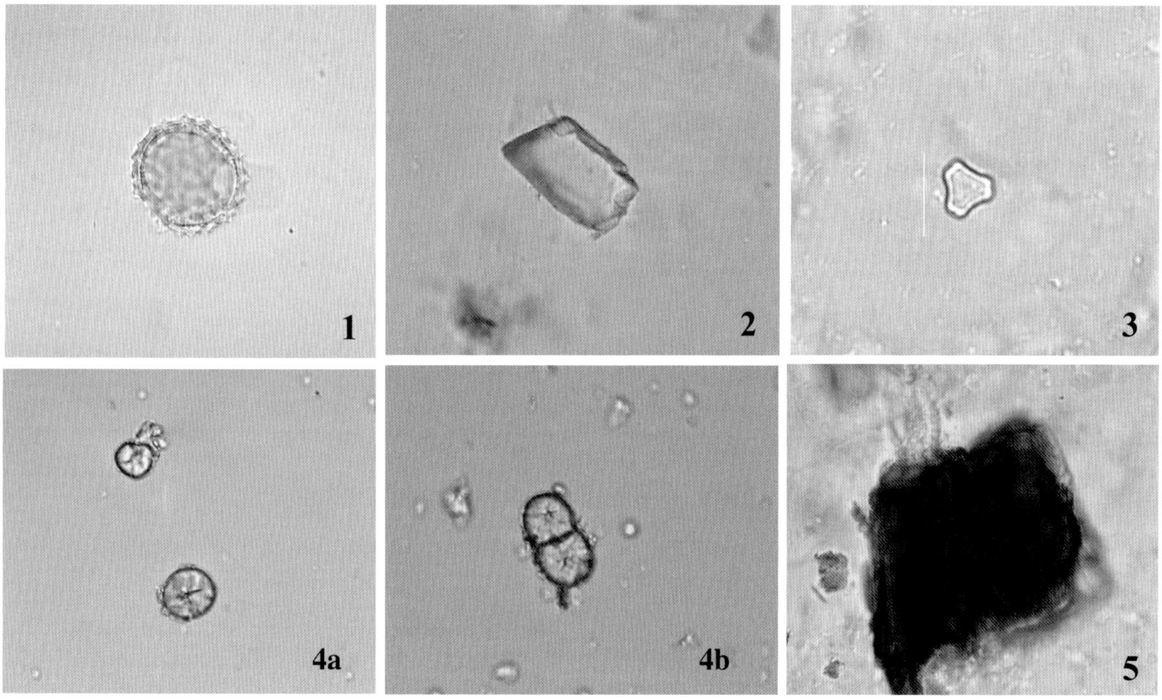

二十五味青杠树汁丸粉末显微特征

1—花粉粒（红花） 2—不规则块片（寒水石） 3—花粉粒（丁香）

4a、4b—淀粉粒（肉豆蔻） 5—内种皮栅状厚壁细胞（草果）

（2）薄层鉴别 建立了以荜茇对照药材和胡椒（黑胡椒）对照药材为对照的薄层鉴别方法。

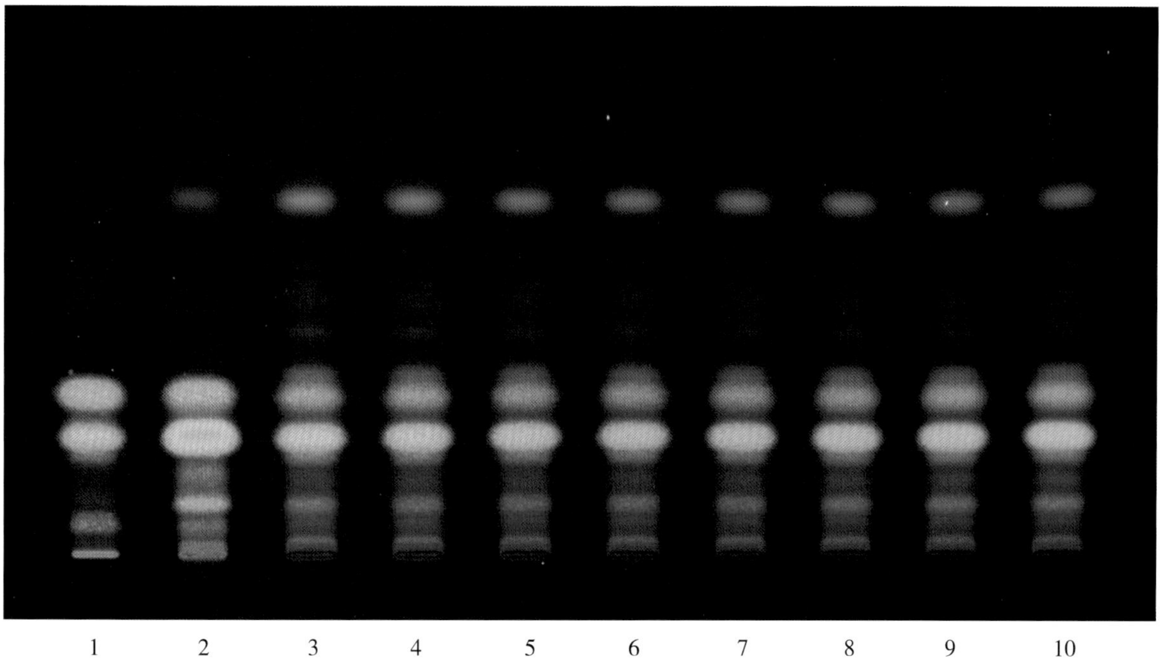

二十五味青杠树汁丸薄层色谱图

1—荜茇对照药材 2—胡椒（黑胡椒）对照药材 3~10—二十五味青杠树汁丸样品

【检查】**双酯型生物碱限量** 采用HPLC法，以乌头双酯型生物碱对照提取物（已标示新乌头碱、次乌头碱和乌头碱的含量）为对照，测定制剂中乌头双酯型生物碱的含量。藏药榜那为毛茛科植物伏毛铁棒锤 *Aconitum flavum* Hand.-Mazz.、铁棒锤 *A. pendulum* Busch、工布乌头 *A. kongboense* Lauener、江孜乌头 *A. ludlowii* Exell 的干燥块根。榜那因基原和炮制工艺的不同，其双酯型生物碱含量差异较大，在制定限度时，参照《中国药典》（2020年版）乌头类药材炮制品“制川乌、制草乌、附片”双酯型生物碱的限度规定（分别为：0.040%、0.040%、0.020%），以0.040%为参考限度，根据处方中榜那的用量折算，规定“本品每1 g含榜那以乌头碱（$C_{34}H_{47}NO_{11}$）、次乌头碱（$C_{33}H_{45}NO_{10}$）和新乌头碱（$C_{33}H_{45}NO_{11}$）的总量计，不得过0.016 mg”。

【功能与主治】见《临床札记·精粹》。

起草单位：甘孜藏族自治州食品药品检验所

复核单位：资阳市食品药品检验检测中心

二十五味金腰草丸

Ershiwuwei Jinyaocao Wan

གཡའ་ཀྱི་ཉེར་ལྔ། 亚吉尼昂

【处方】

金腰草 75 g	大叶碎米荠 37 g	鸭嘴花 37 g
骨碎补 37 g	菥蓂子 37 g	榜嘎 37 g
巴力嘎 37 g	波棱瓜子 37 g	粉苞苣 37 g
小檗皮 37 g	丝瓜子 37 g	诃子 37 g
毛诃子 37 g	余甘子 37 g	藏菖蒲 37 g
大黄 37 g	甘松 37 g	止泻木子 37 g
角茴香 37 g	水柏枝 37 g	肉豆蔻 37 g
秦艽花 37 g	蔷薇皮 37 g	渣驯膏 37 g
熊胆粉 37 g	蒂达 37 g	

【制法】以上二十六味，除榜嘎、巴力嘎、熊胆粉外，其余金腰草等二十三味共粉碎成细粉，过筛；将榜嘎、巴力嘎、熊胆粉研细，与上述粉末配研，过筛，混匀，用水泛丸，干燥，即得。

【性状】本品为黄棕色至棕色的水丸；气微香，味微酸。

【鉴别】（1）取本品，置显微镜下观察：草酸钙簇晶直径 20~160 μm，有的 190 μm（大黄）。韧皮纤维淡黄色，成束，呈长梭形，平直，直径 14~20 μm，木化（小檗皮）。石细胞类方形、类多角形或呈纤维状，直径 14~40 μm，长至 130 μm，壁厚，孔沟细密（诃子）。

（2）取本品 12 g，研细，加无水乙醇 100 ml，超声处理 30 分钟，滤过，滤液蒸干，残渣加无水乙醇 5 ml 使溶解，通过中性氧化铝柱（100~200 目，5 g，内径为 2 cm），用稀乙醇 50 ml 洗脱，收集洗脱液，蒸干，残渣用水 5 ml 溶解后通过 C18（600 mg）固相萃取柱，用 30% 甲醇 10 ml 洗脱，弃去 30% 甲醇液，再用甲醇 10 ml 洗脱，收集洗脱液，蒸干，残渣加甲醇 1 ml 使溶解，作为供试品溶液。另取诃子对照药材 0.5 g，加无水乙醇 30 ml，同法制成对照药材溶液。照薄层色谱法（通则 0502）试验，吸取上述两种溶液各 5~10 μl，分别点于同一硅胶 G 薄层板上，以三氯甲烷 - 乙酸乙酯 - 甲酸（3∶2∶1）为展开剂，展开，取出，晾干，喷以 10% 硫酸乙醇溶液，在 105℃加热至斑点显色清晰。供试品色谱中，在与对照药材色谱相应的位置上，显相同颜色的斑点。

（3）取本品 3 g，研细，加甲醇 30 ml，加热回流 30 分钟，滤过，滤液蒸干，残渣加水 10 ml 使溶解，再加盐酸 1 ml，加热回流 30 分钟，立即冷却，用乙醚提取 2 次，每次 20 ml，合并乙醚液，挥干，残渣加甲醇 1 ml 使溶解，作为供试品溶液。另取大黄对照药材 0.1 g，同法制成对照药材溶液。照薄层色谱法（通则 0502）试验，吸取上述两种溶液各 5 μl，分别点于同一硅胶 G 薄层板上，以石油醚（30~60℃）- 甲酸乙酯 - 甲酸（15∶5∶1）的上层溶液为展开剂，展开，取出，晾干，置氨蒸气中熏至斑点显色清晰。供试品色谱中，在与对照药材色谱相应的位置上，显相同颜色的斑点。

【检查】 **双酯型生物碱限量** 取本品适量，研细，取约 10 g，精密称定，置具塞锥形瓶中，加氨试液适量使润透，加二氯甲烷 100 ml，摇匀，超声处理（功率 300 W，频率 40 kHz）30 分钟，滤过，滤液于 50℃以下挥至约 20 ml，用 2% 盐酸溶液振摇提取 2 次，每次 20 ml，合并水溶液，用氨试液调节 pH 值至 8~9，用二氯甲烷振摇提取 3 次，每次 20 ml，合并二氯甲烷液，用无水硫酸钠脱水，低温挥干，残渣用 10% 甲醇（用磷酸调节 pH 值至 2）使溶解，转移至 5 ml 量瓶中，加上述 10% 甲醇至刻度，摇匀，滤过，取续滤液作为供试品溶液。取乌头双酯型生物碱对照提取物（已标示新乌头碱、次乌头碱和乌头碱的含量）约 10 mg，精密称定，置 25 ml 量瓶中，加上述 10% 甲醇使溶解并稀释至刻度，摇匀，精密量取 1 ml，置 25 ml 量瓶中，加上述 10% 甲醇稀释至刻度，摇匀，作为对照品溶液。照高效液相色谱法（通则 0512）试验，以十八烷基硅烷键合硅胶为填充剂；以乙腈为流动相 A，以 0.2% 冰醋酸（用三乙胺调节 pH 值至 6.2）为流动相 B，按下表中的规定进行梯度洗脱，检测波长 235 nm，理论板数按新乌头碱峰计算应不低于 2 000。分别精密吸取供试品溶液与对照品溶液各 20 μl，注入液相色谱仪，测定，计算。本品每 1 g 含榜嘎以乌头碱（$C_{34}H_{47}NO_{11}$）、次乌头碱（$C_{33}H_{45}NO_{10}$）和新乌头碱（$C_{33}H_{45}NO_{11}$）的总量计，不得过 0.015 mg。

时间（分钟）	流动相 A（%）	流动相 B（%）
0~44	21 → 31	79 → 69
44~65	31 → 35	69 → 65
65~70	35	65

其他 除溶散时限外，应符合丸剂项下有关的各项规定（通则 0108）。

【浸出物】 照醇溶性浸出物测定法（通则 2201）项下的热浸法测定，用 70% 乙醇作溶剂，不得少于 23.0%。

【功能与主治】 མཁྲིས་པའི་ནད་རིགས་སྤྱི་དང་ཁྱད་པར་མཁྲིས་པ་བཙོས་བརྟུགས་སེལ། །

消炎利胆。用于胆囊炎及其并发症。

【用法与用量】 温开水送服或嚼服。一次 0.5~3 g，一日 1~2 次；或遵医嘱。

【注意】 本品含马兜铃酸，可引起肾脏损害等不良反应；儿童及老年人慎用；孕妇、婴幼儿及肾功能不全者禁用。

【规格】（1）每 4 丸重 1 g；（2）每丸重 0.5 g；（3）每丸重 1~1.5 g

【贮藏】 密封。

二十五味金腰草丸质量标准起草说明

【制剂名称】 制剂中文名为二十五味金腰草丸，拼音名为 Ershiwuwei Jinyaocao Wan，藏文名为“གཡའ་ཀྱི་ཉེར་ལྔ།”，藏文音译名按《临床札记·庄严》翻译为“亚吉尼昂”。

【处方来源】 《临床札记·庄严》《ཟིན་ཏིག་མཛེས་རྒྱན་བདུད་རྩི་སྨན་མཛོད།》

གཡའ་ཀྱི་ཉེར་ལྔ་ནི། གཡའ་ཀྱི་ཆུ་རུག་པ་ཤ་ཀ་རེ་རལ། །བྲེ་ག་ཕོང་ང་དཀར་པོ་བ་ལེ་ཀ །གསེར་མེ་རྩ་མཁྲིས་སྐྱེར་དཀར་བར་ཤུན་དང་། །གསེར་གྱི་ཕུད་བུ་འབྲས་བུ་གསུམ་པོ་དང་། །ཤུ་དག་སྨང་སྦོས་སེ་རྒོད་བར་ཤུན་དང་། །འོམ་བུ་ཀྱི་ལྡེ་དཀར་པོ་པར་པ་ཏ། །པདྨ་ཚ་རི་（ལྕུམ་རྩ་དཀར་པོ）ཏིག་ཏ་དུག་མོ་ཉུང་། །བྲག་ཞུན་དོམ་མཁྲིས་རྡོ་དི་ཀ་ར་སྦྱར། །ཁྱི་ཤུ་རྩ་ལྷས་མཁྲིས་པ་བཅོས་བརྟུགས་སེལ། །ཞེས་སོ། །

【鉴别】 （1）显微鉴别　本品粉末草酸钙簇晶、韧皮纤维、石细胞显微特征明显，易于查看。

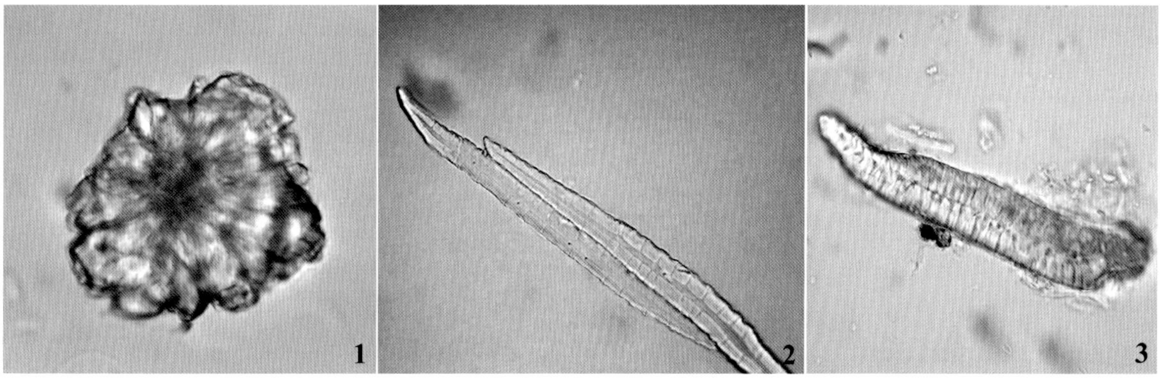

二十五味金腰草丸粉末显微特征

1—草酸钙簇晶（大黄）　2—韧皮纤维（小檗皮）　3—石细胞（诃子）

（2）薄层鉴别　分别建立了以诃子对照药材、大黄对照药材为对照的薄层鉴别方法。

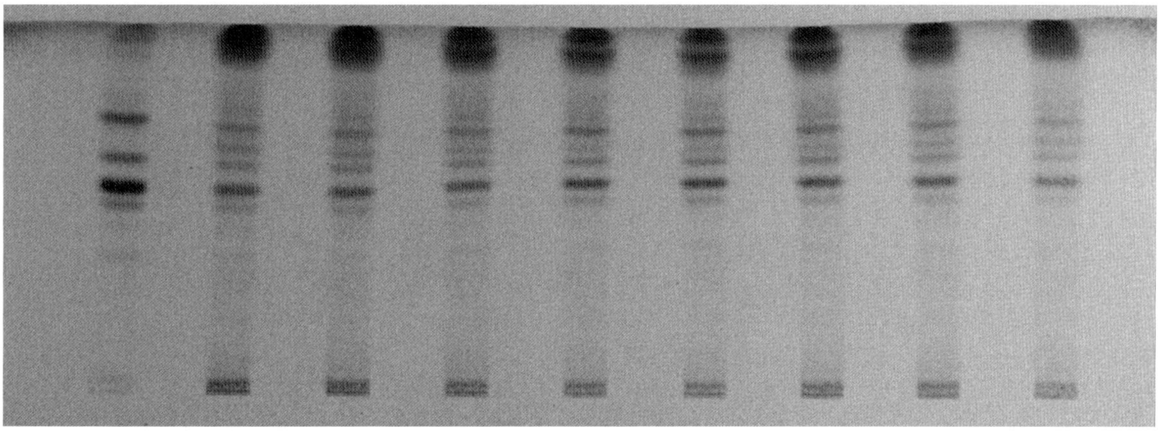

1　2　3　4　5　6　7　8　9

二十五味金腰草丸薄层色谱图（一）

1—诃子对照药材　2~9—二十五味金腰草丸样品

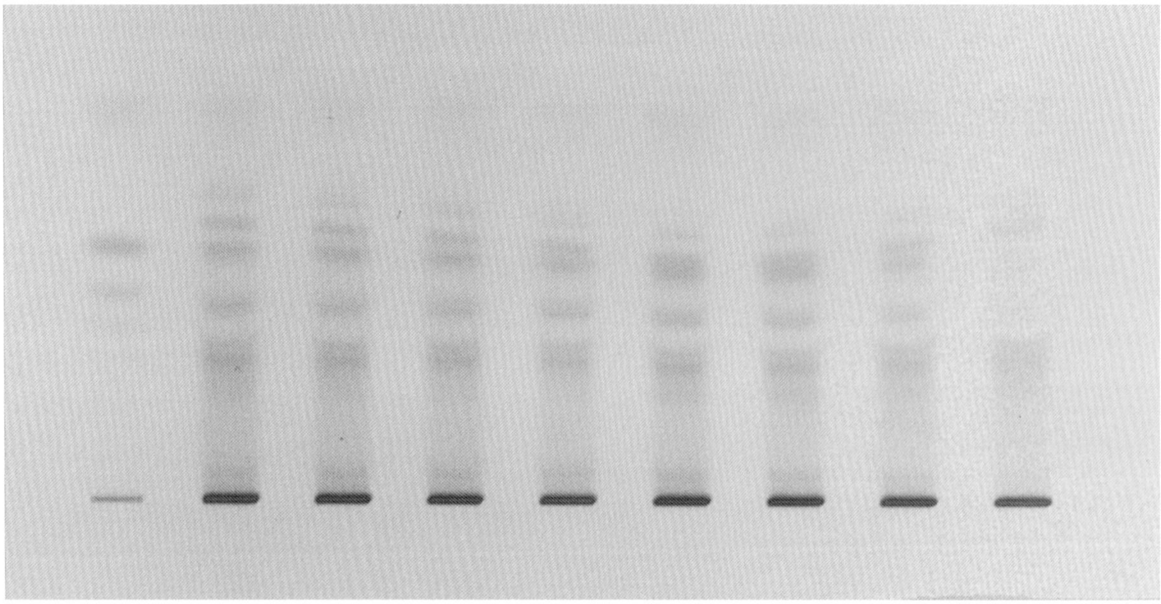

1　2　3　4　5　6　7　8　9

二十五味金腰草丸薄层色谱图（二）

1—大黄对照药材　2~9—二十五味金腰草丸样品

【检查】 **双酯型生物碱限量**　采用 HPLC 法，以乌头双酯型生物碱对照提取物（已标示新乌头碱、次乌头碱和乌头碱的含量）为对照，测定制剂中乌头双酯型生物碱的含量。藏药榜嘎为毛茛科植物唐古特乌头 *Aconitum tanguticum*（Maxim.）Stapf、船盔乌头 *A. naviculare*（Bruhl.）Stapf 的干燥全草。榜嘎因基原和炮制工艺的不同，其双酯型生物碱含量差异较大，在制定限度时，参照《中国药典》（2020 年版）乌头类药材炮制品“制川乌、制草乌、附片”双酯型生物碱的限度规定（分别为：0.040%、0.040%、0.020%），以 0.040% 为参考限度，根据处方中榜嘎的用量折算，规定“本品每 1 g 含榜嘎以乌头碱（$C_{34}H_{47}NO_{11}$）、次乌头碱（$C_{33}H_{45}NO_{10}$）和新乌头碱（$C_{33}H_{45}NO_{11}$）的总量计，不得过 0.015 mg”。

【功能与主治】 见《临床札记·庄严》。

起草单位：甘孜藏族自治州食品药品检验所

复核单位：眉山市食品药品检验检测中心

二十五味查觉丸

Ershiwuwei Chajue Wan

ཁག་སྦྱོར་ཉེར་ལྔ།

查觉尼昂

【处方】

沉香 80 g	土木香 54 g	川木香 54 g
甘松 54 g	广枣 54 g	诃子 54 g
琥珀 54 g	硫黄 54 g	木棉花 54 g
石灰华 54 g	藏党参 54 g	白苞筋骨草 28 g
苞叶雪莲 28 g	藏菖蒲 28 g	黄鼬 27 g
丁香 28 g	甘青青兰 28 g	穆库没药 28 g
艾鼬 27 g	榜那 27 g	肉豆蔻 27 g
人工麝香 10 g	灰毛党参 54 g	干姜 13 g
戴胜 27 g		

【制法】以上二十五味，除琥珀、艾鼬、黄鼬、人工麝香外，其余沉香等二十一味共粉碎成细粉，过筛；将琥珀、艾鼬、黄鼬、人工麝香研细，与上述粉末配研，过筛，混匀，用水泛丸，干燥，即得。

【性状】本品为黄棕色至棕红色的水丸；气微香，味微苦。

【鉴别】（1）取本品，置显微镜下观察：淀粉粒长卵圆形、三角卵形、椭圆形、类圆形或不规则形，直径 5~40 μm，脐点点状，位于较小端，也有呈裂缝状者，层纹有的明显（干姜）。花粉粒极面观三角形，赤道表面观双凸镜形，具 3 副合沟（丁香）。纤维微黄色或近无色，呈长梭形，末端细尖或成平截，木化，孔沟明显（川木香）。

（2）取本品 10 g，研细，加无水乙醇 100 ml，超声处理 30 分钟，滤过，滤液蒸干，残渣加无水乙醇 5 ml 使溶解，通过中性氧化铝柱（100~200 目，5 g，内径为 2 cm），用稀乙醇 50 ml 洗脱，收集洗脱液，蒸干，残渣用水 5 ml 溶解后通过 C18 （600 mg）固相萃取柱，用 30% 甲醇 10 ml 洗脱，弃去 30% 甲醇液，再用甲醇 10 ml 洗脱，收集洗脱液，蒸干，残渣加甲醇 1 ml 使溶解，作为供试品溶液。另取诃子对照药材 0.5 g，加无水乙醇 30 ml，同法制成对照品药材溶液。照薄层色谱法（通则 0502）试验，吸取上述两种溶液各 5~10 μl，分别点于同一硅胶 G 薄层板上，以三氯甲烷 - 乙酸乙酯 - 甲酸（ 3∶2∶1）为展开剂，展开，取出，晾干，喷以 10% 硫酸乙醇溶液，在 105℃加热至斑点显色清晰。供试品色谱中，在与对照药材色谱相应的位置上，显相同颜色的斑点。

【检查】**双酯型生物碱限量** 取本品适量，研细，取约 10 g，精密称定，置具塞锥形瓶中，加氨试液适量使润透，加二氯甲烷 100 ml，摇匀，超声处理（功率 300 W，频率

40 kHz）30 分钟，滤过，滤液于 50℃以下挥至约 20 ml，用 2% 盐酸溶液振摇提取 2 次，每次 20 ml，合并水溶液，用氨试液调节 pH 值至 8~9，用二氯甲烷振摇提取 3 次，每次 20 ml，合并二氯甲烷液，用无水硫酸钠脱水，低温挥干，残渣用 10% 甲醇（用磷酸调节 pH 值至 2）使溶解，转移至 5 ml 量瓶中，加上述 10% 甲醇至刻度，摇匀，滤过，取续滤液作为供试品溶液。取乌头双酯型生物碱对照提取物（已标示新乌头碱、次乌头碱和乌头碱的含量）约 10 mg，精密称定，置 25 ml 量瓶中，加上述 10% 甲醇使溶解并稀释至刻度，摇匀，精密量取 1 ml，置 25 ml 量瓶中，加上述 10% 甲醇稀释至刻度，摇匀，作为对照品溶液。照高效液相色谱法（通则 0512）试验，以十八烷基硅烷键合硅胶为填充剂；以乙腈为流动相 A，以 0.2% 冰醋酸（三乙胺调节 pH 值至 6.2）为流动相 B，按下表中的规定进行梯度洗脱，检测波长 235 nm，理论板数按新乌头碱峰计算应不低于 2 000。分别精密吸取供试品溶液与对照品溶液各 20 μl，注入液相色谱仪，测定，计算。本品每 1 g 含榜那以乌头碱（$C_{34}H_{47}NO_{11}$）、次乌头碱（$C_{33}H_{45}NO_{10}$）和新乌头碱（$C_{33}H_{45}NO_{11}$）的总量计，不得过 0.011 mg。

时间（分钟）	流动相 A（%）	流动相 B（%）
0~44	21 → 31	79 → 69
44~65	31 → 35	69 → 65
65~70	35	65

其他　除溶散时限外，其他应符合丸剂项下有关的各项规定（通则 0108）。

【浸出物】 照醇溶性浸出物测定法（通则 2201）项下的热浸法测定，用 70% 乙醇作溶剂，不得少于 24.0%。

【功能与主治】 ན་མེད་ཁྲག་སྦྱོར་ཉེར་ལྔའི་སྦྱོར་བ་འདིས། །གླད་སྐྱོན་གྱིས་ནི་མགོ་གཟེར་མགོ་ཡུ་འཁོར། །ཁ་མིག་ཡོ་དང་ཡན་ལག་སྒྲིད་ཅིང་འཁུམས། །ལུས་འདར་གཡོ་ཞིང་ငག་སྐྱུགས་སེམས་མི་བདེ། །ཁྲུད་པར་གྲིབ་ནད་ཀུན་ལ་བརྟགས་པ་ཡིན། །

调和气血，镇惊安神。用于“查隆”病引起的高血压、头痛、偏瘫、口眼歪斜、四肢麻木等中风后遗症。

【用法与用量】 温开水送服或嚼服。一次 0.5~3 g，一日 1~2 次；或遵医嘱。

【规格】（1）每 4 丸重 1 g；（2）每丸重 0.5 g；（3）每丸重 1~1.5 g

【贮藏】 密封。

二十五味查觉丸质量标准起草说明

【制剂名称】 制剂中文名为二十五味查觉丸，拼音名为 Ershiwuwei Chajue Wan，藏文名为“ཁྲག་སྦྱོར་ཉེར་ལྔ།”，藏文音译名按《临床札记 · 精粹》翻译为“查觉尼昂”。

【处方来源】《临床札记 · 精粹》《ཟིན་ཏིག་གཅེས་པར་བཏུས་པའི་ཁ་སྐོང་ཡང་ཏིག་སྨན་གྱི་སྦྱོར་སྡེ་འཚེ་མེད་བདུད་རྩིའི་བཅུད་ལེན། 》

ཁྲག་སྦྱོར་ཉེར་ལྔ་ནི། （ཨར་བརྒྱད་）དེ་སྙིང་གུ་གུལ་སྨ་ཚི་ཤུ་དག་དང་། །སྤང་སྤོས་བཙེམས་པས་དྲང་སྲོང་ནད་ཀུན་འཇོམས། །（ཁ་བསྒྱུར་）དེ་སྙིང་ག་མ་ལི་ལྷམ་དར་མགོའི་ཤ་（སྦྲེ་མོང་བུ་ཤུད་ཏེ་ཡོའི་ཤ）། །ཁྲི་སྙིང་གཟའ་དུག་དཀར་ནག་སྤྲི་ཡང་ཀྱི། །ལ་ཝུ་དཀར་ནག་སུ་ཟེ་རིགས་གསུམ་དང་། །འཛིན་པ་སྦྱར་བའི་ཁྲག་སྦྱོར་ཉི་ཤུ་ལྔ། །（རྒྱུད་ཀྱི་ཨར་བརྒྱད། ཨ་ག་རུ་དང་རྡོ་དྲེ་སྙིང་ཞོ་ཤ །ཙུ་གང་སྤོས་དཀར་རུ་རྟ་ཨ་རུ་ར། །ནྭ་ག་གེ་སར་ག་ར་སུམ་འགྱུར་སྦྱར། །）

【鉴别】（1）显微鉴别　本品粉末淀粉粒、花粉粒、纤维显微特征明显，易于查看。

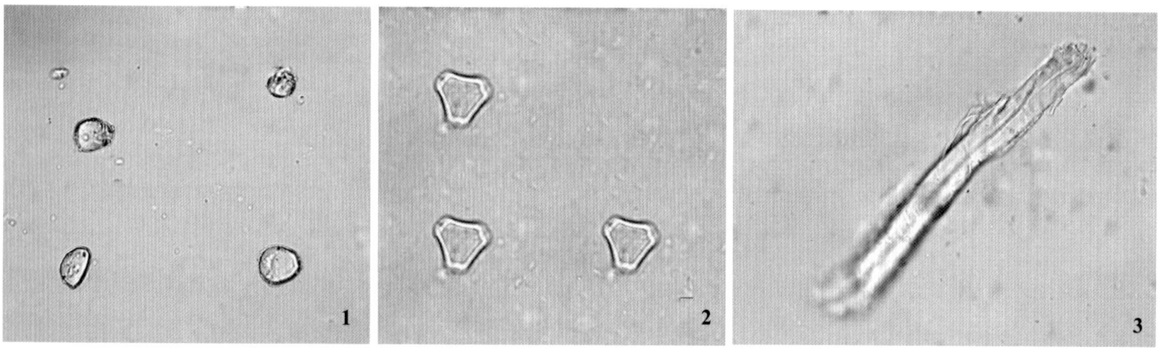

二十五味查觉丸粉末显微特征

1—淀粉粒（干姜）　2—花粉粒（丁香）　3—纤维（川木香）

（2）薄层鉴别　建立了以诃子对照药材为对照的薄层鉴别方法。

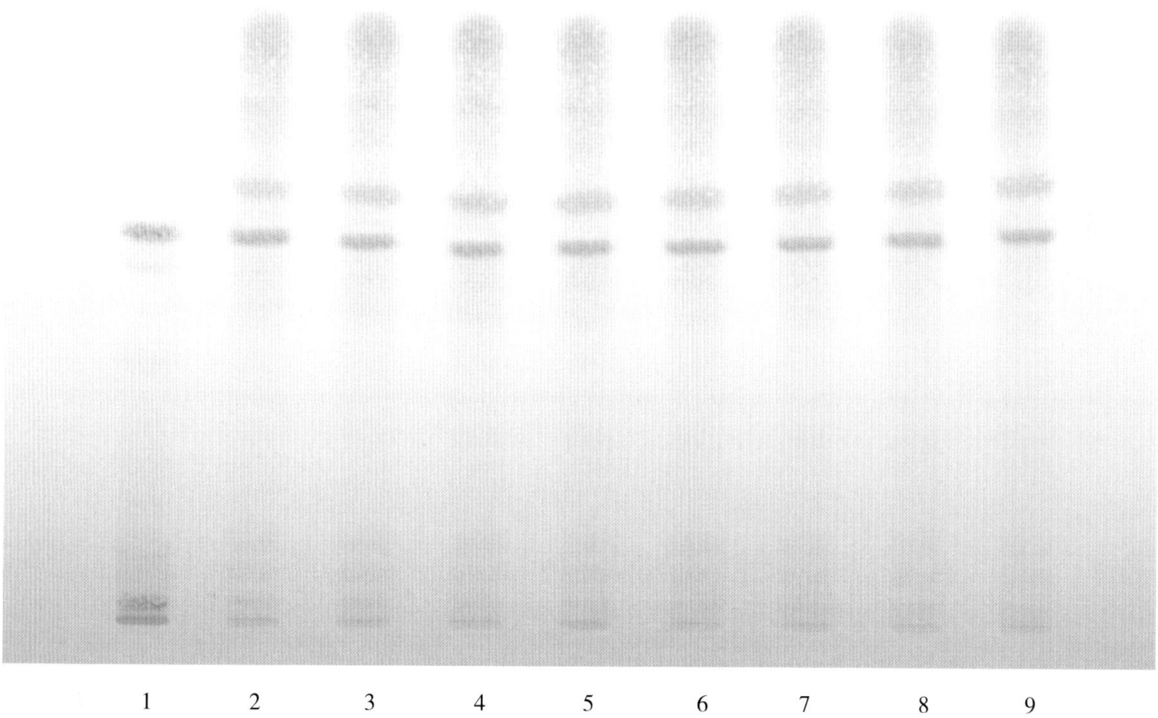

二十五味查觉丸薄层色谱图

1—诃子对照药材　2~9—二十五味查觉丸样品

【检查】**双酯型生物碱限量** 采用HPLC法，以乌头双酯型生物碱对照提取物（已标示新乌头碱、次乌头碱和乌头碱的含量）为对照，测定制剂中乌头双酯型生物碱的含量。藏药榜那为毛茛科植物伏毛铁棒锤 *Aconitum flavum* Hand.-Mazz.、铁棒锤 *A. pendulum* Busch、工布乌头 *A. kongboense* Lauener、江孜乌头 *A. ludlowii* Exell的干燥块根。榜那因基原和炮制工艺的不同，其双酯型生物碱含量差异较大，在制定限度时，参照《中国药典》（2020年版）乌头类药材炮制品“制川乌、制草乌、附片”双酯型生物碱的限度规定（分别为：0.040%、0.040%、0.020%），以0.040%为参考限度，根据处方中榜那的用量折算，规定“本品每1 g含榜那以乌头碱（$C_{34}H_{47}NO_{11}$）、次乌头碱（$C_{33}H_{45}NO_{10}$）和新乌头碱（$C_{33}H_{45}NO_{11}$）的总量计，不得过0.011 mg”。

【功能与主治】见《临床札记·精粹》。

起草单位：甘孜藏族自治州食品药品检验所

复核单位：资阳市食品药品检验检测中心

二十五味盐麸子丸 ད་ཤིག་ཉེར་ལྔ།

Ershiwuwei Yanfuzi Wan 达芝尼昂

【处方】盐麸子 85 g 莎木面 41 g 葫芦 41 g
止泻木子 41 g 波棱瓜子 41 g 渣驯膏 41 g
榜嘎 41 g 青杠树汁 41 g 圆穗蓼 41 g
蓝翠雀花 41 g 网眼瓦韦 41 g 翼首草 41 g
洼瓣花 41 g 熊胆粉 8 g 红花 41 g
人工麝香 5 g 尼阿洛 41 g 巴力嘎 41 g
岩白菜 41 g 车前草 41 g 茜草 41 g
宽筋藤 41 g 悬钩木 41 g 土木香 41 g
诃子 41 g

【制法】以上二十五味，粉碎成细粉，过筛，混匀，用水泛丸，干燥，即得。

【性状】本品为灰白色至棕色的水丸；气微香，味微咸。

【鉴别】（1）取本品，置显微镜下观察：花粉粒类圆形、椭圆形或橄榄形，直径约至 60 μm，具 3 个萌发孔，外壁有齿状突起（红花）。种皮表皮细胞表面观呈类多角形或不规则形，细胞排列紧密，内含棕色物质；通气组织淡黄色或近无色，细胞不规则，分枝似星状，连结成团，界限不甚分明，壁厚，木化（波棱瓜子）。石细胞类方形、类多角形或呈纤维状，直径 14~40 μm，长至 130 μm，壁厚，孔沟细密（诃子）。导管多破碎成块片或成片散列，主为具缘纹孔导管，直径 30~100 μm（茜草）。

（2）取本品 5 g，研细，加丙酮 30 ml，超声处理 20 分钟，滤过，药渣再加丙酮 30 ml，同上述操作，弃去滤液，药渣加 80% 丙酮溶液 30 ml，超声处理 30 分钟，滤过，滤液蒸干，残渣加 80% 丙酮溶液 1 ml 使溶解，作为供试品溶液。另取红花对照药材 0.5 g，同法制成对照药材溶液。照薄层色谱法（通则 0502）试验，吸取上述两种溶液各 5~10 μl，分别点于同一硅胶 H 薄层板上，以乙酸乙酯 - 甲醇 - 甲酸 - 水（7∶0.4∶2∶3）为展开剂，展开，取出，晾干。供试品色谱中，在与对照药材色谱相应的位置上，显相同颜色的斑点。

（3）取本品 12 g，研细，加无水乙醇 100 ml，超声处理 30 分钟，滤过，滤液蒸干，残渣加无水乙醇 5 ml 使溶解，通过中性氧化铝柱（100~200 目，5 g，内径为 2 cm），用稀乙醇 50 ml 洗脱，收集洗脱液，蒸干，残渣用水 5 ml 溶解后通过 C18（600 mg）固相萃取柱，用 30% 甲醇 10 ml 洗脱，弃去 30% 甲醇液，再用甲醇 10 ml 洗脱，收集洗脱液，蒸干，残渣加甲醇 1 ml 使溶解，作为供试品溶液。另取诃子对照药材 0.5 g，加无水乙醇 30 ml，同法制备对照药材溶液。照薄层色谱法（通则 0502）试验，吸取上述两种溶液各 5~10 μl，分别点于同一硅胶 G 薄层板上，以三氯甲烷 - 乙酸乙酯 - 甲酸（3∶2∶1）为展开剂，展开，取出，晾干，喷以 10% 硫酸乙醇溶液，在 105℃加热至斑点显色清晰。供试品色谱中，在与对照药材色谱相应的位置上，显相同颜色的斑点。

【检查】 **双酯型生物碱限量** 取本品适量，研细，取约 10 g，精密称定，置具塞锥形瓶中，加氨试液适量使润透，加二氯甲烷 100 ml，摇匀，超声处理（功率 300 W，频率 40 kHz）30 分钟，滤过，滤液于 50℃以下挥至约 20 ml，用 2% 盐酸溶液振摇提取 2 次，每次 20 ml，合并水溶液，用氨试液调节 pH 值至 8~9，用二氯甲烷振摇提取 3 次，每次 20 ml，合并二氯甲烷液，用无水硫酸钠脱水，低温挥干，残渣用 10% 甲醇（用磷酸调节 pH 值至 2）使溶解，转移至 5 ml 量瓶中，加上述 10% 甲醇至刻度，摇匀，滤过，取续滤液作为供试品溶液。取乌头双酯型生物碱对照提取物（已标示新乌头碱、次乌头碱和乌头碱的含量）约 10 mg，精密称定，置 25 ml 量瓶中，加上述 10% 甲醇稀释至刻度，摇匀，滤过，精密量取 1 ml，置 25 ml 量瓶中，加上述 10% 甲醇稀释至刻度，摇匀，作为对照品溶液。照高效液相色谱法（通则 0512）试验，以十八烷基硅烷键合硅胶为填充剂；以乙腈为流动相 A，以 0.2% 冰醋酸（用三乙胺调节 pH 值至 6.2）为流动相 B，按下表中的规定进行梯度洗脱，检测波长 235 nm，理论板数按新乌头碱峰计算应不低于 2 000。分别精密吸取供试品溶液与对照品溶液各 20 μl，注入液相色谱仪，测定，计算。本品每 1 g 含榜嘎以乌头碱（$C_{34}H_{47}NO_{11}$）、次乌头碱（$C_{33}H_{45}NO_{10}$）和新乌头碱（$C_{33}H_{45}NO_{11}$）的总量计，不得过 0.016 mg。

时间（分钟）	流动相 A（%）	流动相 B（%）
0~44	21 → 31	79 → 69
44~65	31 → 35	69 → 65
65~70	35	65

其他 除溶散时限外，应符合丸剂项下有关的各项规定（通则 0108）。

【浸出物】 照醇溶性浸出物测定法（通则 2201）项下的热浸法测定，用 70% 乙醇作溶剂，不得少于 19.0%。

【功能与主治】 ད་ཏིག་ཉེར་ལྔའི་སྦྱོར་བ་འདིས། །ཚད་པ་རྒྱ་མར་བབས་པའི་རིགས། །དམར་བཤལ་རྒྱུ་རིམས་རྒྱུ་གཅན་དང་། །སྐྱུག་པོ་ཐུར་བབས་ཚ་འཁྲུ་དང་། །གཉན་ནད་རྒྱུ་གཟེར་ལ་སོགས་པ། །རྒྱུ་ལོང་ནད་གྱུར་ཁྲག་མཁྲིས་རིགས། །དམར་སེར་སྐྱ་སོགས་འཁྲུ་བ་གཅོད། །

清热止泻。用于急慢性肠炎，痢疾。

【用法与用量】 温开水送服或嚼服。一次 0.5~3 g，一日 1~2 次；或遵医嘱。

【注意】 本品含马兜铃酸，可引起肾脏损害等不良反应；儿童及老年人慎用；孕妇、婴幼儿及肾功能不全者禁用。

【规格】（1）每 4 丸重 1 g；（2）每丸重 0.5 g；（3）每丸重 1~1.5 g

【贮藏】 密封。

二十五味盐麸子丸质量标准起草说明

【制剂名称】制剂中文名为二十五味盐麸子丸，拼音名为 Ershiwuwei Yanfuzi Wan，藏文名为“ད་ཏིག་ཉེར་ལྔ།”，藏文音译名按《帝玛·丹增彭措医著选集》《中国藏医药大全》翻译为“达芝尼昂”。

【处方来源】《帝玛·丹增彭措医著选集》《中国藏医药大全》《གསོ་རིག་གཅེས་བཏུས་རིན་ཆེན་ཕྲེང་བ།》《ཀྲུང་གོའི་བོད་ཀྱི་གསོ་བ་རིག་པ།》。

ད་ཏིག་ཉེར་ལྔ་ནི།（གྱི་བཞི་ཚ་འབྲུ་དང་རྒྱུ་ཏན་གསོད་བྱེད་ད་ཏིག་ཉེར་ལྔ་ནི།）ད་ཏིག་སྐྱག་དང་ཀ་པེད་གསུམ། །དུག་ཞུང་གསེར་མེ་བྲག་ཞུན་གསུམ། །བོང་དཀར་མན་རྫ་『སོན་ཀྲ』བྱ་རྐང་གསུམ། །བྲག་སྤོས་སྤང་རྩི་ཞ་བ་གསུམ། །དོམ་མཁྲིས་གུར་གུམ་སླ་རྩི་གསུམ། །སྐྱ་ལོ་བ་ལེ་ག་དུར་གསུམ། །ཐ་རམ་བཙོད་དང་སླ་སྣང་『འབྲུག་རུས』གསུམ། །ཀླི་དྲིས་ཀཎྜ་མ་ནུ་གསུམ། །ཨ་རུ་སྦྱར་བའི་ཉི་ཤུ་ལྔ། །ཞིབ་བཏགས་གངས་ཆུས་ཕྱུལ་ལ་བཏང་། །ཚད་པ་རྒྱ་མར་བབས་པའི་རིགས། །དམར་བཤལ་རྒྱུ་རིམས་རྒྱུ་ཏན་དང་། །སྐྱུག་པ་ཐུར་བབས་ཚ་འབྲུ་དང་། །གཉན་ནད་རྒྱ་གཟེར་ལ་སོགས་པ། །རྒྱུ་ལོང་ནད་གྱུར་ཁྲག་མཁྲིས་རིགས། །དམར་སེར་སྐྱ་སོགས་འབྲུ་བ་གསོད།།

【鉴别】（1）显微鉴别　本品粉末花粉粒、种皮表皮细胞、星状细胞等显微特征明显，易于查看。

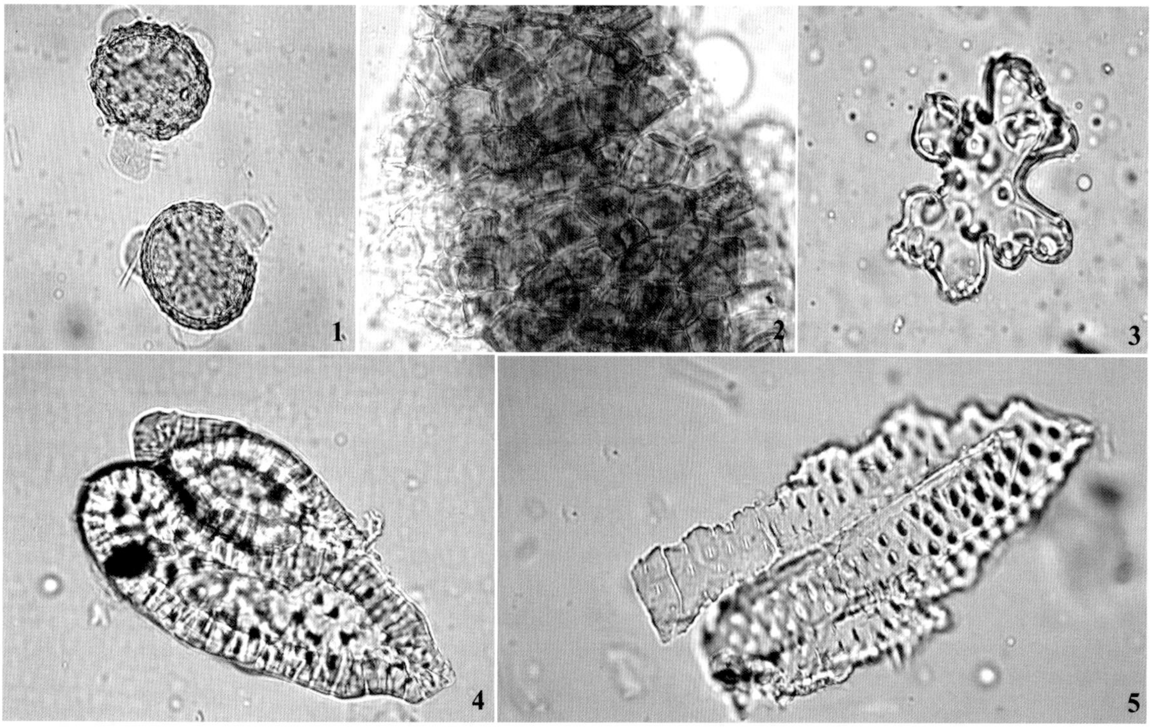

二十五味盐麸子丸粉末显微特征

1—花粉粒（红花）　2—种皮表皮细胞（波棱瓜子）　3—星状细胞（波棱瓜子）　4—石细胞（诃子）　5—导管（茜草）

（2）薄层鉴别　分别建立了以红花对照药材、诃子对照药材为对照的薄层鉴别方法。

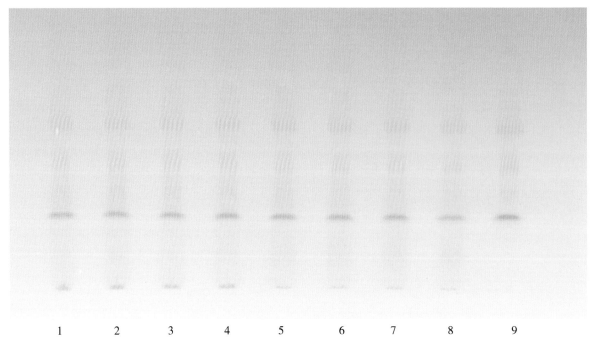

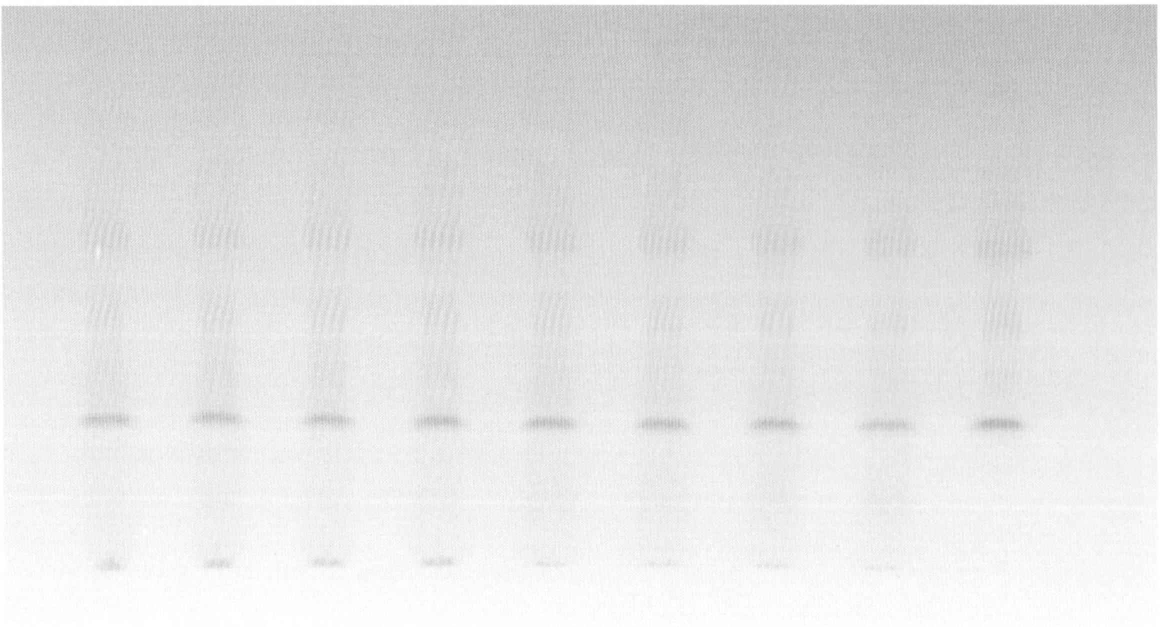

1　2　3　4　5　6　7　8　9

二十五味盐麸子丸薄层色谱图（一）

1—红花对照药材　2~9—二十五味盐麸子丸样品

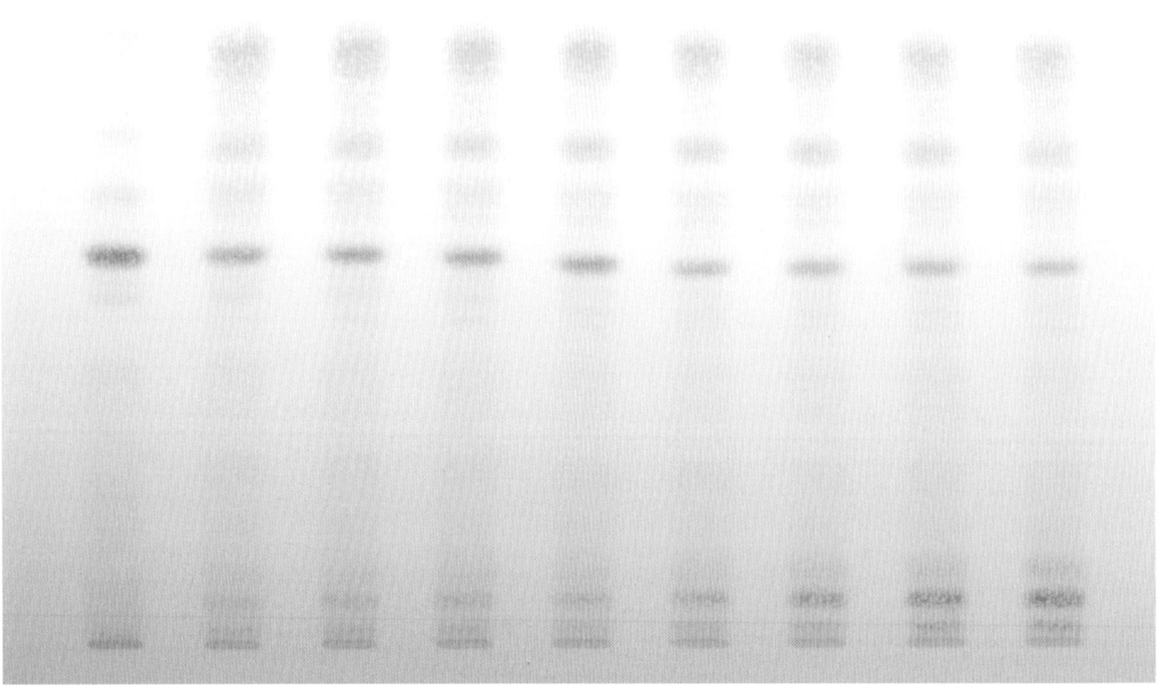

1　2　3　4　5　6　7　8　9

二十五味盐麸子丸薄层色谱图（二）

1—诃子对照药材　2~9—二十五味盐麸子丸样品

【检查】**双酯型生物碱限量** 采用HPLC法，以乌头双酯型生物碱对照提取物（已标示新乌头碱、次乌头碱和乌头碱的含量）为对照，测定制剂中乌头双酯型生物碱的含量。藏药榜嘎为毛茛科植物唐古特乌头 *Aconitum tanguticum*（Maxim.）Stapf、船盔乌头 *A. naviculare*（Bruhl.）Stapf的干燥全草。榜嘎因基原和炮制工艺的不同，其双酯型生物碱含量差异较大，在制定限度时，参照《中国药典》（2020年版）乌头类药材炮制品“制川乌、制草乌、附片”双酯型生物碱的限度规定（分别为：0.040%、0.040%、0.020%），以0.040%为参考限度，根据处方中榜嘎的用量折算，规定“本品每1 g含榜嘎以乌头碱（$C_{34}H_{47}NO_{11}$）、次乌头碱（$C_{33}H_{45}NO_{10}$）和新乌头碱（$C_{33}H_{45}NO_{11}$）的总量计，不得过0.016 mg”。

【功能与主治】见《帝玛·丹增彭措医著选集》《中国藏医药大全》。

起草单位：甘孜藏族自治州食品药品检验所

复核单位：资阳市食品药品检验检测中心

二十五味萨增丸 ས་འཛིན་ཉེར་ལྔ།

Ershiwuwei Sazeng Wan 萨增尼昂

【处方】

志达萨增 87 g	天竺黄 44 g	红花 44 g
丁香 44 g	肉豆蔻 44 g	苏麦 44 g
草果 44 g	诃子 44 g	毛诃子 44 g
余甘子 44 g	檀香 43 g	紫檀香 43 g
沉香 43 g	香旱芹 44 g	黑种草子 44 g
珍珠母 44 g	海金沙 44 g	冬葵果 44 g
川木香 43 g	螃蟹 29 g	荜茇 29 g
肉桂 29 g	水牛角 14 g	人工牛黄 14 g
人工麝香 10 g		

【制法】以上二十五味，除人工牛黄、人工麝香外，其余志达萨增等二十三味共粉碎成细粉，过筛；将人工牛黄、人工麝香研细，与上述粉末配研，过筛，混匀，用水泛丸，干燥，即得。

【性状】本品为黄棕色至棕色的水丸；气微香，味微辣、涩。

【鉴别】（1）取本品，置显微镜下观察：不规则碎块，表面多不平整，呈明显的颗粒性，有的呈层状结构，边缘多数为不规则锯齿状（珍珠母）。花粉粒类圆形、椭圆形或橄榄形，直径约至 60 μm，具 3 个萌发孔，外壁有齿状突起（红花）。淀粉粒多为单粒，类圆形，直径 10~25 μm，脐点点状、裂缝状或星状；复粒由 2~8 分粒组成，脐点明显（肉豆蔻）。

（2）取本品 5 g，研细，加丙酮 30 ml，超声处理 20 分钟，滤过，药渣再加丙酮 30 ml，同上述操作，弃去滤液，药渣加 80% 丙酮溶液 30 ml，超声处理 30 分钟，滤过，滤液蒸干，残渣加 80% 丙酮溶液 1 ml 使溶解，作为供试品溶液。另取红花对照药材 0.5 g，同法制成对照药材溶液。照薄层色谱法（通则 0502）试验，吸取上述两种溶液各 5~10 μl，分别点于同一硅胶 H 薄层板上，以乙酸乙酯 - 甲醇 - 甲酸 - 水（7∶0.4∶2∶3）为展开剂，展开，取出，晾干。供试品色谱中，在与对照药材色谱相应的位置上，显相同颜色的斑点。

（3）取本品 3 g，研细，加乙醚 30 ml，超声处理 20 分钟，滤过，滤液挥干，残渣加乙酸乙酯 1 ml 使溶解，作为供试品溶液。另取丁香酚对照品，加乙醚制成每 1 ml 含 15 μg 的溶液，作为对照品溶液。照薄层色谱法（通则 0502）试验，吸取上述两种溶液各 5~10 μl，分别点于同一硅胶 G 薄层板上，以石油醚（60~90℃）- 乙酸乙酯（9∶1）为展开剂，展开，取出，晾干，喷以 5% 香草醛硫酸溶液，在 105℃加热至斑点显色清晰。供试品色谱中，在与对照品色谱相应的位置上，显相同颜色的斑点。

【检查】除溶散时限外，应符合丸剂项下有关的各项规定（通则 0108）。

【浸出物】照醇溶性浸出物测定法（通则 2201）项下的热浸法测定，用 70% 乙醇作溶剂，不得少于 16.0%。

【功能与主治】ཙ་དཀར་ནད་ལ་མཆོག་ཏུ་བསྔགས། །ཙ་ཆད་མཐུད་ཅིང་རྒྱུས་ནད་མཉེན་པར་བྱེད། །གཡུ་ནོག་མཁས་པའི་ཁྱད་ཆོས་ཡིན། །

舒筋活络。用于“白脉”病引起的四肢麻木、半身不遂、筋络挫伤等。

【用法与用量】温开水送服或嚼服。一次 0.5~3 g，一日 1~2 次；或遵医嘱。

【规格】（1）每 4 丸重 1 g；（2）每丸重 0.5 g；（3）每丸重 1~1.5 g

【贮藏】密封。

二十五味萨增丸质量标准起草说明

【制剂名称】制剂中文名为二十五味萨增丸，拼音名为 Ershiwuwei Sazeng Wan，藏文名为“ས་འཛིན་ཉེར་ལྔ།”，藏文音译名按《临床札记·庄严》翻译为“萨增尼昂”。

【处方来源】《临床札记·庄严》《ཟིན་ཏིག་མཛེས་རྒྱན་བདུད་རྩི་སྨན་མཛོད།》

ས་འཛིན་ཉེར་ལྔའི་སྦྱོར་བ་ནི། །འབྲི་རྟ་ས་འཛིན་འབྲས་བུ་གསུམ། །གསེར་བྱེ་ཐིག་སྲིན་ལྕམ་པ་གསུམ། །ཙན་དན་གཉིས་དང་ཨ་གར་གསུམ། །བསེ་རུ་གི་ཝཾ་ཕོ་ཤླ་རྩེ་གསུམ། །པི་ལིང་ཙ་ཏ་ཏ་སྐྱོགས་གསུམ། །ཤིང་ཚ་ཟི་ར་དཀར་ནག་གཉིས། །བཟང་པོ་དྲུག་དང་ག་ར་སྦྱར། །ཙ་དཀར་ནད་ལ་མཆོག་ཏུ་བསྔགས། །ཙ་ཆད་མཐུད་ཅིང་རྒྱུས་ནད་མཉེན་པར་བྱེད། །གཡུ་ནོག་མཁས་པའི་ཁྱད་ཆོས་ཡིན། །ཞེས་སོ། །

【鉴别】（1）显微鉴别　本品粉末不规则碎块、花粉粒、淀粉粒显微特征明显，易于查看。

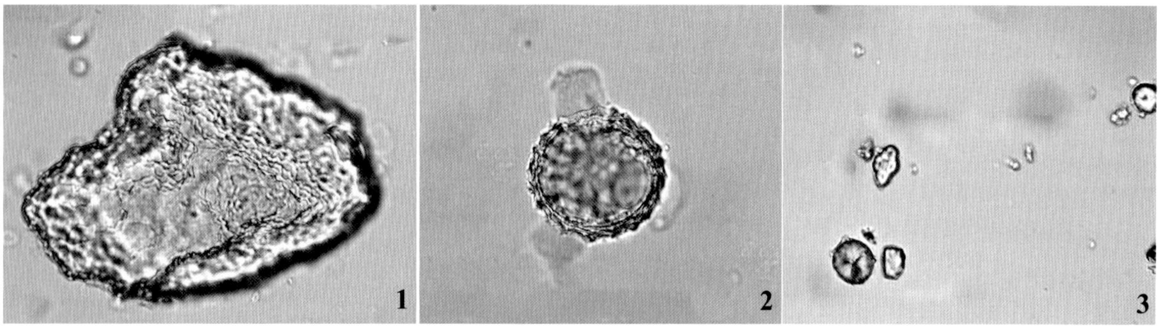

二十五味萨增丸粉末显微特征

1—不规则碎块（珍珠母）　2—花粉粒（红花）　3—淀粉粒（肉豆蔻）

（2）薄层鉴别　分别建立了以红花对照药材、丁香酚对照品为对照的薄层鉴别方法。

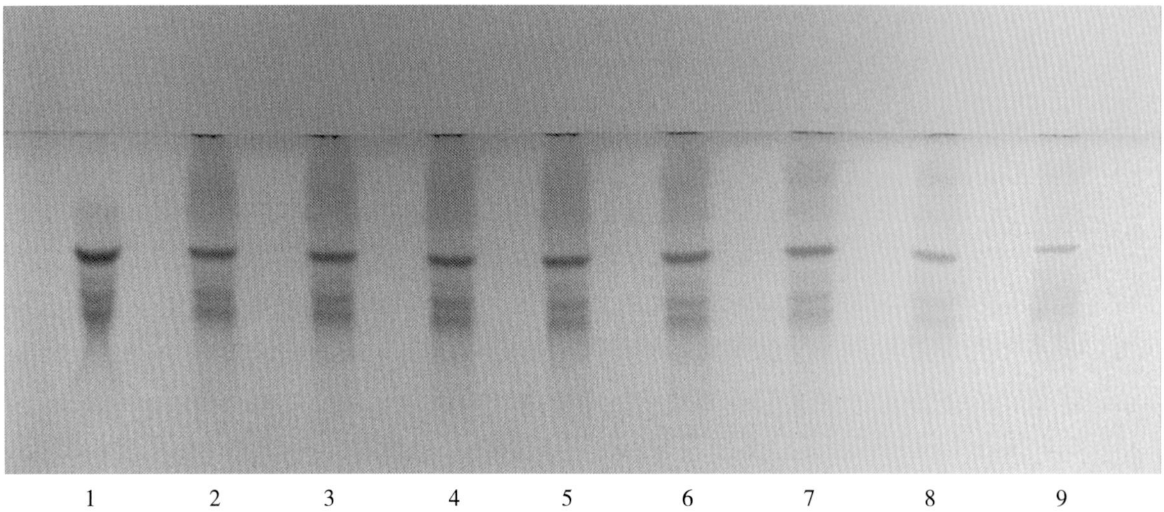

二十五味萨增丸薄层色谱图（一）

1—红花对照药材　2~9—二十五味萨增丸样品

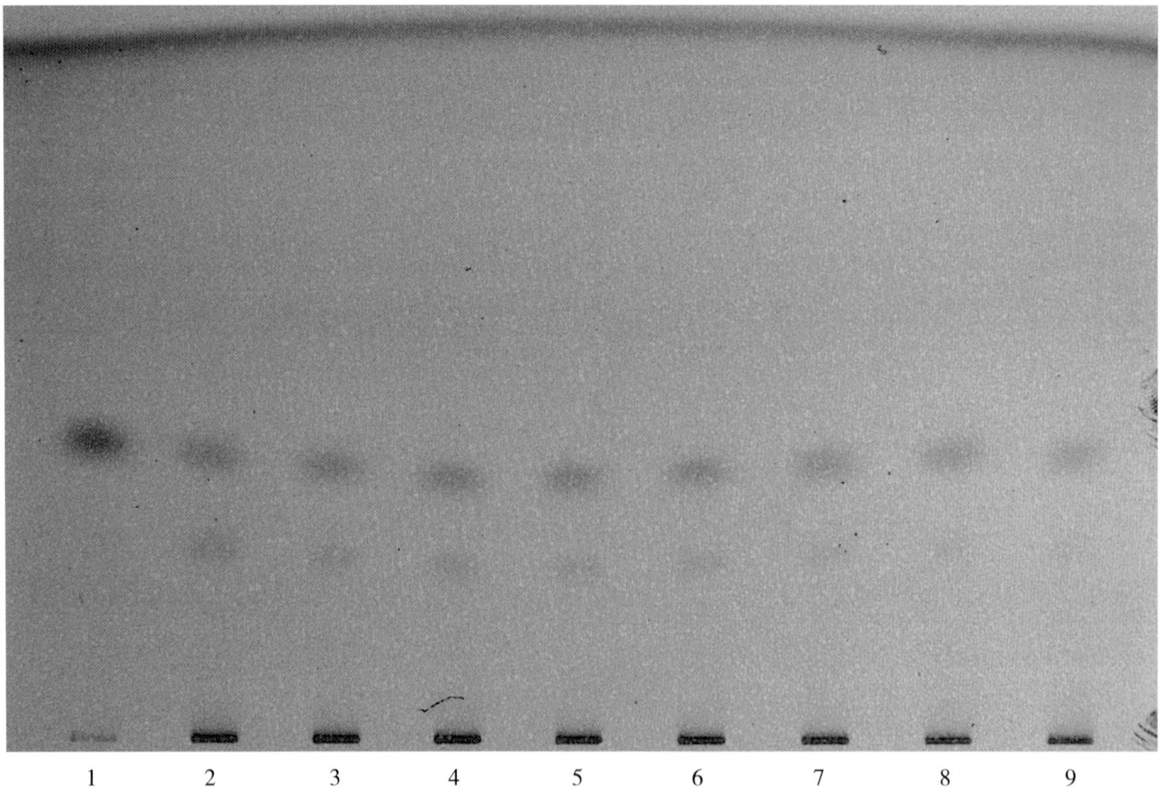

二十五味萨增丸薄层色谱图（二）

1—丁香酚对照品　　2~9—二十五味萨增丸样品

【功能与主治】见《临床札记·庄严》。

起草单位：甘孜藏族自治州食品药品检验所

复核单位：眉山市食品药品检验检测中心

二十五味商陆丸　དཔའ་བོ་ཉེར་ལྔ།

Ershiwuwei Shanglu Wan　巴沃尼昂

【处方】商陆 74 g　轮叶獐牙菜 56 g　姜黄 56 g
诃子 37 g　小檗皮 37 g　余甘子 37 g
石榴子 37 g　荜茇 37 g　鸭嘴花 37 g
川木香 37 g　苏麦 37 g　蔷薇皮 37 g
酸藤果 37 g　天仙子 37 g　紫铆子 37 g
石莲花 37 g　水柏枝 37 g　骨碎补 37 g
香薷 37 g　川西合耳菊 37 g　马钱子（制）37 g
猪血 37 g　兔耳草 37 g　榜嘎 37 g
蚓果芥 37 g

【制法】以上二十五味，粉碎成细粉，过筛，混匀，用水泛丸，干燥，即得。

【性状】本品为黄棕色至棕褐色水丸；气香，味酸、微辣，苦。

【鉴别】（1）取本品，置显微镜下观察：韧皮纤维淡黄色，成束，呈长梭形，平直，直径 14~20 μm，木化（小檗皮）。外胚乳细胞类长方形或不规则形，充满细小淀粉粒集结成的淀粉团，有的含细小草酸钙方晶（苏麦）。石细胞类方形、类多角形或呈纤维状，直径 14~40 μm，长至 130 μm，壁厚，孔沟细密（诃子）。

（2）取本品 2 g，研细，加无水乙醇 20 ml，超声处理 30 分钟，滤过，滤液蒸干，残渣加甲醇 1 ml 使溶解，作为供试品溶液。另取姜黄素对照品，加无水乙醇制成每 1 ml 含 0.5 mg 的溶液，作为对照品溶液。照薄层色谱法（通则 0502）试验，吸取上述两种溶液各 2~5 μl，分别点于同一硅胶 G 薄层板上，以三氯甲烷 - 甲醇 - 甲酸（96∶4∶0.7）为展开剂，展开，取出，晾干，置紫外光灯（365 nm）下检视。供试品色谱中，在与对照品色谱相应的位置上，显相同颜色的荧光斑点。

（3）取本品 5 g，研细，加甲醇 50 ml，超声处理 30 分钟，滤过，滤液蒸干，残渣加甲醇 1 ml 使溶解，作为供试品溶液。另取没食子酸对照品适量，加甲醇制成每 1 ml 含 0.5 mg 的溶液，作为对照品溶液。照薄层色谱法（通则 0502）试验，吸取上述两种溶液各 2 μl，分别点于同一硅胶 G 薄层板上，以甲苯（水饱和）- 乙酸乙酯 - 甲酸（6∶3∶1）为展开剂，展开，取出，晾干，喷以 1% 三氯化铁乙醇溶液。供试品色谱中，在与对照品色谱相应的位置上，显相同颜色的斑点。

（4）取【鉴别】项下（3）溶液，作为供试品溶液。另取胡椒碱对照品，加甲醇溶解，制成每 1 ml 含 1 mg 的溶液，作为对照品溶液。照薄层色谱法（通则 0502）试验，吸取上述两种溶液各 2~5 μl，分别点于同一硅胶 G 薄层板上，以环已烷 - 乙酸乙酯 - 丙酮（7∶3∶1）为展开剂，展开，取出，晾干，置紫外光灯（365 nm）下检视。供试品色谱中，在与对照品色谱相应的位置上，显相同颜色的荧光斑点。

【检查】**双酯型生物碱限量** 取本品适量，研细，取约 10 g，精密称定，置具塞锥形瓶中，加氨试液适量使润透，加二氯甲烷 100 ml，摇匀，超声处理（功率 300 W，频率 40 kHz）30 分钟，滤过，滤液于 50℃以下挥至约 20 ml，用 2% 盐酸溶液振摇提取 2 次，每次 20 ml，合并水溶液，用氨试液调节 pH 值至 8~9，用二氯甲烷振摇提取 3 次，每次 20 ml，合并二氯甲烷液，用无水硫酸钠脱水，低温挥干，残渣用 10% 甲醇（用磷酸调节 pH 值至 2）使溶解，转移至 5 ml 量瓶中，加上述 10% 甲醇至刻度，摇匀，滤过，取续滤液作为供试品溶液。取乌头双酯型生物碱对照提取物（已标示新乌头碱、次乌头碱和乌头碱的含量）约 10 mg，精密称定，置 25 ml 量瓶中，加上述 10% 甲醇使溶解并稀释至刻度，摇匀，精密量取 1 ml，置 25 ml 量瓶中，加上述 10% 甲醇稀释至刻度，摇匀，作为对照品溶液。照高效液相色谱法（通则 0512）试验，以十八烷基硅烷键合硅胶为填充剂；以乙腈为流动相 A，以 0.2% 冰醋酸（用三乙胺调节 pH 值至 6.2）为流动相 B，按下表中的规定进行梯度洗脱，检测波长 235 nm，理论板数按新乌头碱峰计算应不低于 2 000。分别精密吸取供试品溶液与对照品溶液各 20 μl，注入液相色谱仪，测定，计算。本品每 1 g 含榜嘎以乌头碱（$C_{34}H_{47}NO_{11}$）、次乌头碱（$C_{33}H_{45}NO_{10}$）和新乌头碱（$C_{33}H_{45}NO_{11}$）的总量计，不得过 0.015 mg。

时间（分钟）	流动相 A（%）	流动相 B（%）
0~44	21 → 31	79 → 69
44~65	31 → 35	69 → 65
65~70	35	65

士的宁限量 取本品适量，研细，取约 13 g，精密称定，置具塞锥形瓶中，加入浓氨试液适量使润透，加入三氯甲烷 100 ml，放置约 16 小时，时时振摇滤过，用三氯甲烷分次洗涤滤渣与滤器，洗液与滤液合并，蒸干，残渣加甲醇使溶解，转移至 25 ml 量瓶中并稀释至刻度，摇匀，滤过，取续滤液，即得。精密称取马钱子总生物碱对照提取物（已标示士的宁含量）约 20 mg，置 100 ml 量瓶中，加甲醇使溶解并稀释至刻度，摇匀，作为对照品溶液。照高效液相色谱法（通则 0512）试验。以十八烷基硅烷键合硅胶为填充剂；以乙腈 -0.01 mol/L 庚烷磺酸钠与 0.02 mol/L 磷酸二氢钾等量混合溶液（用 10% 磷酸调节 pH 值至 2.8）（21∶79）为流动相；检测波长为 254 nm。理论板数按士的宁峰计算应不低于 5 000。精密吸取对照品溶液 10 μl，供试品溶液 5~10 μl，注入液相色谱仪，测定，计算。本品按干燥品计算，每 1 g 含马钱子以士的宁（$C_{21}H_{22}N_2O_2$）计，不得超过 0.30 mg。

【浸出物】照醇溶性浸出物测定法（通则 2201）项下的热浸法测定，用 70% 乙醇作溶剂，不得少于 25.0%。

【功能与主治】ཚ་དུག་ལས་གྱུར་སྦྱར་དུག་དང་། །ཞ་དུག་ལས་གྱུར་གཡས་གཟེར་འཇོམས། །སྲིན་དུག་ལས་གྱུར་སྐྲང་ཐབས་དང་། །གཉན་དུག་སྲིན་ཕོལ་གཡོན་གཟེར་འཇོམས། །མདོར་ན་རྩི་དུག་གྱུར་པའི་དུག །དངོས་དུག་ཟས་དུག་ཀུན་ལ་མཆོག །

清热解毒，驱虫止痛。用于中毒症，虫病引起的胃肠道绞痛，腹泻等。

【用法与用量】温开水送服或嚼服。一次 0.5~3 g，一日 1~2 次；或遵医嘱。

【规格】（1）每 4 丸重 1 g；（2）每丸重 0.5 g；（3）每丸重 1~1.5 g

【贮藏】密封。

二十五味商陆丸质量标准起草说明

【制剂名称】制剂中文名为二十五味商陆丸，拼音名为 Ershiwuwei Shanglu Wan，藏文名为“དཔའ་བོ་ཉེར་ལྔ།”，藏文音译名按《钦哲文集》木刻版翻译为“巴沃尼昂”。

【处方来源】《钦哲文集》木刻版《མཁྱེན་བརྩེའི་བཀའ་འབུམ།》

དཔའ་བོ་ཉེར་ལྔ་ནི། དཔའ་བོ་དཀར་སེར་ཡུང་བ་སེར། །གསེར་མདོག་སྐྱེར་ཤུན་སྙུ་རུ་ར། །སེ་འབྲུ་པི་ལིང་བ་ཤ་ཀ །ཙ་ཏྲ་སུག་སྨེལ་སེ་རྒོད་ཤུན། །ཁྲི་ཏང་ལང་ཐང་མ་（འབྲས་བུ）རུ་རྟ། །ཏ་ལོ་འོམ་བུ་རེ་（ལོ་མ་གཞོན་ནུ）རལ་བ། །ཁྲི་ཏུག་ཡུག་ཤིང་ཀོ་ཁྲི་ལ། །ཕག་ཁྲག་རྡོང་ལེན་བོང་ང་དཀར། །ཁྱིའུ་ལ་ཕུག་（རྒ་ལོ་འདྲེས་མ）བཅས་ཉེར་ལྔ། །ཡུངས་སྙིང་ཁུ་གར་ཞོ་ཙམ་གྱིས། །འདམ་འཐགས་རིལ་བུ་སྲན་ཙམ་དྲིལ། །ཚ་དུག་ལས་གྱུར་སྦྱར་དུག་དང་། །ཞ་དུག་ལས་གྱུར་གཡས་གཟེར་འཇོམས། །སྲིན་དུག་ལས་གྱུར་སྐྲང་ཐབས་དང་། །གཉན་དུག་སྲིན་ཕོལ་གཡོན་གཟེར་འཇོམས། །མདོར་ན་རྩི་དུག་གྱུར་པའི་དུག །དངོས་དུག་ཟས་དུག་ཀུན་ལ་མཆོག །

【鉴别】（1）显微鉴别　本品粉末纤维、外胚乳细胞、石细胞显微特征明显，易于查看。

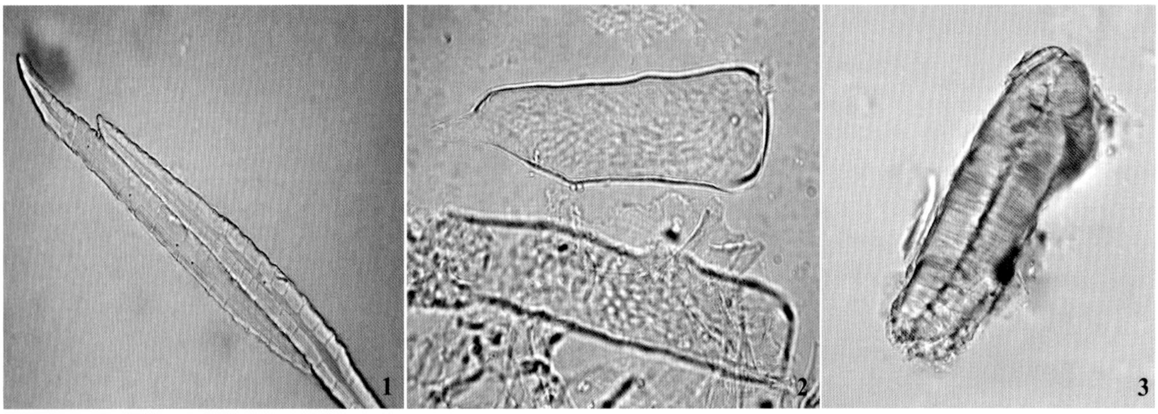

二十五味商陆丸粉末显微特征

1—纤维（小檗皮）　2—外胚乳细胞（苏麦）　3—石细胞（诃子）

（2）薄层鉴别　分别建立了以姜黄素对照品、没食子酸对照品和胡椒碱对照品为对照的薄层鉴别方法。

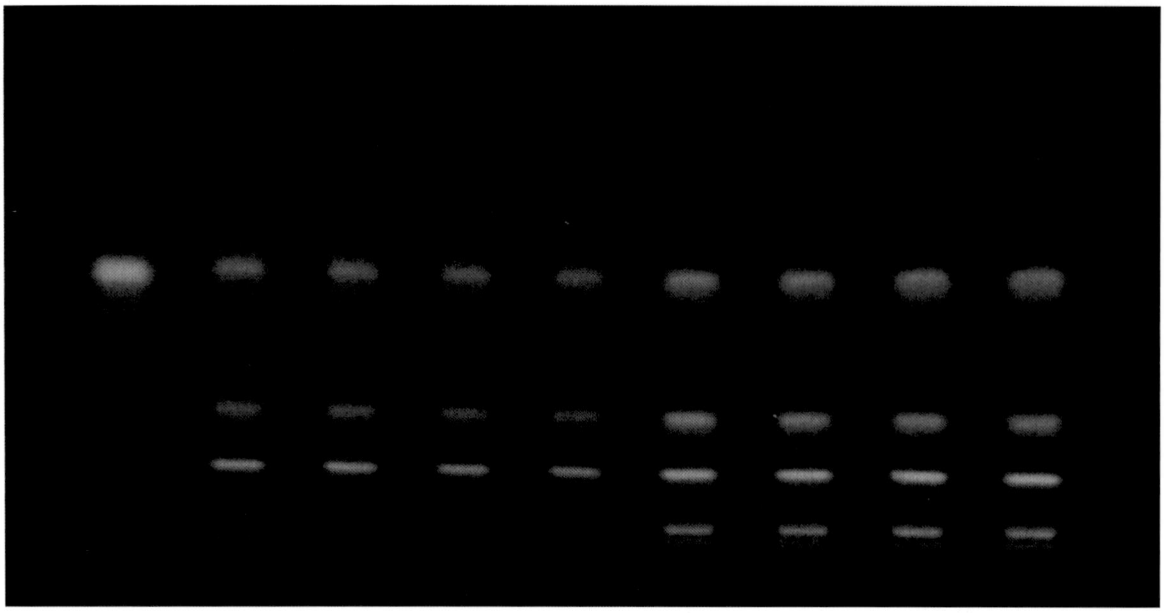

1　2　3　4　5　6　7　8　9

二十五味商陆丸薄层色谱图（一）

1—姜黄素对照品　2~9—二十五味商陆丸样品

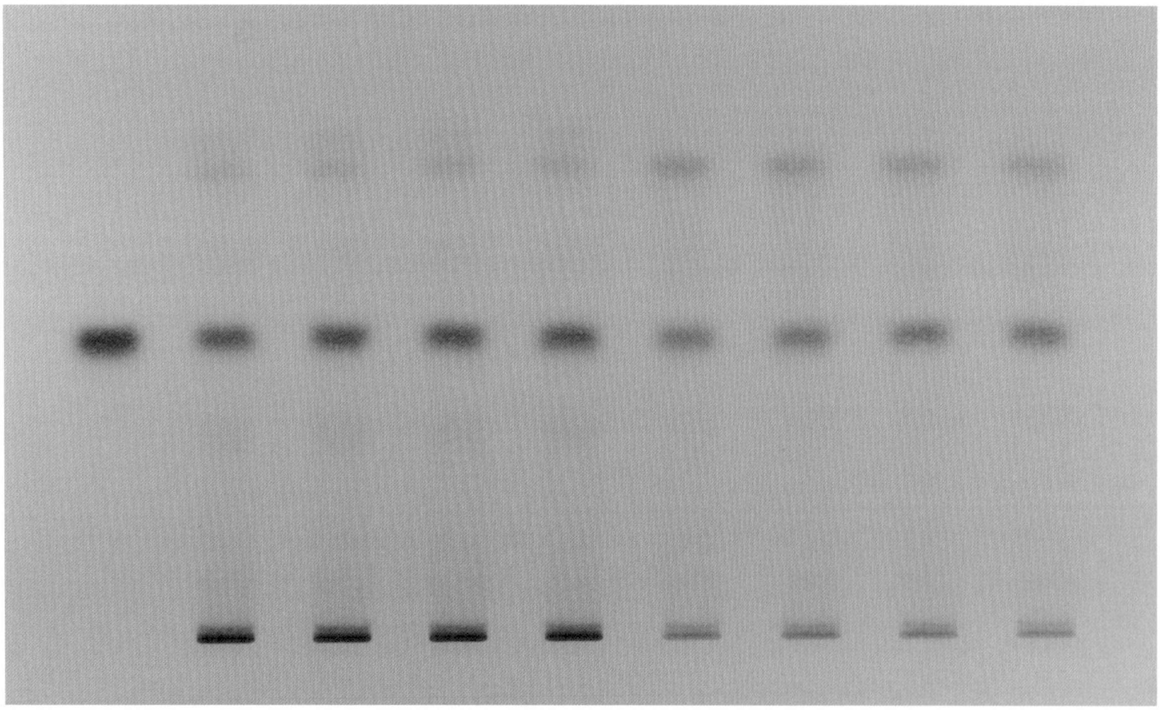

1　2　3　4　5　6　7　8　9

二十五味商陆丸薄层色谱图（二）

1—没食子酸对照品　2~9—二十五味商陆丸样品

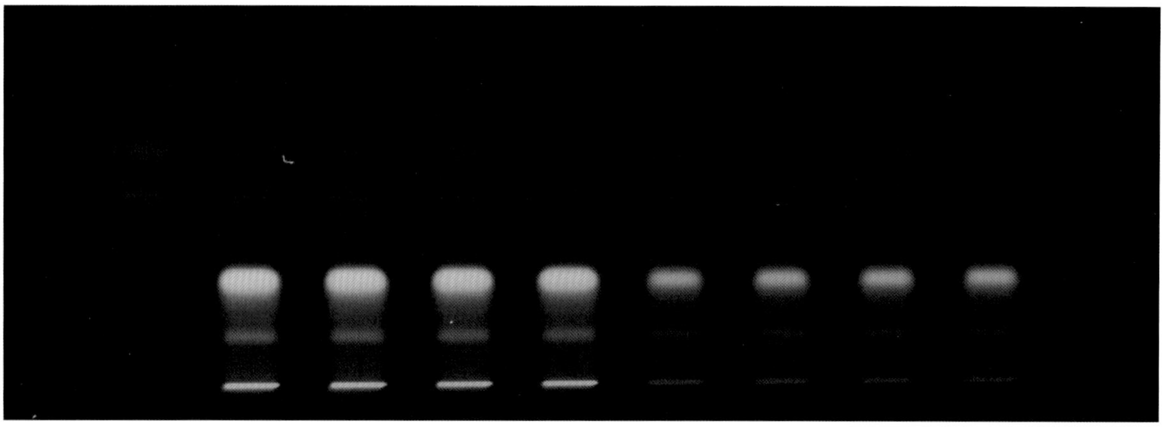

二十五味商陆丸薄层色谱图（三）

1—胡椒碱对照品　2~9—二十五味商陆丸样品

【检查】**双酯型生物碱限量**　采用 HPLC 法，以乌头双酯型生物碱对照提取物（已标示新乌头碱、次乌头碱和乌头碱的含量）为对照，测定制剂中乌头双酯型生物碱的含量。藏药榜嘎为毛茛科植物唐古特乌头 *Aconitum tanguticum*（Maxim.）Stapf、船盔乌头 *A. naviculare*（Bruhl.）Stapf 的干燥全草。榜嘎因基原和炮制工艺的不同，其双酯型生物碱含量差异较大，在制定限度时，参照《中国药典》（2020 年版）乌头类药材炮制品“制川乌、制草乌、附片”双酯型生物碱的限度规定（分别为：0.040%、0.040%、0.020%），以 0.040% 为参考限度，根据处方中榜嘎的用量折算，规定“本品每 1 g 含榜嘎以乌头碱（$C_{34}H_{47}NO_{11}$）、次乌头碱（$C_{33}H_{45}NO_{10}$）和新乌头碱（$C_{33}H_{45}NO_{11}$）的总量计，不得过 0.015 mg”。

士的宁限量　采用 HPLC 法，以马钱子总生物碱对照提取物（已标示士的宁含量）为对照，测定制剂中士的宁含量。根据相关文献报道，马钱子经牛奶炮制或砂烫后，士的宁的含量降低约三分之一，按照《中国药典》（2020 年版）马钱子中士的宁上限（2.20%）降低三分之一计算，炮制后士的宁应不超过 0.73%，与马钱子粉中士的宁上限（0.82%）相近。在藏医中马钱子的炮制方法各异，导致士的宁含量差异较大，在制定限度时，暂且依据《中国药典》（2020 年版）马钱子粉中士的宁的上限规定，按照处方中马钱子的用量折算，规定“本品每 1 g 含马钱子以士的宁（$C_{21}H_{22}N_2O_2$）的量计，不得过 0.30 mg”。

【功能与主治】见《钦哲文集》木刻版。

起草单位：甘孜藏族自治州食品药品检验所
成都中医药大学
复核单位：资阳市食品药品检验检测中心

二十五味嘎夺丸 ག་དོར་ཉེར་ལྔ།

Ershiwuwei Gaduo Wan 嘎夺尼昂

【处方】天竺黄 61 g　　檀香 61 g　　达布 61 g
兔耳草 61 g　　肉果草 61 g　　甘草 61 g
川木香 61 g　　西红花 49 g　　紫檀香 49 g
岩白菜 49 g　　鸭嘴花 49 g　　巴力嘎 49 g
冰片 35 g　　香旱芹 35 g　　黄葵子 35 g
决明子 35 g　　丁香 24 g　　熊胆粉 24 g
苏麦 18 g　　草果 18 g　　肉豆蔻 18 g
葡萄 59 g　　水牛角 12 g　　鹿角 12 g
人工牛黄 3 g

【制法】以上二十五味，除西红花、冰片、人工牛黄外，其余天竺黄等二十二味共粉碎成细粉，过筛；将西红花、冰片、人工牛黄研细，与上述粉末配研，过筛，混匀，用水泛丸，干燥，即得。

【性状】本品为浅棕色至黑色的水丸；气微香，味苦。

【鉴别】（1）取本品，置显微镜下观察：花粉粒易见，极面观三角形，赤道表面观双凸镜形，具 3 副合沟（丁香）。导管多为网纹导管，亦可见具缘纹孔导管（川木香）。木纤维成束，棕红色或黄棕色，壁稍厚，纹孔较密；有的木纤维束周围细胞含草酸钙方晶，形成晶纤维，含晶细胞的壁不均匀木化，增厚（紫檀香）。

（2）取本品 0.5 g，研细，加甲醇 10 ml，超声处理 30 分钟，滤过，滤液蒸干，残渣加甲醇 1 ml 使溶解，作为供试品溶液。另取西红花对照药材 20 mg，同法制成对照药材溶液。照薄层色谱法（通则 0502）试验，吸取上述两种溶液 5~10 μl，分别点于同一硅胶 G 薄层板上，以乙酸乙酯 - 甲酸 - 水（4∶1∶1）为展开剂，展开，取出，晾干，分别置日光和紫外光灯（365 nm）下检视。供试品色谱中，在与对照药材色谱相应的位置上，显相同颜色的斑点或荧光斑点。

【检查】除溶散时限外，应符合丸剂项下有关的各项规定（通则 0108）。

【浸出物】照醇溶性浸出物测定法（通则 2201）项下的热浸法测定，用 70% 乙醇作溶剂，不得少于 23.0%。

【功能与主治】འདི་ཡི་ཕན་ཡོན་གློ་ནད་གསར་རྙིང་དང་། །ཆམ་འཁྲུགས་བྱུང་ཚང་གློ་རྒྱག་ལ་སོགས་པ། །མདོར་ན་གློ་རྒྱག་སྔོང་གི་སྨན་མཆོག་ཡིན། །

滋阴润肺，清热止咳，排脓化痰。用于肺脓肿，肺结核。

【用法与用量】温开水送服或嚼服。一次 0.5~3 g，一日 1~2 次；或遵医嘱。

【注意】本品含马兜铃酸，可引起肾脏损害等不良反应；儿童及老年人慎用；孕妇、婴幼儿及肾功能不全者禁用。

【规格】（1）每 4 丸重 1 g；（2）每丸重 0.5 g；（3）每丸重 1~1.5 g

【贮藏】密封。

二十五味嘎夺丸质量标准起草说明

【制剂名称】制剂中文名为二十五味嘎夺丸，拼音名为 Ershiwuwei Gaduo Wan，藏文名为“ག་དོར་ཉེར་ལྔ།”，藏文音译名按《方剂精选 · 心宝》翻译为“嘎夺尼昂”。

【处方来源】《方剂精选 · 心宝》《སྨན་སྦྱོར་གཅེས་བཏུས་སྙིང་ནོར།》

ག་[ག]དོར་ཉེར་ལྔའི་སྦྱོར་བ་ནི། ག་[ག]དོར་ཙན་དན་[བསེ་རུ]བཟང་པོ་དྲུག །ཀ་བུར་ཙན་དན་དཀར་དམར་གཉིས། །ལི་ཤི་ག་དུར་དོམ་གྱི་མཁྲིས། །སྤྲར་བུ་ཧོང་ལེན་པ་ཡག་རྩ། །གུར་གུམ་ཤིང་མངར་ཟི་ར་དཀར། །རུ་རྟ་བ་ཤ་བ་ལེ་ཀ །སོ་ར་ཐལ་ཛོར་ཀ་ར་སྦྱར། །དོན་ལྔའི་སྣོན་པོ་སྒོ་བ་ལ། །མཆིན་ཕོག་པོས་ས་[སོས་པ]གདོན་མི་ཟ། །

【鉴别】（1）显微鉴别　本品粉末花粉粒、导管、纤维显微特征明显，易于查看。

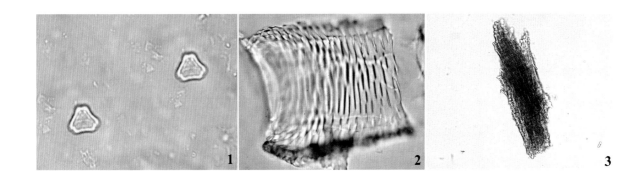

二十五味嘎夺丸粉末显微特征

1—花粉粒（丁香）　2—导管（川木香）　3—木纤维（紫檀香）

（2）薄层鉴别　建立了以西红花对照药材为对照的薄层鉴别方法。

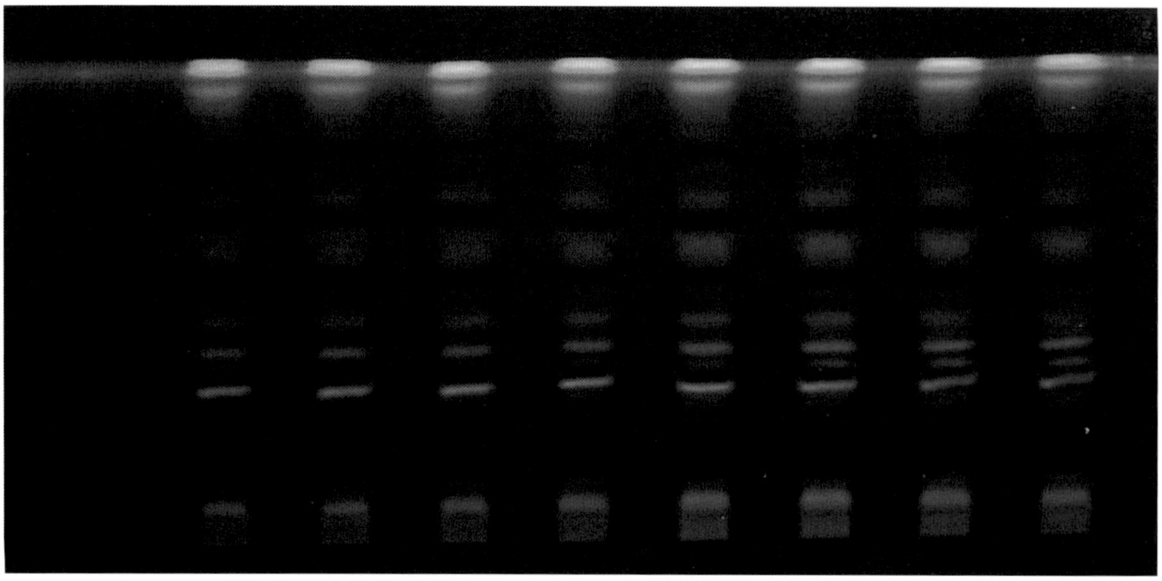

1 2 3 4 5 6 7 8 9

二十五味嘎夺丸薄层色谱图(紫外光灯 365 nm)

1—西红花对照药材 2~9—二十五味嘎夺丸样品

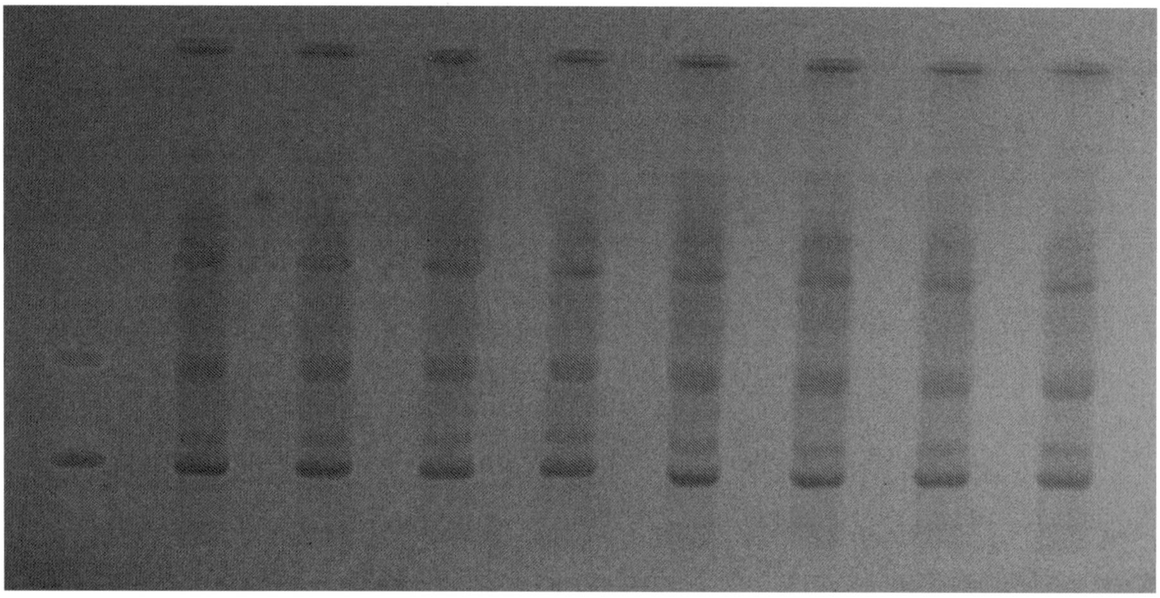

1 2 3 4 5 6 7 8 9

二十五味嘎夺丸薄层色谱图(日光)

1—西红花对照药材 2~9—二十五味嘎夺丸样品

【功能与主治】 见《方剂精选·心宝》。

起草单位：甘孜藏族自治州食品药品检验所

复核单位：眉山市食品药品检验检测中心

二十五味檀香丸 ཙན་དན་ཉེར་ལྔ།

Ershiwuwei Tanxiang Wan 赞旦尼昂

【处方】檀香 71 g　紫檀香 71 g　天竺黄 36 g
红花 36 g　丁香 36 g　肉豆蔻 36 g
草果 36 g　苏麦 36 g　人工牛黄 30 g
川木香 36 g　沉香 36 g　石斛 36 g
木棉花 36 g　诃子 36 g　毛诃子 36 g
余甘子 36 g　蒂达 36 g　甘草 36 g
巴力嘎 36 g　鸭嘴花 36 g　榜间嘎保 36 g
榜嘎 36 g　绿绒蒿 36 g　香旱芹 36 g
莲子 36 g　黑种草子 36 g

【制法】以上二十六味，除人工牛黄外，其余檀香等二十五味共粉碎成细粉，过筛；将人工牛黄研细，与上述粉末配研，过筛，混匀，用水泛丸，干燥，即得。

【性状】本品为淡黄色至棕色的水丸；气微香，味微甜、苦。

【鉴别】（1）取本品，置显微镜下观察：纤维成束，直径 8~14 μm，壁厚，微木化，周围薄壁细胞含草酸钙方晶，形成晶纤维（甘草）。花粉粒易见，极面观三角形，赤道表面观双凸镜形，具 3 副合沟（丁香）。内种皮为 1 列栅状厚壁细胞，棕红色，内壁与侧壁极厚，胞腔小，内含硅质块（草果）。

（2）取本品 5 g，研细，加丙酮 30 ml，超声处理 20 分钟，滤过，药渣再加丙酮 30 ml，同上述操作，弃去滤液，药渣加 80% 丙酮溶液 30 ml，超声处理 30 分钟，滤过，滤液蒸干，残渣加 80% 丙酮溶液 1 ml 使溶解，作为供试品溶液。另取红花对照药材 0.5 g，同法制成对照药材溶液。照薄层色谱法（通则 0502）试验，吸取上述两种溶液各 5~10 μl，分别点于同一硅胶 H 薄层板上，以乙酸乙酯 - 甲醇 - 甲酸 - 水（7∶0.4∶2∶3）为展开剂，展开，取出，晾干。供试品色谱中，在与对照药材色谱相应的位置上，显相同颜色的斑点。

（3）取本品 2 g，研细，加甲醇 20 ml，超声处理 20 分钟，滤过，滤液蒸干，残渣加甲醇 2 ml 使溶解，作为供试品溶液。另取胆酸对照品，加甲醇制成每 1 ml 含 1 mg 的溶液，作为对照品溶液。照薄层色谱法（通则 0502）试验，吸取上述两种溶液各 2~5 μl，分别点于同一硅胶 G 薄层板上，以正己烷 - 乙酸乙酯 - 醋酸 - 甲醇（20∶25∶2∶3）上层溶液为展开剂，展开，取出，晾干，喷以 10% 硫酸乙醇溶液，在 105℃加热至斑点显色清晰，置紫外光灯（365 nm）下检视。供试品色谱中，在与对照品色谱相应的位置上，显相同颜色的荧光斑点。

【检查】 **双酯型生物碱限量** 取本品适量，研细，取约 10 g，精密称定，置具塞锥形瓶中，加氨试液适量使润透，加二氯甲烷 100 ml，摇匀，超声处理（功率 300 W，频率 40 kHz）30 分钟，滤过，滤液于 50℃以下挥至约 20 ml，用 2% 盐酸溶液振摇提取 2 次，每次 20 ml，合并水溶液，用氨试液调节 pH 值至 8~9，用二氯甲烷振摇提取 3 次，每次 20 ml，合并二氯甲烷液，用无水硫酸钠脱水，低温挥干，残渣用 10% 甲醇（用磷酸调节 pH 值至 2）使溶解，转移至 5 ml 量瓶中，加上述 10% 甲醇至刻度，摇匀，滤过，取续滤液作为供试品溶液。取乌头双酯型生物碱对照提取物（已标示新乌头碱、次乌头碱和乌头碱的含量）约 10 mg，精密称定，置 25 ml 量瓶中，加上述 10% 甲醇使溶解并稀释至刻度，摇匀，精密量取 1 ml，置 25 ml 量瓶中，加上述 10% 甲醇稀释至刻度，摇匀，作为对照品溶液。照高效液相色谱法（通则 0512）试验，以十八烷基硅烷键合硅胶为填充剂；以乙腈为流动相 A，以 0.2% 冰醋酸（用三乙胺调节 pH 值至 6.2）为流动相 B，按下表中的规定进行梯度洗脱，检测波长 235 nm，理论板数按新乌头碱峰计算应不低于 2 000。分别精密吸取供试品溶液与对照品溶液各 20 μl，注入液相色谱仪，测定，计算。本品每 1 g 含榜嘎以乌头碱（$C_{34}H_{47}NO_{11}$）、次乌头碱（$C_{33}H_{45}NO_{10}$）和新乌头碱（$C_{33}H_{45}NO_{11}$）的总量计，不得过 0.015 mg。

时间（分钟）	流动相 A（%）	流动相 B（%）
0~44	21 → 31	79 → 69
44~65	31 → 35	69 → 65
65~70	35	65

其他 除溶散时限外，应符合丸剂项下有关的各项规定（通则 0108）。

【浸出物】 照醇溶性浸出物测定法（通则 2201）项下的热浸法测定，用 70% 乙醇作溶剂，不得少于 23.0%。

【功能与主治】 སློད་[སློ་]ནད་གློ་འབྲུགས་སྟོད་ནད་འགྲམ་སྦོས་སེལ། །བྱང་ཁོག་རྣག་ཁྲག་ཆུ་སེར་གློ་ཆུ་ཤོར། །དབུགས་ཕྱུང་ཇམ་འདེགས་སྙི་ཙ་གློ་སྙིང་སྦྲུག །རྩིབ་རྒྱུང་འཕར་ལ་གདོང་དང་མིག་སྤྲིབས་གཡོ། །ཆང་འབྱུང་གྱེན་འགྲོ་དབུགས་ངན་སྟོད་དུ་འཚངས། །མདུན་རྒྱབ་གཟེར་ཞིང་སོག་དབྲག་ཚ་འདུབ་བྱེད། །གློ་མང་སོར་ཞིང་ལུས་རེངས་ནག་ཅིང་སྐམ། །གྲི་བ་ཚ་སྐམ་བྲང་རུས་ཚ་ཞིང་ཟུག །ཡུད་པ་འགོག་དཀའ་ལྷུ་རྒྱུང་མང་དུ་སྐྱུགས། །ཁ་མངར་ཁྲག་དྲི་མནམ་ལ་ལྡེ་སྐམ་གྱོང་། །གཏང་བཤལ་སྐྱེད་མེད་ཟས་སྐོམ་དྭོད་བཅུད་གནོད། །གློ་ལ་རྣག་ཁྲག་ལ་སོགས་ཞུགས་པའི་ནད། །ཕྱིན་མོང་སྤྱི་འཇོམས་གདམས་པ་ཁྱད་པར་ཅན། །

清热消炎，止咳平喘，排脓化痰。用于肺病引起的咳嗽、哮喘、胸膜炎、肺气肿、肺脓肿等。

【用法与用量】温开水送服或嚼服。一次 0.5~3 g，一日 1~2 次；或遵医嘱。

【注意】本品含马兜铃酸，可引起肾脏损害等不良反应；儿童及老年人慎用；孕妇、婴幼儿及肾功能不全者禁用。

【规格】（1）每 4 丸重 1 g；（2）每丸重 0.5 g；（3）每丸重 1~1.5 g

【贮藏】密封。

二十五味檀香丸质量标准起草说明

【制剂名称】制剂中文名为二十五味檀香丸，拼音名为 Ershiwuwei Tanxiang Wan，藏文名为“ཙན་དན་ཉེར་ལྔ།”，藏文音译名按《藏医秘诀甘露海》翻译为“赞旦尼昂”。

【处方来源】《藏医秘诀甘露海》《མན་ངག་བདུད་རྩིའི་རོལ་མཚོ།》

ཙན་དན་ཉེར་ལྔ་ནི། ཉེར་ལྔ་ཙན་དན་དཀར་དམར་དང་། །བཟང་དྲུག་གི་ཤཱ་ཏ་ཧ་ཨ་ག་རུ། །ཕྱུ་ཤེལ་གི་སར་གཉིས་དང་འབྲས་བུ་གསུམ། །ཏིག་ཏ་ཤིང་མངར་བ་ལེ་བ་ཤ་ཀ །སྲང་རྒྱན་བོང་དཀར་ཨུཏྤལ་ཟེ་ར་གཉིས། །ཀར་སྦུར་གཙོ་བོ་བྱུངས་བསྐྱེད་འཁོར་ཆ་མཉམ། །གློད་[གློ་]ནད་གློ་འབྲུགས་སྙིང་ནད་འགྲམ་སྦོས་སེལ། །བྲང་ཁོག་རྣག་ཁྲག་ཆུ་སེར་གློ་ཆུ་ཤོར། །དབུགས་ཐུང་ངམ་འདེགས་སྣེ་ཚ་གློ་སྙིང་སྨུག །རྩིབ་ཆུང་འཕར་ལ་གནོད་དང་མིག་ཕྱིབས་གཡོ། །ཆང་འཐུང་གྱེན་འགྲོ་དབུགས་ངན་སྙོད་དུ་འཚངས། །མདུན་རྒྱབ་གཟེར་ཞིང་སོག་དབྲག་ཚ་འབྲུབ་བྱེད། །གློ་མང་སོར་ཞིང་ལུས་རེངས་ནག་ཅིང་སྐམ། །གྲི་བ་ཚ་སྐམ་བྲང་ཉུས་ཚ་ཞིང་ཐུག །ཡུད་པ་འགོག་དཀའ་ལྷུ་ཆུང་མང་དུ་སྐྱུགས། །ཁ་མངར་ཁྲག་དྲི་མནམ་ལ་ལྕེ་སྐམ་གྱོང་། །གདར་བཤལ་སྐྱིད་མེད་ཟས་སྐོམ་དྲོད་བཅུད་གནོད། །གློ་ལ་རྣག་ཁྲག་ལ་སོགས་ཞུགས་པའི་ནད། །ཐུན་མོང་སྤྱི་འཇོམས་གདམས་པ་ཁྱད་པར་ཅན། །

【鉴别】（1）显微鉴别　本品粉末晶纤维、花粉粒、内种皮细胞显微特征明显，易于查看。

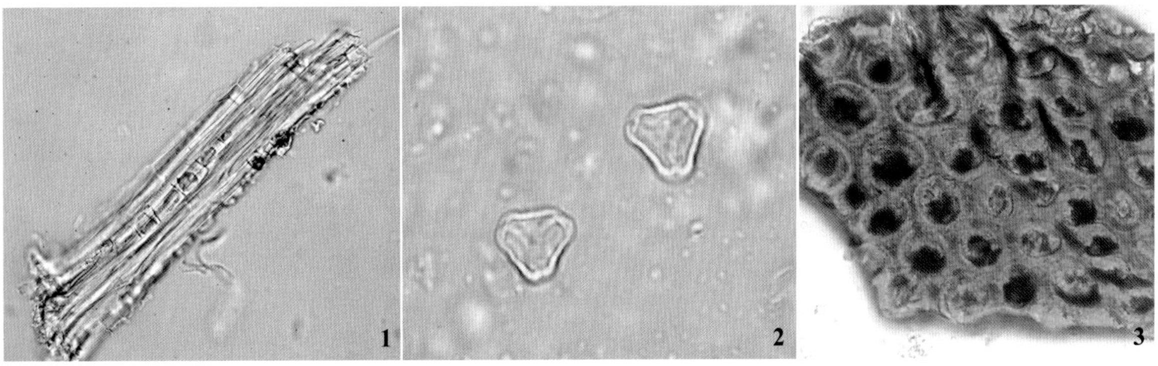

二十五味檀香丸粉末显微特征

1—晶纤维（甘草）　2—花粉粒（丁香）　3—内种皮细胞（草果）

（2）薄层鉴别　分别建立了以红花对照药材、胆酸对照品为对照的薄层鉴别方法。

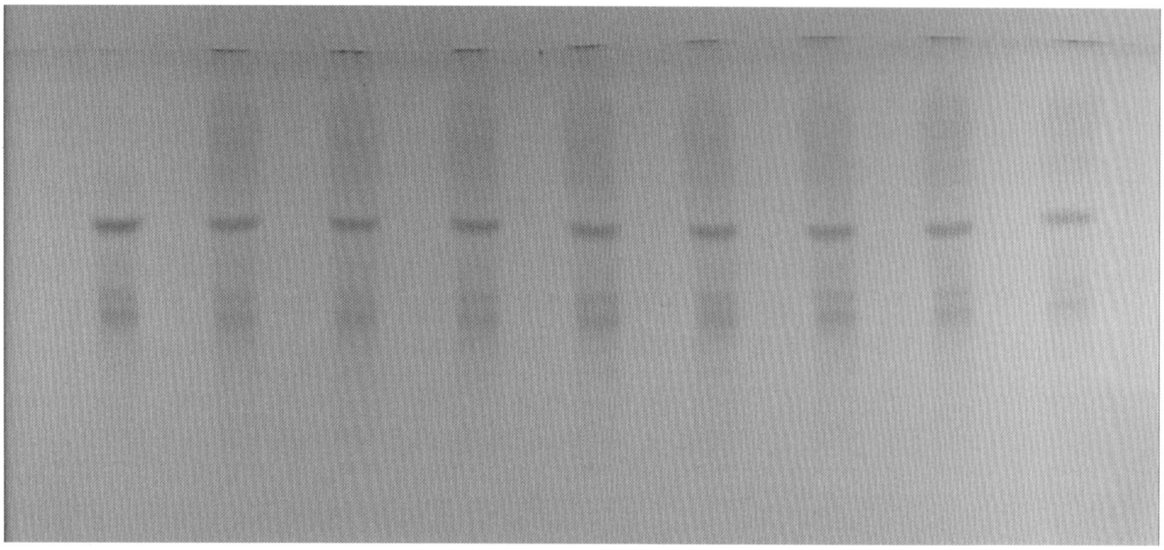

1　2　3　4　5　6　7　8　9

二十五味檀香丸薄层色谱图(一)

1—红花对照药材　2~9—二十五味檀香丸样品

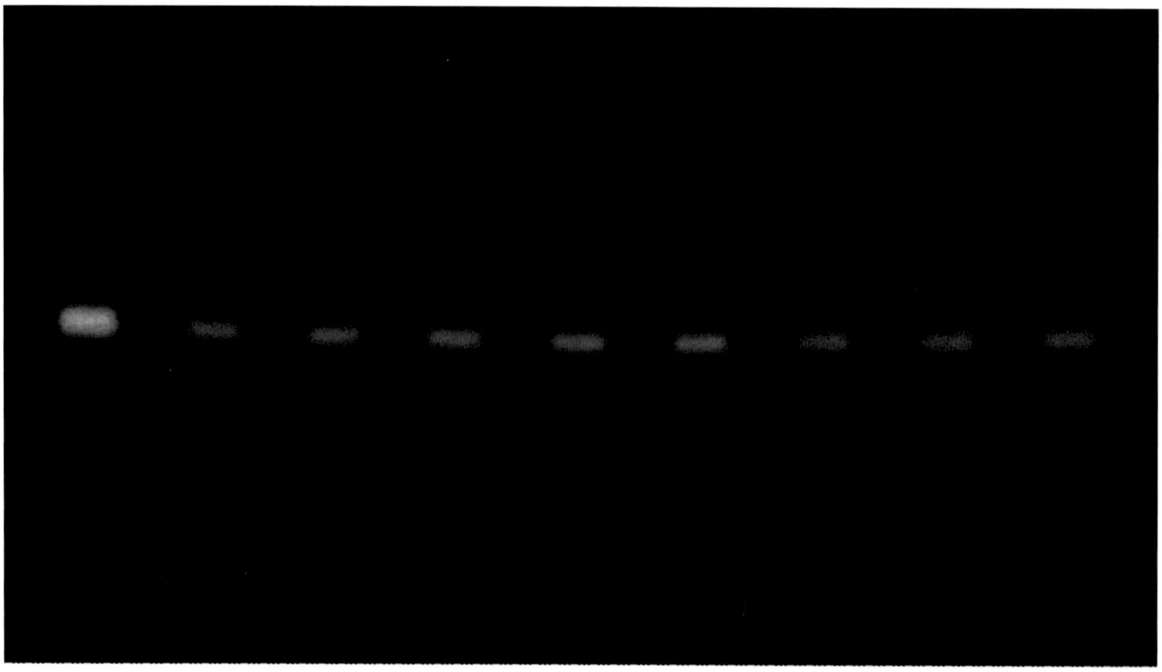

1　2　3　4　5　6　7　8　9

二十五味檀香丸薄层色谱图(二)

1—胆酸对照品　2~9—二十五味檀香丸样品

【检查】 **双酯型生物碱限量**　采用HPLC法，以乌头双酯型生物碱对照提取物(已标示新乌头碱、次乌头碱和乌头碱的含量)为对照，测定制剂中乌头双酯型生物碱的含量。藏药榜嘎为毛茛科植物唐古特乌头 *Aconitum tanguticum*（Maxim.）Stapf、船盔乌头 *A. naviculare*（Bruhl.）Stapf 的干燥全草。榜嘎因基原和炮制工艺的不同，其双酯型生物碱含量差异较大，在制定限度时，参照《中国药典》（2020 年版）乌头类药材炮制品“制川乌、制草乌、附片”双酯型生物碱的限度规定（分别为：0.040%、0.040%、0.020%），以 0.040% 为参考限度，根据处方中榜嘎的用量折算，规定“本品每 1 g 含榜嘎以乌头碱（$C_{34}H_{47}NO_{11}$）、次乌头碱（$C_{33}H_{45}NO_{10}$）和新乌头碱（$C_{33}H_{45}NO_{11}$）的总量计，不得过 0.015 mg”。

【功能与主治】 见《藏医秘诀甘露海》。

起草单位：甘孜藏族自治州食品药品检验所
复核单位：眉山市食品药品检验检测中心

二十味朵泰丸 རྡོ་ཐལ་ཉི་ཤུ།

Ershiwei Duotai Wan 朵泰尼秀

【处方】

石灰岩 20 g	土木香 62 g	干姜 62 g
荜茇 62 g	胡椒（黑胡椒）62 g	硇砂 62 g
灰碱 62 g	白矾 62 g	紫硇砂 62 g
喜马拉雅紫茉莉 62 g	达布 10 g	苏麦 62 g
长花铁线莲 62 g	小米辣 62 g	高原毛茛 62 g
草玉梅 62 g	人工麝香 10 g	穆库没药 20 g
狼胃 62 g	胡兀鹫胃 10 g	

【制法】以上二十味，粉碎成细粉，过筛，混匀，用水泛丸，干燥，即得。

【性状】本品为灰褐色至黑褐色的水丸；气微香，味咸、微苦。

【鉴别】（1）取本品，置显微镜下观察：盾状毛由 100 多个单细胞毛毗连而成，末端分离，单个细胞长 80~220 μm，直径约 5 μm，毛脱落后的疤痕由 7~8 个圆形细胞聚集而成，细胞壁稍厚（达布）。淀粉粒长卵圆形、三角状卵形、椭圆形、类圆形或不规则形，直径 5~40 μm，脐点点状，位于较小端，也有呈裂缝状者，层纹有的明显（干姜）。内果皮石细胞表面观类多角形，直径 20~30 μm；侧面观方形，壁一面薄（黑胡椒）。石细胞类圆形、长卵形或多角形，直径 25~61 μm，长至 170 μm，壁较厚，有的层纹明显（荜茇）。

（2）取本品 5 g，研细，加乙酸乙酯 50 ml，加热回流 30 分钟，滤过，滤液蒸干，残渣加乙醇 1 ml 使溶解，作为供试品溶液。另取胡椒碱对照品，加乙醇制成 1 ml 含 1 mg 的溶液，作为对照品溶液。照薄层色谱法（通则 0502）试验，吸取上述两种溶液各 2~5 μl，分别点于同一硅胶 G 薄层板上，以环己烷 - 丙酮（10∶3）为展开剂，展开，取出，晾干，喷以 10% 硫酸乙醇溶液，在 105 ℃加热至斑点显色清晰，置紫外光灯（365 nm）下检视。供试品色谱中，在与对照品色谱相应的位置上，显相同颜色的荧光斑点。

【检查】除溶散时限外，其他应符合丸剂项下有关的各项规定（通则 0108）。

【浸出物】照醇溶性浸出物测定法（通则 2201）项下的热浸法测定，用 70% 乙醇作溶剂，不得少于 21.0%。

【功能与主治】མ་ཞུ་སྙིང་པས་བེ་སྐྱབས་འཕེལ་ཞིང་། ཕོ་བར་སྐྲན་ཆགས་པ། ཕོ་བ་སྦྲོས་བརྒྱངས་ཆེ་བ། སྐྱིག་པ་མང་བ། ཁ་ཟས་ཟོས་འཕྲུལ་ཕོ་བར་ཟུག་གཟེར་ལངས་པ། ལྟོགས་དུས་བདེ་བ། སྐྲན་རིགས་བཅོ་བརྒྱད་ཀུན་ལ་ཕན།

破瘀消积。用于胃火衰弱引起的消化不良、痞块、肿瘤等。

【用法与用量】温开水送服或嚼服。一次 0.5~3 g，一日 1~2 次；或遵医嘱。

【规格】（1）每 4 丸重 1 g；（2）每丸重 0.5 g；（3）每丸重 1~1.5 g

【贮藏】密封。

二十味朵泰丸质量标准起草说明

【制剂名称】制剂中文名为二十味朵泰丸，拼音名为 Ershiwei Duotai Wan，藏文名为“ རྡོ་ཐལ་ཉི་ཤུ། ”，藏文音译名按《藏医秘诀甘露海》翻译为“朵泰尼秀”。

【处方来源】《藏医秘诀甘露海》《མན་ངག་བདུད་རྩིའི་རོལ་མཚོ།》

རྡོ་ཐལ་ཉི་ཤུ་ནི། ཡང་གཅིག་རྡོ་ཐལ་མ་ནུ་ཚ་བ་གསུམ། །རྒྱ་ཚྭ་ཐལ་ཚྭ་ཁ་རུ་ཚྭ་དང་མཚུར། །བ་སྤྲུ་ཁྱུ་ཐལ་གོ་སྙིང་ཟོ་བ་དང་། །སྐྱར་བུ་སུག་སྨེལ་ཙི་ཏྲ་སྡོ་ཚ་གསུམ། །སླ་གུལ་སྦྱར་བ་ཆང་ངམ་ཆུས་ཕུལ་བས། །བད་ཀན་མེད་འཆུས་རིགས་ཀུན་སེལ་བར་བྱེད། །

【鉴别】（1）显微鉴别　本品粉末盾状毛、淀粉粒、内果皮石细胞等显微特征明显，易于查看。

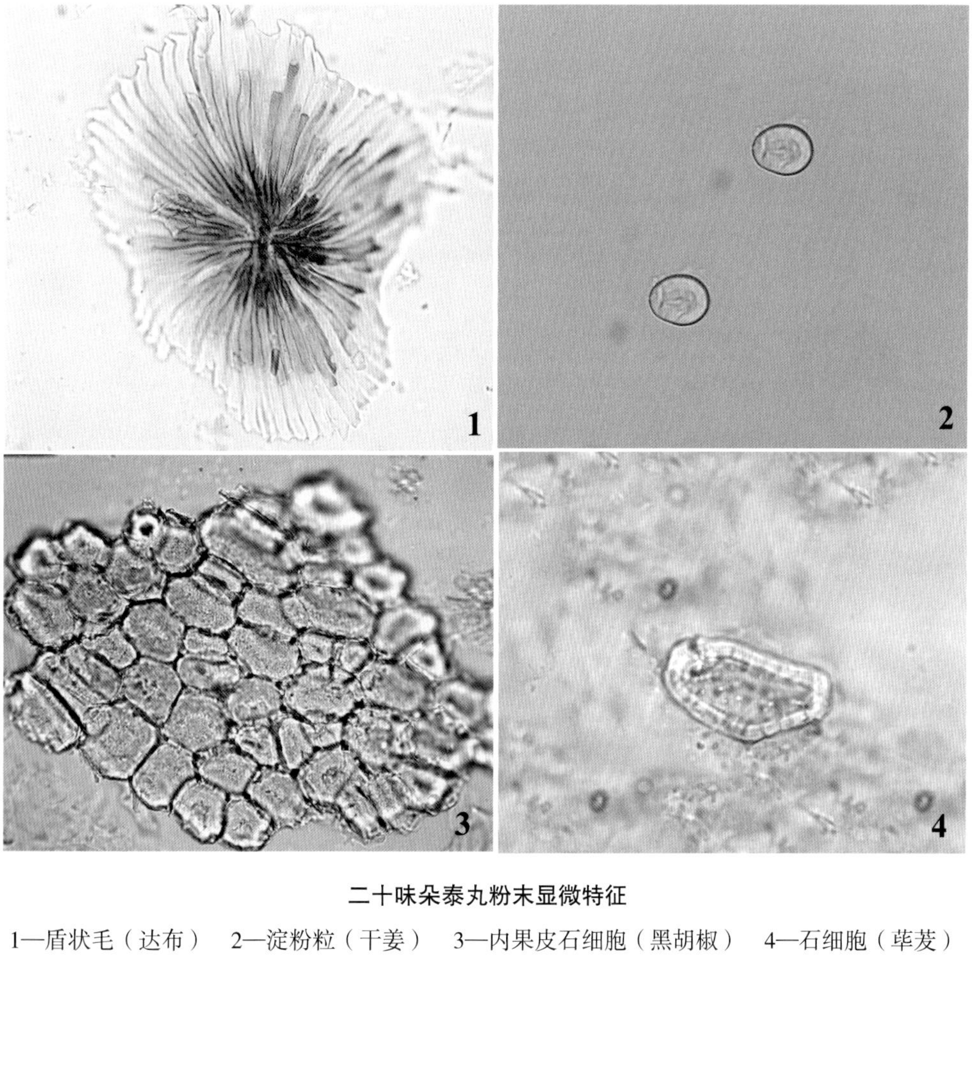

二十味朵泰丸粉末显微特征

1—盾状毛（达布）　2—淀粉粒（干姜）　3—内果皮石细胞（黑胡椒）　4—石细胞（荜茇）

（2）薄层鉴别　建立了以胡椒碱对照品为对照的薄层鉴别方法。

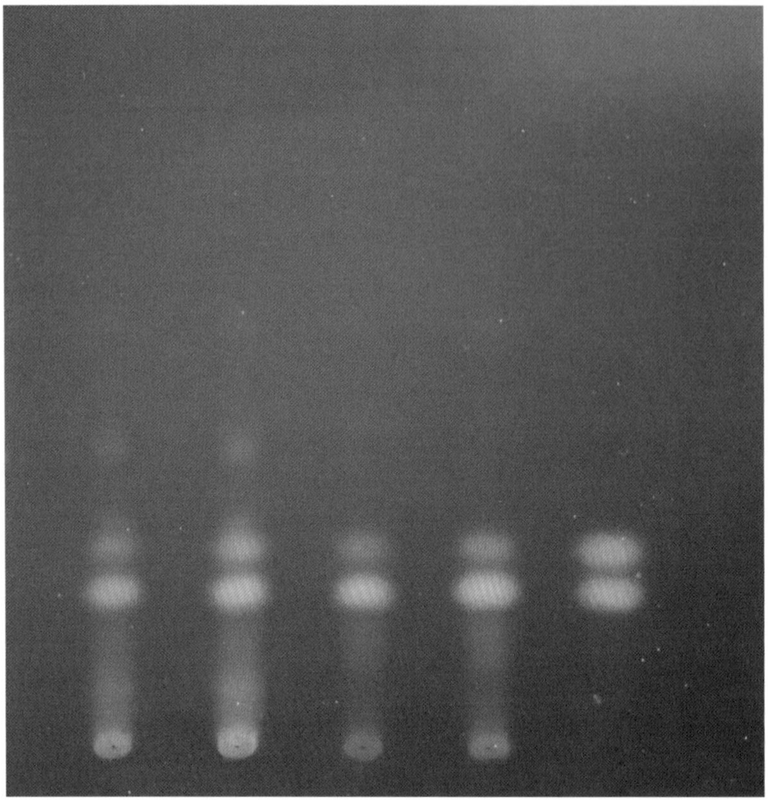

1　　2　　3　　4　　5

二十味朵泰丸薄层色谱图

1~4—二十味朵泰丸样品　5—胡椒碱对照品

【**功能与主治**】见《藏医秘诀甘露海》。

起草单位：凉山州食品药品检验所

复核单位：成都市药品检验研究院

十一味达布丸 སྟར་བུ་བཅུ་གཅིག

Shiyiwei Dabu Wan 达布久吉

【处方】达布 222 g　川木香 89 g　肉果草 89 g
小叶莲 89 g　硼砂 89 g　火硝 89 g
土木香 89 g　苏麦 89 g　忍冬果 89 g
芒硝 44 g　干姜 22 g

【制法】以上十一味，粉碎成细粉，过筛，混匀，用水泛丸，干燥，即得。

【性状】本品为浅棕色至棕黑色的水丸；气微香，味酸、涩。

【鉴别】（1）取本品，置显微镜下观察：盾状毛由 100 多个单细胞毛毗连而成，末端分离，单个细胞长 80~220 μm，直径约 5 μm，毛脱落后的疤痕由 7~8 个圆形细胞聚集而成，细胞壁稍厚（达布）。纤维微黄色或近无色，呈长梭形，末端细尖或平截，木化，孔沟明显；网纹导管易见，也可见具缘孔导管（川木香）。薄壁细胞易见，内含细小颗粒状草酸钙结晶及透明块状菊糖（土木香）。

（2）取本品 6 g，研细，加乙醚 50 ml，超声 20 分钟，弃去乙醚溶液，残渣挥去乙醚，加乙酸乙酯 50 ml，加热回流 30 分钟，滤过，滤液蒸干，残渣加乙醇 0.5 ml 使溶解，作为供试品溶液。另取川木香对照药材 0.5 g，除溶剂用量为 10 ml 外，同法制成对照药材溶液。照薄层色谱法（通则 0502）试验，吸取上述两种溶液各 10 μl，分别点于同一硅胶 G 薄层板上，以环己烷 - 丙酮（10∶3）为展开剂，展开，取出，晾干，喷以 10% 硫酸乙醇溶液，在 105℃加热至斑点显色清晰。供试品色谱中，在与对照药材色谱相应的位置上，显相同颜色的斑点。

【检查】除溶散时限外，其他应符合丸剂项下有关的各项规定（通则 0108）。

【浸出物】照醇溶性浸出物测定法（通则 2201）项下的热浸法测定，用 70% 乙醇作溶剂，不得少于 19.0%。

【功能与主治】 བུད་མེད་རྒྱུ་ལོང་ཁྲག་འཁར་བཤིག་པར་བྱེད། །ཕོ་ལོང་རྒྱུ་མར་འཕོ་ཞིང་སྲིན་ལྟར་གཟེར། །མཁལ་རྐེད་དབྱི་མིག་སྨད་དུ་འཁོལ་བ་དང་། །ཁྱད་པར་རྒྱུ་ཞབས་ཆུ་ཁུང་གཟེར་བ་སོགས། །ཚབས་བཅུ་མངལ་སྨན་དཀུ་ཡི་བདུད་རྩི་ཡིན། །མོ་གསར་མངལ་གྱི་ཁྲག་སྨན་གསར་པ་ལ། །ཤིན་ཏུ་ཕན་པ་སྟར་བུ་བཅུ་གཅིག་གོ །

活血化瘀，消肿止痛。用于妇科病引起的下腹坠胀、腰酸背痛、月经不调、瘀血及妇科肿瘤等。

【用法与用量】温开水送服或嚼服。一次 0.5~3 g，一日 1~2 次；或遵医嘱。

【规格】（1）每 4 丸重 1 g；（2）每丸重 0.5 g；（3）每丸重 1~1.5 g

【贮藏】密封。

十一味达布丸质量标准起草说明

【制剂名称】制剂中文名为十一味达布丸，拼音名为 Shiyiwei Dabu Wan，藏文名为“སྟར་བུ་བཅུ་གཅིག”，藏文音译名按《临床札记·庄严》翻译为“达布久吉”。

【处方来源】《临床札记·庄严》《ཟིན་ཏིག་མཛེས་རྒྱན་བདུད་རྩི་སྨན་མཛོད།》

སྟར་བུ་བཅུ་གཅིག་སྦྱོར་བ་ནི། །སྟར་བུ་ཏ་（ཏྲ）མཛེ་（ཚ）སྤྲ་ཡག་འབྲས་བུ་དང་། །སྒྲ་སྐྱུ་འོལ་མོ་ཚ་ལ་ཟེ་ཙྪ་དང་། །མ་ནུ་སུག་སྨེལ་འཕང་འབྲུ་བསྡེབས་པ་ཡིས། །བད་མེད་རྒྱུ་ཡོང་ཁྲག་འཁར་བཞིག་པར་བྱེད། །ཕོ་ལོང་རྒྱུ་མར་འཕོ་ཞིང་སྲིན་ལྷུར་གཟེར། །མཁལ་རྐེད་དབྱི་མིག་སྨད་དུ་འཁོལ་བ་དང་། །ཁྲིད་པར་རྒྱུ་ཞབས་ཆུ་ཁུང་གཟེར་བ་སོགས། །ཚབས་བཅུ་མངལ་སྐྲན་དགུ་ཡི་བདུད་རྩི་ཡིན། །ཆུ་ཁ་བསྡམས་ལ་དེ་སྙིང་གཡེར་མ་བསྣན། །ཆུ་སེར་པགས་གྲུམ་ཚོགས་མིག་བྱེར་བ་ལ། །དངུལ་ཆུ་བསྣན་པས་མཆོག་ཏུ་ཕན་པར་འདུག །མོ་གསར་མངལ་གྱི་ཁྲག་སྐྲན་གསར་པ་ལ། །ཤིན་ཏུ་ཕན་པ་སྟར་བུ་བཅུ་གཅིག་གོ །ཞེས་སོ། །

【鉴别】（1）显微鉴别　本品粉末盾状毛、纤维、导管等显微特征明显，易于查看。

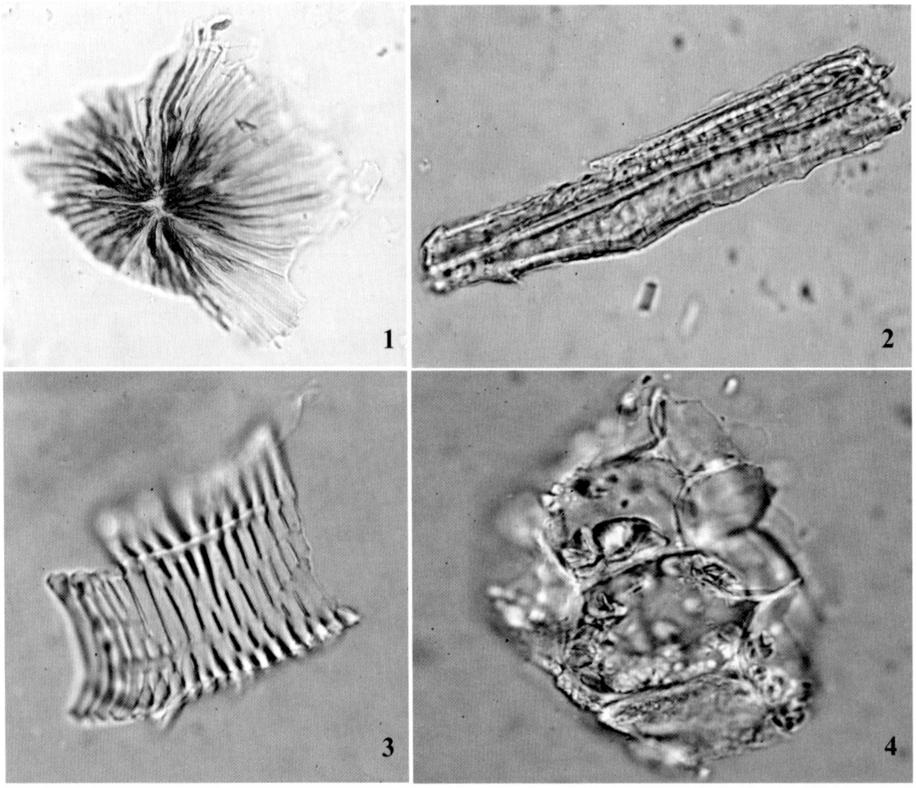

十一味达布丸粉末显微特征

1—盾状毛（达布）　2—纤维（川木香）　3—导管（川木香）　4—薄壁细胞（土木香）

（2）薄层鉴别　建立了以川木香对照药材为对照的薄层鉴别方法。

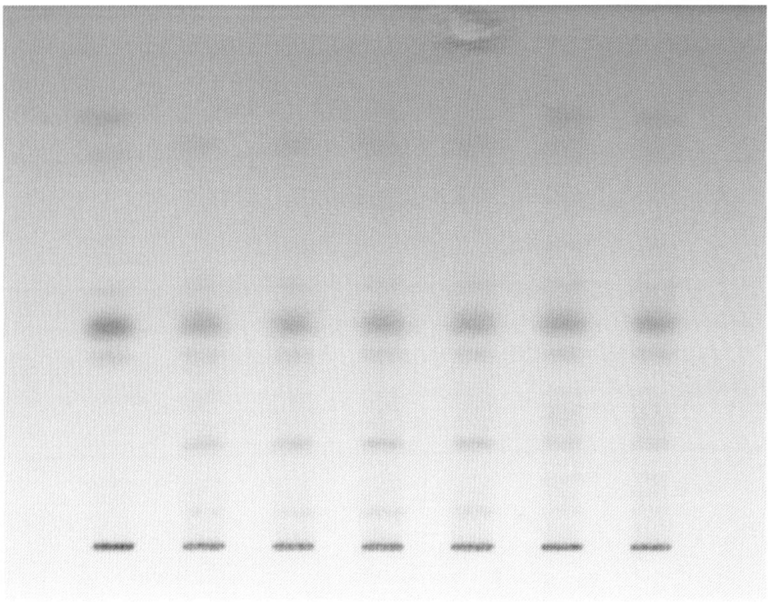

1　2　3　4　5　6　7

十一味达布丸薄层色谱图

1—川木香对照药材　2~7—十一味达布丸样品

【功能与主治】 见《临床札记·庄严》。

起草单位：甘孜藏族自治州食品药品检验所

复核单位：资阳市食品药品检验检测中心

十二味东嘎丸

Shierwei Dongga Wan

དང་དཀར་བཅུ་གཉིས།

东嘎久宁

【处方】石榴子 74 g　　红花 38 g　　丁香 38 g
苏麦 38 g　　肉豆蔻 38 g　　干姜 37 g
荜茇 74 g　　光明盐 37 g　　肉桂 74 g
诃子 38 g　　川木香 37 g　　蔷薇花 477 g

【制法】以上十二味，粉碎成细粉，过筛，混匀，用水泛丸，干燥，即得。

【性状】本品为黄色至黄棕色的水丸；气香，味微苦。

【鉴别】（1）取本品，置显微镜下观察：菊糖团块形状不规则，有时可见微细放射状纹理（川木香）。石细胞类方形、类多角形或呈纤维状，直径 14~40 μm，长至 130 μm，壁厚，孔沟细密（诃子）。花粉粒类圆形、椭圆形或橄榄形，直径约至 60 μm，具 3 个萌发孔，外壁有齿状突起（红花）。木栓细胞多角形，内含红棕色物（肉桂）。

（2）取本品 1 g，研细，加乙醇 10 ml，超声 30 分钟，滤过，滤液挥干，残渣加乙醇 1 ml 使溶解，作为供试品溶液。另取桂皮醛对照品，加乙醇制成每 1 ml 含 1 μl 的溶液，作为对照品溶液。照薄层色谱法（通则 0502）试验，吸取上述两种溶液各 2~5 μl，分别点于同一硅胶 G 薄层板上，以石油醚（60~90℃）- 乙酸乙酯（17∶3）为展开剂，展开，取出，晾干，喷以二硝基苯肼乙醇试液。供试品色谱中，在与对照品色谱相应的位置上，显相同颜色的斑点。

【检查】除溶散时限外，应符合丸剂项下有关的各项规定（通则 0108）。

【浸出物】照醇溶性浸出物测定法（通则 2201）项下的热浸法测定，用 70% 乙醇作溶剂，不得少于 27.0%。

【功能与主治】གྲང་མཁྲིས་ནད་ལ་ཞིན་ཏུ་ཟབ།

利胆驱寒。用于寒性“赤巴”病引起的消化不良、口苦、恶心、腹胀、腹泻、黄疸等。

【用法与用量】温开水送服或嚼服。一次 0.5~3 g，一日 1~2 次；或遵医嘱。

【规格】（1）每 4 丸重 1 g；（2）每丸重 0.5 g；（3）每丸重 1~1.5 g

【贮藏】密封。

十二味东嘎丸质量标准起草说明

【制剂名称】制剂中文名为十二味东嘎丸，拼音名为 Shierwei Dongga Wan，藏文名为“དུང་དཀར་བཅུ་གཉིས།”，藏文音译名按《医学利乐宝库》翻译为“东嘎久宁”。

【处方来源】《医学利乐宝库》《ཕན་བདེ་ནོར་བུའི་བང་མཛོད།》

དུང་དཀར་བཅུ་གཉིས་སྦྱོར་བ་ནི། །སེ་འབྲུ་ཤིང་ཚ་པི་པི་ལིང་། །སུག་སྨེལ་རྣམས་ནི་བཞི་ཆ་མཉམ། །རྒྱམ་ཚ་ཨ་རུ་གུར་གུམ་སྣ། །ཙ་ཏྲ་རྡོ་དེ་ལི་ཤི་རྣམས།།
སེ་འབྲུ་བཞི་བའི་ཕྱེད་དུ་བཏང་། །དེ་རྣམས་བསྡོམས་པའི་བུངས་ཚད་དང་། །མཉམ་པ་སེ་བའི་མེ་ཏོག་ནི། །བ་སོས་མ་ཐོག་གྱིབ་སྐམ་བྱ། །སོ་མ་ལོ་དུས་མ་ལོན་སྦྱར།།
སྨན་ཏྲ་བུར་དཀར་དག་ལས་བྱ། །གསེར་ཞོ་རེ་ཡི་བུངས་ཚད་ཀྱི། །རིལ་བུ་གང་ཙུང་ཆུ་སྐོལ་གྱིས། །ཕྱུལ་ལ་ཐོ་རངས་[རིངས་]དུས་སུ་བཏང་། །

【鉴别】（1）显微鉴别　本品粉末菊糖、石细胞、花粉粒等显微特征明显，易于查看。

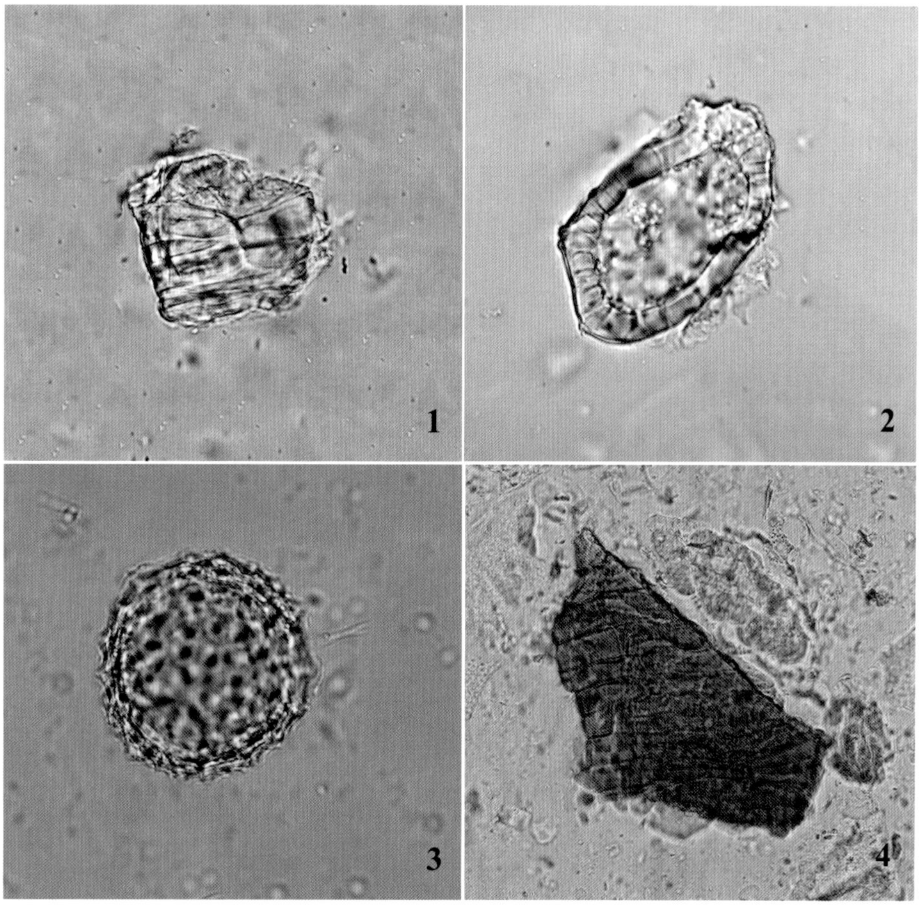

十二味东嘎丸粉末显微特征

1—菊糖（川木香）　2—石细胞（诃子）　3—花粉粒（红花）　4—木栓细胞（肉桂）

（2）薄层鉴别　建立了以桂皮醛对照品为对照的薄层鉴别方法。

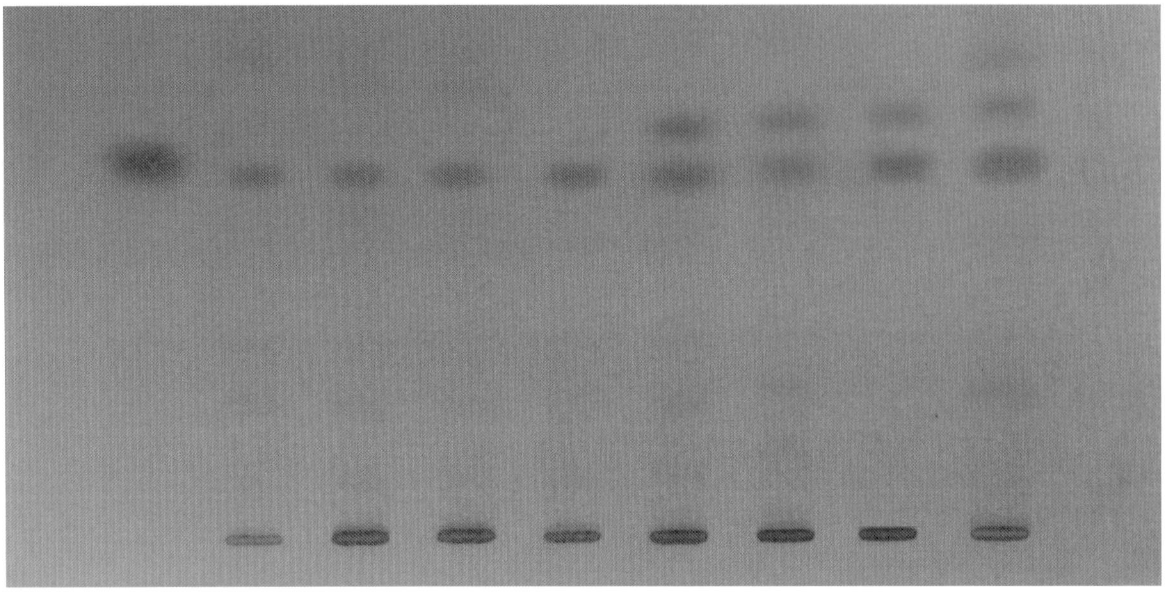

1　2　3　4　5　6　7　8　9

十二味东嘎丸薄层色谱图

1—桂皮醛对照品　2~9—十二味东嘎丸样品

【功能与主治】见《医学利乐宝库》。

起草单位：阿坝藏族羌族自治州食品药品检验研究中心

复核单位：宜宾市食品药品检验检测中心

十七味沉香丸 ཨ་གར་བཅུ་བདུན།

Shiqiwei Chenxiang Wan 阿嘎久顿

【处方】肉豆蔻 89 g　丁香 89 g　兔心 89 g
沉香 67 g　宽筋藤 67 g　广枣 67 g
大白芸豆 67 g　榼藤子 67 g　小茴香 67 g
诃子 44 g　毛诃子 44 g　余甘子 44 g
打箭菊 44 g　刺尔恩 44 g　川木香 44 g
穆库没药 44 g　榜那 23 g

【制法】以上十七味，除沉香、榜那外，其余肉豆蔻等十五味共粉碎成细粉，过筛；将沉香、榜那研细，与上述粉末配研，过筛，混匀，用水泛丸，干燥，即得。

【性状】本品为浅棕色至棕褐色的水丸；气香，味涩。

【鉴别】（1）取本品，置显微镜下观察：淀粉粒多为单粒，类圆形，直径 10~25 μm，脐点点状、裂缝状或星状；复粒由 2~8 个分粒组成，脐点明显（肉豆蔻）。花粉粒极面观三角形，赤道表面观双凸镜形，具 3 副合沟（丁香）。石细胞类方形、类多角形或呈纤维状，直径 14~40 μm，长至 130 μm，壁厚，孔沟细密（诃子）。石细胞类圆形、卵圆形或长方形，孔沟明显，具层纹（毛诃子）。韧皮纤维成束，木化，直径 15~30 μm，周围薄壁细胞含方晶成晶鞘纤维（宽筋藤）。

（2）取本品 2 g，研细，加乙醚 20 ml，超声处理 30 分钟，滤过，滤液挥干，残渣加乙酸乙酯 1 ml 使溶解，作为供试品溶液。另取丁香酚对照品，加乙醚制成每 1 ml 含 15 μl 的溶液，作为对照品溶液。照薄层色谱法（通则 0502）试验，吸取上述两种溶液各 5 μl，分别点于同一硅胶 G 薄层板上，以石油醚（60~90℃）- 乙酸乙酯（9∶1）为展开剂，展开，取出，晾干，喷以 5% 香草醛硫酸溶液，在 105℃加热至斑点显色清晰。供试品色谱中，在与对照品色谱相应的位置上，显相同颜色的斑点。

【检查】**双酯型生物碱限量** 取本品适量，研细，取约 10 g，精密称定，置具塞锥形瓶中，加氨试液适量使润透，加二氯甲烷 100 ml，摇匀，超声处理（功率 300 W，频率 40 kHz）30 分钟，滤过，滤液于 50℃以下挥至约 20 ml，用 2% 盐酸溶液振摇提取 2 次，每次 20 ml，合并水溶液，用氨试液调节 pH 值至 8~9，用二氯甲烷振摇提取 3 次，每次 20 ml，合并二氯甲烷液，用无水硫酸钠脱水，低温挥干，残渣用 10% 甲醇（用磷酸调节 pH 值至 2）使溶解，转移至 5 ml 量瓶中，加上述 10% 甲醇至刻度，摇匀，滤过，取续滤液作为供试品溶液。取乌头双酯型生物碱对照提取物（已标示新乌头碱、次乌头碱和乌头碱的含量）约 10 mg，精密称定，置 25 ml 量瓶中，上述 10% 甲醇稀释至刻度，摇匀，精密量取 1 ml，置 25 ml 量瓶中，加上述 10% 甲醇稀释至刻度，摇匀，作为对照品溶液。照高效液相色谱法（通则 0512）试验，以十八烷基硅烷键合硅胶为填充剂；以乙腈为流动相 A，以 0.2% 冰醋酸（用三乙胺调节 pH 值至 6.2）为流动相 B，按下表中的规定进行梯度洗脱，检测波长 235 nm，理论板数按新乌头碱峰计算应不低于 2 000。分别精密吸取供试品溶液与对照品溶液各 20 μl，注入液相色谱仪，测定，计算。本品每 1 g 含榜那以乌头碱（$C_{34}H_{47}NO_{11}$）、次乌头碱（$C_{33}H_{45}NO_{10}$）和新乌头碱（$C_{33}H_{45}NO_{11}$）的总量计，不得过 0.009 mg。

时间（分钟）	流动相 A（%）	流动相 B（%）
0~44	21 → 31	79 → 69
44~65	31 → 35	69 → 65
65~70	35	65

其他　除溶散时限外，应符合丸剂项下有关的各项规定（通则 0108）。

【浸出物】 照醇溶性浸出物测定法（通则 2201 ）项下的热浸法测定，用 70% 乙醇作溶剂，不得少于 23.0%。

【功能与主治】 ཁྲག་རླུང་འཐབ་དང་སྙིང་འཚྭ་མགོ་གཟེར་དང་། །ངན་ཁྲག་མཁལ་མར་བབས་པའི་འགྲམས་བྱེར་དང་། །མཁལ་ནད་སྟོད་དུ་བྱེར་བའི་མཛེར་རེངས་དང་། །སྲོག་རླུང་གྱེན་རྒྱུའི་ནད་ལ་སྨན་པས་མཆོག །

补肾，安神。用于心烦失眠，神志紊乱，头昏耳鸣，腰背酸痛，颈项强直。

【用法与用量】 温开水送服或嚼服。一次 0.5~3 g，一日 1~2 次；或遵医嘱。

【规格】（1）每 4 丸重 1 g；（2）每丸重 0.5 g；（3）每丸重 1~1.5 g

【贮藏】 密封。

十七味沉香丸质量标准起草说明

【制剂名称】 制剂中文名为十七味沉香丸，拼音名为 Shiqiwei Chenxiang Wan，藏文名为“ཨ་གར་བཅུ་བདུན།”，藏文音译名按《藏医秘诀宝源》翻译为“阿嘎久顿”。

【处方来源】《藏医秘诀宝源》《མན་ངག་རིན་ཆེན་འབྱུང་གནས།》

ཨ་གར་བཅུ་བདུན་ནི། ཨ་ག་རུ་（ཞོ་གང་སྐར་བཞི）དང་སླེ་ཏྲེས་（ཞོ་གང་སྐར་ལྔ）འབྲས་བུ་གསུམ（ཞོ་གང་རེ）། །གཟེར་སྨན་གཉིས་（ཨ་བྲུག་སྐར་བདུན་ཆེར་ཕྱིན）དང་རུ་རྟ་（ཞོ་གང་རེ）ཞོ་ཤ་གསུམ（སྙིང་ཞོ་ཤ་ཞོ་གང་སྐར་ལྔ། མཁལ་ཞོ་སྐར་ལྔ། མཆིན་ཞོ་སྐར་ལྔ）། །རྡོ་དྲེ་（ཞོ་དོ）ལི་ཤི（ཞོ་དོ）གུ་གུལ་（ཞོ་གང་）སྨན་ཆེན་（ཞོ་གསུམ）དང་། །ལ་ཕུག་（ཞོ་གང་སྐར་ལྔ）རི་བོང་སྙིང་（ཞོ་དོ）དང་བུ་རམ་སྦྱར། །ཁྲག་རླུང་འཐབ་དང་སྙིང་འཚྭ་མགོ་གཟེར་དང་། །ངན་ཁྲག་མཁལ་མར་བབས་པའི་འགྲམས་བྱེར་དང་། །མཁལ་ནད་སྟོད་དུ་བྱེར་བའི་མཛེར་རེངས་དང་། །སྲོག་རླུང་གྱེན་རྒྱུའི་ནད་ལ་སྨན་པས་མཆོག །

【鉴别】（1）显微鉴别　本品粉末淀粉粒、花粉粒、石细胞等显微特征明显，易于查看。

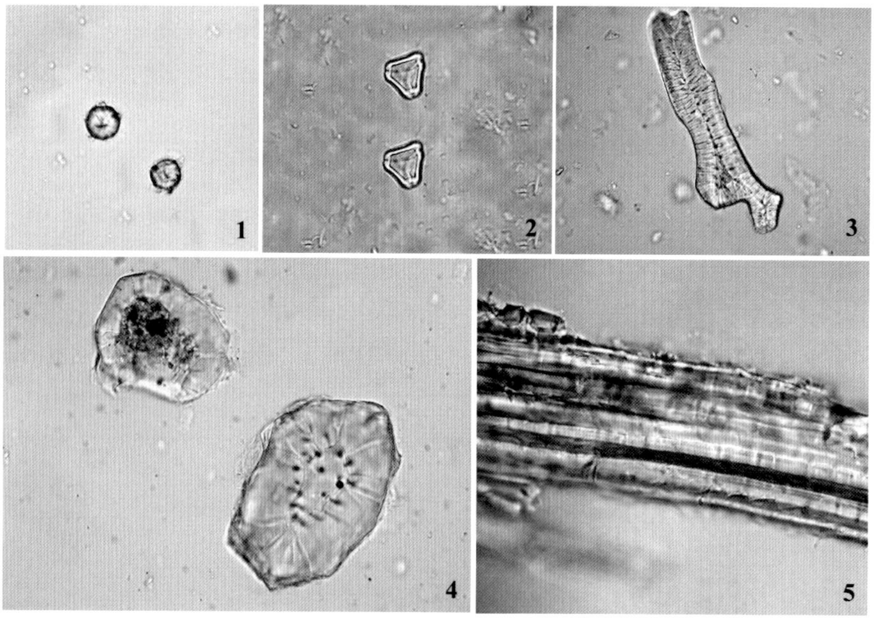

十七味沉香丸粉末显微特征

1—淀粉粒（肉豆蔻）　2—花粉粒（丁香）　3—石细胞（诃子）　4—石细胞（毛诃子）　5—晶纤维（宽筋藤）

（2）薄层鉴别　建立了以丁香酚对照品为对照的薄层鉴别方法。

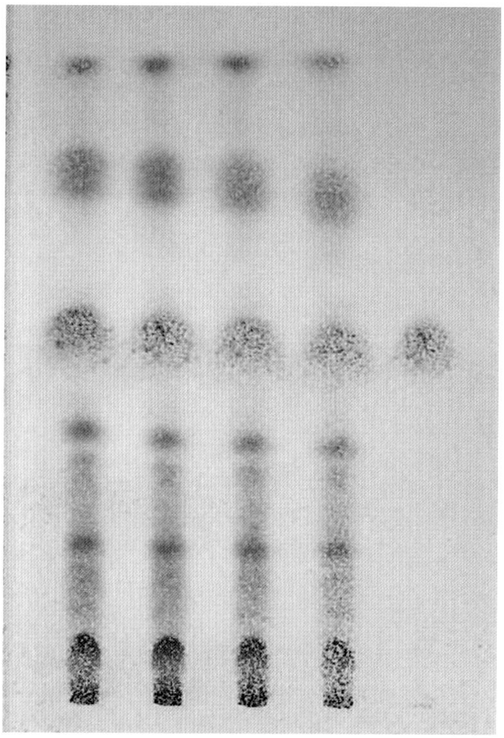

1　2　3　4　5

十七味沉香丸薄层色谱图

1~4—十七味沉香丸样品　5—丁香酚对照品

【检查】**双酯型生物碱限量** 采用HPLC法，以乌头双酯型生物碱对照提取物（已标示新乌头碱、次乌头碱和乌头碱的含量）为对照，测定制剂中乌头双酯型生物碱的含量。藏药榜那为毛茛科植物伏毛铁棒锤 *Aconitum flavum* Hand.-Mazz. 、铁棒锤 *A. pendulum* Busch、工布乌头 *A. kongboense* Lauener、江孜乌头 *A. ludlowii* Exell 的干燥块根。榜那因基原和炮制工艺的不同，其双酯型生物碱含量差异较大，在制定限度时，参照《中国药典》（2020年版）乌头类药材炮制品“制川乌、制草乌、附片”双酯型生物碱的限度规定（分别为：0.040%、0.040%、0.020%），以0.040%为参考限度，根据处方中榜那的用量折算，规定“本品每1 g含榜那以乌头碱（$C_{34}H_{47}NO_{11}$）、次乌头碱（$C_{33}H_{45}NO_{10}$）和新乌头碱（$C_{33}H_{45}NO_{11}$）的总量计，不得过0.009 mg”。

【功能与主治】见《藏医秘诀宝源》。

起草单位：甘孜藏族自治州食品药品检验所
复核单位：眉山市食品药品检验检测中心

十八味念波丸 གཉེན་པོ་བཅོ་བརྒྱད།

Shibawei Nianbo Wan 念波久杰

【处方】穆库没药 125 g　丁香 61 g　檀香 61 g
大托叶云实 61 g　榜嘎 61 g　川木香 61 g
诃子 61 g　毛诃子 61 g　余甘子 61 g
茜草 61 g　紫草茸 61 g　藏紫草 61 g
山矾叶 61 g　渣驯膏 61 g　人工牛黄 30 g
水牛角 21 g　朱砂 21 g　人工麝香 10 g

【制法】以上十八味，除榜嘎、人工牛黄、人工麝香外，其余穆库没药等十五味共粉碎成细粉，过筛；将榜嘎、人工牛黄、人工麝香研细，与上述粉末配研，过筛，混匀，用水泛丸，干燥，即得。

【性状】本品为棕褐色至黑色的水丸；气微香，味涩、微苦。

【鉴别】（1）取本品，置显微镜下观察：石细胞类方形、类多角形或呈纤维状，直径 14~40 μm，长至 130 μm，壁厚，孔沟细密（诃子）。导管多破碎成块片或成片散列，主为具缘纹孔导管，直径 30~100 μm（茜草）。草酸钙簇晶易见，直径 15~27 μm（~50）（山矾叶）。花粉粒极面观三角形，赤道表面观双凸镜形，具 3 副合沟（丁香）。

（2）取本品 3 g，研细，加乙醚 30 ml，超声处理 20 分钟，滤过，滤液挥干，残渣加乙酸乙酯 1 ml 使溶解，作为供试品溶液。另取丁香酚对照品，加乙醚制成每 1 ml 含 15 μl 的溶液，作为对照品溶液。照薄层色谱法（通则 0502）试验，吸取上述两种溶液各 5 μl，分别点于同一硅胶 G 薄层板上，以石油醚（60~90℃）- 乙酸乙酯（9∶1）为展开剂，展开，取出，晾干，喷以 5% 香草醛硫酸溶液，在 105℃加热至斑点显色清晰。供试品色谱中，在与对照品色谱相应的位置上，显相同颜色的斑点。

（3）取本品 8 g，研细，加无水乙醇 100 ml，超声处理 30 分钟，滤过，滤液蒸干，残渣用甲醇 5 ml 溶解，通过中性氧化铝柱（100~200 目，5 g，内径为 2 cm），用稀乙醇 50 ml 洗脱，收集洗脱液，蒸干，残渣用水 5 ml 溶解后通过 C18（600 mg）固相萃取小柱，用 30% 甲醇 10 ml 洗脱，弃去 30% 甲醇液，再用甲醇 10 ml 洗脱，收集洗脱液，蒸干，残渣加甲醇 1 ml 使溶解，作为供试品溶液。另取诃子对照药材 0.5 g，加无水乙醇 10 ml，同法制成对照药材溶液。照薄层色谱法（通则 0502）试验，吸取上述溶液各 5~10 μl，分别点于同一硅胶 G 薄层板上，以三氯甲烷 - 乙酸乙酯 - 甲酸（3∶2∶1）为展开剂，展开，取出，晾干，喷以 10%

硫酸乙醇溶液，在105℃加热至斑点显色清晰。供试品色谱中，在与对照药材色谱相应的位置上，显相同颜色的斑点。

【检查】**双酯型生物碱限量** 取本品适量，研细，取约8 g，精密称定，置具塞锥形瓶中，加氨试液适量使润透，加二氯甲烷100 ml，摇匀，超声处理（功率300 W，频率40 kHz）30分钟，滤过，滤液于50℃以下挥至约20 ml，用2%盐酸溶液振摇提取2次，每次20 ml，合并水溶液，用氨试液调节pH值至8~9，用二氯甲烷振摇提取3次，每次20 ml，合并二氯甲烷液，用无水硫酸钠脱水，低温挥干，残渣用10%甲醇（用磷酸调节pH值至2）使溶解，转移至5 ml量瓶中，加上述10%甲醇至刻度，摇匀，滤过，取续滤液作为供试品溶液。取乌头双酯型生物碱对照提取物（已标示新乌头碱、次乌头碱和乌头碱的含量）约10 mg，精密称定，置25 ml量瓶中，加上述10%甲醇稀释至刻度，摇匀，滤过，精密量取1 ml，置25 ml量瓶中，加上述10%甲醇稀释至刻度，摇匀，作为对照品溶液。照高效液相色谱法（通则0512）试验，以十八烷基硅烷键合硅胶为填充剂；以乙腈为流动相A，以0.2%冰醋酸（三乙胺调节pH值至6.2）为流动相B，按下表中的规定进行梯度洗脱，检测波长235 nm，理论板数按新乌头碱峰计算应不低于2 000。分别精密吸取供试品溶液与对照品溶液各20 μl，注入液相色谱仪，测定，计算。本品每1 g含榜嘎以乌头碱（$C_{34}H_{47}NO_{11}$）、次乌头碱（$C_{33}H_{45}NO_{10}$）和新乌头碱（$C_{33}H_{45}NO_{11}$）的总量计，不得过0.024 mg。

时间（分钟）	流动相A（%）	流动相B（%）
0~44	21 → 31	79 → 69
44~65	31 → 35	69 → 65
65~70	35	65

其他 除溶散时限外，应符合丸剂项下有关的各项规定（通则0108）。

【浸出物】照醇溶性浸出物测定法（通则2201）项下的热浸法测定，用70%乙醇作溶剂，不得少于27.0%。

【功能与主治】མཁལ་ཚད་བྱེར་འགྲམས་ཆུ་སྲི་རྐེད་པ་འཁོར། །དུག་རིགས་མཆིན་རྒྱས་སོ་ནད་ཁྲག་ཚབས་སྲིན། །ཆུ་དཀར་མཁལ་ནད་ཁྲག་ཙ་སྙད་འབམ་སོགས། །སེལ་བྱེད་གཉེན་པོ་བཅོ་བརྒྱད་ཅེས་གྲགས་སོ། །

益肾利尿，舒筋杀虫。用于妇科疾病，肾热，尿闭，腰痛，中毒症，肝肿大，虫病，“白脉”病，脉管炎等。

【用法与用量】温开水送服或嚼服。一次0.5~3 g，一日1~2次；或遵医嘱。

【注意】本品含朱砂，不宜大量服用或少量久服；孕妇及肝肾功能不全者禁用。

【规格】（1）每4丸重1 g；（2）每丸重0.5 g；（3）每丸重1~1.5 g

【贮藏】密封。

十八味念波丸质量标准起草说明

【制剂名称】制剂中文名为十八味念波丸，拼音名为 Shibawei Nianbo Wan，藏文名为“གཉེན་པོ་བཅོ་བརྒྱད།”，藏文音译名按《临床札记·庄严》翻译为“念波久杰”。

【处方来源】《临床札记·庄严》《ཟིན་ཏིག་མཛེས་རྒྱན་བདུད་རྩི་སྨན་མཛོད།》

གཉེན་པོ་བཅོ་བརྒྱད་སྦྱོར་བ་ནི། །གུ་གུལ་ལི་ཤི་གི་ཝཾ་བསེ་རུ་མཆིལ། །ཙན་དན་གླ་རྩི་འཇམ་འབྲས་བོང་ང་དཀར། །རུ་ཏ་ཨ་རུ་བ་རུ་སྐྱུ་རུ་ར། །བཙོད་ཚོས་འབྲི་མོག་ཞུ་མཁན་བྲག་ཞུན་སྦྱར། །མཁལ་ཚད་བྱེར་འགྲམས་རྒྱུ་སྲི་རྐེད་པ་འཁོར། །དུག་རིགས་མཆིན་རྒྱས་མོ་ནད་ཁྲག་ཚབས་སྲིན། །རྩ་དཀར་མཁལ་ནད་ཁྲག་རྩ་སྐྱད་འབམ་སོགས། །སེལ་བྱེད་གཉེན་པོ་བཅོ་བརྒྱད་ཅེས་གྲགས་སོ། །

【鉴别】（1）显微鉴别　本品粉末石细胞、导管、草酸钙簇晶等显微特征明显，易于查看。

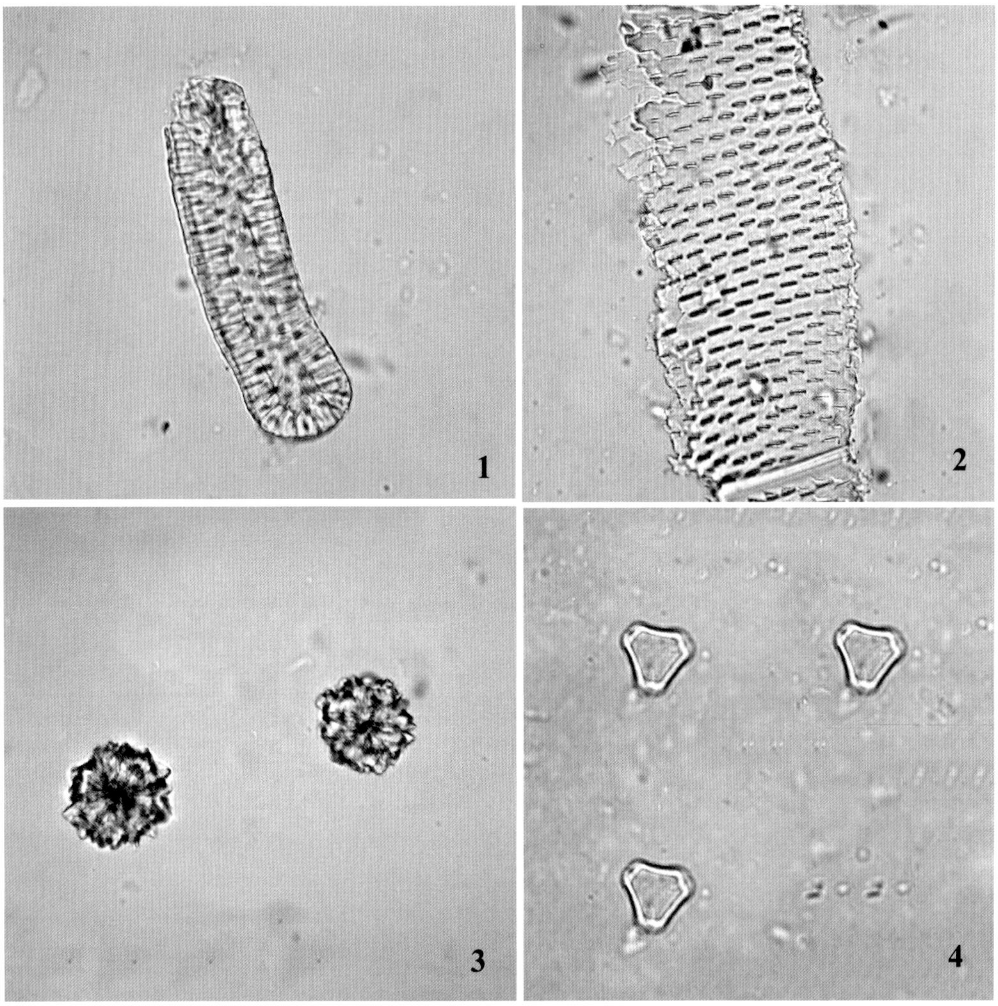

十八味念波丸粉末显微特征

1—石细胞（诃子）　2—导管（茜草）　3—草酸钙簇晶（山矾叶）　4—花粉粒（丁香）

（2）薄层鉴别　分别建立了以丁香酚对照品、诃子对照药材为对照的薄层鉴别方法。

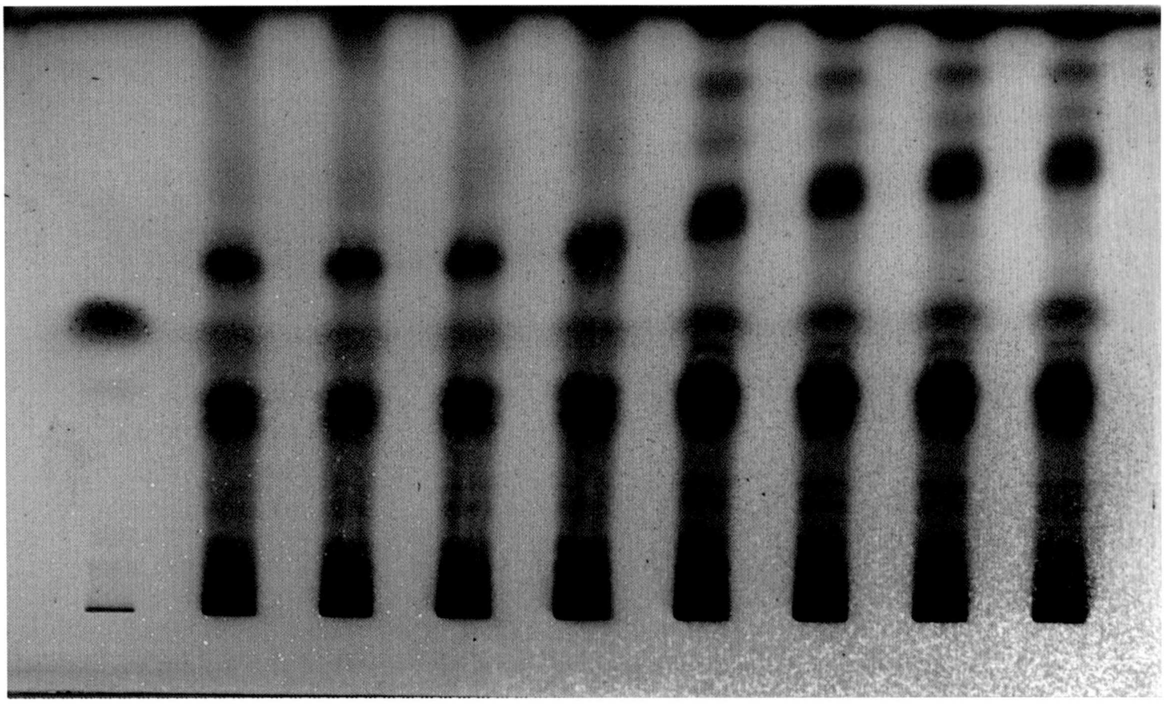

1　2　3　4　5　6　7　8　9

十八味念波丸薄层色谱图（一）

1—丁香酚对照品　2~9—十八味念波丸样品

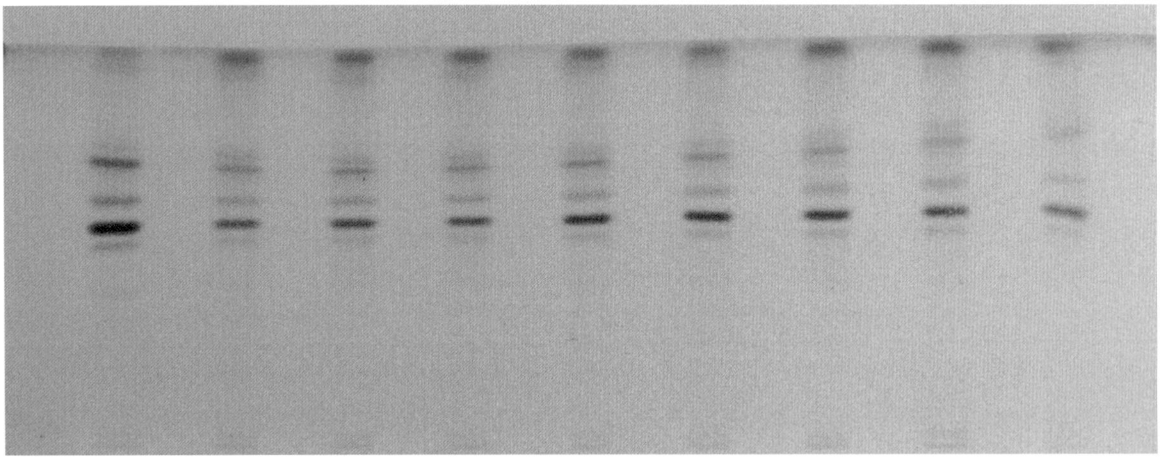

1　2　3　4　5　6　7　8　9

十八味念波丸薄层色谱图（二）

1—诃子对照药材　2~9—十八味念波丸样品

【检查】双酯型生物碱限量　采用 HPLC 法，以乌头双酯型生物碱对照提取物（已标示新乌头碱、次乌头碱和乌头碱的含量）为对照，测定制剂中乌头双酯型生物碱的含量。藏药榜嘎为毛茛科植物唐古特乌头 *Aconitum tanguticum*（Maxim.）Stapf、船盔乌头 *A. naviculare*（Bruhl.）Stapf 的干燥全草。考榜嘎因基原和炮制工艺的不同，其双酯型生物碱含量差异较大，在制定限度时，参照《中国药典》（2020 年版）乌头类药材炮制品“制川乌、制草乌、附片”双酯型生物碱的限度规定（分别为：0.040%、0.040%、0.020%），以 0.040% 为参考限度，根据处方中榜嘎的用量折算，规定“本品每 1 g 含榜嘎以乌头碱（$C_{34}H_{47}NO_{11}$）、次乌头碱（$C_{33}H_{45}NO_{10}$）和新乌头碱（$C_{33}H_{45}NO_{11}$）的总量计，不得过 0.024 mg”。

【功能与主治】 见《临床札记·庄严》。

起草单位：甘孜藏族自治州食品药品检验所
复核单位：眉山市食品药品检验检测中心

十九味达布丸

Shijiuwei Dabu Wan

སྐྱར་བུ་བཅུ་དགུ

达布久谷

【处方】达布 270 g　川木香 72 g　硼砂 72 g
碱花 72 g　芒硝 36 g　干姜 36 g
大黄 36 g　花椒 36 g　光明盐 36 g
葡萄 36 g　相思子 36 g　硇砂 36 g
朱砂 36 g　忍冬果 36 g　人工麝香 10 g
土木香 36 g　绵羊尾骨 36 g　诃子 36 g
姜黄 36 g

【制法】以上十九味，粉碎成细粉，过筛，混匀，用水泛丸，干燥，即得。

【性状】本品为黄棕色至黑棕色的水丸；气微香，味咸、微辣。

【鉴别】（1）取本品，置显微镜下观察：盾状毛由 100 多个单细胞毛毗连而成，末端分离，单个细胞长 80~220 μm，直径约 5 μm，毛脱落后的疤痕由 7~8 个圆形细胞聚集而成，细胞壁稍厚（达布）。草酸钙簇晶直径 20~160 μm，有的至 190 μm（大黄）。石细胞类方形、类多角形或呈纤维状，直径 14~40 μm，长至 130 μm，壁厚，孔沟细密（诃子）。

（2）取本品 3 g，研细，加甲醇 30 ml，加热回流 30 分钟，滤过，滤液蒸干，残渣加水 10 ml 使溶解，再加盐酸 1 ml，加热回流 30 分钟，立即冷却，用乙醚提取 2 次，每次 15 ml，合并乙醚液，挥干，残渣加甲醇 1 ml 使溶解，作为供试品溶液。另取大黄对照药材 0.1 g，同法制成对照药材溶液。再取大黄酚对照品和大黄素对照品，加甲醇制成每 1 ml 各含 1 mg 的混合溶液，作为对照品溶液。照薄层色谱法（通则 0502）试验，吸取上述三种溶液各 5 μl，分别点于同一硅胶 G 薄层板上，以石油醚（30~60℃）- 甲酸乙酯 - 甲酸（15∶5∶1）的上层溶液为展开剂，展开，取出，晾干，置紫外光灯（365 nm）下检视。供试品色谱中，在与对照药材色谱相应的位置上，显相同的五个橙黄色荧光主斑点；在与对照品色谱相应的位置上，显相同的橙黄色荧光斑点，置氨蒸气中熏后，斑点变为紫红色。

【检查】除溶散时限外，其他应符合丸剂项下有关的各项规定（通则 0108）。

【浸出物】照醇溶性浸出物测定法（通则 2201）项下的热浸法测定，用 70% 乙醇作溶剂，不得少于 26.0%。

【功能与主治】མ་ཞུ་བད་ཀན་དང་ག་མི་བདེ་ཞིང་། །ཁ་ཟས་མི་འཇུ་ཕོ་བ་སྐོམས་ཁེངས་སྐྱེག །ཟུད་པར་མོ་ནད་ཁྲག་ཚབས་ཁྲག་སྐྲན་དང་།།

མངལ་གྱི་སྲིན་བུ་གྲོས་དང་ཚ་སྐྲང་སེལ། །

健胃消食，活血化瘀。用于消化不良引起的腹胀，妇科血热病、囊肿，月经不调，滴虫性阴道炎等。

【用法与用量】温开水送服或嚼服。一次 0.5~3 g，一日 1~2 次；或遵医嘱。

【注意】本品含朱砂，不宜大量服用或少量久服；孕妇及肝肾功能不全者禁用。

【规格】（1）每 4 丸重 1 g；（2）每丸重 0.5 g；（3）每丸重 1~1.5 g

【贮藏】密封。

十九味达布丸质量标准起草说明

【制剂名称】制剂中文名为十九味达布丸，拼音名为 Shijiuwei Dabu Wan，藏文名为“སྟར་བུ་བཅུ་དགུ”，藏文音译名按《临床札记·庄严》翻译为“达布久谷”。

【处方来源】《临床札记·庄严》《ཞིན་ཏིག་མཛེས་རྒྱན་བདུད་རྩི་སྨན་མཛོད།》

སྟར་བུ་བཅུ་དགུ་ནི། སྟར་བུ་ཙ་ཏྲ་མཛོ་ཚྭ་སྣ་སྐྱུ་དང་། །ཟླུམ་རྩ་ཚ་ལ་བྱང་བུལ་གཡེར་མ་དང་། །རྒྱམ་ཚྭ་སླ་བའི་མདུག་རྟུས་མདའ་རྒྱུས་དང་། །རྒྱ་ཚྭ་མཚལ་དང་འཕང་འབྲས་ས་གི་ཏ། །ས་ནུ་ཤ་རུ་རྒྱན་འབྲུམ་སྐྱེས་པའི་དྲེག །སྟར་བུ་བཅུ་དགུ་ལོ་བརྒྱུད་དྲི་ཆུས་འཕུལ། །ས་ཞུ་བད་ཀན་དང་ག་མི་བདེ་ཞིང་། །ཁ་ཟས་མི་འཇུ་ཞོ་བ་སྐོམ་ཁེངས་སྐྱེག །ཁྲུད་པར་མོ་ནད་ཁྲག་ཚབས་ཁྲག་སྐྲན་དང་། །མངལ་གྱི་སྲིན་བུ་གྲོས་དང་ཚ་སྐྲང་སེལ། །ཞེས་སོ། །

【鉴别】（1）显微鉴别　本品粉末盾状毛、草酸钙簇晶、石细胞显微特征明显，易于查看。

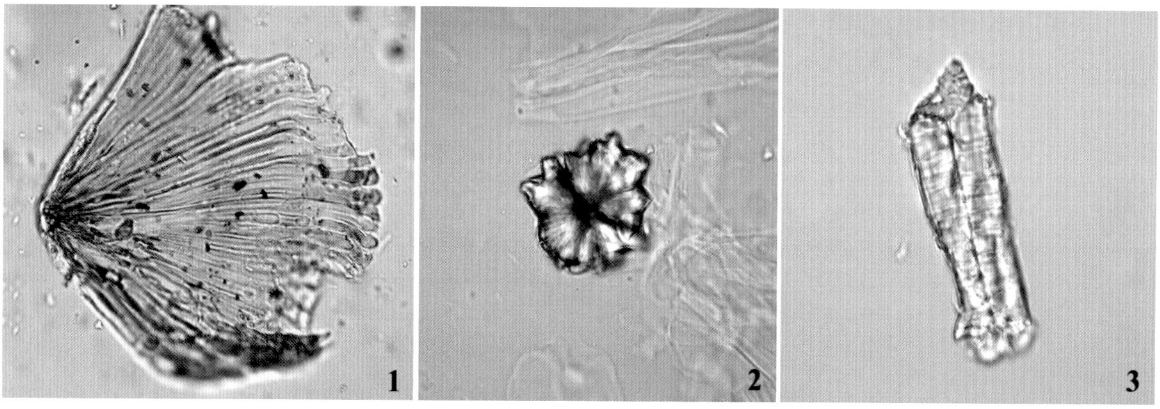

十九味达布丸粉末显微特征

1—盾状毛（达布）　2—草酸钙簇晶（大黄）　3—石细胞（诃子）

（2）薄层鉴别　建立了以大黄对照药材、大黄酚、大黄素对照品为对照的薄层鉴别方法。

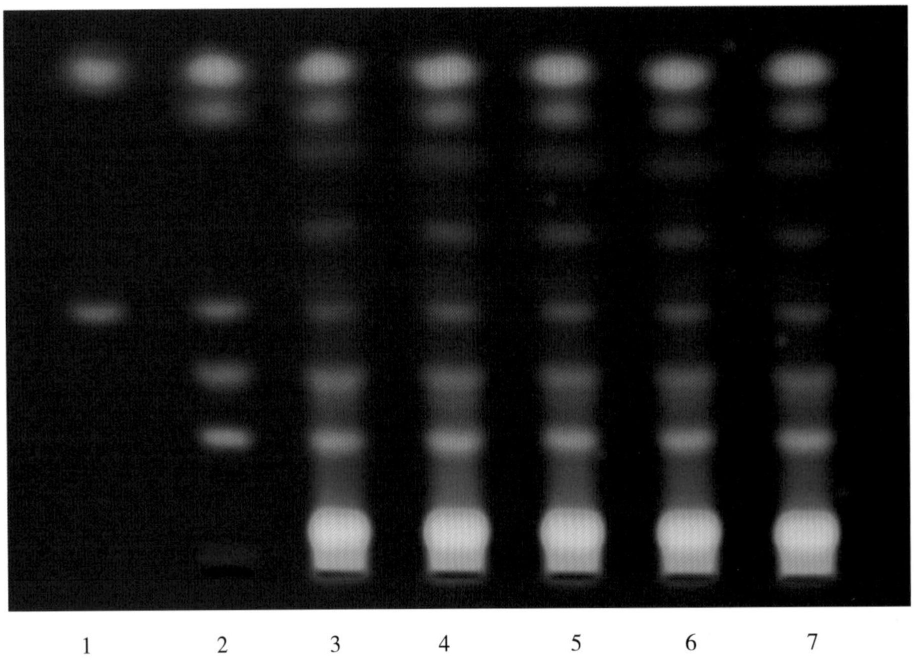

十九味达布丸薄层色谱图（紫外光灯 365 nm）

1—大黄酚、大黄素混合对照品　2—大黄对照药材　3~7—十九味达布丸样品

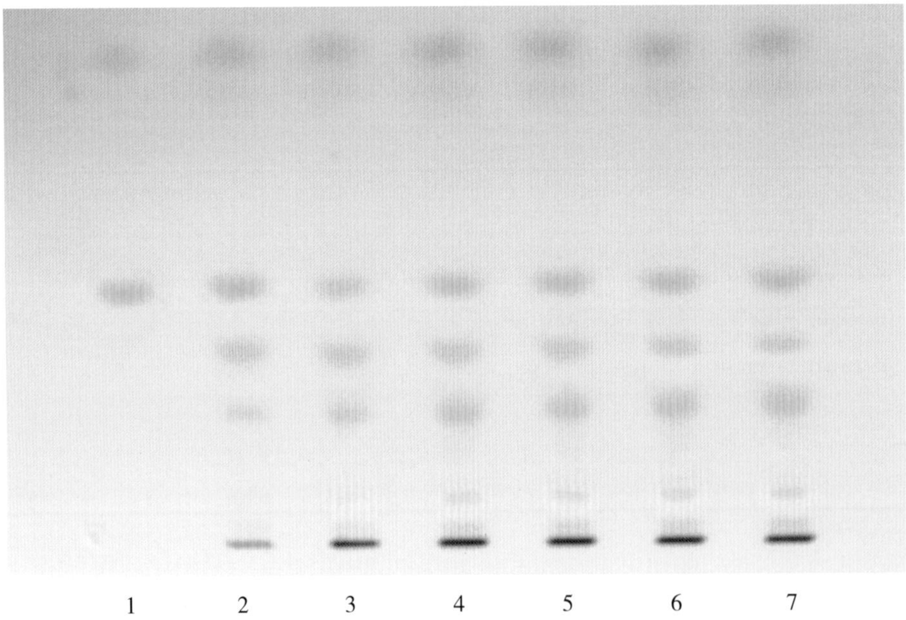

十九味达布丸薄层色谱图（日光）

1—大黄酚、大黄素混合对照品　2—大黄对照药材　3~7—十九味达布丸样品

【功能与主治】见《临床札记·庄严》。

起草单位：甘孜藏族自治州食品药品检验所

复核单位：资阳市食品药品检验检测中心

十三味甘露散 བདུད་རྩི་བཅུ་གསུམ།

Shisanwei Ganlu San 堆孜久松

【处方】沉香 142 g　肉豆蔻 72 g　广枣 70 g
天竺黄 70 g　琥珀 70 g　川木香 72 g
诃子 72 g　木棉花 72 g　寒水石 72 g
甘青青兰 72 g　土木香 72 g　檀香 72 g
鸭嘴花 72 g

【制法】以上十三味，粉碎成细粉，过筛，混匀，即得。

【性状】本品为黄色至黄棕色的粉末；气芳香，味甘，微涩。

【鉴别】（1）取本品，置显微镜下观察：菊糖放射状纹理明显（川木香）。不规则块片状晶体无色，边缘具明显的平直纹理（寒水石）。花粉粒类三角形，直径 50~60 μm，表面有网状纹理，具 3 个萌发孔（木棉花）。

（2）取本品 5 g，加 40% 甲醇 50 ml，加热回流 30 分钟，滤过，滤液用石油醚（60~90℃）振摇提取 2 次，每次 20 ml，弃去石油醚液，用三氯甲烷振摇提取 2 次，每次 20 ml，合并三氯甲烷液，蒸干，残渣加三氯甲烷 2 ml 使溶解，作为供试品溶液。另取沉香对照药材 0.5 g，加乙醚 30 ml，超声处理 60 分钟，滤过，滤液蒸干，残渣加三氯甲烷 2 ml 使溶解，作为对照药材溶液。照薄层色谱法（通则 0502）试验，吸取上述两种溶液各 5 μl，分别点于同一硅胶 G 薄层板上，以三氯甲烷 - 乙醚（10∶1）为展开剂，展开，取出，晾干，置紫外光灯（365 nm）下检视。供试品色谱中，在与对照药材色谱相应的位置上，显相同颜色的荧光斑点。

（3）取本品 3 g，加无水乙醇 20 ml，超声处理 30 分钟，滤过，滤液通过活性炭小柱，收集滤液，浓缩至约 2 ml，作为供试品溶液。另取熊果酸对照品，加无水乙醇制成每 1 ml 含 1 mg 的溶液，作为对照品溶液。照薄层色谱法（通则 0502）试验，吸取上述供试品溶液 10 μl、对照品溶液 5 μl，分别点于同一硅胶 G 薄层板上，以甲苯 - 乙酸乙酯 - 冰醋酸（14∶4∶0.5）为展开剂，展开，取出，晾干，喷以 10% 硫酸乙醇溶液，在 105℃加热至斑点显色清晰，置紫外光灯（365 nm）下检视。供试品色谱中，在与对照品色谱相应的位置上，显相同颜色的荧光斑点。

【检查】应符合散剂项下有关的各项规定（通则 0115）。

【浸出物】照醇溶性浸出物测定法（通则 2201）项下的热浸法测定，用 70% 乙醇作溶剂，不得少于 20.0%。

【功能与主治】བད་རླུང་མགོ་འཁོར་ཚ་སྐྱུར་སྐྱུགས་པ་དང་། །དབུགས་མི་བདེ་བ་འཇོམས་པར་བྱེད་པའོ། །

益气止晕。用于“培隆”引起的头晕、干呕、耳鸣、哮喘、泛酸等。

【用法与用量】温开水送服。一次 0.5~3 g，一日 1~2 次；或遵医嘱。

【贮藏】密闭，防潮。

十三味甘露散质量标准起草说明

【制剂名称】制剂中文名为十三味甘露散。拼音名为 Shisanwei Ganlu San，藏文名为“བདུད་རྩི་བཅུ་གསུམ།”，藏文音译名按《临床札记 · 精粹》翻译为“堆孜久松”。

【处方来源】《临床札记 · 精粹》《ཟིན་ཏིག་གཅེས་པར་བཏུས་པའི་ཁ་སྐོང་ཡང་ཏིག་སྨན་གྱི་སྦྱོར་སྡེ་འཆི་མེད་བདུད་རྩིའི་བཅུད་ལེན།》

བདུད་རྩི་བཅུ་གསུམ་ནི། སྤོག་འཛིན་བརྒྱད་སྙིང་བདུད་རྩི་སུམ་སྦྱོར་དང་། །ཙན་དན་དཀར་པོ་བ་ཤ་ཀ་རྣམས་སྦྱར། །བད་རླུང་དབུགས་མི་བདེ་བ་འཇོམས་པའི་མཆོག །（རྒྱུད་ཀྱི་ཨར་བརྒྱད་དམ་སྤོག་འཛིན་བརྒྱད་པ་ནི། ཨ་ག་རུ་དང་ཛཱ་ཏི་སྙིང་ཞོ་ཤ །ཅུ་གང་སྤོས་དཀར་རུ་རྟ་ཨ་རུ་ར། །ཀླུ་ག་གེ་སར་ཀ་ར་སུམ་འགྱུར་སྦྱར། །བདུད་རྩི་སུམ་སྦྱོར་ནི། ཚང་ཞི། བྲི་ཡང་ཀུ །ས་ནུ།）

【鉴别】（1）显微鉴别　本品粉末菊糖、不规则块片、花粉粒等显微特征明显，易于查看。

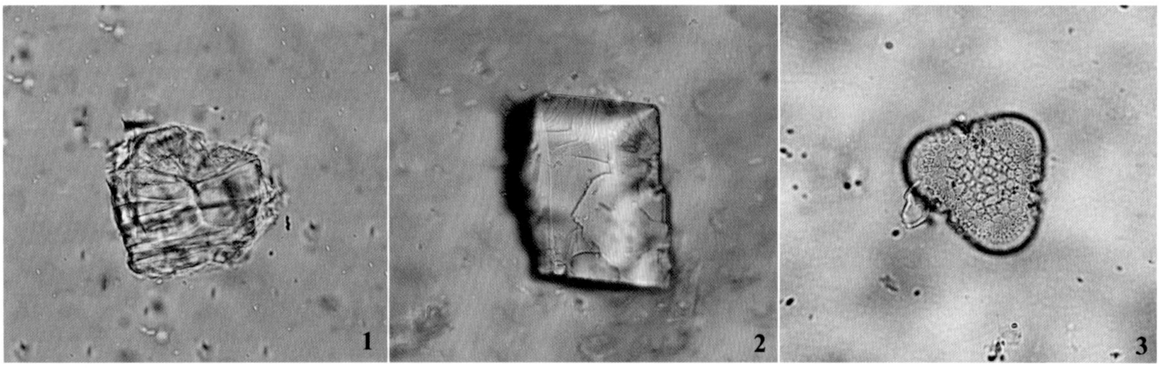

十三味甘露散显微特征

1—菊糖（川木香）　2—不规则块片（寒水石）　3—花粉粒（木棉花）

（2）薄层鉴别　分别建立了以沉香对照药材、熊果酸对照品为对照的薄层鉴别方法。

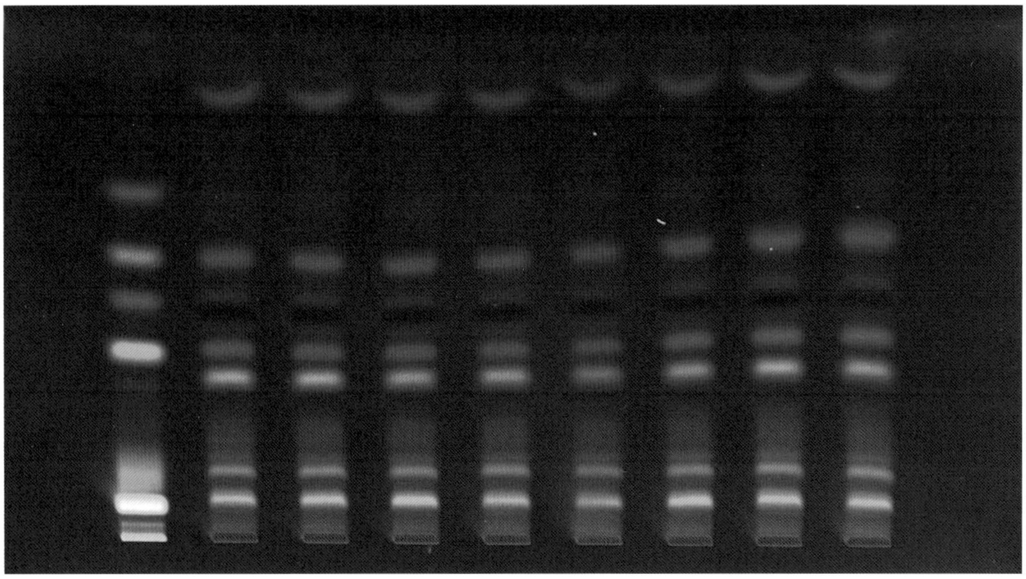

十三味甘露散薄层色谱图（一）

1—沉香对照药材　2~9—十三味甘露散样品

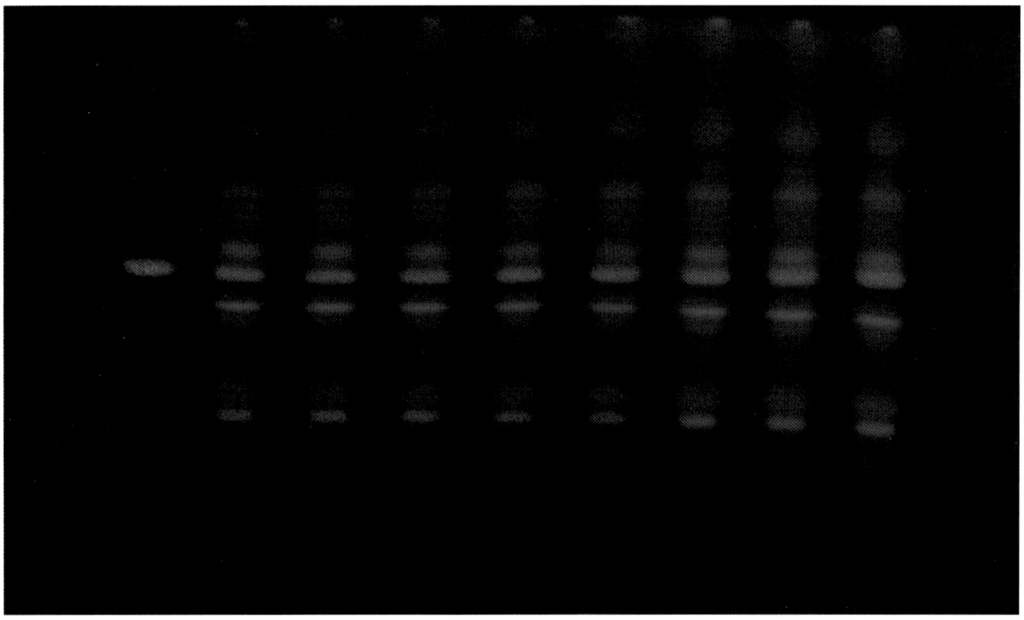

十三味甘露散薄层色谱图（二）

1—熊果酸对照品　2~9—十三味甘露散样品

【功能与主治】 见《临床札记·精粹》。

起草单位：阿坝藏族羌族自治州食品药品检验研究中心

复核单位：宜宾市食品药品检验检测中心

十三味清肺丸 Shisanwei Qingfei Wan

དཀར་པོ་ཡར་འདྲེན་བཅུ་གསུམ། 嘎布雅致久松

【处方】达布 171 g　　肉果草 129 g　　高山辣根菜 69 g
香旱芹 69 g　　榜间嘎保 69 g　　檀香 69 g
紫檀香 69 g　　天竺黄 69 g　　人工牛黄 10 g
红花 69 g　　绿绒蒿 69 g　　甘草 69 g
阿忠 69 g

【制法】以上十三味，除人工牛黄外，其余达布等十二味共粉碎成细粉，过筛；将人工牛黄研细，与上述粉末配研，过筛，混匀，用水泛丸，干燥，即得。

【性状】本品为浅棕色至棕褐色的水丸；气微香，味微甜、苦。

【鉴别】（1）取本品，置显微镜下观察：花粉粒类圆形、椭圆形或橄榄形，直径约至 60 μm，具 3 个萌发孔，外壁有齿状突起（红花）。叶表皮碎片散在，毛基周围的细胞辐射状排列，气孔不等式（肉果草）。盾状毛由 100 多个单细胞毛毗连而成，末端分离，单个细胞长 80~220 μm，直径约 5 μm，毛脱落后的疤痕由 7~8 个圆形细胞聚集而成，细胞壁稍厚（达布）。纤维成束，直径 8~14 μm，壁厚，微木化，周围薄壁细胞含草酸钙方晶，形成晶纤维（甘草）。

（2）取本品 4 g，研细，加丙酮 20 ml，超声处理 20 分钟，滤过，药渣再加丙酮 20 ml，同上述操作，弃去滤液，药渣加 80% 丙酮溶液 20 ml，超声处理 20 分钟，滤过，滤液蒸干，残渣加 80% 丙酮溶液 1 ml 使溶解，作为供试品溶液。另取红花对照药材 0.5 g，同法制成对照药材溶液。照薄层色谱法（通则 0502）试验，吸取样品溶液 5~10 μl，对照药材溶液 5 μl，分别点于同一硅胶 H 薄层板上，以乙酸乙酯 - 甲醇 - 甲酸 - 水（7∶0.4∶2∶3）为展开剂，展开，取出，晾干。供试品色谱中，在与对照药材色谱相应的位置上，显相同颜色的斑点。

【检查】除溶散时限外，其他应符合丸剂项下有关的各项规定（通则 0108）。

【浸出物】照醇溶性浸出物测定法（通则 2201）项下的热浸法测定，用 70% 乙醇作溶剂，不得少于 26.0%。

【功能与主治】 ཡར་འདྲེན་བཅུ་གསུམ་ཚད་ལྡན་སྦྱོར་བ་འདི། །འཕྲུལ་བྱེད་པ་ཡི་ཝོ་མས་ཕྱུལ་ལ་བཏང་། །གློ་བའི་ནད་ལ་སྨན་ཐུན་རྒྱུང་པས་ན། །མི་འཛོང་ཐུན་ཆེར་བཏང་བ་མན་ངག་ཡིན། །གློ་བ་གཙོང་གི་ནད་ལའང་ཕན་པར་བཤད། །

引脓化痰。用于肺脓肿，慢性支气管炎，肺结核。

【用法与用量】温开水送服或嚼服。一次 0.5~3 g，一日 1~2 次；或遵医嘱。

【规格】（1）每 4 丸重 1 g；（2）每丸重 0.5 g；（3）每丸重 1~1.5 g

【贮藏】密封。

十三味清肺丸质量标准起草说明

【制剂名称】制剂中文名为十三味清肺丸，拼音名为 Shisanwei Qingfei Wan，藏文名为“དཀར་པོ་ཡར་འདྲེན་བཅུ་གསུམ།”，藏文音译名按《临床札记・精粹》翻译为“嘎布雅致久松”。

【处方来源】《临床札记・精粹》《ཟིན་ཏིག་གཅེས་པར་བཏུས་པའི་ཁ་སྐོང་ཡང་ཏིག་སྨན་གྱི་སྦྱོར་སྡེ་འཆི་མེད་བདུད་རྩིའི་བཅུད་ལེན།》

དཀར་པོ་ཡར་འདྲེན་བཅུ་གསུམ་ནི། །སྲོ་ལོ་སྤང་རྒྱན་ཟི་ར་དཀར་པོ་དང་། །དེ་ལ་གདབ་པ་ཙན་དན་དཀར་དམར་དང་། །ཀི་ཤང་ཙུ་གང་གུར་གུམ་བྱུངས་སྦྱར་ལ། །ཨུཏྤལ་ཤིང་མངར་ཨ་གྲོང་སུམ་གཉིས་ཕུབ། །པ་ཡག་རྩ་བ་སྟར་བུ་སུམ་ཆ་ཕུབ། །གར་ཞིང་ལུད་པ་（མེད་པར་）འཁྲིལ་ན་རྡོ་དྲི་བསྡེབས། །རྒྱ་ནད་ཕོལ་གོང་སྐྲངས་ན་ལྷམ་པ་བསྡེབས། །ཁྲག་ཤས་ཆེ་ན་བ་ཤ་ཀ་བསྣན་མཆོག །པ་ཡི་འོ་མས་ཐུན་ཚད་ཆེ་བར་འཕྲུལ། །ཐུན་ཚད་ཆུང་ན་མི་འཛོང་ཆེ་བར་གཅེས། །

【鉴别】（1）显微鉴别　本品粉末花粉粒、气孔、盾状毛等显微特征明显，易于查看。

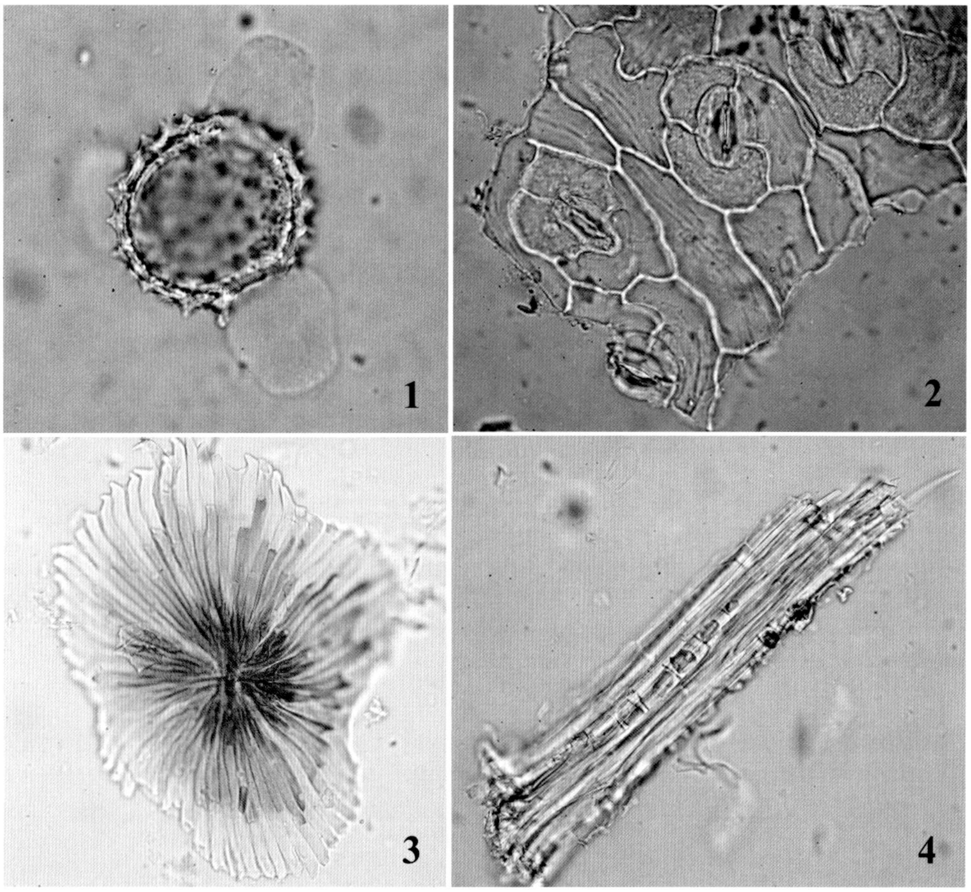

十三味清肺丸粉末显微特征

1—花粉粒（红花）　2—气孔（肉果草）　3—盾状毛（达布）　4—晶纤维（甘草）

（2）薄层鉴别　建立了以红花对照药材为对照的薄层鉴别方法。

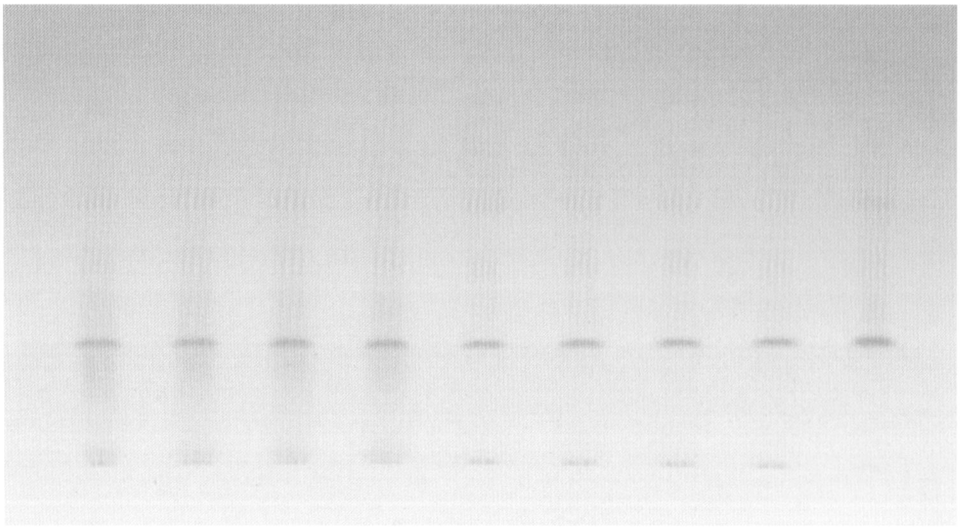

1　2　3　4　5　6　7　8　9

十三味清肺丸薄层色谱图

1—红花对照药材　2~9—十三味清肺丸样品

【**功能与主治**】见《临床札记·精粹》。

起草单位：甘孜藏族自治州食品药品检验所
复核单位：资阳市食品药品检验检测中心

十五味红花丸　གུར་གུམ་བཅོ་ལྔ།

Shiwuwei Honghua Wan　谷贡久昂

【处方】

红花 144 g	丁香 74 g	朱砂 74 g
檀香 74 g	大托叶云实 74 g	榜嘎 74 g
川木香 73 g	诃子 73 g	毛诃子 73 g
余甘子 73 g	苏麦 73 g	人工牛黄 30 g
水牛角 42 g	人工麝香 10 g	熊胆粉 39 g

【制法】以上十五味，除榜嘎、人工牛黄、人工麝香、熊胆粉外，其余红花等十一味共粉碎成细粉，过筛；将榜嘎、人工牛黄、人工麝香、熊胆粉研细，与上述粉末配研，过筛，混匀，用水泛丸，干燥，即得。

【性状】本品为浅棕色至深棕色的水丸；气微香，味微辣、咸。

【鉴别】（1）取本品，置显微镜下观察：花粉粒类圆形、椭圆形或橄榄形，直径约至 60 μm，具 3 个萌发孔，外壁有齿状突起（红花）。花粉粒极面观三角形，赤道表面观双凸镜形，具 3 副合沟（丁香）。石细胞类圆形、卵圆形或长方形，孔沟明显，具层纹（毛诃子）。不规则细小颗粒暗红棕色，有光泽，边缘暗黑色（朱砂）。

（2）取本品 2 g，研细，加丙酮 20 ml，超声处理 20 分钟，滤过，药渣再加丙酮 20 ml，同上述操作，弃去滤液，药渣加 80% 丙酮溶液 20 ml，超声处理 30 分钟，滤过，滤液蒸干，残渣加 80% 丙酮溶液 1 ml 使溶解，作为供试品溶液。另取红花对照药材 0.5 g，同法制成对照药材溶液。照薄层色谱法（通则 0502）试验，吸取上述两种溶液各 5~10 μl，分别点于同一硅胶 H 薄层板上，以乙酸乙酯 - 甲醇 - 甲酸 - 水（7∶0.4∶2∶3）为展开剂，展开，取出，晾干。供试品色谱中，在与对照药材色谱相应的位置上，显相同颜色的斑点。

【检查】**双酯型生物碱限量**　取本品适量，研细，取约 4 g，精密称定，置具塞锥形瓶中，加氨试液适量使润透，加二氯甲烷 50 ml，摇匀，超声处理（功率 300 W，频率 40 kHz）30 分钟，滤过，滤液于 50℃以下挥至约 20 ml，用 2% 盐酸溶液振摇提取 2 次，每次 20 ml，合并水溶液，用氨试液调节 pH 值至 8~9，用二氯甲烷振摇提取 3 次，每次 20 ml，合并二氯甲烷液，用无水硫酸钠脱水，低温挥干，残渣用 10% 甲醇（用磷酸调节 pH 值至 2）使溶解，转移至 5 ml 量瓶中，加上述 10% 甲醇至刻度，摇匀，滤过，取续滤液作为供试品溶液。取乌头双酯型生物碱对照提取物（已标示新乌头碱、次乌头碱和乌头碱的含量）约 10 mg，精密称定，置 25 ml 量瓶中，加上述 10% 甲醇使溶解并稀释至刻度，摇匀，精密量取 1 ml，置 25 ml 量瓶中，加上述 10% 甲醇稀释至刻度，摇匀，作为对照品溶液。照高效液相色谱法（通则 0512）试验，以十八烷基硅烷键合硅胶为填充剂；以乙腈为流动相 A，以 0.2% 冰醋酸（用三乙胺调节 pH 值至 6.2）为流动相 B，按下表中的规定进行梯度洗脱，检测波长 235 nm，理论板数按新乌头碱峰计算应不低于 2 000。分别精密吸取供试品溶液与对照品溶液各 20 μl，注入液相色谱仪，测定，计算。本品每 1 g 含榜那以乌头碱（$C_{34}H_{47}NO_{11}$）、次乌头碱（$C_{33}H_{45}NO_{10}$）和新乌头碱（$C_{33}H_{45}NO_{11}$）的总量计，不得过 0.030 mg。

时间（分钟）	流动相 A（%）	流动相 B（%）
0~44	21 → 31	79 → 69
44~65	31 → 35	69 → 65
65~70	35	65

其他 除溶散时限外，应符合丸剂项下有关的各项规定（通则 0108）。

【浸出物】照醇溶性浸出物测定法（通则 2201）项下的热浸法测定，用 70% 乙醇作溶剂，不得少于 28.0%。

【功能与主治】ཕོ་མོ་བྱང་སེམས་འཛག་པ་བསྡམས། །ཁྱད་པར་རེག་དུག་ནད་ལ་བསྔགས། །

调经固精。用于月经不调，痛经，遗精，梅毒等。

【用法与用量】温开水送服或嚼服。一次 0.5~3 g，一日 1~2 次；或遵医嘱。

【注意】本品含朱砂，不宜大量服用或少量久服；孕妇及肝肾功能不全者禁用。

【规格】（1）每 4 丸重 1 g；（2）每丸重 0.5 g；（3）每丸重 1~1.5 g

【贮藏】密封。

十五味红花丸质量标准起草说明

【制剂名称】制剂中文名为十五味红花丸，拼音名为 Shiwuwei Honghua Wan，藏文名为“གུར་གུམ་བཅོ་ལྔ།”，藏文音译名按《临床札记・庄严》翻译为“谷贡久昂”。

【处方来源】《临床札记・庄严》《ཟིན་ཏིག་མཛེས་རྒྱན་བདུད་རྩི་སྨན་མཛོད།》

གུར་གུམ་བཅོ་ལྔ་ནི། གཞུང་གི་གུར་གུམ་བཅུ་གསུམ་སྟེང་། །དོམ་མཁྲིས་སུག་སྨེལ་གསེར་གྱི་བྱེ། །ར་ཁྲག་ཏ་ལོ་སྦྱར་བ་ཡིས། །ཕོ་མོ་བྱང་སེམས་འཛག་པ་བསྡམས། །ཁྱད་པར་རེག་དུག་ནད་ལ་བསྔགས། །（གུར་གུམ་བཅུ་གསུམ་ནི། གུར་གུམ་ལི་ཤི་གི་ཝང་བསེ་རུ་མཚལ། །ཙན་དན་སླ་རྩི་འཛམ་འབྲས་ཏོང་ང་དཀར། །ཛ་ཏི་འབྲས་བུ་གསུམ་དང་བཅས། །ཕྱི་རྒྱུད་གཞུང་དུ་བསྟན་པ་དང་འདྲ། །）

【鉴别】（1）显微鉴别　本品粉末花粉粒、石细胞、不规则细小颗粒显微特征明显，易于查看。

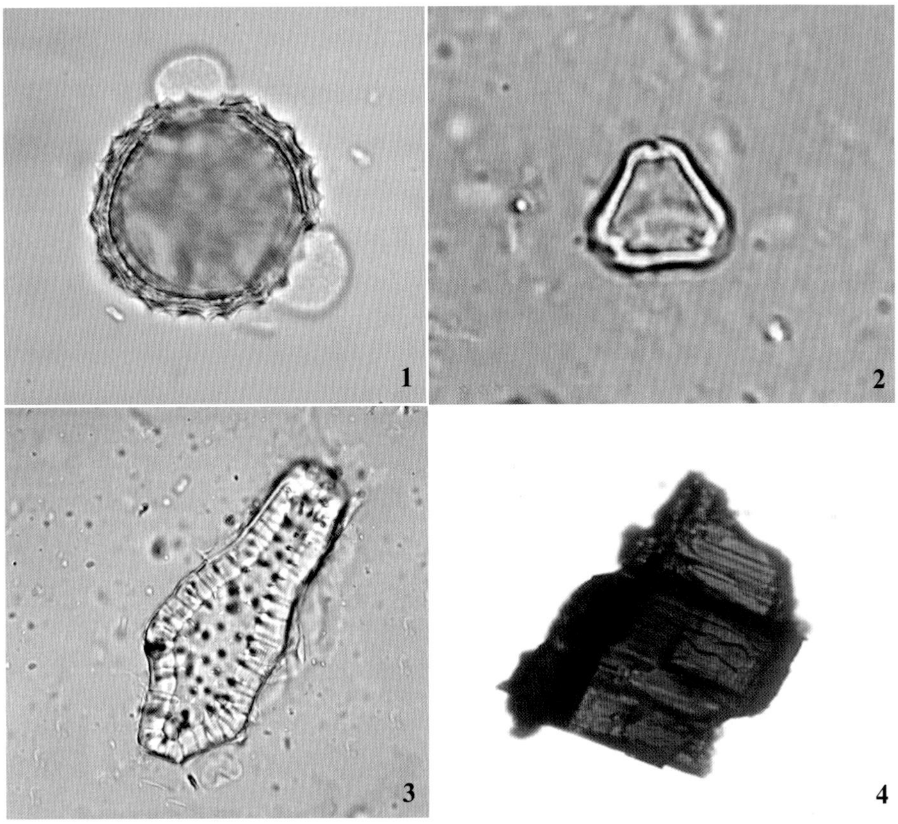

十五味红花丸粉末显微特征

1—花粉粒（红花） 2—花粉粒（丁香） 3—石细胞（毛诃子） 4—不规则细小颗粒（朱砂）

（2）薄层鉴别 建立了以红花对照药材为对照的薄层鉴别方法。

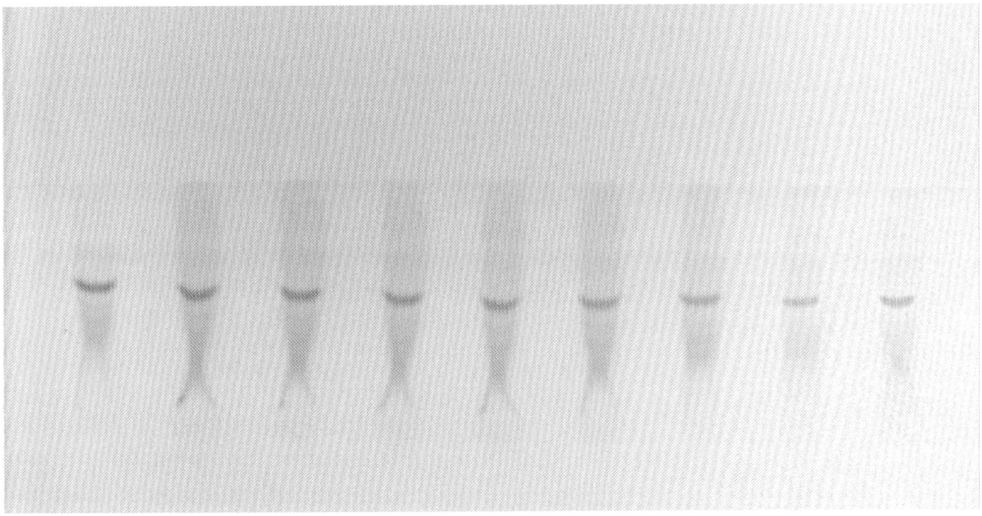

1 2 3 4 5 6 7 8 9

十五味红花丸薄层色谱图

1—红花对照药材 2~9—十五味红花丸样品

【检查】**双酯型生物碱限量** 采用HPLC法，以乌头双酯型生物碱对照提取物（已标示新乌头碱、次乌头碱和乌头碱的含量）为对照，测定制剂中乌头双酯型生物碱的含量。藏药榜嘎为毛茛科植物唐古特乌头 *Aconitum tanguticum*（Maxim.）Stapf、船盔乌头 *A. naviculare*（Bruhl.）Stapf的干燥全草。榜嘎因基原和炮制工艺的不同，其双酯型生物碱含量差异较大，在制定限度时，参照《中国药典》（2020年版）乌头类药材炮制品“制川乌、制草乌、附片”双酯型生物碱的限度规定（分别为：0.040%、0.040%、0.020%），以0.040%为参考限度，根据处方中榜嘎的用量折算，规定“本品每1 g含榜嘎以乌头碱（$C_{34}H_{47}NO_{11}$）、次乌头碱（$C_{33}H_{45}NO_{10}$）和新乌头碱（$C_{33}H_{45}NO_{11}$）的总量计，不得过0.030 mg”。

【功能与主治】见《临床札记·庄严》。

起草单位：甘孜藏族自治州食品药品检验所

复核单位：眉山市食品药品检验检测中心

十五味草果丸 ཀ་ལ་བཅོ་ལྔ།

Shiwuwei Caoguo Wan 果拉久昂

【处方】

草果 140 g	诃子 95 g	藏麻黄 95 g
鸭嘴花 95 g	玄明粉 95 g	苏麦 48 g
干姜 48 g	荜茇 48 g	胡椒（黑胡椒）48 g
甘松 48 g	木棉花 48 g	高良姜 48 g
丁香 48 g	波棱瓜子 48 g	肉桂 48 g

【制法】以上十五味，粉碎成细粉，过筛，混匀，用水泛丸，干燥，即得。

【性状】本品为黄棕色至棕色的水丸；气微香，味微辣。

【鉴别】（1）取本品，置显微镜下观察：星状非腺毛易见，由多个呈长披针形的细胞组成，为 4~14 分叉，每分叉为一个单细胞，长 135~474 μm，胞腔线形，有的胞腔内含棕色物；花粉粒类三角形，直径 50~60 μm，表面有网状纹理，具 3 个萌发孔（木棉花）。内种皮厚壁细胞黄棕色、红棕色或深棕色，表面观多角形，壁厚，胞腔内含硅质块（苏麦）。木化厚壁细胞淡黄色或无色，呈类长方形、类多角形或不规则形，有的一端膨大成靴状（诃子）。

（2）取本品 3 g，研细，加乙醚 30 ml，超声处理 30 分钟，滤过，滤液挥干，残渣加乙酸乙酯 1 ml 使溶解，作为供试品溶液。另取丁香酚对照品，加乙醚制成每 1 ml 含 15 μl 的溶液，作为对照品溶液。照薄层色谱法（通则 0502）试验，吸取上述两种溶液各 5~10 μl，分别点于同一硅胶 G 板薄层板上，以石油醚（60~90℃）- 乙酸乙酯（5∶1）为展开剂，展开，取出，晾干，喷以 5% 香草醛 10% 硫酸乙醇溶液，在 105℃加热至斑点显色清晰，供试品色谱中，在与对照品色谱相应的位置上，显相同颜色的斑点。

（3）取本品 2 g，研细，加乙醇 20 ml，超声处理 30 分钟，滤过，滤液蒸干，残渣加乙醇 1 ml 使溶解，作为供试品溶液。另取没食子酸对照品，加乙醇制成每 1 ml 含 0.5 mg 的溶液，作为对照品溶液。照薄层色谱法（通则 0502）试验，吸取上述两种溶液各 5~10 μl，分别点于同一硅胶 G 板薄层板上，以三氯甲烷 - 乙酸乙酯 - 甲酸（3∶2∶0.5）为展开剂，展开，取出，晾干，喷以 5% 香草醛 10% 硫酸乙醇溶液，在 105℃加热至斑点显色清晰。供试品色谱中，在与对照品色谱相应的位置上，显相同颜色的斑点。

【检查】除溶散时限外，应符合丸剂项下有关的各项规定（通则 0108）。

【浸出物】照醇溶性浸出物测定法（通则 2201）项下的热浸法测定，用 70% 乙醇作溶剂，不得少于 24.0%。

【功能与主治】ཀ་ལ་བཅོ་ལྔས་མཆེར་པ་བསྐྱེད་འགྲམས་དང་། །ཚ་རྒྱས་སྐྱོས་གཟེར་མཆེར་ནད་མ་ལུས་སེལ། །
清热健脾。用于各种脾脏疾病及脾外伤。

【用法与用量】温开水送服或嚼服。一次 0.5~3 g，一日 1~2 次；或遵医嘱。

【规格】（1）每 4 丸重 1 g；（2）每丸重 0.5 g；（3）每丸重 1~1.5 g

【贮藏】密封。

十五味草果丸质量标准起草说明

【制剂名称】制剂中文名为十五味草果丸，拼音名为 Shiwuwei Caoguo Wan，藏文名为“ཀ་ལ་བཅོ་ལྔ།”，藏文音译名按《临床札记・精粹》翻译为“果拉久昂”。

【处方来源】《临床札记・精粹》《ཟིན་ཏིག་གཅེས་པར་བསྡུས་པའི་ཁ་སྐོང་ཡང་ཏིག་སྨན་གྱི་སྦྱོར་སྡེ་འཆི་མེད་བདུད་རྩིའི་བཅུད་ལེན། 》

ཀ་ལ་བཅོ་ལྔས་མཆེར་ནད་གྲང་བ་སེལ་བྱེད་ནི། །ཀ་ལ་གསེར་མདོག་སུག་སྨེལ་ཚ་བ་གསུམ། །ཐང་སྐྱོས་ནུ་ག་གེ་སར་སྨན་སྣ་དང་། །ལི་ཤི་གསེར་མེ་མཆེ་ལྔམ་པ་ཤ་ཀ །ཡ་བགླ་ར་ཤིང་ཚ་ཀ་ར་སྦྱར། །མཆེར་ནད་འགྲམས་དང་ཚ་རྒྱས་སྐྱོས་གཟེར་འཇོམས། །

【鉴别】（1）显微鉴别　本品粉末非腺毛、花粉粒、内种皮细胞等显微特征明显，易于查看。

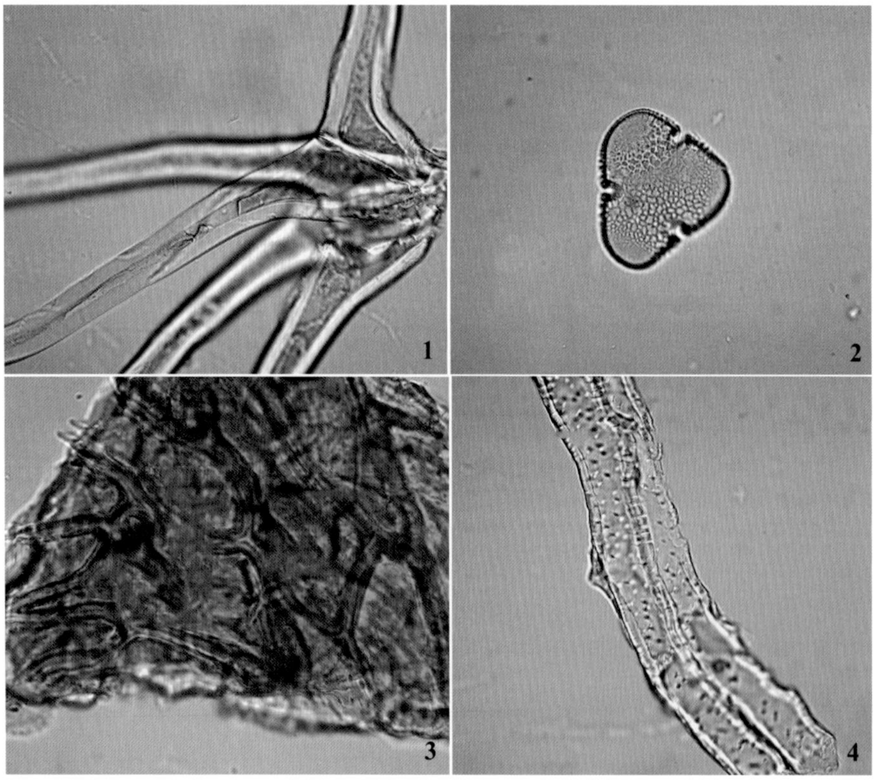

十五味草果丸粉末显微特征

1—非腺毛（木棉花）　2—花粉粒（木棉花）　3—内种皮细胞（苏麦）　4—木化厚壁细胞（诃子）

（2）薄层鉴别　建立了以丁香酚对照品、没食子酸对照品为对照的薄层鉴别方法。

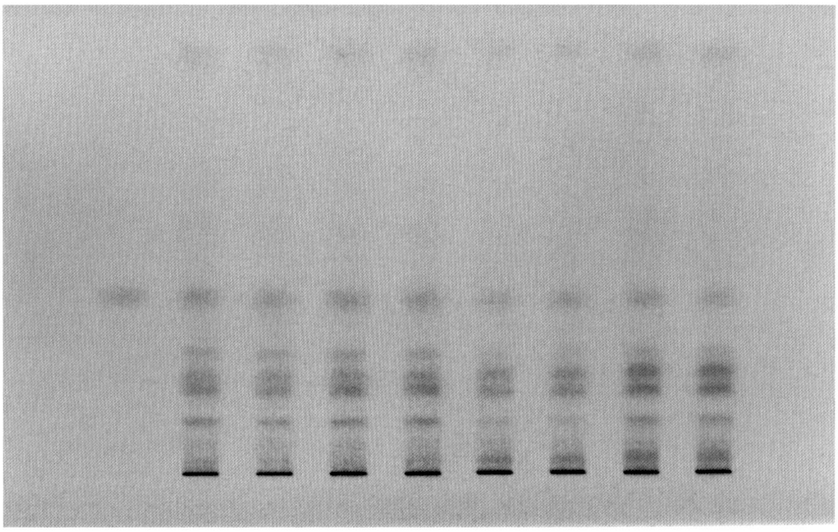

1　2　3　4　5　6　7　8　9

十五味草果丸薄层色谱图（一）

1—丁香酚对照品　2~9—十五味草果丸样品

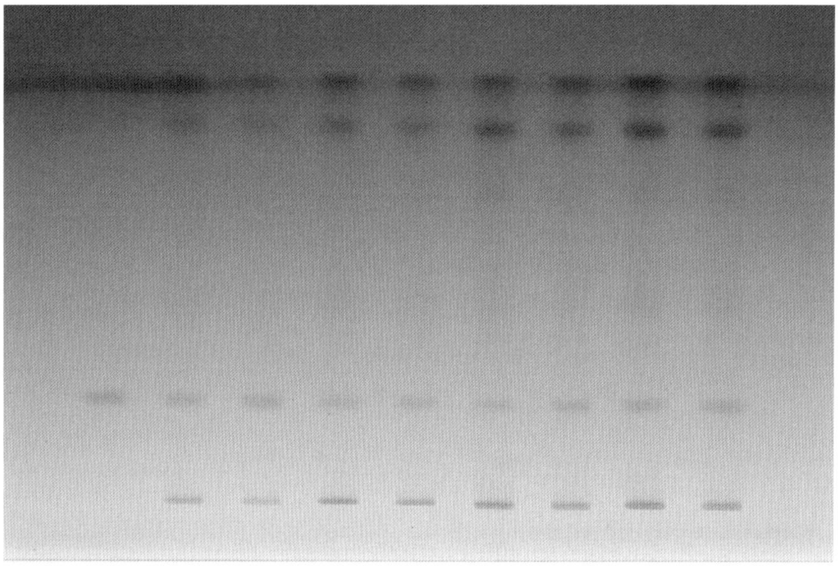

1　2　3　4　5　6　7　8　9

十五味草果丸薄层色谱图（二）

1—没食子酸对照品　2~9—十五味草果丸样品

【功能与主治】见《临床札记·精粹》。

起草单位：甘孜藏族自治州食品药品检验所

成都中医药大学

复核单位：资阳市食品药品检验检测中心

十五味黑冰片丸

Shiwuwei Heibingpian Wan

གར་ནག་བཅོ་ལྔ།

嘎纳觉昂

【处方】黑冰片 140 g　穆库没药 65 g　紫叶垂头菊 65 g
酸藤果 65 g　天仙子 65 g　紫丱子 65 g
蒂达 65 g　波棱瓜子 65 g　榜嘎 65 g
川木香 65 g　粉苞苣 65 g　兔耳草 65 g
角茴香 65 g　小檗皮 70 g　人工麝香 10 g

【制法】以上十五味，粉碎成细粉，过筛，混匀，用水泛丸，干燥，即得。

【性状】本品为棕褐色至黑色的水丸；气微香，味苦。

【鉴别】（1）取本品，置显微镜下观察：星状细胞淡黄色或无色，不规则，分枝似星状，连结成团，壁厚，木化；种皮表皮细胞表面观呈类多角形或不规则形，细胞排列紧密，内含棕色物质（波棱瓜子）。纤维微黄色或近无色，呈长梭形，末端细尖或平截，木化，孔沟明显（川木香）。

（2）取本品 2 g，研细，加甲醇 20 ml，超声处理 30 分钟，滤过，滤液蒸干，残渣加甲醇 1 ml 使溶解，作为供试品溶液。另取盐酸小檗碱对照品，加甲醇制成每 1 ml 含 0.5 mg 的溶液，作为对照品溶液，照薄层色谱法（通则 0502）试验，吸取上述两种溶液各 1~2 μl，分别点于同一硅胶 G 薄层板上，以正丁醇 - 冰醋酸 - 水（7∶1∶2）为展开剂，展开，取出，晾干，置紫外光灯（365 nm）下检视。供试品色谱中，在与对照品色谱相应的位置上，相同颜色的荧光斑点。

【检查】**双酯型生物碱限量**　取本品适量，研细，取约 8 g，精密称定，置具塞锥形瓶中，加氨试液适量使润透，加二氯甲烷 100 ml，摇匀，超声处理（功率 300 W，频率 40 kHz）30 分钟，滤过，滤液于 50℃以下挥至约 20 ml，用 2% 盐酸溶液振摇提取 2 次，每次 20 ml，合并水溶液，用氨试液调节 pH 值至 8~9，用二氯甲烷振摇提取 3 次，每次 20 ml，合并二氯甲烷液，用无水硫酸钠脱水，低温挥干，残渣用 10% 甲醇（用磷酸调节 pH 值至 2）使溶解，转移至 5 ml 量瓶中，加上述 10% 甲醇至刻度，摇匀，滤过，取续滤液作为供试品溶液。取乌头双酯型生物碱对照提取物（已标示新乌头碱、次乌头碱和乌头碱的含量）约 10 mg，精密称定，置 25 ml 量瓶中，加上述 10% 甲醇稀释至刻度，摇匀，滤过，精密量取 1 ml，置 25 ml 量瓶中，加上述 10% 甲醇稀释至刻度，摇匀，作为对照品溶液。照高效液相色谱法（通则 0512）试验，以十八烷基硅烷键合硅胶为填充剂；以乙腈为流动相 A，以 0.2% 冰醋酸（三乙胺调节 pH 值至 6.2）为流动相 B，按下表中的规定进行梯度洗脱，检测波长 235 nm，理论板数按新乌头碱峰计算应不低于 2 000。分别精密吸取供试品溶液与对照品溶液各 20 μl，注入液相色谱仪，测定，计算。本品每 1 g 含榜嘎以乌头碱（$C_{34}H_{47}NO_{11}$）、次乌头碱（$C_{33}H_{45}NO_{10}$）和新乌头碱（$C_{33}H_{45}NO_{11}$）的总量计，不得过 0.026 mg。

时间（分钟）	流动相 A（%）	流动相 B（%）
0~44	21 → 31	79 → 69
44~65	31 → 35	69 → 65
65~70	35	65

其他　除溶散时限外，应符合丸剂项下有关的各项规定（通则 0108）。

【浸出物】照醇溶性浸出物测定法（通则 2201）项下的热浸法测定，用 70% 乙醇作溶剂，不得少于 17.0%。

【功能与主治】བད་མཁྲིས་མགོ་ནད་ཁྲག་མཁྲིས་སྲིན་བསྐོངས་པའི། །མགོ་བོ་གཟེར་ལ་སླེབ་ཚོག་བདུད་རྩེར་མཚུངས། །

利胆，止痛。用于“培赤”病和虫病引起的头痛。

【用法与用量】温开水送服或嚼服。一次 0.5~3 g，一日 1~2 次；或遵医嘱。

【规格】（1）每 4 丸重 1 g；（2）每丸重 0.5 g；（3）每丸重 1~1.5 g

【贮藏】密封。

十五味黑冰片丸质量标准起草说明

【制剂名称】制剂中文名为十五味黑冰片丸，拼音名为 Shiwuwei Heibingpian Wan，藏文名为“གར་ནག་བཅོ་ལྔ།”，藏文音译名按《临床札记 · 庄严》翻译为“嘎纳觉昂”。

【处方来源】《临床札记 · 庄严》《ཟིན་ཏིག་མཛེས་རྒྱན་བདུད་རྩི་སྨན་མཛོད།》

གར་ནག་བཅོ་ལྔ་ནི། གར་ནག་སླ་རྩེ་གུ་གུལ་ཛྀ་སྨ་དང་། །ཕྱི་ཏང་ཡང་ཟང་མ་རུ་པར་པ་ཏ། །ཏིག་ཏ་གསེར་མེ་ཏོག་དཀར་རྩ་མཁྲིས་དང་། །ཙ་ཏྲ་ཧོང་ལེན་སྐྱེར་ཤུན་སྤྲུར་བ་ཡིས། །བད་མཁྲིས་མགོ་ནད་ཁྲག་མཁྲིས་སྲིན་བསྐོངས་པའི། །མགོ་བོ་གཟེར་ལ་སླེབ་ཚོག་བདུད་རྩེར་མཚུངས། །ཞེས་སོ། །

【鉴别】（1）显微鉴别　本品粉末星状细胞、种皮表皮细胞、纤维显微特征明显，易于查看。

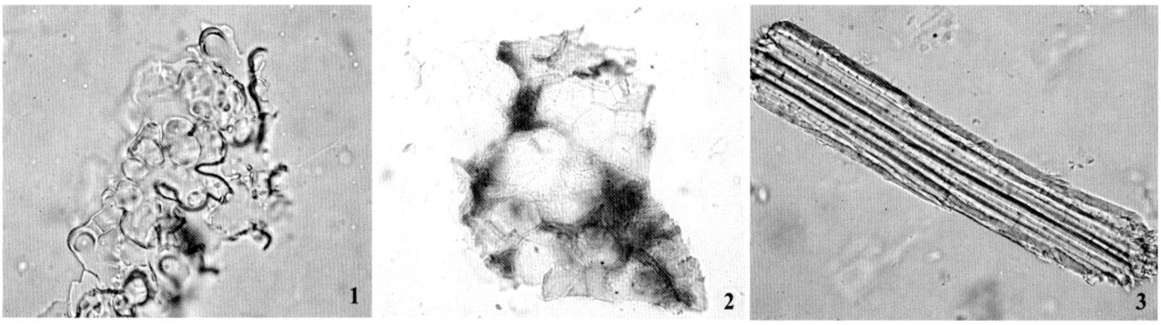

十五味黑冰片丸粉末显微特征

1—星状细胞（波棱瓜子）　2—种皮表皮细胞（波棱瓜子）　3—纤维（川木香）

（2）薄层鉴别　建立了以盐酸小檗碱对照品为对照的薄层鉴别方法。

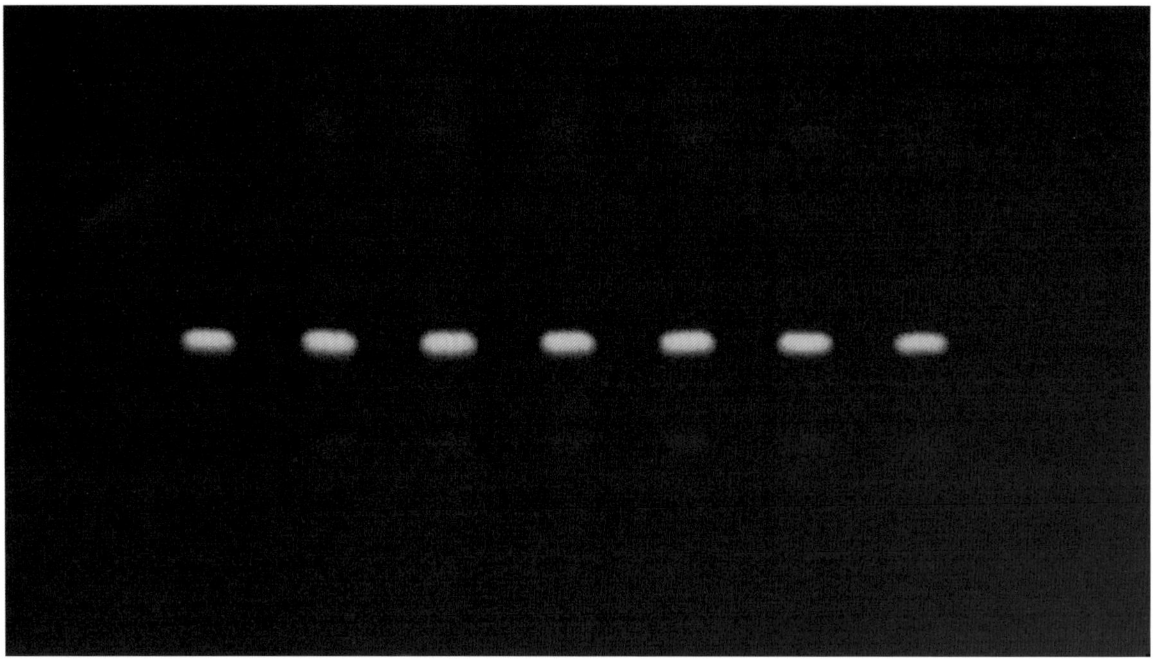

1　2　3　4　5　6　7

十五味黑冰片丸薄层色谱图

1—盐酸小檗碱对照品　2~7—十五味黑冰片丸样品

【检查】 **双酯型生物碱限量**　采用 HPLC 法，以乌头双酯型生物碱对照提取物（已标示新乌头碱、次乌头碱和乌头碱的含量）为对照，测定制剂中乌头双酯型生物碱的含量。藏药榜嘎为毛茛科植物唐古特乌头 *Aconitum tanguticum*（Maxim.）Stapf、船盔乌头 *A. naviculare*（Bruhl.）Stapf 的干燥全草。榜嘎因基原和炮制工艺的不同，其双酯型生物碱含量差异较大，在制定限度时，参照《中国药典》（2020 年版）乌头类药材炮制品“制川乌、制草乌、附片”双酯型生物碱的限度规定（分别为：0.040%、0.040%、0.020%），以 0.040% 为参考限度，根据处方中榜嘎的用量折算，规定“本品每 1 g 含榜嘎以乌头碱（$C_{34}H_{47}NO_{11}$）、次乌头碱（$C_{33}H_{45}NO_{10}$）和新乌头碱（$C_{33}H_{45}NO_{11}$）的总量计，不得过 0.026 mg”。

【功能与主治】 见《临床札记·庄严》。

起草单位：甘孜藏族自治州食品药品检验所

复核单位：资阳市食品药品检验检测中心

十五味黑药散 བཅོ་ལྔ་དག་སྐྱོར།

Shiwuwei Heiyao San 久昂扎觉

【处方】寒水石 451 g　大青盐 225 g　烈香杜鹃 79 g
长花铁线莲 79 g　榜嘎 45 g　土木香 22 g
荜茇 11 g　胡椒（黑胡椒）11 g　肉豆蔻 11 g
硇砂 11 g　光明盐 11 g　紫硇砂 11 g
干姜 11 g　芫荽 11 g　火硝 11 g

【制法】以上十五味，除榜嘎外，其余寒水石等十四味共粉碎成细粉，过筛；将榜嘎研细，与上述粉末配研，过筛，混匀，即得。

【性状】本品为灰黑色至黑色的粉末；气微香，味咸。

【鉴别】（1）取本品，置显微镜下观察：淀粉粒多为单粒，类圆形，直径 10~25 μm，脐点点状，裂缝状或星状；复粒由 2~8 分粒组成，脐点明显（肉豆蔻）。不规则块片呈斜方形板片状或槽状，层纹明显（寒水石）。腺鳞可见，微黄色，直径 245~250 μm，周边细胞辐射状排列，中央细胞 8~16 个（烈香杜鹃）。

（2）取本品 5 g，加乙醚 30 ml，超声处理 20 分钟，弃去乙醚液，残渣挥去乙醚，加乙酸乙酯 50 ml，加热回流 30 分钟，滤过，滤液蒸干，残渣加乙醇 0.5 ml 使溶解，作为供试品溶液。另取荜茇对照药材和胡椒（黑胡椒）对照药材各 0.2 g，除溶剂用量为 10 ml 外，同法制成对照药材溶液。照薄层色谱法（通则 0502）试验，吸取供试品溶液 5~10 μl、对照药材溶液各 1~2 μl，分别点于同一硅胶 G 薄层板上，以环已烷 - 丙酮（10∶3）为展开剂，展开，取出，晾干，喷以 10% 硫酸乙醇溶液，在 105℃加热至斑点显色清晰，置紫外光灯（365 nm）下检视。供试品色谱中，在与对照药材色谱相应的位置上，显相同颜色的荧光斑点。

【检查】**双酯型生物碱限量**　取本品约 6 g，精密称定，置具塞锥形瓶中，加氨试液适量使润透，加二氯甲烷 100 ml，摇匀，超声处理（功率 300 W，频率 40 kHz）30 分钟，滤过，滤液于 50℃以下挥至约 20 ml，用 2% 盐酸溶液振摇提取 2 次，每次 20 ml，合并水溶液，用氨试液调节 pH 值至 8~9，用二氯甲烷振摇提取 3 次，每次 20 ml，合并二氯甲烷液，用无水硫酸钠脱水，低温挥干，残渣用 10% 甲醇（用磷酸调节 pH 值至 2）使溶解，转移至 5 ml 量瓶中，加上述 10% 甲醇至刻度，摇匀，滤过，取续滤液作为供试品溶液。取乌头双酯型生物碱对照提取物（已标示新乌头碱、次乌头碱和乌头碱的含量）约 10 mg，精密称定，置 25 ml 量瓶中，加上述 10% 甲醇使溶解并稀释至刻度，摇匀，精密量取 1 ml，置 25 ml 量瓶中，加上述 10% 甲醇稀释至刻度，摇匀，作为对照品溶液。照高效液相色谱法（通则 0512）试验，以十八烷基硅烷键合硅胶为填充剂；以乙腈为流动相 A，以 0.2% 冰醋酸（用三乙胺调节 pH 值至 6.2）为流动相 B，按下表中的规定进行梯度洗脱，检测波长 235 nm，理论板数按新乌头碱峰计算应不低于 2 000。分别精密吸取供试品溶液与对照品溶液各 20 μl，注入液相色谱仪，测定，计算。本品每 1 g 含榜嘎以乌头碱（$C_{34}H_{47}NO_{11}$）、次乌头碱（$C_{33}H_{45}NO_{10}$）和新乌头碱（$C_{33}H_{45}NO_{11}$）的总量计，不得过 0.018 mg。

时间（分钟）	流动相 A（%）	流动相 B（%）
0~44	21 → 31	79 → 69
44~65	31 → 35	69 → 65
65~70	35	65

其他 应符合散剂项下有关的各项规定（通则 0115）。

【**浸出物**】照醇溶性浸出物测定法（通则 2201）项下的热浸法测定，用 70% 乙醇作溶剂，不得少于 18.0%。

【**功能与主治**】དགས་སྨན་བཅོ་ལྔའི་སྦྱོར་བ་འདིའི། །ཕན་ཡོན་བསམ་གྱིས་མི་ཁྱབ་སྟེ། །ཁྱད་པར་ཕོ་གཅོང་ནད་ལ་ཤེས། །བད་ཀན་སྨུག་པོ་ཁྲག་སྐྱུག་དང་། །རྒྱུ་ནད་རྟག་ཏུ་འཁྲུ་བ་དང་། །གྲིགས་པ་མང་ཞིང་ཟས་མི་འཇུ། །ཕོ་བ་སྟོང་འཁྲོག་བྱེད་པ་དང་། །ཕོ་ལོག་ཕོ་བ་སྐྱ་བྱི་དང་། །ཕོ་སྲུལ་ལྷགས་ཀྱི་དྲེག་ཆགས་དང་། །ཕོ་བ་གླང་ཐབས་མཆིན་ནད་དང་། །མཆིན་པ་རྒྱས་དང་འཕྱང་བ་དང་། །མཆིན་ཚ་ བླུགས་དང་སྐྲིག་པ་བཅས། །རྒྱུ་གཟེར་གྲོལ་མ་དུག་ཐབས་རིགས། །འདྲིལ་བཅས་གྲུ་གུ་བསྒོང་བ་སོགས། །མདོར་ན་ཕོ་ལོང་རྒྱུ་གཅོང་ལ། །སྨན་མཆོག་འདི་ལས་ལྷག་པ་མེད། །རྗོ་བ་སྐྱུ་གྲིས་གཅོད་དང་མཚུངས། །སྨན་ནག་ཐུགས་ཀྱི་དཀྱིལ་དུ་ཆོངས། །

健胃消食，散寒破瘀。用于慢性肠胃炎，胃出血，胃溃疡，胃冷痛，消化不良，食欲不振，呕吐泄泻，腹部有痞块及嗳气频作。

【**用法与用量**】温开水送服。一次 0.5~3 g，一日 1~2 次；或遵医嘱。

【**贮藏**】密闭，防潮。

十五味黑药散质量标准起草说明

【**制剂名称**】制剂中文名为十五味黑药散，拼音名为 Shiwuwei Heiyao San，藏文名为"བཅོ་ལྔ་དྲག་སྦྱོར།"，藏文音译名按《临床札记·所需宝典》翻译为"久昂扎觉"。

【**处方来源**】《临床札记·所需宝典》《ཟིན་ཏིག་བདུད་རྩིའི་ཐིགས་པའི་ཉེར་མཁོའི་སྣད་པོད་དགོས་དགུའི་བང་མཛོད་བི་ཌཱུརྱའི་ལྡེ་མིག》

བཅོ་ལྔ་དྲག་པོའི་སྦྱོར་བ་ནི། །ཅོང་ཞི་བསྲེད་མེད་ཕྱུལ་དོ་དང་། །ལན་ཚྭ་བསྲེད་མེད་ཕྱུལ་གང་གཉིས། །སླ་ངའི་ནང་དུ་ལེགས་པར་བརྫས། །ཆོས་ཚད་འབྲུ་གསུམ་ནས་དང་སྦྱར། །ཆང་རྐན་ཞིང་ཁུའི་ཁ་སྦྱ་འདེབས། །རླངས་པ་མི་འཚོར་བཀབ་པར་བྱ། །སུར་དཀར་གཞོན་ནུ་ཆག་པ་དོ། །ཐག་སྐྱེས་དབྱི་མོང་སྲར་བ་དོ། ། དེ་གཉིས་དུ་བ་མ་ཤོར་བསྲེགས། །འདི་བཞི་རྩ་བའི་སྨན་ནག་ཡིན། །པི་ལིང་（སྨན་ནག་ཁམ་བདེ་གང་ཙམ་ལ་）ཕོ་རིལ་བདུན་ནས་དགུ། །རྡོ་ཏི་ཕ་ལ་བཞི་གཤགས་གཅིག །རྒྱ་ཚྭ་རྒྱམ་ཚྭ་སྲན་མ་ཙམ། །ཁ་རུ་ཚྭ་ནི་ནས་འབྲུ་ཙམ། །བཙའ་སྣ་སྐྱེས་པའི་སེན་མོ་ཙམ། །ཨུ་སུ་ཐུན་ཚད་ཁྱད་པར་མེད། །མ་ནུ་ལུག་གི་རིལ་མ་ཙམ། །ཟེ་ཚྭ་ཐུར་མགོ་སུམ་ཅ་གཅིག །

【鉴别】（1）显微鉴别　本品粉末淀粉粒、不规则块片、腺鳞显微特征明显，易于查看。

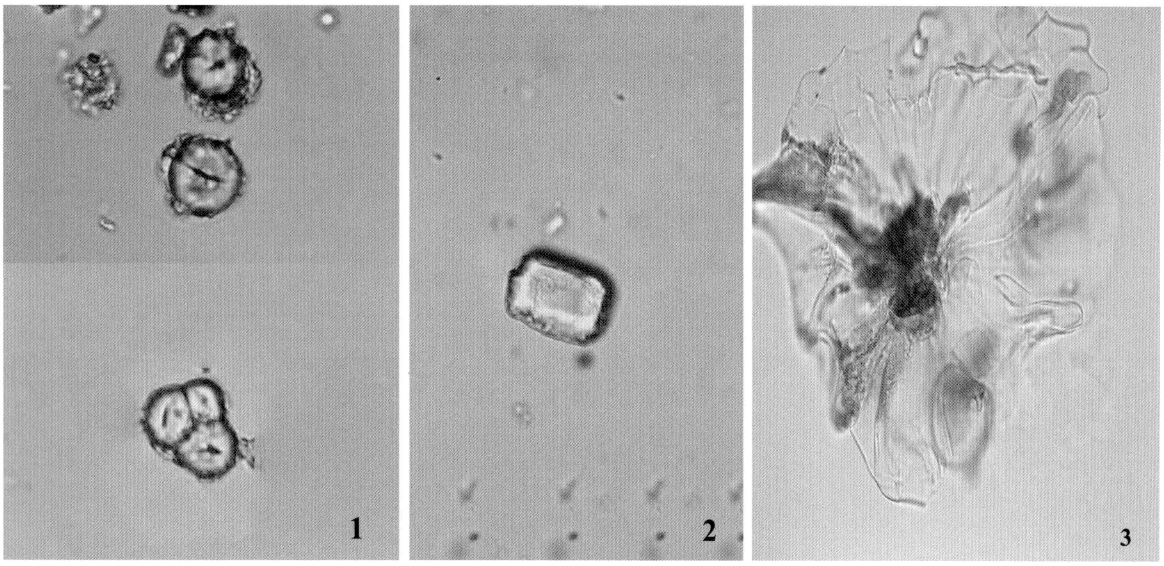

十五味黑药散粉末显微特征

1—淀粉粒（肉豆蔻）　2—不规则块片（寒水石）　3—腺鳞（烈香杜鹃）

（2）薄层鉴别　建立了以萆茇对照药材和胡椒（黑胡椒）对照药材为对照的薄层鉴别方法。

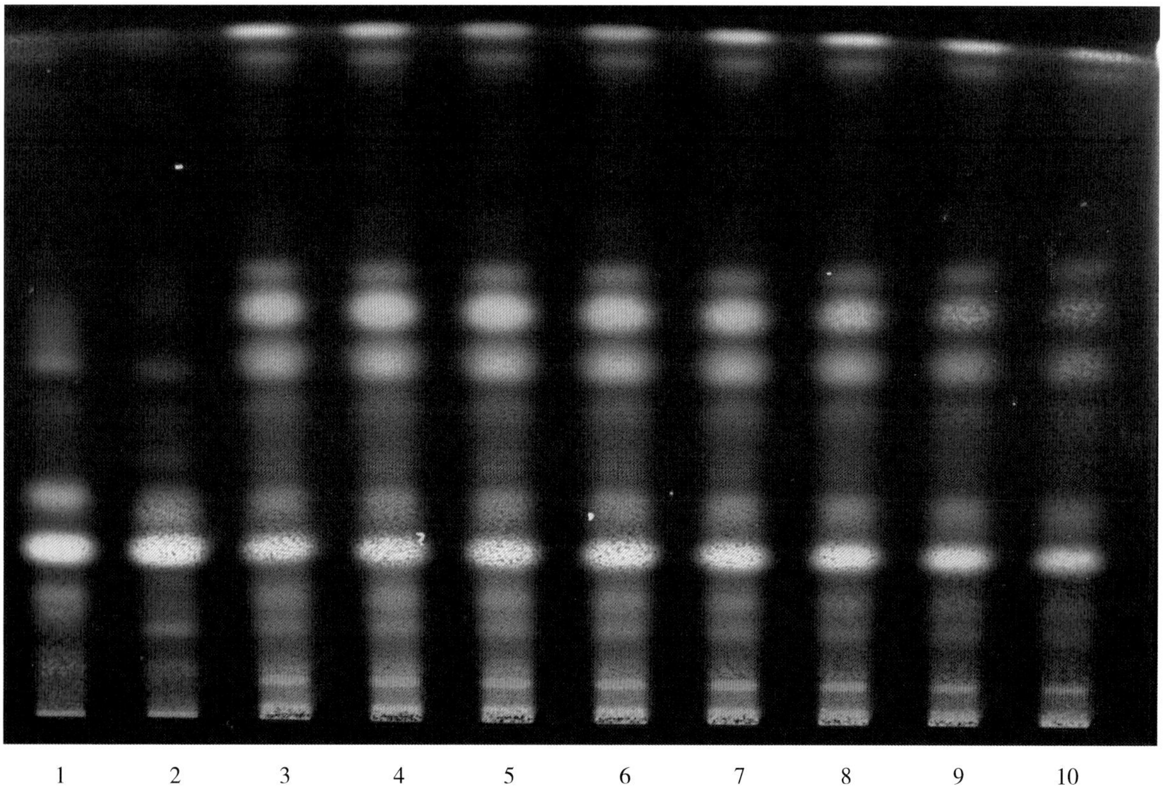

十五味黑药散薄层色谱图

1—萆茇对照药材　2—胡椒（黑胡椒）对照药材　3~10—十五味黑药散样品

【检查】**双酯型生物碱限量** 采用HPLC法，以乌头双酯型生物碱对照提取物（已标示新乌头碱、次乌头碱和乌头碱的含量）为对照，测定制剂中乌头双酯型生物碱的含量。藏药榜嘎为毛茛科植物唐古特乌头 *Aconitum tanguticum*（Maxim.）Stapf、船盔乌头 *A. naviculare*（Bruhl.）Stapf 的干燥全草。榜嘎因基原和炮制工艺的不同，其双酯型生物碱含量差异较大，在制定限度时，参照《中国药典》（2020年版）乌头类药材炮制品“制川乌、制草乌、附片”双酯型生物碱的限度规定（分别为：0.040%、0.040%、0.020%），以0.040%为参考限度，根据处方中榜嘎的用量折算，规定“本品每1 g含榜嘎以乌头碱（$C_{34}H_{47}NO_{11}$）、次乌头碱（$C_{33}H_{45}NO_{10}$）和新乌头碱（$C_{33}H_{45}NO_{11}$）的总量计，不得过0.018 mg”。

【功能与主治】见《临床札记·所需宝典》。

起草单位：甘孜藏族自治州食品药品检验所
复核单位：眉山市食品药品检验检测中心

十五味檀香丸 ཙན་དན་བཅོ་ལྔ།

Shiwuwei Tanxiang Wan 赞旦党昂

【处方】紫檀香 154 g　红花 96 g　川木香 58 g
达布 76 g　诃子 58 g　肉果草 58 g
高山辣根菜 58 g　葡萄 58 g　甘草 58 g
天竺黄 58 g　琥珀 38 g　余甘子 58 g
藏紫草 76 g　兔耳草 58 g　檀香 38 g

【制法】以上十五味，粉碎成细粉，过筛，用水泛丸，干燥，即得。

【性状】本品为棕色至棕褐色的水丸；气香，味微苦。

【鉴别】（1）取本品，置显微镜下观察：花粉粒类圆形、椭圆形或橄榄形，直径约至 60 μm，具 3 个萌发孔，外壁有齿状突起（红花）。木纤维成束，棕红色或黄棕色，壁稍厚，纹孔较密；有的木纤维束周围细胞含草酸钙方晶，形成晶纤维，含晶细胞的壁不均匀木化，增厚（紫檀香）。盾状毛由 100 多个单细胞毛毗连而成，末端分离，单个细胞长 80~220 μm，直径约 5 μm，毛脱落后的疤痕由 7~8 个圆形细胞聚集而成，细胞壁稍厚（达布）。石细胞类方形、类多角形或呈纤维状，直径 14~40 μm，长至 130 μm，壁厚，孔沟细密（诃子）。

（2）取本品 5 g，研细，加甲醇 50 ml，超声处理 20 分钟，滤过，滤液蒸干，残渣加甲醇 1 ml 使溶解，作为供试品溶液。另取没食子酸对照品，加甲醇制成每 1 ml 含 1 mg 的溶液，作为对照品溶液。照薄层色谱法（通则 0502）试验，吸取上述两种溶液各 3~5 μl，分别点于同一硅胶 G 薄层板上，以三氯甲烷 - 乙酸乙酯 - 甲醇 - 甲酸（9：9：3：0.2）为展开剂，展开，取出，晾干，喷以 2% 三氯化铁乙醇溶液。供试品色谱中，在与对照品色谱相应的位置上，显相同颜色的斑点。

（3）取本品 6 g，加石油醚（60~90℃）50 ml，超声处理 30 分钟，滤过，滤液蒸干，残渣加甲醇 1 ml 使溶解，作为供试品溶液。另取去氢木香内酯对照品，加甲醇制成每 1 ml 含 0.5 mg 的溶液，作为对照品溶液。照薄层色谱法（通则 0502）试验，吸取上述两种溶液各 3~5 μl，分别点于同一硅胶 G 薄层板上，以石油醚（60~90℃）- 乙酸乙酯（9：1）为展开剂，展开，取出，晾干，喷以 1% 香草醛硫酸溶液，在 105℃加热至斑点显色清晰。供试品色谱中，在与对照品色谱相应的位置上，显相同颜色的斑点。

【检查】除溶散时限外，其他应符合丸剂项下有关的各项规定（通则 0108）。

【浸出物】照醇溶性浸出物测定法（通则 2201）项下的热浸法测定，用 70% 乙醇作溶剂，不得少于 24.0%。

【功能与主治】 གློ་ཚད་གསར་རྙིང་གློ་རྣག་ཁྲག་རྒྱས་དང་། །གློ་འཁྲུགས་ལུ་བ་ལངས་དང་སྐྲངས་འོར་ལ། །འདི་ཉིད་ཟབ་ཅིང་ཁ་བསྒྱུར་གང་དགོས་སྦྱར། །
消炎祛痰，润肺止咳。用于急慢性肺炎，肺脓疡，咳嗽，咯痰等。

【用法与用量】 温开水送服或嚼服。一次 0.5~3 g，一日 1~2 次；或遵医嘱。

【规格】（1）每 4 丸重 1 g；（2）每丸重 0.5 g；（3）每丸重 1~1.5 g

【贮藏】 密封。

十五味檀香丸质量标准起草说明

【制剂名称】 制剂中文名为十五味檀香丸，拼音名为 Shiwuwei Tanxiang Wan，藏文名为“ཙན་དན་བཅོ་ལྔ།”，藏文音译名按《临床札记・精粹》翻译为“赞旦觉昂”。

【处方来源】《临床札记・精粹》《ཟིན་ཏིག་གཅེས་པར་བཏུས་པའི་ཁ་སྐོང་ཡང་ཏིག་སྨན་གྱི་སྦྱོར་སྡེ་འཆི་མེད་བདུད་རྩིའི་བཅུད་ལེན།》

ཙན་དན་བཅོ་ལྔ་ནི། གཙོ་བོ་ཙན་དན་དམར་པོ་སུམ་ཆ་ལ། །གུར་གུམ་དེ་མཉམ་ཙ་ཏྲ་སྟར་བུ་གཉིས། །སུམ་གཉིས་ཨ་རུ་སྲོ་ལོ་པ་ཡག་རྩ། །རྒྱུན་འབྲུམ་ཤིང་མངར་སྤོས་དཀར་སྐྱུ་རུ་ར། །ཅུ་གང་ཧོང་ལེན་འབྲི་མོག་ཙན་དན་དཀར། །སྦྱར་བས་གློ་ཚད་གློ་བ་ཁྲག་རྒྱས་སེལ། །དེ་སྟེང་ཤུག་ཆོས་ག་དུར་དང་། །རྩི་དམར་དོམ་མཁྲིས་སྦྱར་བ་ཡིས། །འཁྲུགས་ཚད་གློ་ལ་བྱེར་བ་དང་། །གློ་ནད་ཁྲག་འཁྲུགས་སྐྱུག་པོ་དང་། །གློ་བ་གོང་རལ་རིགས་རྣམས་ལ། །བདུད་རྩི་ཉིད་དང་གཉིས་སུ་མེད། །

【鉴别】（1）显微鉴别　本品粉末花粉粒、木纤维、盾状毛等显微特征明显，易于查看。

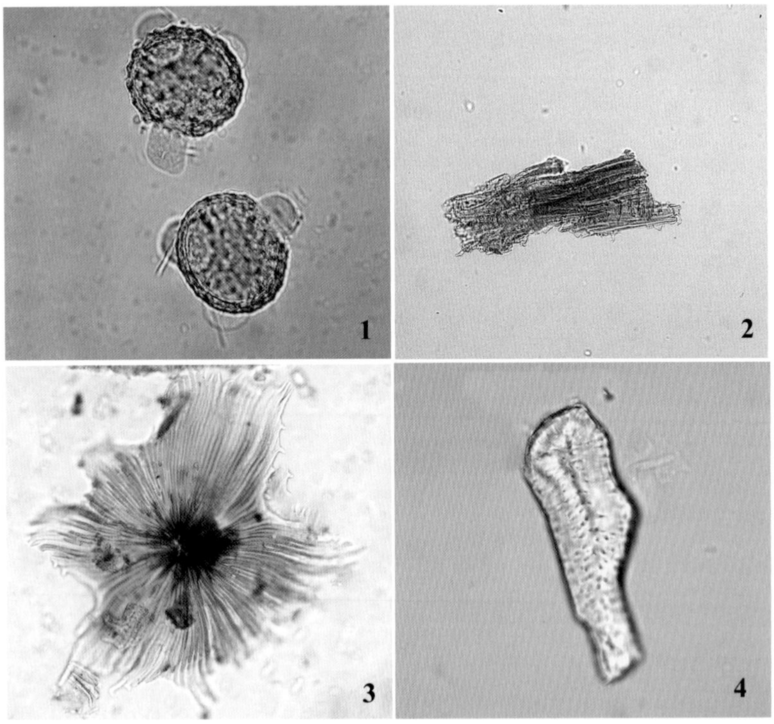

十五味檀香丸粉末显微特征

1—花粉粒（红花）2—木纤维（紫檀香）3—盾状毛（达布）4—石细胞（诃子）

（2）薄层鉴别　分别建立了以没食子酸对照品、去氢木香内酯对照品为对照的薄层鉴别方法。

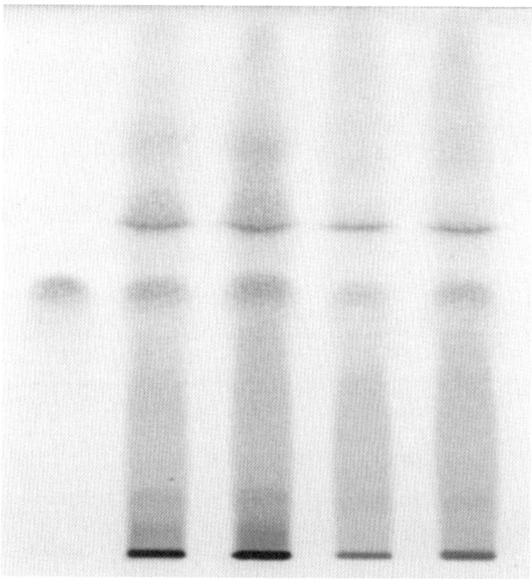

1　2　3　4　5

十五味檀香丸薄层色谱图（一）

1—没食子酸对照品　2~5—十五味檀香丸样品

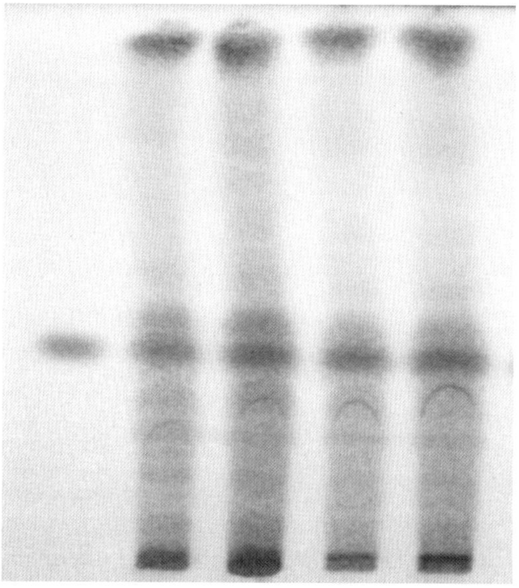

1　2　3　4　5

十五味檀香丸薄层色谱图（二）

1—去氢木香内酯对照品　2~5—十五味檀香丸样品

【功能与主治】见《临床札记·精粹》。

起草单位：凉山州食品药品检验所

复核单位：成都市药品检验研究院

十味石榴散 སེ་འབྲུ་བཅུ་པ།

Shiwei Shiliu San 赛朱久巴

【处方】石榴子 195 g　干姜 95 g　荜茇 95 g
胡椒（黑胡椒）95 g　苏麦 95 g　黑种草子 95 g
长花铁线莲 95 g　小米辣 95 g　小茴香 95 g
紫硇砂 45 g

【制法】以上十味，粉碎成细粉，过筛，混匀，即得。

【性状】本品为黄棕色或黑色的粉末；气香，味咸、微辛。

【鉴别】（1）取本品，置显微镜下观察：石细胞类圆形、长卵形或多角形，直径 25~61 μm，长至 170 μm，壁较厚，层纹明显（荜茇）。油细胞类圆形，内含淡黄色油滴或暗红棕色物质（干姜）。具缘纹孔导管及梯纹导管易见（长花铁线莲）。内果皮石细胞表面观类多角形，直径 20~30 μm（黑胡椒）。

（2）取本品 5 g，加无水乙醇 50 ml，加热回流 1 小时，滤过，滤液蒸干，残渣加水 20 ml 使溶解，滤过，滤液用石油醚（60~90℃）振摇提取 2 次，每次 20 ml，弃去石油醚液，水液再用乙酸乙酯振摇提取 2 次，每次 20 ml，合并乙酸乙酯液，蒸干，残渣加甲醇 1 ml 使溶解，作为供试品溶液。另取没食子酸对照品，加甲醇制成每 1 ml 含 1 mg 的溶液，作为对照品溶液。照薄层色谱法（通则 0502）试验，吸取上述两种溶液各 2~5 μl，分别点于同一聚酰胺薄膜上，以乙酸乙酯 - 丁酮 - 甲酸 - 水（10∶1∶1∶1）为展开剂，展开，取出，晾干，喷以三氯化铁试液。供试品色谱中，在与对照品色谱相应的位置上，显相同颜色的斑点。

【检查】应符合散剂项下有关的各项规定（通则 0115）。

【浸出物】照醇溶性浸出物测定法（通则 2201）项下的热浸法测定，用 70% 乙醇作溶剂，不得少于 27.0%。

【功能与主治】སེ་འབྲུ་བཅུ་པས་མེ་དྲོད་བསྐྱེད་པ་དང་། །ཁ་ཟས་མི་འཇུ་གྲང་སྐྲན་འཛོམས་པར་བྱེད། །
健胃消食，消肿止痛。用于胃火衰弱引起的消化不良、胃寒、痞瘤、腹痛等。

【用法与用量】温开水送服。一次 0.5~3 g，一日 1~2 次；或遵医嘱。

【贮藏】密闭，防潮。

十味石榴散质量标准起草说明

【制剂名称】制剂中文名为十味石榴散，拼音名为 Shiwei Shiliu San，藏文名为“སེ་འབྲུ་བཅུ་པ།”，藏文音译名按《仲智秘籍》翻译为“赛朱久巴”。

【处方来源】《仲智秘籍》《འབྲོང་རྩེའི་བེ་བུམ།》

སེ་འབྲུ་བཅུ་པ་ནི། སེ་འབྲུ་ཚ་བ་གསུམ་པོ་གཞིར་བཞག་སྟེ། །ཟི་ར་ནག་པོ་དབྱི་མོངས་[མོང་]ཙི་ཏྲ་ཀ །ལ་ལ་ཕུད་དང་སུག་སྨེལ་ཁ་རུ་ཚ། །སྦྱོར་བས་པའི་སེ་འབྲུ་བཅུ་པས་མེ་དྲོད་བསྐྱེད། །ཁ་ཟས་མི་འཇུ་གྲང་སྐྱན་འཇོམས་པར་བྱེད། །

【鉴别】（1）显微鉴别　本品粉末石细胞、油细胞、导管等显微特征明显，易于查看。

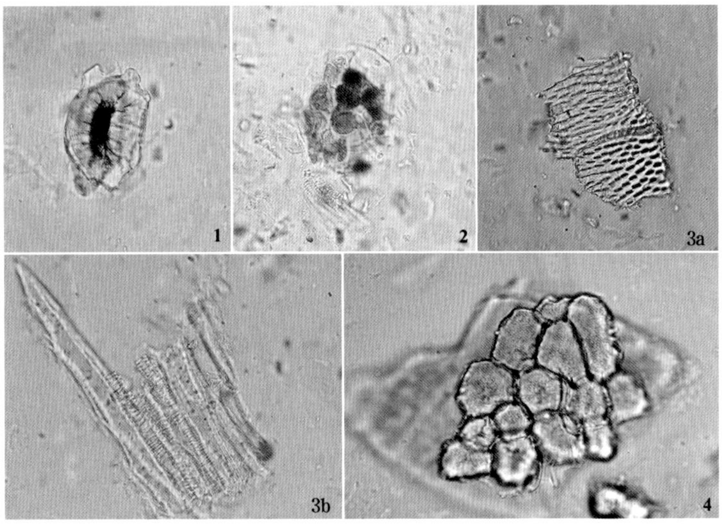

十味石榴散显微特征

1—石细胞（荜茇）　2—油细胞（干姜）　3a，3b—导管（长花铁线莲）　4—内果皮石细胞（黑胡椒）

（2）薄层鉴别　建立了以没食子酸对照品为对照的薄层鉴别方法。

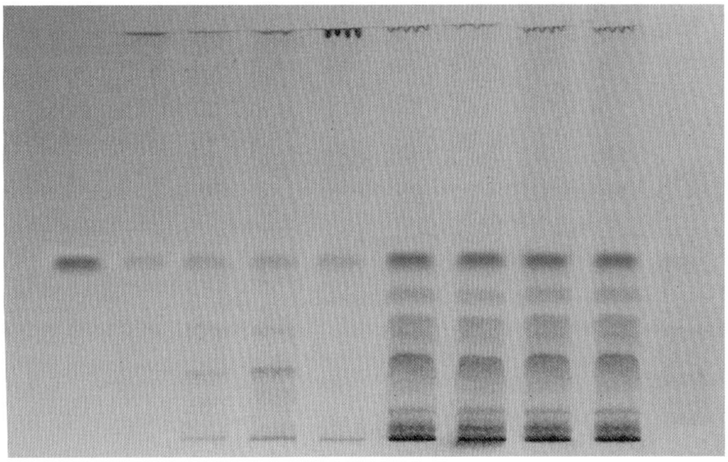

1　2　3　4　5　6　7　8　9

十味石榴散薄层色谱图

1—没食子酸对照品　2~9—十味石榴散样品

【功能与主治】见《仲智秘籍》。

起草单位：阿坝藏族羌族自治州食品药品检验研究中心

复核单位：宜宾市食品药品检验检测中心

七味达布丸 སྟར་བུ་བདུན་པ།

Qiwei Dabu Wan 达布顿巴

【处方】沙棘膏 250 g　川木香 125 g　余甘子 125 g
毛诃子 125 g　诃子 125 g　玄明粉 125 g
芒硝 125 g

【制法】以上七味，粉碎成细粉，过筛，混匀，用水泛丸，干燥，即得。

【性状】本品为黄棕色至黑棕色的水丸。气微，味微苦。

【鉴别】（1）取本品，置显微镜下观察：石细胞类方形、类多角形或呈纤维状，直径 14~40 μm，长至 130 μm，壁厚，孔沟细密；木化厚壁细胞淡黄色或无色，呈长方形、多角形或不规则形，有的一端膨大成靴状（诃子）。纤维微黄色或近无色，呈长梭形，末端细尖或平截，木化，孔沟明显（川木香）。外果皮表皮细胞呈不规则多角形或类方形，壁厚（余甘子）。

（2）取本品 3 g，研细，加甲醇 40 ml，超声处理 30 分钟，滤过，滤液蒸干，残渣加甲醇 1 ml 使溶解，作为供试品溶液。另取没食子酸对照品，加甲醇制成每 1 ml 含 1 mg 的溶液，作为对照品溶液。照薄层色谱法（通则 0502）试验，吸取上述两种溶液各 2~5 μl，分别点于同一硅胶 G 薄层板上，以三氯甲烷 - 乙酸乙酯 - 甲醇 - 甲酸（9：9：3：0.2）为展开剂，展开，取出，晾干，喷以 2% 三氯化铁乙醇溶液。供试品色谱中，在与对照品色谱相应的位置上，显相同颜色的斑点。

（3）取本品 5 g，研细，加石油醚（60~90℃）50 ml，超声处理 30 分钟，滤过，滤液浓缩至 1 ml，作为供试品溶液。另取去氢木香内酯对照品， 加甲醇制成每 1 ml 含 0.5 mg 的溶液，作为对照品溶液，照薄层色谱法（通则 0502）试验，吸取上述两种溶液各 2~5 μl，分别点于同一硅胶 G 薄层板上，以石油醚（60~90℃）- 乙酸乙酯（9：1）为展开剂，展开，取出，晾干，喷以 1% 香草醛硫酸溶液，在 105℃加热至斑点显色清晰。供试品色谱中，在与对照品色谱相应的位置上，显相同颜色的斑点。

【检查】除溶散时限外，应符合丸剂项下有关的各项规定（通则 0108）。

【浸出物】照醇溶性浸出物测定法（通则 2201）项下的热浸法测定，用 70% 乙醇作溶剂，不得少于 37.0%。

【功能与主治】མོ་ནད་ཁྲག་ཚབས་སེལ་བར་བྱེད། །

活血化瘀，调和气血。用于热性妇科病，妇科肿瘤等。

【用法与用量】温开水送服或嚼服。一次 0.5~3 g，一日 1~2 次；或遵医嘱。

【规格】（1）每 4 丸重 1 g；（2）每丸重 0.5 g；（3）每丸重 1~1.5 g

【贮藏】密封。

七味达布丸质量标准起草说明

【制剂名称】制剂中文名为七味达布丸，拼音名为 Qiwei Dabu Wan，藏文名为“སྟར་བུ་བདུན་པ།”。藏文音译名按《临床札记·精粹》翻译为“达布顿巴”。

【处方来源】《临床札记·精粹》《ཟིན་ཏིག་གཅེས་པར་བཏུས་པའི་ཁ་སྐོང་ཡང་ཏིག་སྨན་གྱི་སྦྱོར་སྡེ་འཆི་མེད་བདུད་རྩིའི་བཅུད་ལེན།》སྟར་བུ་བདུན་པ་ནི། སྟར་བུ་ཨ་རུ་མཛེ་རྩ་དང་། །ཡ་བཀྲ་ར་འབྲས་བུ་གསུམ། །སྨོ་ནད་ཁྲག་ཚབས་སེལ་བར་བྱེད། །

【鉴别】（1）**显微鉴别** 本品粉末石细胞、木化厚壁细胞、纤维等显微特征明显，易于查看。

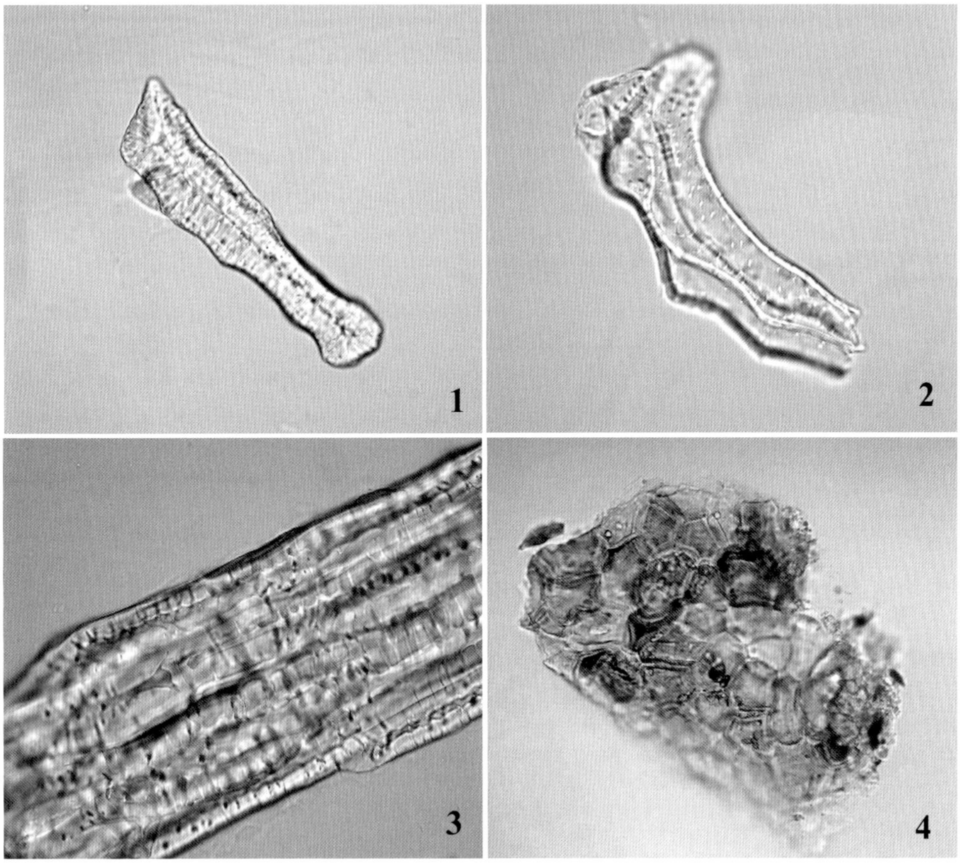

七味达布丸粉末显微特征

1—石细胞（诃子） 2—木化厚壁细胞（诃子） 3—纤维（川木香） 4—外果皮表皮细胞（余甘子）

（2）**薄层鉴别** 分别建立了以没食子酸对照品、去氢木香内酯对照品为对照的薄层鉴别方法。

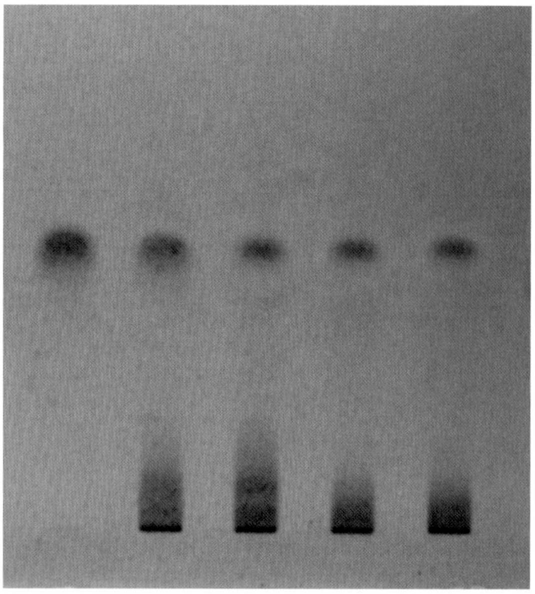

1　2　3　4　5

七味达布丸薄层色谱图（一）

1—没食子酸对照品　2~5—七味达布丸样品

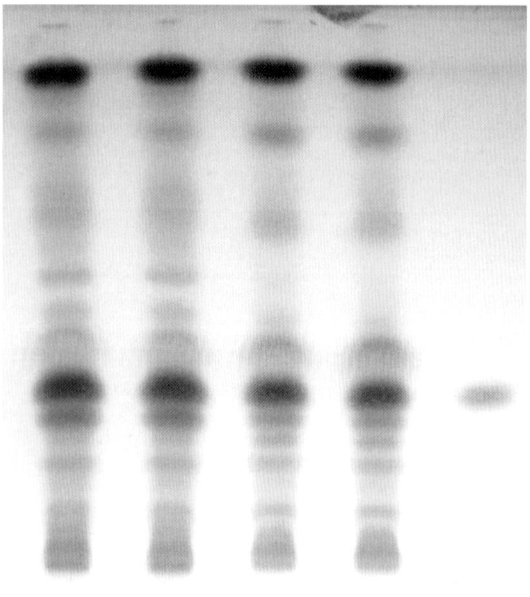

1　2　3　4　5

七味达布丸薄层色谱图（二）

1~4—七味达布丸样品　5—去氢木香内酯对照品

【功能与主治】见《临床札记·精粹》。

起草单位：凉山州食品药品检验所

复核单位：成都市药品检验研究院

七味色波丸 སེར་པོ་བདུན་སྦྱོར།

Qiwei Sebo Wan 色波顿觉

【处方】甘草 214 g　　姜黄 143 g　　胡椒（黑胡椒）143 g
余甘子 143 g　　琥珀 143 g　　荜茇 107 g
苏麦 107 g

【制法】以上七味，粉碎成细粉，过筛，混匀，用水泛丸，干燥，即得。

【性状】本品为棕黄色至棕色的水丸；气香，味淡。

【鉴别】（1）取本品，置显微镜下观察：纤维成束，直径 8~14 μm，壁厚，微木化，周围薄壁细胞含草酸钙方晶，形成晶纤维（甘草）。内种皮厚壁细胞黄棕色、红棕色或深棕色，表面观多角形，壁厚，胞腔内含硅质块（苏麦）。内果皮石细胞表面观类多角形，直径 20~30 μm，侧面观方形，壁一面薄（黑胡椒）。

（2）取本品 4 g，研细，加甲醇 30 ml，超声处理 30 分钟，滤过，滤液蒸干，残渣加甲醇 1 ml 使溶解，作为供试品溶液。另取余甘子对照药材 0.5 g，同法制成对照药材溶液。照薄层色谱法（通则 0502）试验，吸取上述两种溶液 5~10 μl，分别点于同一硅胶 G 薄层板上，以三氯甲烷 - 甲酸乙酯 - 甲酸（5：5：1）为展开剂，展开，取出，晾干，喷以三氯化铁试液。供试品色谱中，在与对照药材色谱相应的位置上，显相同颜色的斑点。

【检查】除溶散时限外，其他应符合丸剂项下有关的各项规定（通则 0108）。

【浸出物】照醇溶性浸出物测定法（通则 2201）项下的热浸法测定，用 70% 乙醇作溶剂，不得少于 23.0%。

【功能与主治】ཚ་གྲང་རྟས་བསྐྱུར་ཕུལ་བ་ཡིས། །ཕོ་མཚན་ན་ཞིང་ས་བོན་འཛག །རྒྱུ་བཏང་དཀའ་ཞིང་ཟུག་གཟེར་ཆེ། །མཁལ་སྙིང་གྲང་བསིལ་དབྱི་རྐེད་ཟུག །མཁལ་ནད་ཚར་བབས་རྣག་ཁྲག་འབྱུང་། །སྦྱོར་བ་འདི་ཉིད་ལྷག་པར་བསྔགས། །གཅིན་སྣི་ཟ་ཕུའི་ནད་རིགས་འཇོམས། །
清热止痛，消肿固精。用于肾病引起的腰酸背痛、尿路感染、遗精、睾丸炎症等。

【用法与用量】温开水送服或嚼服。一次 0.5~3 g，一日 1~2 次；或遵医嘱。

【规格】（1）每 4 丸重 1 g；（2）每丸重 0.5 g；（3）每丸重 1~1.5 g

【贮藏】密封。

七味色波丸质量标准起草说明

【制剂名称】制剂中文名为七味色波丸，拼音名为 Qiwei Sebo Wan，藏文名为“སེར་པོ་བདུན་སྦྱོར།”，藏文音译名按《藏医秘诀甘露海》翻译为“色波顿觉”。

【处方来源】《藏医秘诀甘露海》《མན་ངག་བདུད་རྩིའི་རོལ་མཚོ།》

སེར་པོ་བདུན་གྱི་སྦྱོར་བ་ནི། །ཤིང་མངར་ཡུང་བ་ཕོ་བ་རིས། །སྐྱུ་རུ་སྤོས་དཀར་པི་པི་ལིང་། །སུག་སྨེལ་རྣམས་ནི་སྦྱར་བའི་ཕྱེ། །ཚ་གྲང་རྟས་བསྒྱུར་ཕུལ་བ་ཡིས། །ཕོ་མཚན་ན་ཞིང་ས་བོན་འཛག །ཆུ་བཏད་དཀའ་ཞིང་ཟུག་གཟེར་ཆེ། །མཁལ་སྐྲང་གྲང་བསིལ་དབྱི་རྐེད་ཟུག །མཁལ་ནད་རྩར་བབས་རྣག་ཁྲག་འབྱུང་། །སྦྱོར་བ་འདི་ནི་ལྷག་པར་བསྔགས། །གཅིན་སྙི་ཟ་ཕུའི་ནད་རིགས་འཇོམས། །

【鉴别】（1）显微鉴别　本品粉末晶纤维、内种皮细胞、内果皮石细胞显微特征明显，易于查看。

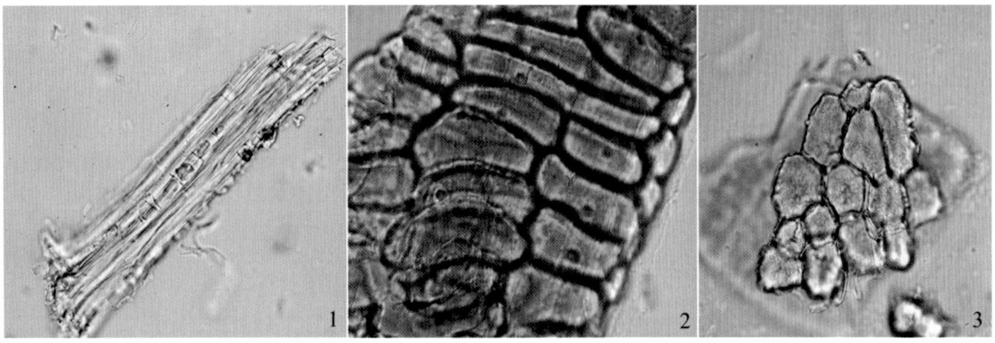

七味色波丸粉末显微特征

1—晶纤维（甘草）　2—内种皮细胞（苏麦）　3—内果皮石细胞（黑胡椒）

（2）薄层鉴别　建立了以余甘子对照药材为对照的薄层鉴别方法。

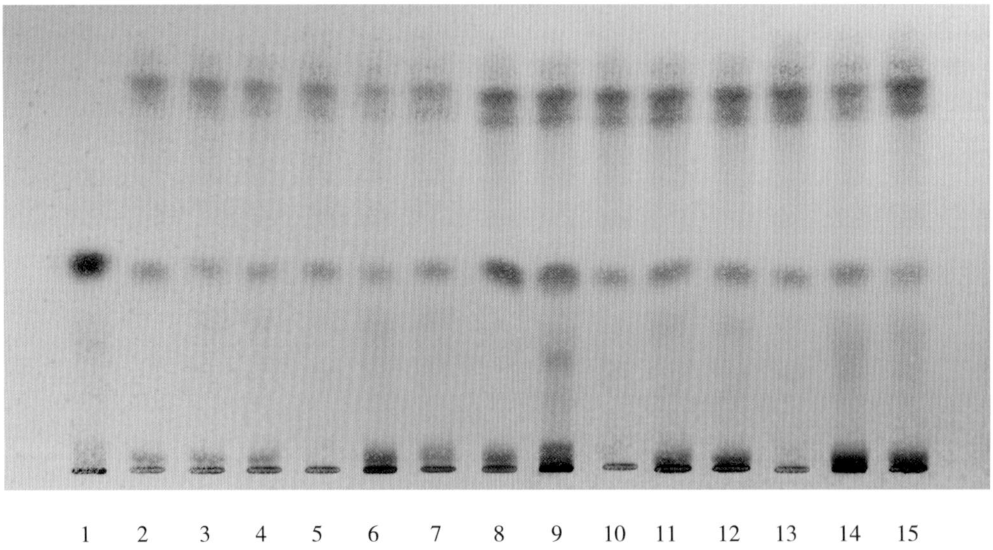

七味色波丸薄层色谱图

1—余甘子对照药材　2~15—七味色波丸样品

【功能与主治】见《藏医秘诀甘露海》。

起草单位：阿坝藏族羌族自治州食品药品检验研究中心

复核单位：宜宾市食品药品检验检测中心

七味念波丸 གཉེན་པོ་བདུན་སྦྱོར།

Qiwei Nianbo Wan 念波顿觉

【处方】石榴子 250 g 木瓜 125 g 达布 125 g
芫荽 125 g 土木香 125 g 绿绒蒿 125 g
荜茇 125 g

【制法】以上七味，粉碎成细粉，过筛，混匀，用水泛丸，干燥，即得。

【性状】本品为黄棕色至棕褐色的水丸；气微香，味微苦。

【鉴别】（1）取本品，置显微镜下观察：盾状毛由 100 多个单细胞毛毗连而成，末端分离，单个细胞长 80~220 μm，直径约 5 μm，毛脱落后的疤痕由 7~8 个圆形细胞聚集而成，细胞壁稍厚（达布）。非腺毛单列或多列，部分边缘可见刺状突起，无色或黄色（绿绒蒿）。石细胞类圆形、长卵形或多角形，直径 25~61 μm，长至 170 μm，壁较厚，有的层纹明显（荜茇）。

（2）取本品 5 g，研细，加乙酸乙酯 50 ml，加热回流 30 分钟，滤过，滤液蒸干，残渣加乙醇 2 ml 使溶解，作为供试品溶液。另取胡椒碱对照品，加乙醇制成 1 ml 含 1 mg 的溶液作为对照品溶液。照薄层色谱法（通则 0502）试验，吸取上述两种溶液 2~5 μl，分别点于同一硅胶 G 薄层板上，以环己烷 - 丙酮（10∶3）为展开剂，展开，取出，晾干，喷以 10% 硫酸乙醇溶液，在 105℃加热至斑点清晰，置紫外光灯（365 nm）下检视。供试品色谱中，在与对照品色谱相应的位置上，显相同颜色的荧光斑点。

【检查】除溶散时限外，其他应符合丸剂项下有关的各项规定（通则 0108）。

【浸出物】照醇溶性浸出物测定法（通则 2201）项下的热浸法测定，用 70% 乙醇作溶剂，不得少于 30.0%。

【功能与主治】 སྐྱུག་པོ་མ་ལུས་འཇོམས་པའི་སྤྱི་སྨན་ཡིན། །ཁྱད་པར་སྐྱུག་པོ་ཚ་བ་རྒྱས་ལ་བརྟགས། །

除湿止痛。用于“木布”病引起的反酸、嗳气、胃痛等。

【用法与用量】温开水送服或嚼服。一次 0.5~3 g，一日 1~2 次；或遵医嘱。

【规格】（1）每 4 丸重 1 g；（2）每丸重 0.5 g；（3）每丸重 1~1.5 g

【贮藏】密封。

七味念波丸质量标准起草说明

【制剂名称】制剂中文名为七味念波丸，拼音名为 Qiwei Nianbo Wan，藏文名为“གཉེན་པོ་བདུན་སྦྱོར།”，藏文音译名按《临床札记 · 庄严》翻译为“念波顿觉”。

【处方来源】《临床札记·庄严》《ཟིན་ཏིག་མཛེས་རྒྱན་བདུད་རྩི་སྨན་མཛོད།》

སྨུག་པོའི་གཉེན་པོ་བདུན་སྦྱོར་ནི། །སེ་འབྲུ་བསེ་ཡབ་སྟར་བུ་ཨུ་སུ་དང་། །མ་ནུ་ཨུཏྤལ་པི་པི་ལིང་དང་བདུན། །སྨུག་པོ་མ་ལུས་འཇོམས་པའི་སྤྱི་སྨན་ཡིན། །ཁྱད་པར་སྨུག་པོ་ཚ་བ་རྒྱས་ལ་བརྟགས། ། ཞེས་སོ། །

【鉴别】（1）显微鉴别 本品粉末盾状毛、非腺毛、石细胞显微特征明显，易于查看。

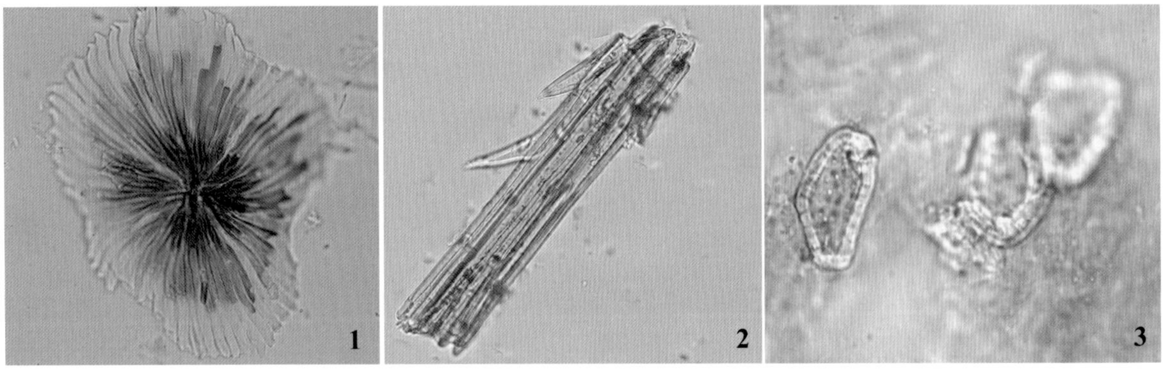

七味念波丸粉末显微特征

1—盾状毛（达布） 2—非腺毛（绿绒蒿） 3—石细胞（荜茇）

（2）薄层鉴别 建立了以胡椒碱对照品为对照的薄层鉴别方法。

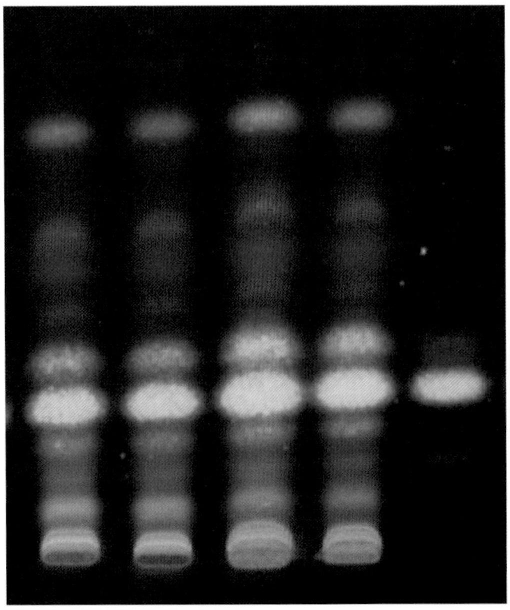

1 2 3 4 5

七味念波丸薄层色谱图

1~4—七味念波丸样品 5—胡椒碱对照品

【功能与主治】见《临床札记·庄严》。

起草单位：凉山州食品药品检验所

复核单位：成都市药品检验研究院

八味如意丸 བསམ་འཕེལ་བརྒྱད་པ།

Bawei Ruyi Wan 桑培杰巴

【处方】珍珠母 223 g　草果 111 g　甘草 111 g
丁香 111 g　肉豆蔻 111 g　天竺黄 111 g
红花 111 g　苏麦 111 g

【制法】以上八味，粉碎成细粉，过筛，混匀，用水泛丸，干燥，即得。

【性状】本品为黄棕色至棕色的水丸；气微香，味微涩。

【鉴别】（1）取本品，置显微镜下观察：花粉粒类圆形、椭圆形或橄榄形，直径约至 60 μm，具 3 个萌发孔，外壁有齿状突起（红花）。淀粉粒多为单粒，类圆形，直径 10~25 μm，脐点点状、裂缝状或星状；复粒由 2~8 分粒组成，脐点明显（肉豆蔻）。种皮表皮细胞棕色，长方形，壁较厚（草果）。不规则碎块，表面多不平整，呈明显的颗粒性，有的呈层状结构，边缘多数为不规则锯齿状；棱柱形碎块少见，断面观呈棱柱状，断面大多平截，有明显的横向条纹，少数条纹不明显（珍珠母）。

（2）取本品 2 g，研细，加丙酮 20 ml，超声处理 20 分钟，滤过，药渣再加丙酮 20 ml，同上述操作，弃去滤液，药渣加 80% 丙酮溶液 20 ml，超声处理 30 分钟，滤过，滤液蒸干，残渣加 80% 丙酮溶液 1 ml 使溶解，作为供试品溶液。另取红花对照药材 0.5 g，同法制成对照药材溶液。照薄层色谱法（通则 0502）试验，吸取上述两种溶液各 5~10 μl，分别点于同一硅胶 H 薄层板上，以乙酸乙酯 - 甲醇 - 甲酸 - 水（7∶0.4∶2∶3）为展开剂，展开，取出，晾干。供试品色谱中，在与对照药材色谱相应的位置上，显相同颜色的斑点。

（3）取本品 1 g，研细，加乙醚 20 ml，超声处理 30 分钟，滤过，滤液挥干，残渣加乙酸乙酯 1 ml 使溶解，作为供试品溶液。另取丁香酚对照品，加乙醚制成每 1 ml 含 15 μl 的溶液，作为对照品溶液。照薄层色谱法（通则 0502）试验，吸取上述两种溶液各 5 μl，分别点于同一硅胶 G 薄层板上，以石油醚（60~90℃）- 乙酸乙酯（9∶1）为展开剂，展开，取出，晾干，喷以 5% 香草醛硫酸溶液，在 105℃加热至斑点显色清晰。供试品色谱中，在与对照品色谱相应的位置上，显相同颜色的斑点。

【检查】除溶散时限外，其他应符合丸剂项下的有关各项规定（通则 0108）。

【浸出物】照醇溶性浸出物测定法（通则 2201）项下的热浸法测定，用 70% 乙醇作溶剂，不得少于 9.0%。

【功能与主治】ཕན་ནུས་དང་ནད་ལ་བསྟུད་ཚུལ།

醒脑开窍，舒筋通络。用于“白脉”病引起的四肢麻木、偏瘫、口眼歪斜、肢体强直、关节不利。

【用法与用量】温开水送服或嚼服。一次 0.5~3 g，一日 1~2 次；或遵医嘱。

【规格】（1）每 4 丸重 1 g；（2）每丸重 0.5 g；（3）每丸重 1~1.5 g

【贮藏】密封。

八味如意丸质量标准起草说明

【制剂名称】制剂中文名为八味如意丸，拼音名为 Bawei Ruyi Wan，藏文名为“བསམ་འཕེལ་བརྒྱད་པ།”，藏文音译名按《方剂精选・心宝》翻译为“桑培杰巴”。

【处方来源】《方剂精选・心宝》《སྨན་སྦྱོར་གཅེས་བསྡུས་སྙིང་ནོར།》

ཙ་དཀར་བསམ་འཕེལ་སྦྱོར་བ་བརྒྱད་པ་ནི། ཉ་ཕྱིས་བཟང་དྲུག་ཤིང་མངར་བརྒྱད། །དེ་སྙིང་འབྲི་རྟ་ས་འཛིན་དང་། །སེ་འབྲུ་ཁ་འཛིན་ཚ་གྲང་དཔག །ཞིབ་བཏགས་ཕྱེ་མ་རྒྱ་བགོལ་[བསྐོལ]དབྱུལ། །ཙ་དཀར་ནད་ལ་བདུད་རྩི་འདྲ།། （བཟང་དྲུག་ནི། ཅུ་གང་། གུར་གུམ། ལི་ཤི ཛཱ་ཏི། སུག་སྨེལ། ཀ་ཀོ་ལ།）

【鉴别】（1）显微鉴别　本品粉末花粉粒、淀粉粒、种皮细胞等显微特征明显，易于查看。

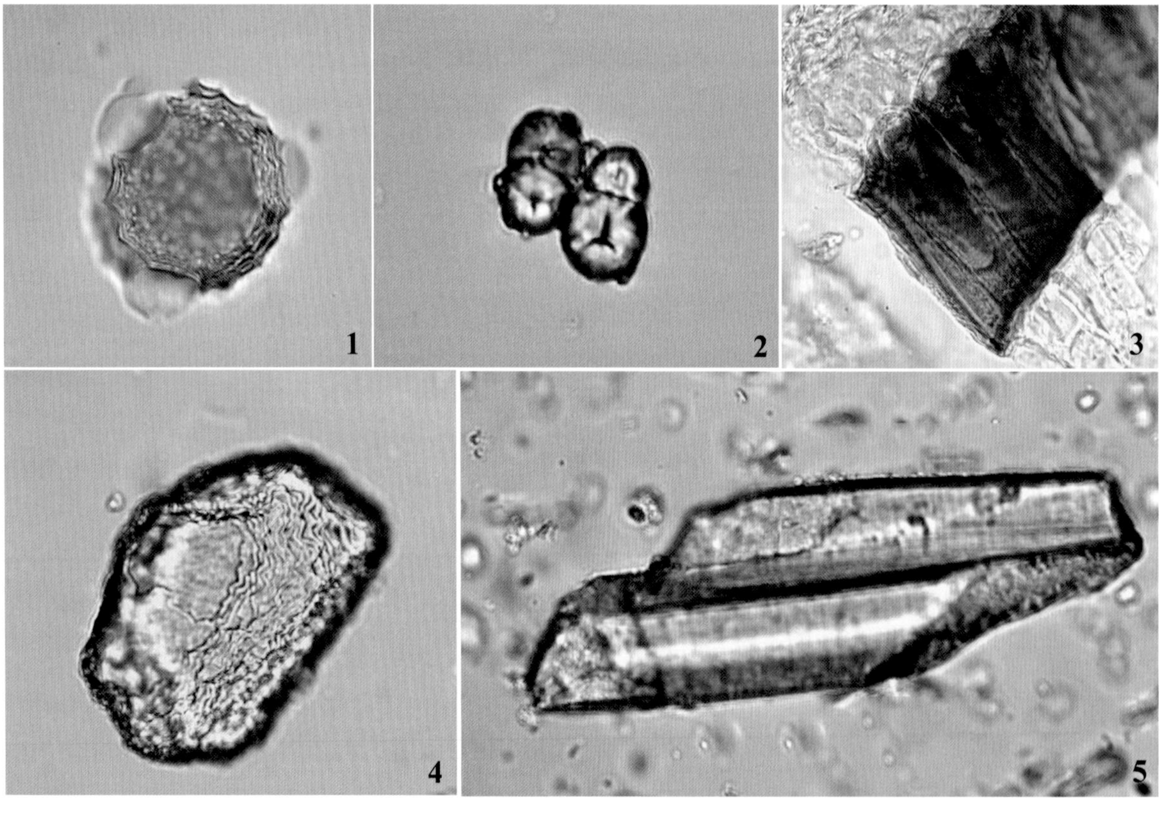

八味如意丸粉末显微特征

1—花粉粒（红花）　2—淀粉粒（肉豆蔻）　3—种皮细胞（草果）

4—不规则块（珍珠母）　5—棱柱形碎块（珍珠母）

（2）薄层鉴别　分别建立了以红花对照药材、丁香酚对照品为对照的薄层鉴别方法。

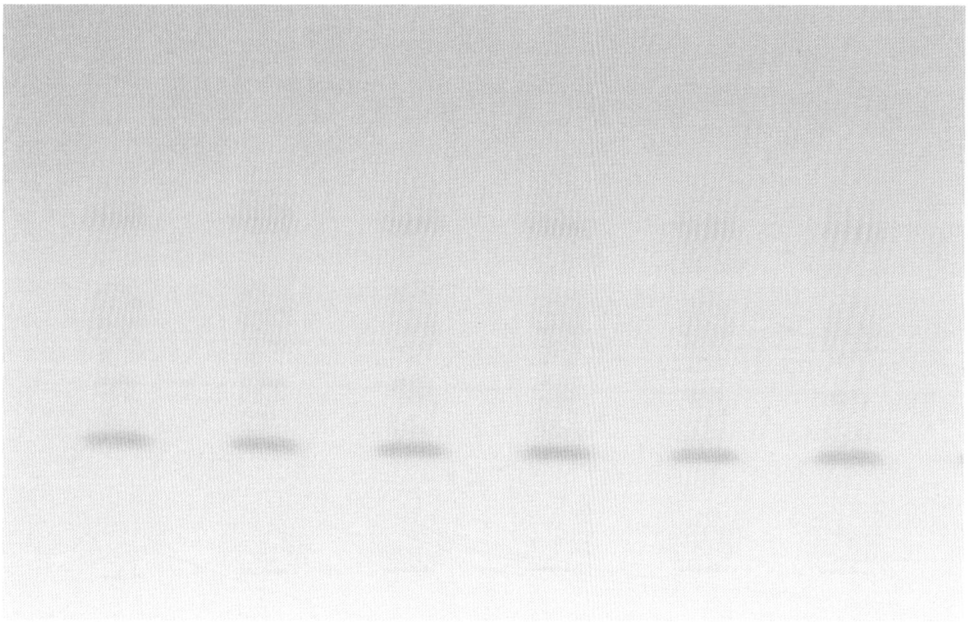

1　2　3　4　5　6

八味如意丸薄层色谱图（一）

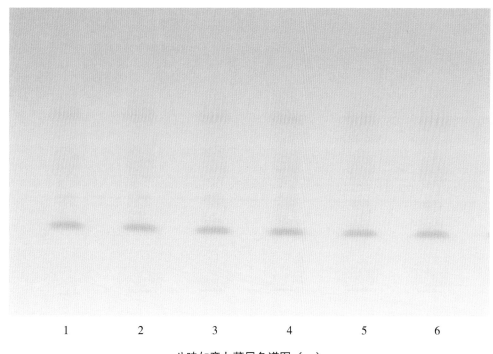

1—红花对照药材　2~6—八味如意丸样品

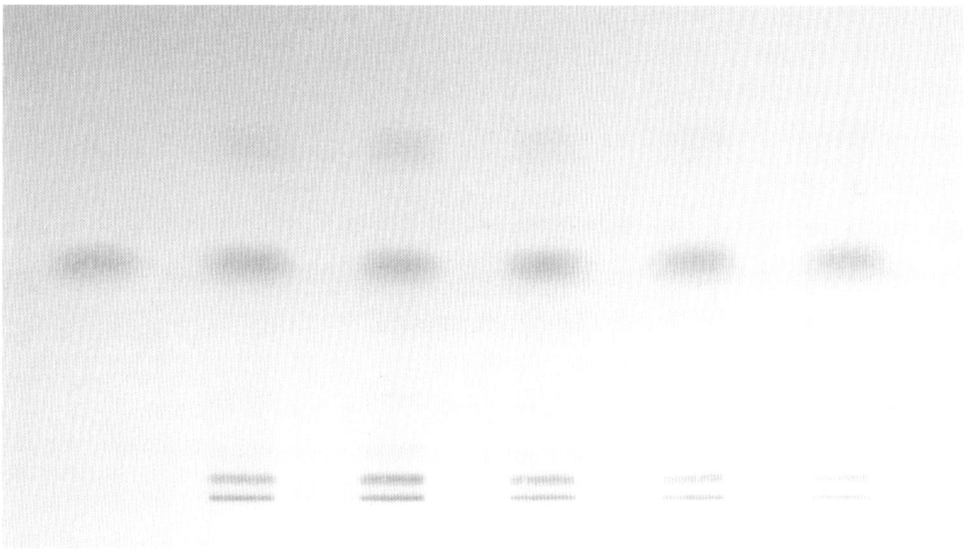

1　2　3　4　5　6

八味如意丸薄层色谱图（二）

1—丁香酚对照品　2~6—八味如意丸样品

【功能与主治】见《方剂精选·心宝》。

起草单位：甘孜藏族自治州食品药品检验所

复核单位：资阳市食品药品检验检测中心

八味利咽丸 　མགྲིན་བདེ་ཙུ་གང་བརྒྱད་པ།

Bawei Liyan Wan 　珍德居岗杰巴

【处方】天竺黄 222 g　　甘草 112 g　　榜间嘎保 111 g
丁香 111 g　　川木香 111 g　　诃子 111 g
高山辣根菜 111 g　　葡萄 111 g

【制法】以上八味，粉碎成细粉，过筛，用水泛丸，干燥，即得。

【性状】本品为黄棕色至黑棕色的水丸；气微香，味苦、微甘。

【鉴别】（1）取本品，置显微镜下观察：花粉粒极面观三角形，赤道表面观双凸镜形，具 3 副合沟（丁香）。石细胞类方形、类多角形或呈纤维状，直径 14~40 μm，长至 130 μm，壁厚，孔沟细密；木化厚壁细胞淡黄色或无色，呈长方形、多角形或不规则形，有的一端膨大成靴状（诃子）。纤维淡黄色或近无色，呈长梭形，末端细尖或平截，木化，孔沟明显（川木香）。

（2）取本品 2 g，研细，加甲醇 30 ml，超声处理 30 分钟，滤过，滤液蒸干，残渣加甲醇 1 ml 使溶解，作为供试品溶液。另取没食子酸对照品，加甲醇制成每 1 ml 含 1 mg 的溶液，作为对照品溶液。照薄层色谱法（通则 0502）试验，吸取上述两种溶液各 3~5 μl，分别点于同一硅胶 G 薄层板上，以三氯甲烷 - 乙酸乙酯 - 甲醇 - 甲酸（9∶9∶3∶0.2）为展开剂，展开，取出，晾干，喷以 2% 三氯化铁乙醇溶液。供试品色谱中，在与对照品色谱相应的位置上，显相同颜色的斑点。

（3）取本品 5 g，研细，加石油醚（60~90℃）50 ml，超声处理 30 分钟，滤过，滤液浓缩至约 1 ml，作为供试品溶液。另取去氢木香内酯对照品，加甲醇制成每 1 ml 含 0.5 mg 的溶液，作为对照品溶液。照薄层色谱法（通则 0502）试验，吸取上述两种溶液各 3~5 μl，分别点于同一硅胶 G 薄层板上，以石油醚（60~90℃）- 乙酸乙酯（9∶1）为展开剂，展开，取出，晾干，喷以 1% 香草醛硫酸溶液，在 105℃加热至斑点显色清晰。供试品色谱中，在与对照品色谱相应的位置上，显相同颜色的斑点。

【检查】除溶散时限外，其他应符合丸剂项下有关的各项规定（通则 0108）。

【浸出物】照醇溶性浸出物测定法（通则 2201 ）项下的热浸法测定，用 70% 乙醇作溶剂，不得少于 26.0%。

【功能与主治】སྟོད་འཁྲུགས་གྲི་བ་སྐད་འགག་ནད་ཀུན་སེལ། །དབྱངས་སྙན་མགྲིན་པ་བདེ་བའི་སྨན་མཆོག་སྟེ། །དབྱངས་ཅན་དབྱིད་ཀྱི་བཅུད་ལེན་ཞེས་སུ་བརྗོད། །

清热利咽，消炎止痛。用于声嘶音哑，咽喉肿痛，上呼吸道感染等。

【用法与用量】温开水送服或嚼服。一次 0.5~3 g，一日 1~2 次；或遵医嘱。

【规格】（1）每 4 丸重 1 g；（2）每丸重 0.5 g；（3）每丸重 1~1.5 g

【贮藏】密封。

八味利咽丸质量标准起草说明

【制剂名称】制剂中文名为八味利咽丸，拼音名为 Bawei Liyan Wan，藏文名为“མགྲིན་བདེ་ཅུ་གང་བརྒྱད་པ།”，藏文音译名按《居米旁医著集》翻译为“珍德居岗杰巴”。

【处方来源】《居米旁医著集》《འཇུ་མི་ཕམ་སྨན་ཡིག་གཅེས་བཏུས།》

མགྲིན་བདེ་ཅུ་གང་བརྒྱད་པ་ནི། ཅུ་གང་ཤིང་མངར་སྲུང་རྒྱན་ལི་ཤི་དང་། །ཙ་ཧ་ཤ་ཙ་སྔོ་ལོ་རྒྱུན་འབྲུམ་དང་། །ཀ་ར་སྦྱར་བའི་ཅུ་གང་བརྒྱད་པ་འདིས། །སྔོད་འབྲུགས་གྲེ་བ་སྐད་འགག་ནད་ཀུན་སེལ། །དབྱངས་སྙན་མགྲིན་པ་བདེ་བའི་སྨན་མཆོག་སྟེ། །དབྱངས་ཅན་དབྱིད་ཀྱི་བཅུད་ལེན་ཞེས་སུ་བརྗོད། །ཧྲིས་སོ། །

【鉴别】（1）显微鉴别　本品粉末花粉粒、石细胞、木化厚壁细胞等显微特征明显，易于查看。

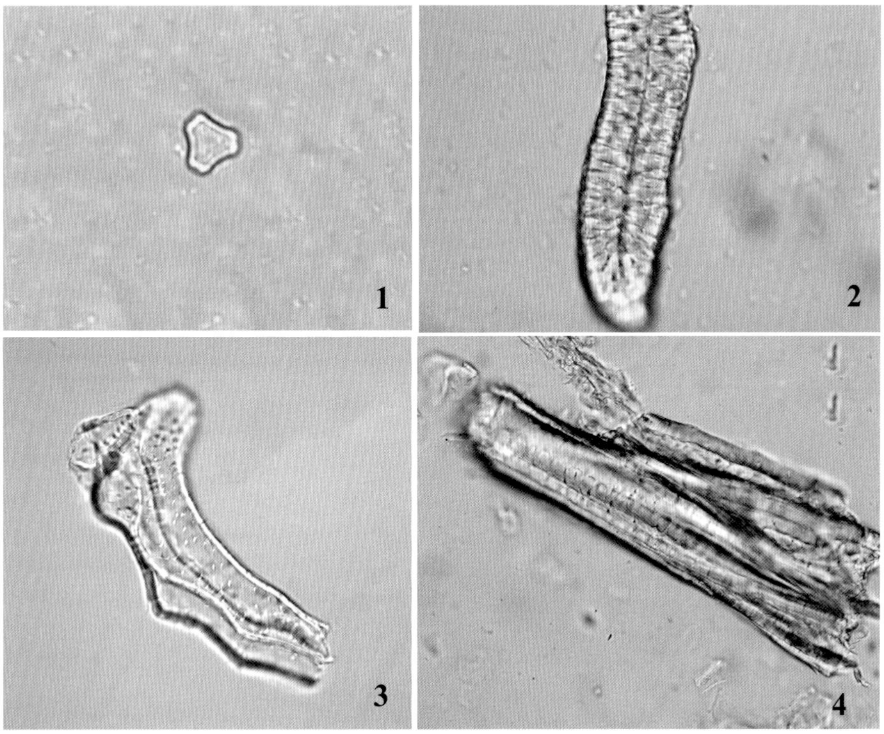

八味利咽丸粉末显微特征

1—花粉粒（丁香）　2—石细胞（诃子）　3—木化厚壁细胞（诃子）　4—纤维（川木香）

（2）薄层鉴别　建立了以没食子酸对照品、去氢木香内酯对照品为对照的薄层鉴别方法。

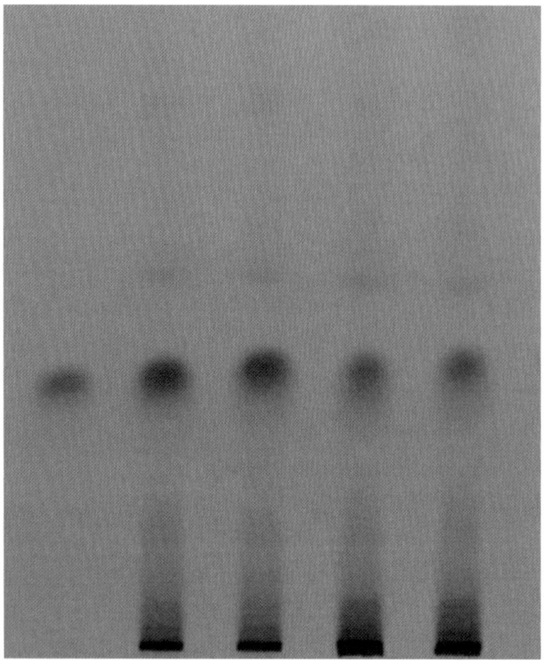

八味利咽丸薄层色谱图（一）

1—没食子酸对照品　2~5—八味利咽丸样品

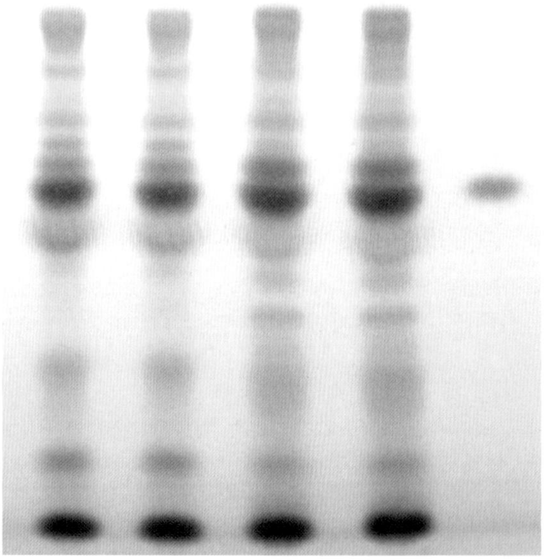

八味利咽丸薄层色谱图（二）

1—去氢木香内酯对照品　2~5—八味利咽丸样品

【功能与主治】见《居米旁医著集》。

起草单位：凉山州食品药品检验所

复核单位：成都市药品检验研究院

八味沉香安宁丸 ཨ་གར་བདེ་བྱེད་བརྒྱད་པ།
Bawei Chenxiang Anning Wan 阿嘎德西杰巴

【处方】沉香 223 g　　诃子 111 g　　毛诃子 111 g
余甘子 111 g　　肉豆蔻 111 g　　广枣 111 g
丁香 111 g　　川木香 111 g

【制法】以上八味，粉碎成细粉，过筛，混匀，用水泛丸，干燥，即得。

【性状】本品为黄棕色至棕褐色的水丸；气香，味酸、微辣，苦。

【鉴别】（1）取本品，置显微镜下观察：菊糖团块形状不规则，有时可见微细放射状纹理（川木香）。石细胞类方形、类多角形或呈纤维状，直径 14~40 μm，长至 130 μm，壁厚，孔沟细密（诃子）。花粉粒众多，极面观三角形，赤道表面观双凸镜形，具 3 副合沟（丁香）。具缘纹孔导管，圆多角形，直径 42~128 μm，有的含棕色树脂（沉香）。外胚乳细胞成片，呈多角形，内含棕红色、鲜红色或黄棕色色素（肉豆蔻）。

（2）取本品 3 g，研细，加乙醚 30 ml，超声处理 30 分钟，滤过，滤液挥干，残渣加三氯甲烷 2 ml 使溶解，作为供试品溶液。另取沉香对照药材 0.5 g，同法制成对照药材溶液。照薄层色谱法（通则 0502）试验，吸取上述两种溶液各 5 μl，分别点于同一硅胶 G 薄层板上，以三氯甲烷 - 乙醚（10∶1）为展开剂，展开，取出，晾干，置紫外光灯（365 nm）下检视。供试品色谱中，在与对照药材色谱相应的位置上，显相同颜色的荧光斑点。

【检查】除溶散时限外，应符合丸剂项下有关的各项规定（通则 0108）。

【浸出物】照醇溶性浸出物测定法（通则 2201）项下的热浸法测定，用 70% 乙醇作溶剂，不得少于 26.0%。

【功能与主治】 རླུང་ལྷ་ནད་དུ་གྱུར་ཚད་འདྲིས་སེལ་ཞིང་། །འདུ་བ་ལེགས་སྡོམས་ཉིན་ཏུ་ཡིད་བདེར་འགྱུར། །རླུང་འཁྲུགས་གསོ་དཀའ་ངོས་མ་ཟིན་ཀུན་སེལ། །

益气安神。用于“隆”病引起的心悸、心烦、失眠等。

【用法与用量】温开水送服或嚼服。一次 0.5~3 g，一日 1~2 次；或遵医嘱。

【规格】（1）每 4 丸重 1 g；（2）每丸重 0.5 g；（3）每丸重 1~1.5 g

【贮藏】密封。

八味沉香安宁丸质量标准起草说明

【制剂名称】 制剂中文名为八味沉香安宁丸，拼音名为 Bawei Chenxiang Anning Wan，藏文名为“ཨ་གར་བདེ་བྱེད་བརྒྱད་པ།”，藏文音译名按《迷旁医著》翻译为“阿嘎德西杰巴”。

【处方来源】《迷旁医著》《འཇུ་མི་ཕམ་སྨན་ཡིག་གཅེས་བཏུས།》

ཨ་གར་བདེ་བྱེད་བརྒྱད་པ་ནི། ཨ་གར་འབྲས་གསུམ་ཛ་[ཛཱ]ཏི་སྙིང་ཞོ་ཤ ། ལི་ཤི་ཙ་ན་བདེ་བྱེད་བརྒྱད་པ་ཞེས། །རྙེན་སྙིང་འབུམ་གྱིས་བསྒྲུགས་ལ་རྒྱན་དུ་བཟའ། །རླུང་ལྷ་ནད་དུ་གྱུར་ཚད་འདེགས་སེལ་ཞིང་། །འདུ་བ་ལེགས་སྐོམ་ཤིན་ཏུ་ཡིད་བདེར་འགྱུར། །རླུང་འཁྲུགས་གསོད་དཀའ་ངོས་མ་ཟིན་ཀུན་སེལ། །མི་བྱ་ཟླ་བ་གསུམ་པའི་ཆོས་བརྒྱད་མནར་བཞིན་སྨིན་བྲིས་དགེ །

【鉴别】（1）显微鉴别　本品粉末菊糖、石细胞、花粉粒等显微特征明显，易于查看。

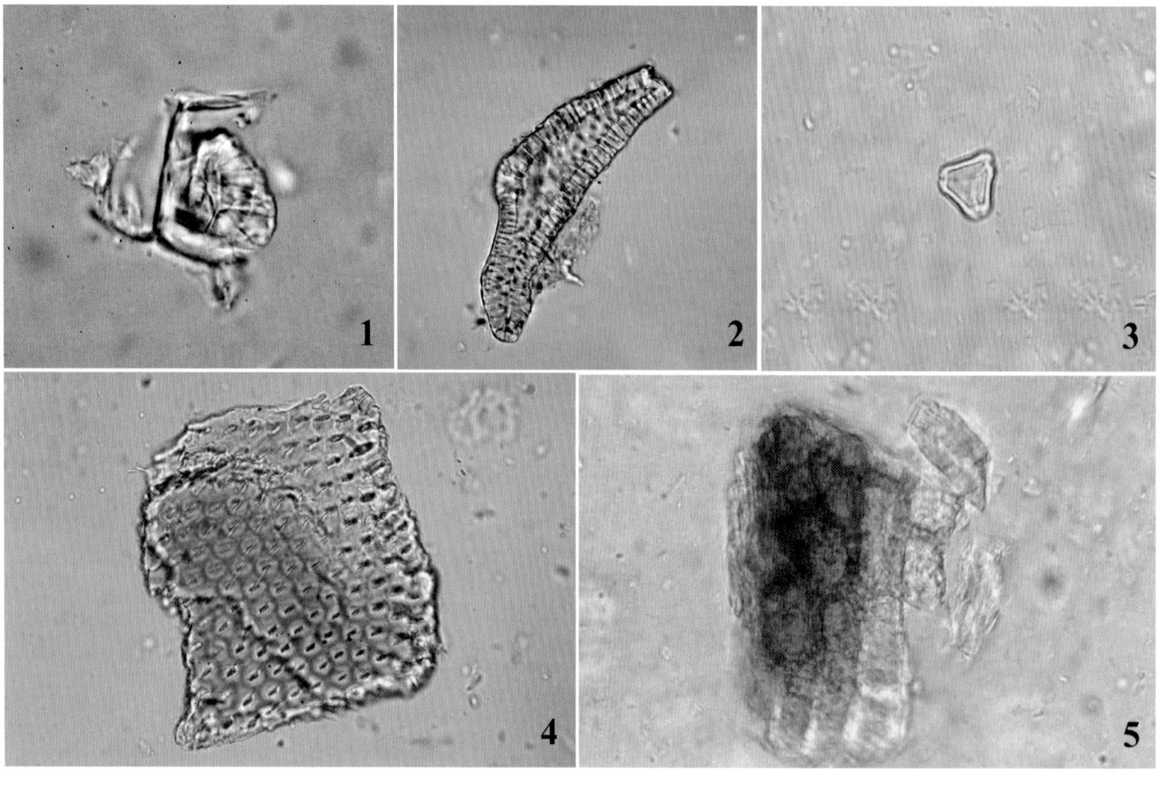

八味沉香安宁丸粉末显微特征

1—菊糖（川木香）　2—石细胞（诃子）　3—花粉粒（丁香）　4—导管（沉香）　5—外胚乳细胞（肉豆蔻）

（2）薄层鉴别　建立了以沉香对照药材为对照的薄层鉴别方法。

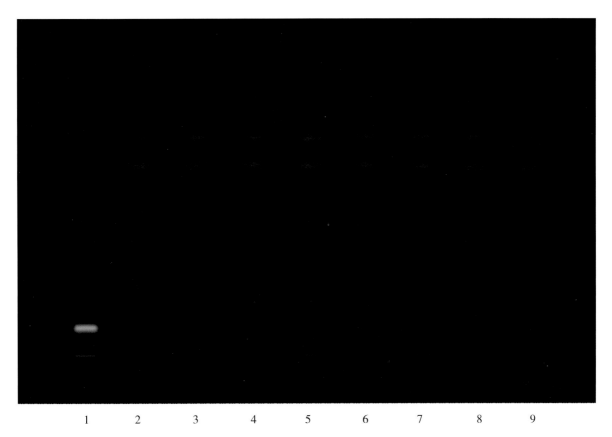

八味沉香安宁丸薄层色谱图

1—沉香对照药材　2~9—八味沉香安宁丸样品

【功能与主治】见《迷旁医著》。

起草单位：阿坝藏族羌族自治州食品药品检验研究中心

复核单位：乐山市食品药品检验检测中心

八味通便丸 འགག་སེལ་བརྒྱད་པ།

Bawei Tongbian Wan 岗塞杰巴

【处方】 诃子 154 g　大黄 154 g　碱花 154 g
寒水石 154 g　达布 154 g　紫草茸 77 g
川木香 77 g　密生波罗花 76 g

【制法】 以上八味，粉碎成细粉，过筛，混匀，用水泛丸，干燥，即得。

【性状】 本品为棕色至黑棕色水丸；气微香，味微咸。

【鉴别】（1）取本品，置显微镜下观察：盾状毛由 100 多个单细胞毛毗连而成，末端分离，单个细胞长 80~220 μm，直径约 5 μm，毛脱落后的疤痕由 7~8 个圆形细胞聚集而成，细胞壁稍厚（达布）。纤维微黄色或近无色，呈长梭形，末端细尖或平截，木化，孔沟明显（川木香）。草酸钙簇晶直径 20~160 μm，有的至 190 μm（大黄）。

（2）取本品 2 g，研细，加乙酸乙酯 20 ml，超声处理 30 分钟，滤过，滤液挥干，残渣加甲醇 1 ml 使溶解，作为供试品溶液。另取去氢木香内酯对照品，加甲醇制成每 1 ml 含 0.5 mg 的溶液，作为对照品溶液。照薄层色谱法（通则 0502）试验，吸取上述两种溶液各 5~10 μl，分别点于同一硅胶 G 薄层板上，以甲苯 - 乙酸乙酯（19∶1）为展开剂，展开，取出，晾干，喷以 5% 香草醛硫酸溶液，在 105℃加热至斑点显色清晰。供试品色谱中，在与对照品色谱相应的位置上，显相同颜色的斑点。

（3）取本品 7 g，研细，加乙酸乙酯 50 ml，超声处理 30 分钟，滤过，滤液浓缩至约 1 ml，作为供试品溶液。另取紫草茸对照药材 1 g，加乙酸乙酯 20 ml，同法制成对照药材溶液。照薄层色谱法（通则 0502）试验，吸取上述两种溶液各 5~10 μl，分别点于同一硅胶 G 薄层板上，以三氯甲烷 - 甲苯 - 丙酮 - 甲酸（5∶5∶0.8∶0.2）为展开剂，展开，取出，晾干，置紫外光灯（365 nm）下检视。供试品色谱中，在与对照药材色谱相应的位置上，显相同颜色的荧光斑点。

（4）取本品 1 g，研细，加甲醇 20 ml，超声处理 30 分钟，滤过，滤液蒸干，残渣加水 10 ml 溶解，再加盐酸 1 ml，加热回流 30 分钟，立即冷却，用乙醚分 2 次振摇提取，每次 20 ml，合并乙醚液，蒸干，残渣加乙酸乙酯 1 ml 使溶解，作为供试品溶液。另取大黄酸对照品适量，加甲醇制成每 1 ml 含 0.4 mg 的溶液，作为对照品溶液。照薄层色谱法（通则 0502）试验，吸取上述两种溶液各 5 μl，分别点于同一硅胶 G 薄层板上，以石油醚（30~60℃）- 甲酸乙酯 - 甲酸（15∶5∶1）的上层溶液为展开剂，展开，取出，晾干，置氨蒸气中熏至斑点显色清晰。供试品色谱中，在与对照品色谱相应的位置上，显相同颜色的斑点。

【检查】除溶散时限外，应符合丸剂项下有关的各项规定（通则 0108）。

【浸出物】照醇溶性浸出物测定法（通则 2201）项下的热浸法测定，用 70% 乙醇作溶剂，不得少于 31.0%。

【功能与主治】 དྲི་མ་འགག་དང་ཐུར་སེལ་གྱེན་དུ་ལོག །བུ་དང་ཤ་མ་འཇོག་པ་ལ་སོགས་པའི། །སྨད་འགག་ཚ་གྲང་མེད་སེལ་ལུས་བདེ་སྐྱེར། །

润肠通便，催产。用于便秘，难产，胎盘不下。

【用法与用量】温开水送服或嚼服。一次 0.5~3 g，一日 1~2 次；或遵医嘱。

【规格】（1）每 4 丸重 1 g；（2）每丸重 0.5 g；（3）每丸重 1~1.5 g

【贮藏】密封。

八味通便丸质量标准起草说明

【制剂名称】制剂中文名为八味通便丸，拼音名为 Bawei Tongbian Wan，藏文名为“འགག་སེལ་བརྒྱད་པ།”，藏文音译名按《米旁文集》德格版翻译为“岗塞杰巴”。

【处方来源】《米旁文集》德格版《འཇུ་མི་ཕམ་སྨན་ཡིག་གཅེས་བཏུས།》

འགག་སེལ་བརྒྱད་པ་ནི། ཨ་རུ་ལྕུམ་རྩ་བུལ་ཏོག་ཙོང་ཞི་སྐག །རུ་རྟ་ཤུག་ཚོས་སྟར་བུ་འགག་སེལ་བརྒྱད། །དྲི་མ་འགག་དང་ཐུར་སེལ་གྱེན་དུ་ལོག །བུ་དང་ཤ་མ་འཇོག་པ་ལ་སོགས་པའི། །སྨད་འགག་ཚ་གྲང་མེད་སེལ་ལུས་བདེ་སྐྱེར། །

【鉴别】（1）显微鉴别　本品粉末盾状毛、纤维、草酸钙簇晶显微特征明显，易于查看。

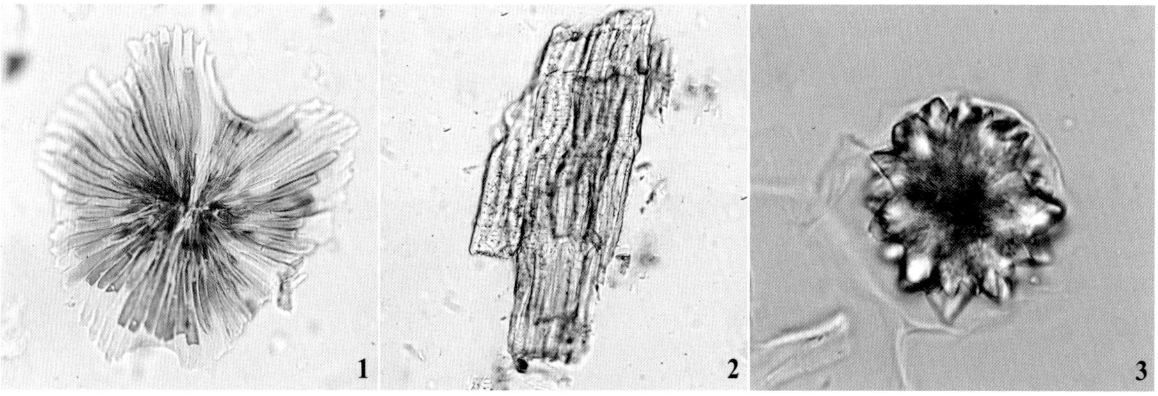

八味通便丸粉末显微特征

1—盾状毛（达布）　2—纤维（川木香）　3—草酸钙簇晶（大黄）

（2）薄层鉴别　分别建立了以去氢木香内酯对照品、紫草茸对照药材及大黄酸对照品为对照的薄层鉴别方法。

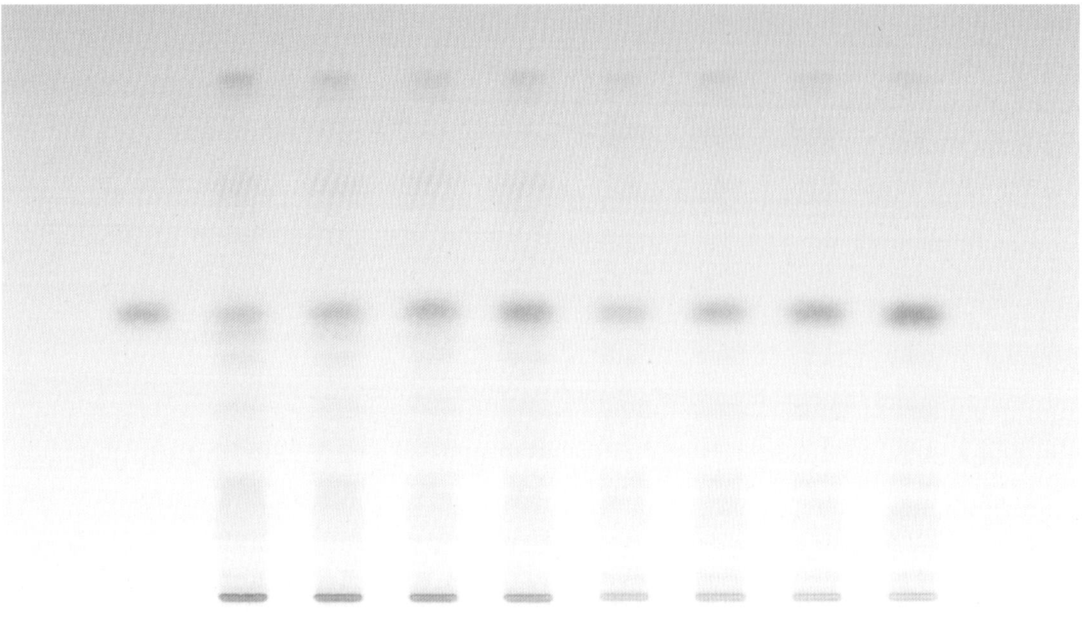

1　2　3　4　5　6　7　8　9

八味通便丸薄层色谱图（一）

1—去氢木香内酯对照品　2~9—八味通便丸样品

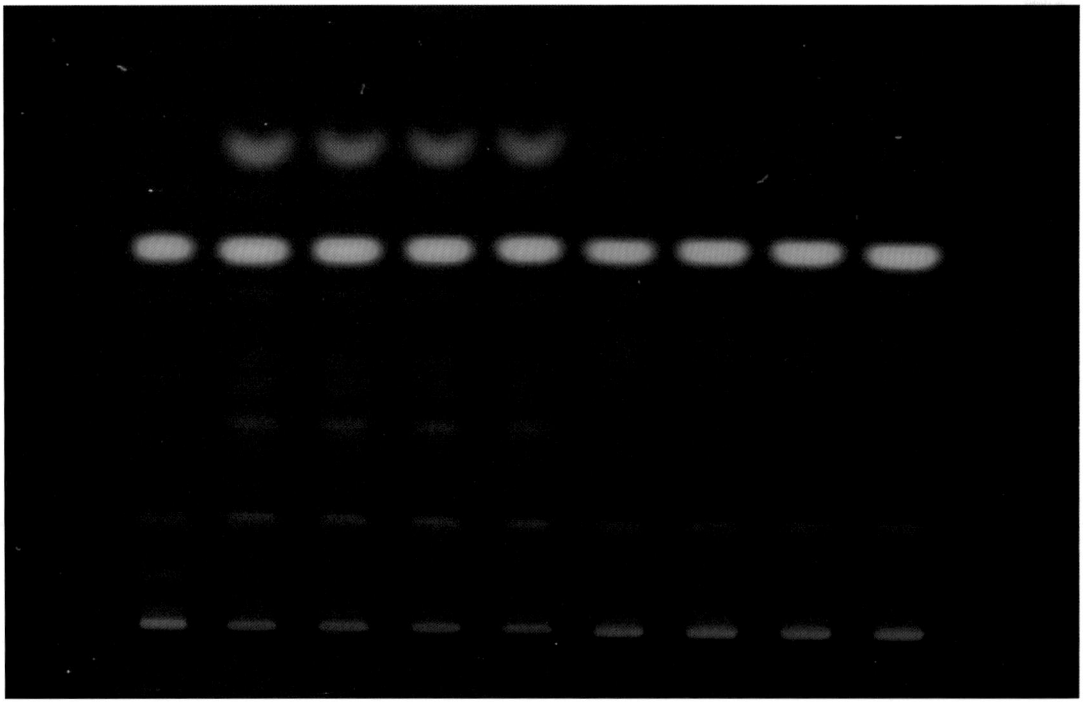

1　2　3　4　5　6　7　8　9

八味通便丸薄层色谱图（二）

1—紫草茸对照药材　2~9—八味通便丸样品

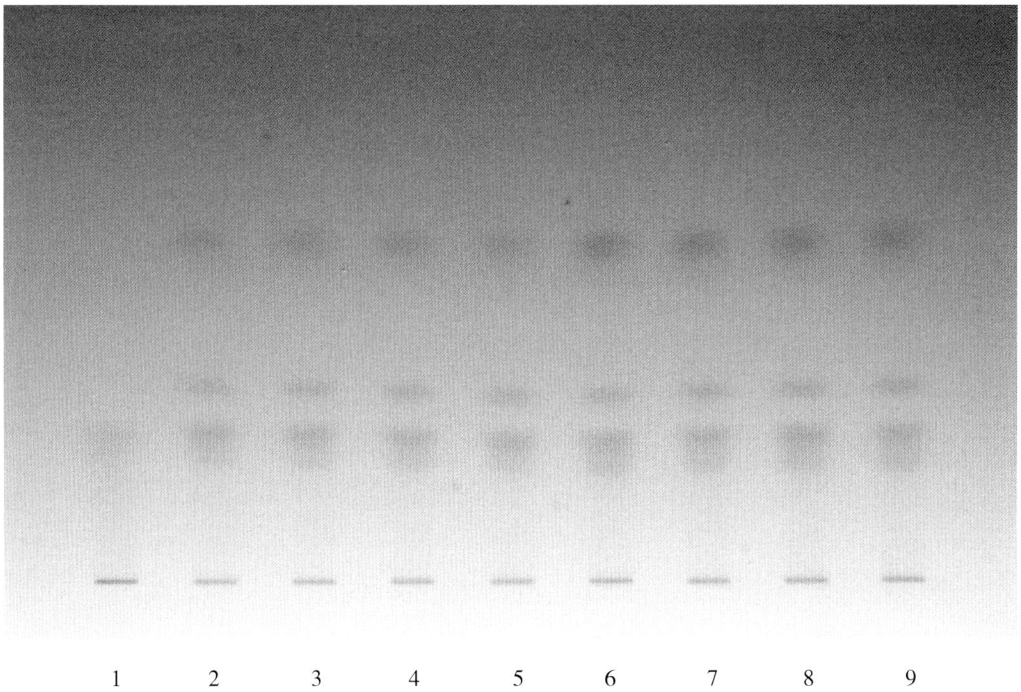

八味通便丸薄层色谱图（三）

1—大黄酸对照品　2~9—八味通便丸样品

【功能与主治】见《米旁文集》德格版。

起草单位：甘孜藏族自治州食品药品检验所

成都中医药大学

复核单位：资阳市食品药品检验检测中心

八味露乐丸　ལུག་ཀླད་རིལ་བུ།

Bawei Lule Wan　露乐日布

【处方】绵羊脑 223 g　阿魏 111 g　舟瓣芹 111 g
沉香 111 g　肉豆蔻 111 g　川木香 111 g
荜茇 111 g　藏茴香 111 g

【制法】以上八味，除沉香外，其余绵羊脑等七味共粉碎成细粉，过筛；将沉香研细，与上述粉末配研，过筛，混匀，用水泛丸，干燥，即得。

【性状】本品为黄棕色至黑棕色的水丸；气微香，味微辣、咸。

【鉴别】（1）取本品，置显微镜下观察：油细胞类圆形，直径 25~66 μm（荜茇）。淀粉粒类圆形，直径 10~25 μm，脐点点状、裂缝状或星状；复粒由 2~8 分粒组成，脐点明显（肉豆蔻）。网纹导管多见，可见具缘纹孔导管（川木香）。木纤维，直径 20~45 μm，壁稍厚，木化；具缘纹孔导管，圆多角形，直径 42~128 μm（沉香）。

（2）取本品 5 g，研细，加乙醚 50 ml，超声处理 30 分钟，滤过，滤液挥干，残渣加甲醇 0.5 ml 使溶解，作为供试品溶液。另取川木香对照药材 0.5 g，加乙醚 20 ml，同法制成对照药材溶液。照薄层色谱法（通则 0502）试验，吸取上述两种溶液各 5~10 μl，分别点于同一硅胶 G 薄层板上，以甲苯 - 乙酸乙酯（19：1）为展开剂，展开，取出，晾干，喷以 5% 香草醛硫酸溶液，在 105℃加热至斑点显色清晰。供试品色谱中，在与对照药材色谱相应的位置上，显相同颜色的斑点。

【检查】除溶散时限外，应符合丸剂项下有关的各项规定（通则 0108）。

【浸出物】照醇溶性浸出物测定法（通则 2201 ）项下的热浸法测定，用 70% 乙醇作溶剂，不得少于 38.0%。

【功能与主治】བད་རླུང་མགོ་འཁོར་སེལ་བ།

益气止晕。用于“培隆”引起的头晕、耳鸣等。

【用法与用量】温开水送服或嚼服。一次 0.5~3 g，一日 1~2 次；或遵医嘱。

【规格】（1）每 4 丸重 1 g；（2）每丸重 0.5 g；（3）每丸重 1~1.5 g

【贮藏】密封。

八味露乐丸质量标准起草说明

【制剂名称】制剂中文名为八味露乐丸，拼音名为 Bawei Lule Wan，藏文名为“ལུག་ཀླད་རིལ་བུ།”，藏文音译名按《临床札记 · 所需宝典》翻译为“露乐日布”。

【处方来源】《临床札记·所需宝典》《ཟིན་ཏིག་བདུད་རྩིའི་ཐིགས་པའི་ཉེར་མཁོའི་སྨན་ཡོད་དགོས་དགུའི་བང་མཛོད་བེ་ཌཱུཪྻའི་ལྡེ་མིག》

ལུག་སྣད་རིལ་བུ་ནི། བད་རླུང་མགོ་འཁོར་སེལ་བ་ཡི། །མན་ངག་ཉམས་སུ་མྱོང་བར་བྱི། །ཤིང་ཀུན་ཏང་ཀུན་ཨར་ནག་སྤོ། །ཙ་ཧ་པི་ལིང་གོ་སྙོད་ཀྱི། ། ཕྱེ་མ་ལུག་སྣད་རིལ་བུ་བྱ། །འབྲི་མར་དཀྱིལ་དུ་སེར་ཙམ་བཙོས། །ཕྱེ་བདུན་དགུ་སོགས་གར་ཆང་འཕུལ། །དགོང་མོར་བཏང་ན་མཆོག་ཏུ་ཕན། །

【鉴别】（1）显微鉴别　本品粉末油细胞、淀粉粒、导管等显微特征明显，易于查看。

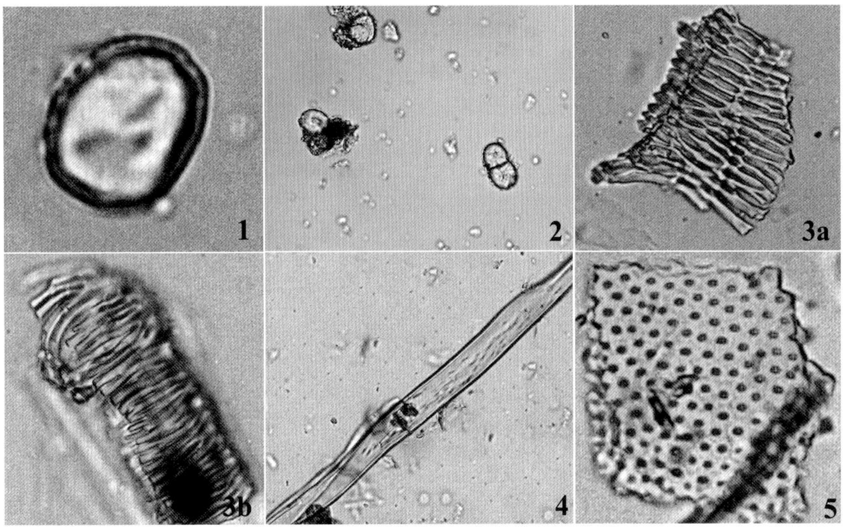

八味露乐丸粉末显微特征

1—油细胞（荜茇）　2—淀粉粒（肉桂）　3a, 3b—导管（川木香）　4—木纤维（沉香）　5—导管（沉香）

（2）薄层鉴别　建立了以川木香对照药材为对照的薄层鉴别方法。

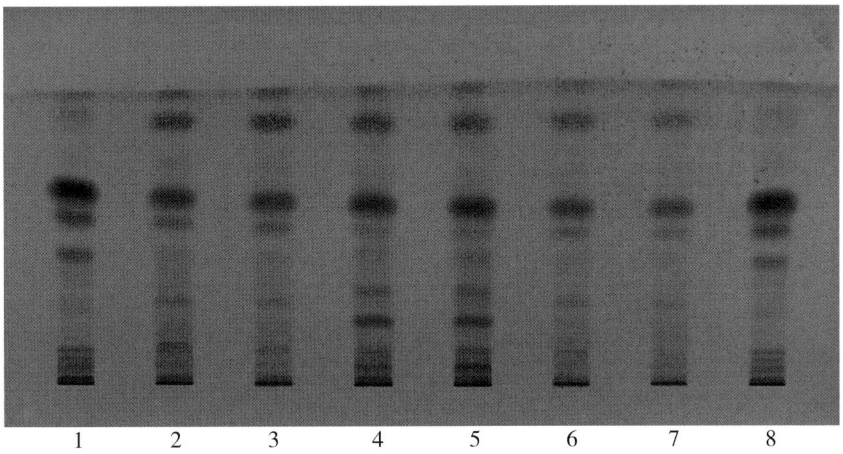

八味露乐丸薄层色谱图

1，8—川木香对照药材　2~7—八味露乐丸样品

【功能与主治】见《临床札记·所需宝典》。

起草单位：甘孜藏族自治州食品药品检验所

复核单位：内江市食品药品检验检测中心

九味槟榔丸　གོ་ཡུ་དགུ་སྦྱོར།

Jiuwei Binglang Wan　果玉谷觉

【处方】槟榔 222 g　　大白芸豆 111 g　　渣驯膏 111 g
芒果核 111 g　　蒲桃 111 g　　大托叶云实 111 g
苏麦 111 g　　菥蓂子 111 g　　人工麝香 1 g

【制法】以上九味，除人工麝香外，其余槟榔等八味共粉碎成细粉，过筛；将人工麝香研细，与上述粉末配研，过筛，混匀，用水泛丸，干燥，即得。

【性状】本品为黄棕色至黑棕色的水丸；气微香，味微辣、咸。

【鉴别】（1）取本品，置显微镜下观察：淀粉粒极多，主要为单粒，呈类圆形、卵圆形、肾形或不规则形，直径 3~65 μm，脐点人字状、裂缝状；种皮表皮细胞的表面观呈多角形，壁极厚，胞腔小，侧面观成栅状，细胞 1 列（大白芸豆）。石细胞扁平，内含红棕色物，大小不一；内胚乳细胞易见，多破碎，完整者呈不规则多角形或类方形，直径 56~112 μm，纹孔较多，甚大，类圆形或矩圆形（槟榔）。

（2）取本品 5 g，研细，加甲醇 10 ml 和乙醚 25 ml，振摇混匀，加热回流 30 分钟，滤过，滤液加水 5 ml，振摇，乙醚层用无水硫酸钠脱水，挥干，残渣加甲醇 1 ml 使溶解，作为供试品溶液。另取槟榔对照药材 1 g，同法制成对照药材溶液。吸取上述两种溶液各 5~10 μl，分别点于同一硅胶 G 薄层板上，以环己烷 - 乙酸乙酯 - 甲酸（12：3：0.1）为展开剂，展开，取出，晾干，置紫外光灯（365 nm）下检视。供试品色谱中，在与对照药材色谱相应的位置上，显相同颜色的荧光斑点。

【检查】除溶散时限外，其他应符合丸剂项下有关的各项规定（通则 0108）。

【浸出物】照醇溶性浸出物测定法（通则 2201）项下的热浸法测定，用 70% 乙醇作溶剂，不得少于 19.0%。

【功能与主治】མཁལ་མའི་ནད་སེལ་ཉམས་སྟོབས་རྒྱས་པར་བྱེད།།

补肾壮阳。用于肾虚等肾脏疾病。

【用法与用量】温开水送服或嚼服。一次 0.5~3 g，一日 1~2 次；或遵医嘱。

【规格】（1）每 4 丸重 1 g；（2）每丸重 0.5 g；（3）每丸重 1~1.5 g

【贮藏】密封。

九味槟榔丸质量标准起草说明

【制剂名称】 制剂中文名为九味槟榔丸，拼音名为 Jiuwei Binglang Wan，藏文名为“གོ་ཡུ་དགུ་སྦྱོར།”，藏文音译名按《临床札记·庄严》翻译为“果玉谷觉”。

【处方来源】 《临床札记·庄严》《ཟིན་ཏིག་མཛེས་རྒྱན་བདུད་རྩི་སྨན་མཛོད།》

མཁལ་མའི་ནད་གསོ་གོ་ཡུ་དགུ་སྦྱོར་བཤད། །གཙོ་བོ་མཁལ་མ་གོ་ཡུ་བཟང་པོ་གཅིག །ཤོ་ཤ་བྲག་ཞུན་གླ་རྩི་འབྲས་སྣ་གསུམ། །སུག་སྨེལ་བྲི་ག་ཕྲུན་རེ་བུ་རམ་སྦྱར། །མཁལ་མའི་ནད་སེལ་ཉམས་སྟོབས་རྒྱས་བྱེད་ལ། །ཚ་བའི་སྟོབས་ལྡན་གུར་གུམ་ཤུག་ཆེར་བསྣན། །ཀ་ར་སྦྱར་བྱེ་ཆོས་གསུམ་ཐང་གིས་འཕྲུལ། །གྲང་བར་ཚ་བ་གསུམ་དང་ཚྭ་སྣ་གསུམ། །ཨ་རག་གར་ཆང་འཕྲུལ་བཏང་མི་དྲོད་བསྐྱེད། །ཆུ་སྲི་རྒྱ་ཚྭ་ཐིག་ཐིན་གསེར་བྱེ་བརྡེགས། །ལྷམ་འབྲུའི་ཐང་གིས་འཕྲུལ་བས་དགོས་དགུ་འགྲུབ། །ཅེས་སོ། །

【鉴别】（1）显微鉴别　本品粉末淀粉粒、种皮表皮细胞、石细胞等显微特征明显，易于查看。

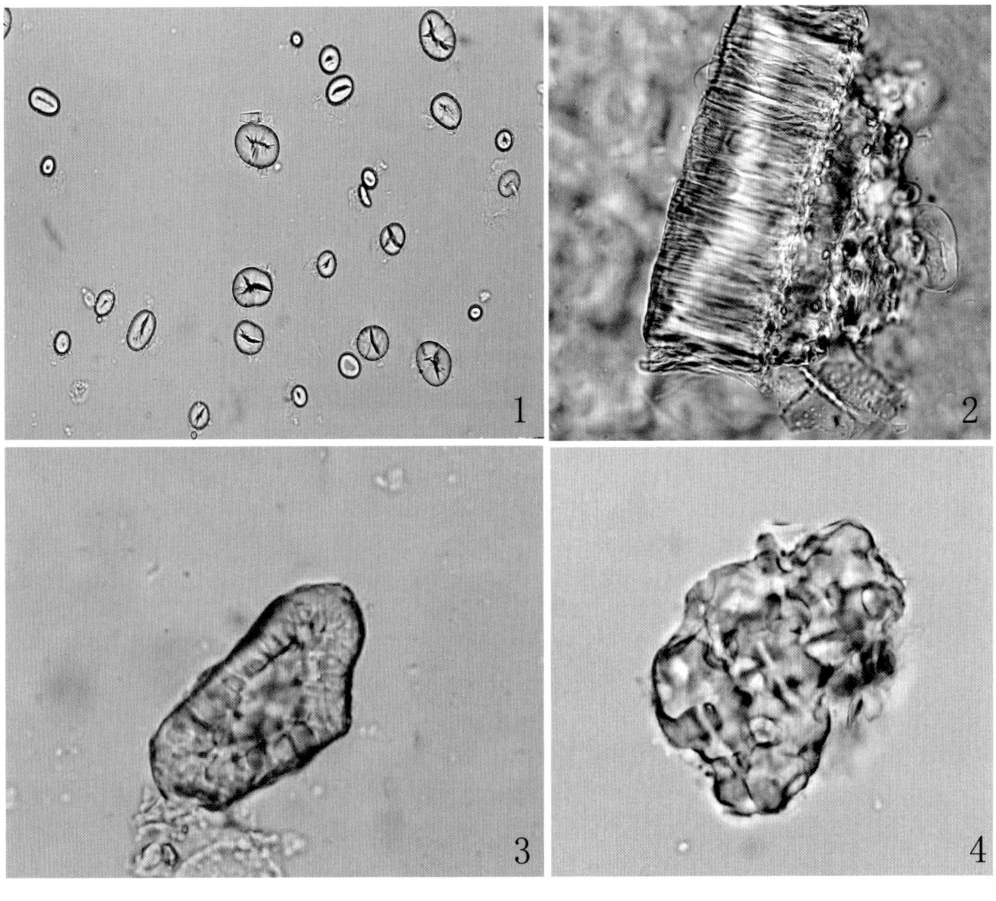

九味槟榔丸粉末显微特征

1—淀粉粒（大白芸豆）　2—种皮表皮细胞（大白芸豆）　3—石细胞（槟榔）　4—内胚乳细胞（槟榔）

（2）薄层鉴别　建立了以槟榔对照药材为对照的薄层鉴别方法。

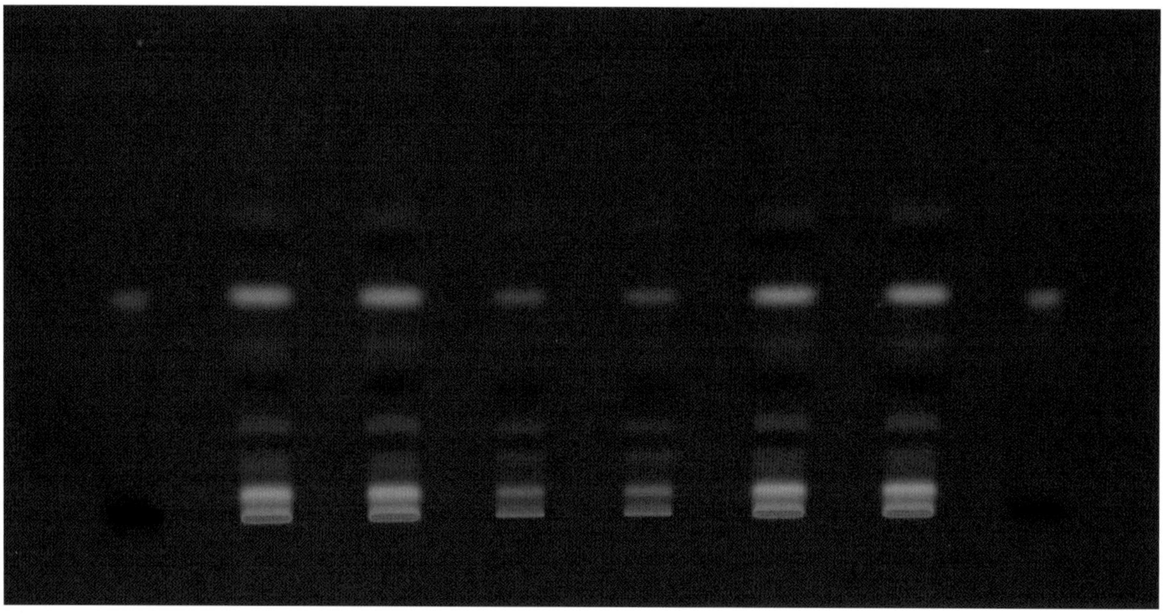

1　2　3　4　5　6　7　8

九味槟榔丸薄层色谱图

1，8—槟榔对照药材　2~7—九味槟榔丸样品

【功能与主治】 见《临床札记·庄严》。

起草单位：甘孜藏族自治州食品药品检验所

复核单位：内江市食品药品检验检测中心

三十五味诃子丸 ཨ་རུ་སོ་ལྔ།

Sanshiwuwei Hezi Wan 阿如索昂

【处方】诃子 78 g　蒺藜 26 g　海金沙 26 g
红花 34 g　人工麝香 10 g　蒂达 34 g
决明子 20 g　毛诃子 26 g　鸭嘴花 26 g
喜马拉雅紫茉莉 26 g　茜草 34 g　驴血 26 g
榜那 34 g　渣驯膏 34 g　大白芸豆 34 g
朱砂 18 g　山矾叶 18 g　火硝 34 g
大托叶云实 34 g　芥子 26 g　黄精 26 g
川木香 26 g　紫草茸 34 g　冬葵果 34 g
藏菖蒲 26 g　刺柏 34 g　苏麦 34 g
黄葵子 26 g　余甘子 26 g　螃蟹 25 g
琥珀 18 g　蒲桃 25 g　宽筋藤 25 g
芒果核 25 g　川西锦鸡儿 18 g

【制法】以上三十五味，除人工麝香、榜那、琥珀外，其余诃子等三十二味共碎成细粉，过筛；将人工麝香、榜那、琥珀研细，与上述粉末配研，过筛，混匀，用水泛丸，干燥，即得。

【性状】本品为黄棕色至黑棕色的水丸；气微香，味微辣、咸。

【鉴别】（1）取本品，置显微镜下观察：石细胞类方形、类多角形或呈纤维状，直径 14~40 μm，长至 130 μm，壁厚，孔沟细密（诃子）。腺鳞顶面观为类圆形，4~6 个细胞，直径 40~100 μm，内含黄色或棕黄色物质（鸭嘴花）。不规则细小颗粒暗棕红色，有光泽，边缘暗黑色（朱砂）。花粉粒类圆形、椭圆形或橄榄形，直径约至 60 μm，具 3 个萌发孔，外壁有齿状突起（红花）。

（2）取本品 7 g，研细，加丙酮 50 ml，超声处理 20 分钟，滤过，药渣再加丙酮 50 ml，同上述操作，弃去滤液，药渣加 80% 丙酮溶液 50 ml，超声处理 30 分钟，滤过，滤液蒸干，残渣加 80% 丙酮溶液 1 ml 溶液使溶解，作为供试品溶液。另取红花对照药材 0.5 g，除溶剂用量为 20 ml 外，同法制成对照药材溶液。照薄层色谱法（通则 0502）试验，吸取上述两种溶液各 5~10 μl，分别点于同一硅胶 H 薄层板上，以乙酸乙酯 - 甲醇 - 甲酸 - 水（7：0.4：2：3）为展开剂，展开，取出，晾干。供试品色谱中，在与对照药材色谱相应的位置上，显相同颜色的斑点。

（3）取本品 10 g，研细，加乙醇 100 ml，超声处理 30 分钟，滤过，滤液蒸干，残渣加水 20 ml 使溶解，加乙酸乙酯 30 ml 振摇提取，取乙酸乙酯液，蒸干，残渣加甲醇 0.5 ml 使溶解，作为供试品溶液。另取余甘子对照药材 0.5 g，加乙醇 20 ml，同法制成对照药材溶液。照薄层色谱法（通则 0502）试验，吸取上述两种溶液各 5~10 μl，分别点于同一聚酰胺薄膜上，以乙酸乙酯 - 甲酸（3∶1）为展开剂，展开，取出，晾干，喷以 5% 三氯化铁乙醇溶液。供试品色谱中，在与对照药材色谱相应的位置上，显相同颜色的斑点。

【检查】 **双酯型生物碱限量** 取本品适量，研细，取约 9 g，精密称定，置具塞锥形瓶中，加氨试液适量使润透，加二氯甲烷 100 ml，摇匀，超声处理（功率 300 W，频率 40 kHz）30 分钟，滤过，滤液于 50℃以下挥至约 20 ml，用 2% 盐酸溶液振摇提取 2 次，每次 20 ml，合并水溶液，用氨试液调节 pH 值至 8~9，用二氯甲烷振摇提取 3 次，每次 20 ml，合并二氯甲烷液，用无水硫酸钠脱水，低温挥干，残渣用 10% 甲醇（用磷酸调节 pH 值至 2）溶解，转移至 5 ml 量瓶中，加上述 10% 甲醇至刻度，摇匀，滤过，取续滤液作为供试品溶液。取乌头双酯型生物碱对照提取物（已标示新乌头碱、次乌头碱和乌头碱的含量）约 10 mg，精密称定，置 25 ml 量瓶中，加上述 10% 甲醇使溶解并稀释至刻度，摇匀，精密量取 1 ml，置 25 ml 量瓶中，加上述 10% 甲醇稀释至刻度，摇匀，作为对照品溶液。照高效液相色谱法（通则 0512）试验，以十八烷基硅烷键合硅胶为填充剂；以乙腈为流动相 A，以 0.2% 冰醋酸（用三乙胺调节 pH 值至 6.2）为流动相 B，按下表中的规定进行梯度洗脱，检测波长 235 nm。理论板数按新乌头碱峰计算应不低于 2 000。分别精密吸取供试品溶液与对照品溶液各 20 μl，注入液相色谱仪，测定，计算。本品每 1 g 含榜那以乌头碱（$C_{34}H_{47}NO_{11}$）、次乌头碱（$C_{33}H_{45}NO_{10}$）和新乌头碱（$C_{33}H_{45}NO_{11}$）的总量计，不得过 0.014 mg。

时间（分钟）	流动相 A（%）	流动相 B（%）
0~44	21 → 31	79 → 69
44~65	31 → 35	69 → 65
65~70	35	65

其他 除溶散时限外，应符合丸剂项下有关的各项规定（通则 0108）。

【浸出物】 照醇溶性浸出物测定法（通则 2201）项下的热浸法测定，用 70% 乙醇作溶剂，不得少于 26.0%。

【功能与主治】 ཕན་ཡོན་མཁལ་ཚ་འགྲམས་འཁྱུགས་ཚ་བ་དང་། །རྐེད་པ་འཁོར་གཟེར་ཞ་རེངས་འཕྱེས་གཟེར་དང་། །དྲེག་གྲུམ་ཆུ་སེར་དཀར་ནག་ཚ་འཁྱུགས་དང་། །གྲང་འགྲམས་དྲི་ཆུ་སྲི་སྡོམ་རྣག་འཛག་འཇོམས། །ཞེས་སོ། །

清热止痛，舒筋活络，利尿通淋。用于肾炎，腰膝酸痛，痛风，痹症，尿闭，脓血尿等。

【用法与用量】 温开水送服或嚼服。一次 0.5~3 g，一日 1~2 次；或遵医嘱。

【规格】（1）每 4 丸重 1 g；（2）每丸重 0.5 g；（3）每丸重 1~1.5 g

【注意】 本品含朱砂，不宜大量服用或少量久服；孕妇及肝肾功能不全者禁用。

【贮藏】 密封。

三十五味诃子丸质量标准起草说明

【制剂名称】 制剂中文名为三十五味诃子丸，拼音名为 Sanshiwuwei Hezi Wan，藏文名为“ཨ་རུ་སོ་ལྔ།”，藏文音译名按《临床札记·庄严》翻译为“阿如索昂”。

【处方来源】 《临床札记·庄严》《ཟིན་ཏིག་མཛེས་རྒྱན་བདུད་རྩི་སྨན་མཛོད།》

མཁལ་ནད་སྤྱི་འཇོམས་ཨ་རུ་སོ་ལྔ་ནི། །ཨ་རུ་བཙུ་སྙིང་བ་རུ་སྐྱུ་རུ་ར། །ཨ་འབྲས་སྲ་འབྲས་འཇམ་འབྲས་རུ་རྟ་དང་། །གསེར་བྱེ་ཐིག་ཤིན་ཞུམ་པ་བ་སླུ་དང་། །ཤུ་དག་གླ་རྩི་སྨན་ཆེན་གཟེ་མ་དང་། །ར་མཉེ་བ་ཤ་ཀ་དང་སླེ་ཏྲེས་དང་། །བྲག་ཞུན་ཆུ་སེར་སྨན་གསུམ་བོང་ཁྲག་མཚལ། །ཡུངས་དཀར་（བྲ་མའི་རྩ་བའང་བཞེད་）བྲག་ཚྭ་（ཟེ་ཚྭ་）ཀ་ར་སྦྱར་བཞིན་བཏང་། །རིལ་བུ་སྲན་ཆུང་ཙམ་དུ་དྲིལ་བྱས་ལ། །གཅིག་གསུམ་ལྔ་བདུན་ནད་སྟོབས་སྦྱར་བཏང་བས། །ཕན་ཡོན་མཁལ་རྩ་འགྲམས་འཁྲུགས་ཚ་བ་དང་། །རྐེད་པ་འཁོར་གཟེར་ཞ་རེངས་འཕྱེས་གཟེར་དང་། །དྲིག་སྦྲུམ་ཆུ་སེར་དཀར་ནག་ཚ་འཁྲུགས་དང་། །བྲང་འགྲམས་དྲི་ཆུ་སྲི་སྡོམ་རྣག་འཛག་འཇོམས། །ཞེས་སོ། །（ཨ་རུ་བཙུ་བ་ནི། ཨ་རུ་ར་དང་གུར་གུམ་སུག་སྨེལ་དང་། །བྲག་ཞུན་ཏིག་ཏ་མཁལ་མ་ཞོ་ཤ་དང་། །ཞུ་མཁན་བཙོད་དང་རྒྱ་སྐྱེགས་ཤུག་ཆེར་ཅན། །）

【鉴别】 （1）显微鉴别　本品粉末石细胞、腺鳞、花粉粒等显微特征明显，易于查看。

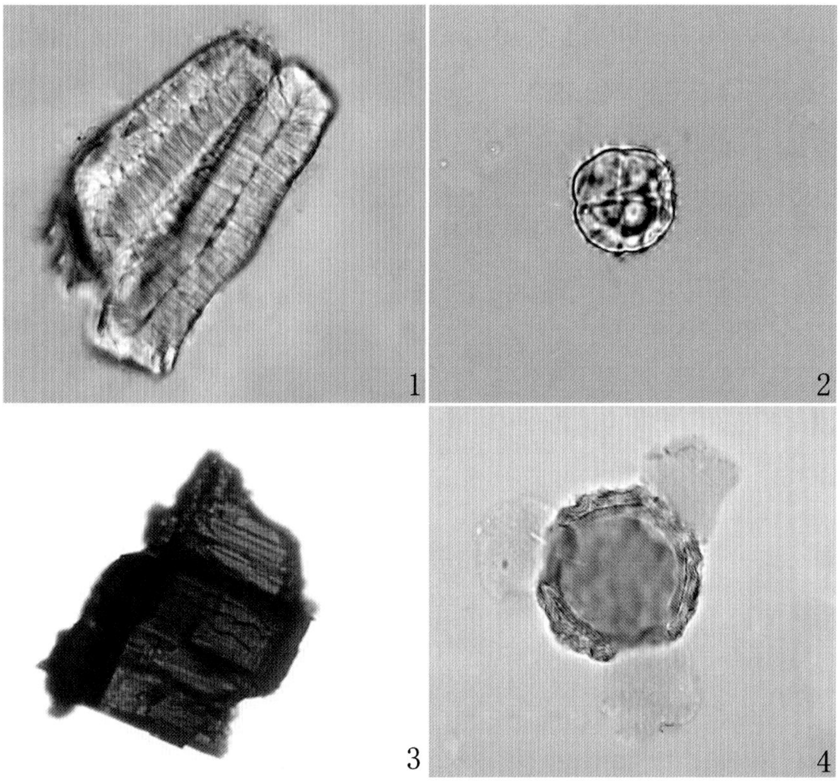

三十五味诃子丸粉末显微特征

1—石细胞（诃子）　2—腺鳞（鸭嘴花）　3—不规则细小颗粒（朱砂）　4—花粉粒（红花）

（2）薄层鉴别　分别建立了以红花对照药材、余甘子对照药材为对照的薄层鉴别方法。

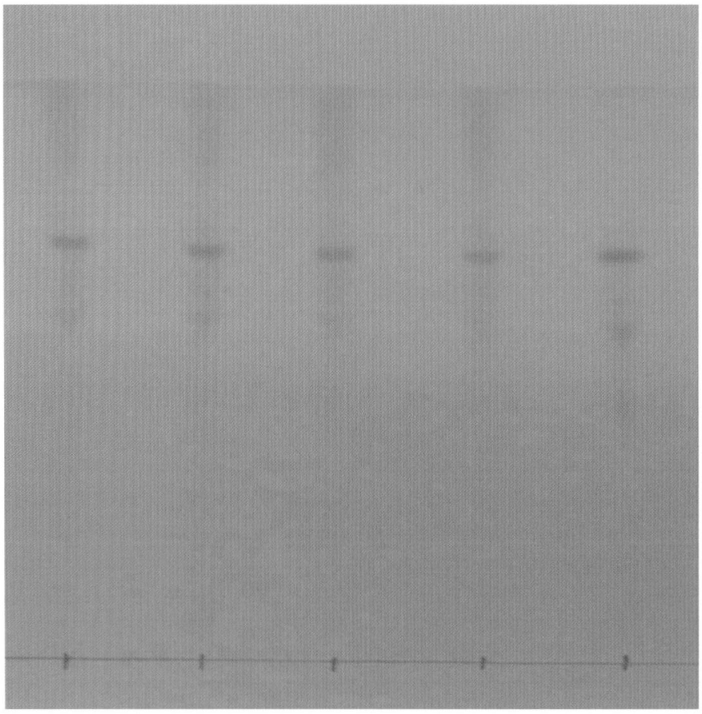

1　　2　　3　　4　　5

三十五味诃子丸薄层色谱图（一）

1—红花对照药材　2~5—三十五味诃子丸样品

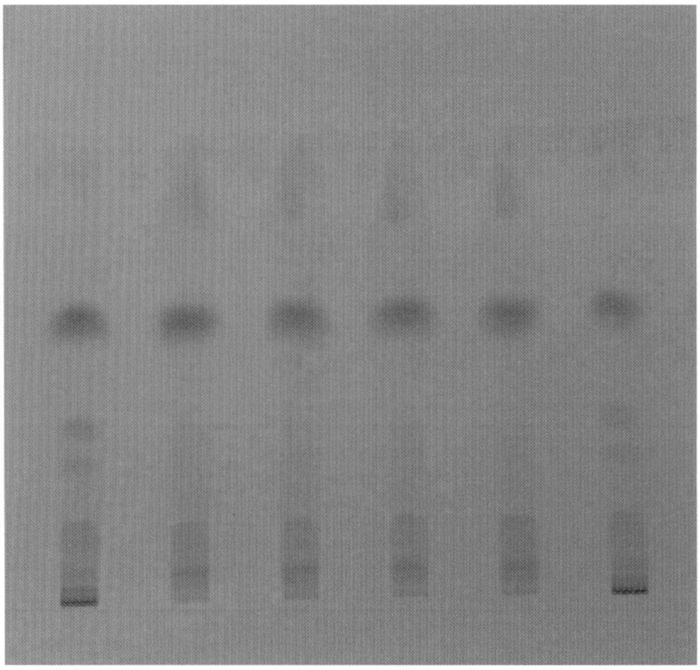

1　　2　　3　　4　　5　　6

三十五味诃子丸薄层色谱图（二）

1，6—余甘子对照药材　2~5—三十五味诃子丸样品

【检查】**双酯型生物碱限量** 采用 HPLC 法，以乌头双酯型生物碱对照提取物（已标示新乌头碱、次乌头碱和乌头碱的含量）为对照，测定制剂中乌头双酯型生物碱的含量。藏药榜那为毛茛科植物伏毛铁棒锤 *Aconitum flavum* Hand.-Mazz. 、铁棒锤 *A. pendulum* Busch、工布乌头 *A. kongboense* Lauener、江孜乌头 *A. ludlowii* Exell 的干燥块根。榜那因基原和炮制工艺的不同，其双酯型生物碱含量差异较大，在制定限度时，参照《中国药典》（2020 年版）乌头类药材炮制品“制川乌、制草乌、附片”双酯型生物碱的限度规定（分别为：0.040%、0.040%、0.020%），以 0.040% 为参考限度，根据处方中榜那的用量折算，规定“本品每 1 g 含榜那以乌头碱（$C_{34}H_{47}NO_{11}$）、次乌头碱（$C_{33}H_{45}NO_{10}$）和新乌头碱（$C_{33}H_{45}NO_{11}$）的总量计，不得过 0.014 mg”。

【功能与主治】见《临床札记·庄严》。

起草单位：甘孜藏族自治州食品药品检验所

复核单位：内江市食品药品检验检测中心

三味小檗皮汤散

Sanwei Xiaobopitang San

སྐྱེར་ཤུན་གསུམ་ཐང་།

杰星松汤

【处方】小檗皮 444 g　　大籽蒿 444 g　　熊胆粉 112 g

【制法】以上三味，除熊胆粉外，其余小檗皮等二味共粉碎，过筛；将熊胆粉研细，与上述粉末混匀，即得。

【性状】本品为棕黄色至棕褐色的粉末；气微香，味苦。

【鉴别】（1）取本品，置显微镜下观察：草酸钙方晶散在；韧皮纤维淡黄色，成束，呈长梭形，平直，直径 14~20 μm，木化（小檗皮）。花粉粒类球形，表面具明显小刺（大籽蒿）。

（2）取本品 1 g，加甲醇 20 ml，超声处理 30 分钟，滤过，滤液蒸干，残渣用甲醇 2 ml 使溶解，作为供试品溶液。另取盐酸小檗碱对照品，加甲醇制成每 1 ml 含 0.5 mg 的溶液，作为对照品溶液。照薄层色谱法（通则 0502）试验，吸取上述两种溶液各 1~2 μl，分别点于同一硅胶 G 薄层板上，以正丁醇 - 冰醋酸 - 水（7：1：2）为展开剂，展开，取出，晾干，置紫外光灯（365 nm）下检视。供试品色谱中，在与对照品色谱相应的位置上显相同颜色的荧光斑点。

【检查】应符合散剂项下有关的各项规定（通则 0115）。

【浸出物】照醇溶性浸出物测定法（通则 2201）项下的热浸法测定，用 70% 乙醇作溶剂，不得少于 24.0%。

【功能与主治】སྣ་ཁྲག་འཛག་པ་སྡོམ། ཁྲག་ཤོར་གཅོད།

止血。用于鼻衄，月经不调及各种出血症。

【用法与用量】温开水送服。一次 0.5~3 g，一日 1~2 次；或遵医嘱。

【贮藏】密闭，防潮。

三味小檗皮汤散质量标准起草说明

【制剂名称】制剂中文名为三味小檗皮汤散，拼音名为 Sanwei Xiaobopitang San，藏文名为“སྐྱེར་ཤུན་གསུམ་ཐང་།”，藏文音译名按《四部医典》翻译为“杰星松汤”。

【处方来源】《四部医典》《དཔལ་ལྡན་རྒྱུད་བཞི།》

སྐྱེར་ཤུན་གསུམ་ཐང་ནི། སྐྱེར་པ་མཁན་སྐྱ་བསྡུས་པའི་ཁུ་བ་ལ། །དོམ་མཁྲིས་བཏབ་བཏང་སྣ་ཁྲག་འཛག་པ་གཅོད། །

【鉴别】（1）显微鉴别　本品粉末草酸钙方晶、韧皮纤维、花粉粒显微特征明显，易于查看 。

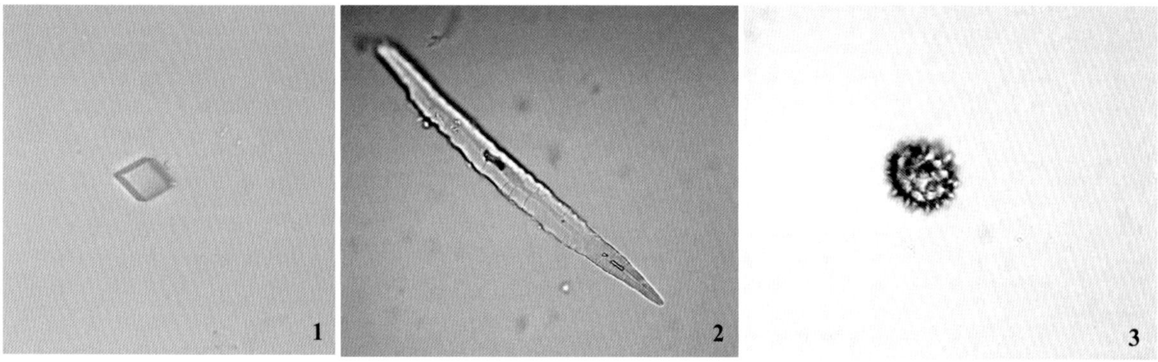

三味小檗皮汤散粉末显微特征

1—草酸钙方晶（小檗皮）　2—韧皮纤维（小檗皮）　3—花粉粒（大籽蒿）

（2）薄层鉴别　建立了以盐酸小檗碱对照品为对照的薄层鉴别方法。

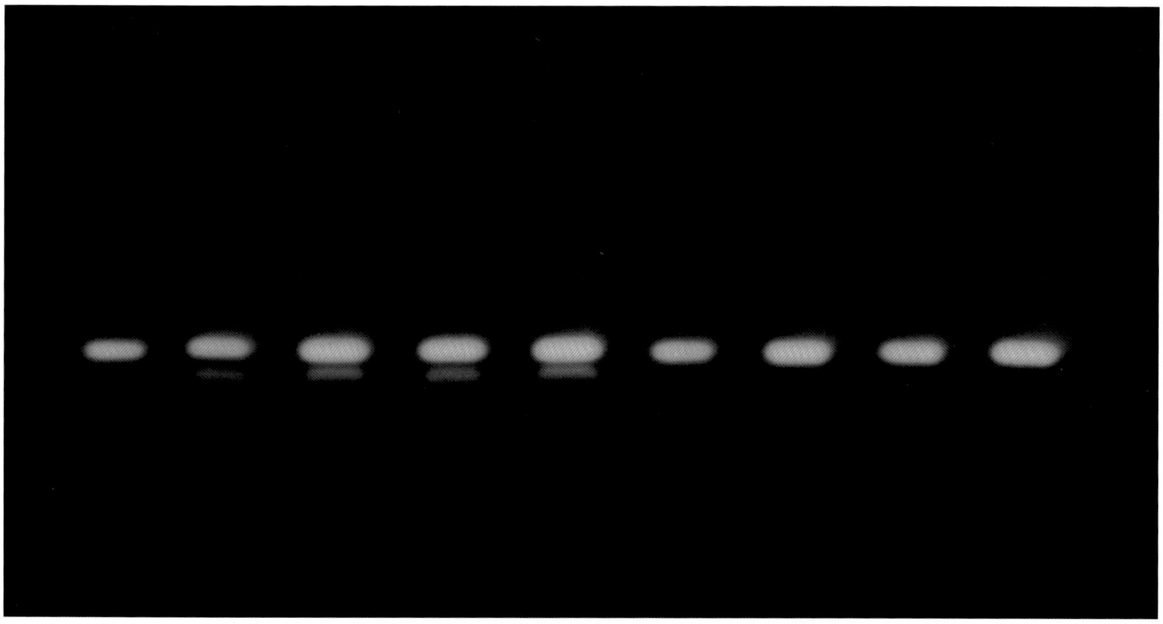

1　2　3　4　5　6　7　8　9

三味小檗皮汤散薄层色谱图

1—盐酸小檗碱对照品　2~9—三味小檗皮汤散样品

【功能与主治】见《四部医典》。

起草单位：甘孜藏族自治州食品药品检验所

复核单位：眉山市食品药品检验检测中心

三味牙炎丸 སོ་སྲིན་མ་ཐུ་སུམ་སྦྱོར།

Sanwei Yayan Wan 索森麻如松觉

【处方】紫丱子 334 g　　大蒜 333 g　　榜那 333 g

【制法】以上三味，粉碎成细粉，过筛，混匀，用水泛丸，干燥，即得。

【性状】本品为黄棕色至黑棕色的水丸；气微香，味微辣、咸。

【鉴别】（1）取本品，置显微镜下观察：外种皮组织碎块，表面观多角形，细胞外壁略增厚（紫丱子）。螺纹导管可见，直径 3~34 μm；表皮细胞无色或淡黄色，胞腔内常含淡灰色颗粒状物或黏液质，有的含紫红色色素，外壁边缘平滑或细齿状（大蒜）。

（2）取本品 5 g，研细，加无水乙醇 50 ml，加热回流 30 分钟，滤过，滤液作为供试品溶液。另取蒜氨酸对照品适量，加甲醇 - 水（1∶1）制成每 1 ml 含 1 mg 的溶液，作为对照品溶液。照薄层色谱法（通则 0502）试验，吸取上述两种溶液各 5 μl，分别点于同一硅胶 G 薄层板上，以正丁醇 - 正丙醇 - 冰醋酸 - 水（6∶2∶2∶2）为展开剂，展开，取出，晾干，喷以茚三酮试液，在 105℃加热至斑点显色清晰。供试品色谱中，在与对照品色谱相应的位置上，显相同颜色的斑点。

【检查】**双酯型生物碱限量**　取本品适量，研细，取约 1 g，精密称定，置具塞锥形瓶中，加氨试液适量使润透，加二氯甲烷 25 ml，摇匀，超声处理（功率 300 W，频率 40 kHz）30 分钟，滤过，滤液于 50℃以下挥至约 20 ml，用 2% 盐酸溶液振摇提取 2 次，每次 20 ml，合并水溶液，用氨试液调节 pH 值至 8~9，用二氯甲烷振摇提取 3 次，每次 20 ml，合并二氯甲烷液，用无水硫酸钠脱水，低温挥干，残渣用 10% 甲醇（用磷酸调节 pH 值至 2）使溶解，转移至 5 ml 量瓶中，加上述 10% 甲醇至刻度，摇匀，滤过，取续滤液作为供试品溶液。取乌头双酯型生物碱对照提取物（已标示新乌头碱、次乌头碱和乌头碱的含量）约 10 mg，精密称定，置 25 ml 量瓶中，加上述 10% 甲醇使溶解并稀释至刻度，摇匀，精密量取 1 ml，置 25 ml 量瓶中，加上述 10% 甲醇稀释至刻度，摇匀，作为对照品溶液。照高效液相色谱法（通则 0512）试验，以十八烷基硅烷键合硅胶为填充剂；以乙腈为流动相 A，以 0.2% 冰醋酸（用三乙胺调节 pH 值至 6.2）为流动相 B，按下表中的规定进行梯度洗脱，检测波长 235 nm，理论板数按新乌头碱峰计算应不低于 2 000。分别精密吸取供试品溶液与对照品溶液各 20 μl，注入液相色谱仪，测定，计算。本品每 1 g 含榜那以乌头碱（$C_{34}H_{47}NO_{11}$）、次乌头碱（$C_{33}H_{45}NO_{10}$）和新乌头碱（$C_{33}H_{45}NO_{11}$）的总量计，不得过 0.133 mg。

时间（分钟）	流动相 A（%）	流动相 B（%）
0~44	21 → 31	79 → 69
44~65	31 → 35	69 → 65
65~70	35	65

其他 除溶散时限外，应符合丸剂项下有关的各项规定（通则 0108）。

【浸出物】 照醇溶性浸出物测定法（通则 2201）项下的热浸法测定，用 70% 乙醇作溶剂，不得少于 33.0%。

【功能与主治】 སོ་ལ་སྲིན་ཞུགས་ནས་གཟེར་ཞིང་འབྲུགས་པ་ཐམས་ཅད་སེལ་བར་བྱེད་དོ།།

消炎杀虫。用于蛀牙。

【用法与用量】 外用，遵医嘱。

【规格】 （1）每 4 丸重 1 g；（2）每丸重 0.5 g；（3）每丸重 1~1.5 g

【贮藏】 密封。

三味牙炎丸质量标准起草说明

【制剂名称】 制剂中文名为三味牙炎丸，拼音名为 Sanwei Yayan Wan，藏文名为“སོ་སྲིན་མ་རུ་སུམ་སྦྱོར།”，藏文音译名按《钦哲文集》木刻版翻译为“索森麻如松觉”。

【处方来源】 《钦哲文集》木刻版《མཁྱེན་བརྩེའི་བཀའ་འབུམ།》

སོ་སྲིན་སེལ་བའི་མ་རུ་ཙེ་སུམ་སྦྱོར་ནི། མ་རུ་ཙེ། སྒོག་སྐྱའམ་ཤིང་ཀུན། ཐོང་ང་ནག་པོ་རྣམས་སྦྱར་བའི་རིལ་བུ་སོ་བར་དུ་བཟུང་བས། སོ་ལ་སྲིན་ཞུགས་ནས་གཟེར་ཞིང་འབྲུགས་པ་ཐམས་ཅད་སེལ་བར་བྱེད་དོ།།

【鉴别】 （1）显微鉴别 本品粉末外种皮细胞、导管、表皮细胞显微特征明显，易于查看。

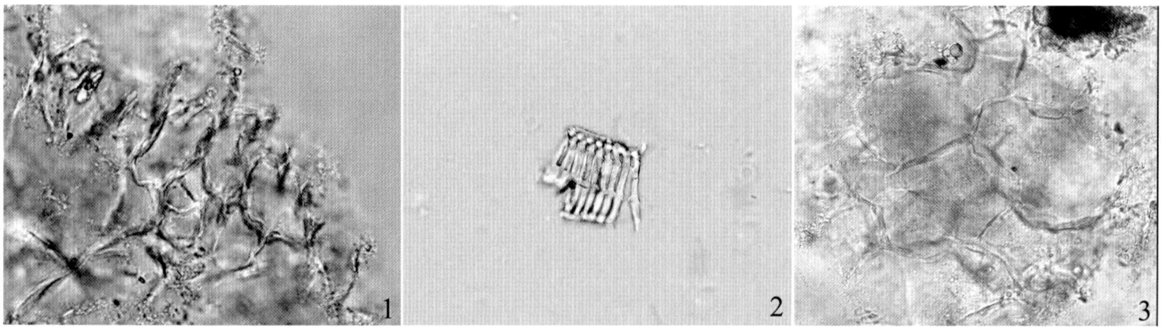

三味牙炎丸粉末显微特征

1—外种皮细胞（紫铆子） 2—导管（大蒜） 3—表皮细胞（大蒜）

（2）薄层鉴别 建立了以蒜氨酸对照品为对照的薄层鉴别方法。

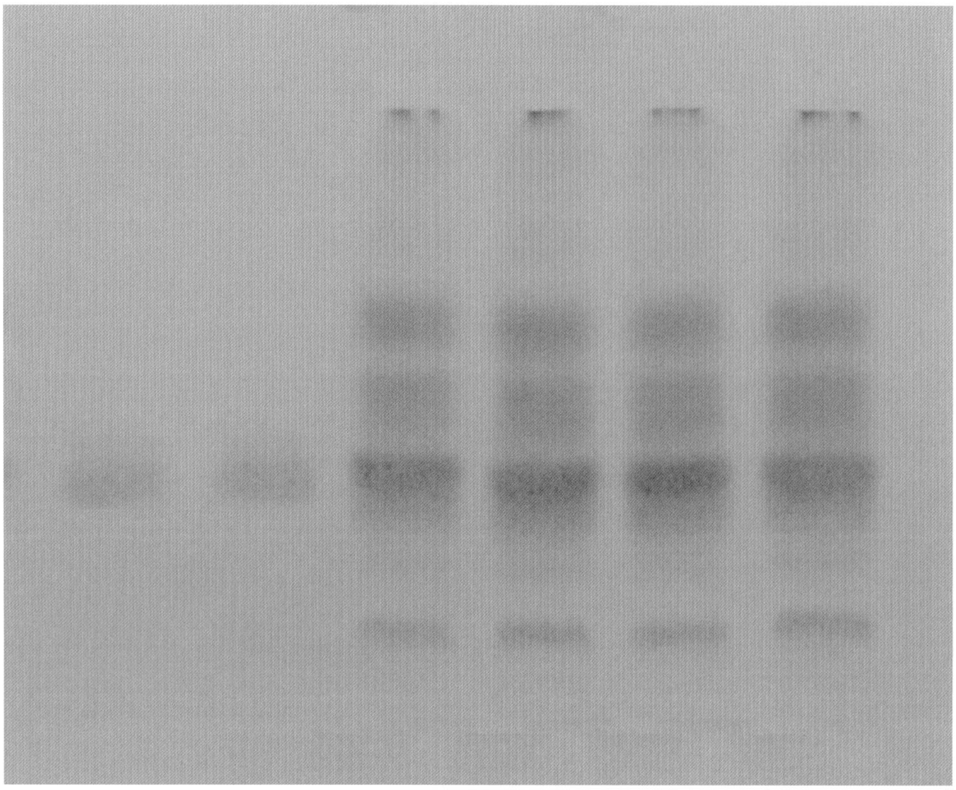

1　　2　　3　　4　　5　　6

三味牙炎丸薄层色谱图

1~2—蒜氨酸对照品　3~6—三味牙炎丸样品

【检查】双酯型生物碱限量　采用 HPLC 法，以乌头双酯型生物碱对照提取物（已标示新乌头碱、次乌头碱和乌头碱的含量）为对照，测定制剂中乌头双酯型生物碱的含量。藏药榜那为毛茛科植物伏毛铁棒锤 *Aconitum flavum* Hand.-Mazz. 、铁棒锤 *A. pendulum* Busch、工布乌头 *A. kongboense* Lauener、江孜乌头 *A. ludlowii* Exell 的干燥块根。榜那因基原和炮制工艺的不同，其双酯型生物碱含量差异较大，在制定限度时，参照《中国药典》（2020 年版）乌头类药材炮制品“制川乌、制草乌、附片”双酯型生物碱的限度规定（分别为：0.040%、0.040%、0.020%），以 0.040% 为参考限度，根据处方中榜那的用量折算，规定“本品每 1 g 含榜那以乌头碱（$C_{34}H_{47}NO_{11}$）、次乌头碱（$C_{33}H_{45}NO_{10}$）和新乌头碱（$C_{33}H_{45}NO_{11}$）的总量计，不得过 0.133 mg”。

【功能与主治】见《钦哲文集》木刻版。

起草单位：甘孜藏族自治州食品药品检验所

复核单位：内江市食品药品检验检测中心

三味耳炎散 རྣ་སྲིན་མ་ནུ་སུམ་སྦྱོར།

Sanwei Eryan San 纳森麻如松觉

【处方】紫丱子 334 g　　川木香 333 g　　莱菔子 333 g

【制法】以上三味，粉碎成细粉，过筛，混匀，即得。

【性状】本品为浅棕色至棕黑色的粉末；气微香，味苦。

【鉴别】（1）取本品，置显微镜下观察：内胚乳细胞表面观呈类多角形，含糊粉粒和脂肪油滴（莱菔子）。网纹导管易见；纤维微黄色或近无色，呈长梭形，末端细尖或平截，木化，孔沟明显（川木香）。

（2）取本品 6 g，加乙醚 50 ml，超声处理 30 分钟，滤过，滤液挥干，残渣加甲醇 1 ml 使溶解，作为供试品溶液。另取川木香对照药材 2 g，加乙醚 20 ml，同法制成对照药材溶液。照薄层色谱法（通则 0502）试验，吸取上述两种溶液各 5~10 μl，分别点于同一硅胶 G 薄层板上，以甲苯 - 乙酸乙酯（19∶1）为展开剂，展开，取出，晾干，喷以 10% 硫酸乙醇溶液，在 105℃加热至斑点显色清晰。供试品色谱中，在与对照药材色谱相应的位置上，显相同颜色的斑点。

【检查】应符合散剂项下有关的各项规定（通则 0115）。

【浸出物】照醇溶性浸出物测定法（通则 2201）项下的热浸法测定，用 70% 乙醇作溶剂，不得少于 17.0%。

【功能与主治】 རྣ་བ་ལ་སྲིན་ཞུགས་ནས་གཟེར་ཞིང་འབྱུགས་པ་དང་། འོན་ཅིང་རྣག་ཁྲག་འཛག་པ་རྣམས་སེལ་བར་བྱེད་དོ། །

消炎止痛，驱虫排脓。用于中耳炎，耳内脓血，耳聋，耳痛等。

【用法与用量】外用，遵医嘱。

【贮藏】密闭，防潮。

三味耳炎散质量标准起草说明

【制剂名称】制剂中文名为三味耳炎散，拼音名为 Sanwei Eryan San，藏文名为“རྣ་སྲིན་མ་ནུ་སུམ་སྦྱོར།”，藏文音译名按《钦哲文集》木刻版翻译为“纳森麻如松觉”。

【处方来源】《钦哲文集》木刻版《མཁྱེན་བརྩེའི་བཀའ་འབུམ།》

རྣ་སྲིན་སེལ་བའི་མ་ནུ་ཚེ་སུམ་སྦྱོར་ནི། མ་ནུ་ཚེ། རུ་རྟ། ལ་ཕུག་གི་ས་བོན་རྣམས་ཞིབ་པར་བཏགས་པའི་ཕྱེ་མ་ར་ཕྱུག་གི་ཆུའམ། མར་ནག་ལ་སྦྱར་བ་བླུགས་པས་རྣ་བ་ལ་སྲིན་ཞུགས་ནས་གཟེར་ཞིང་འབྱུགས་པ་དང་། འོན་ཅིང་རྣག་ཁྲག་འཛག་པ་རྣམས་སེལ་བར་བྱེད་དོ། །

【鉴别】（1）显微鉴别　本品粉末内胚乳细胞、导管、纤维显微特征明显，易于查看。

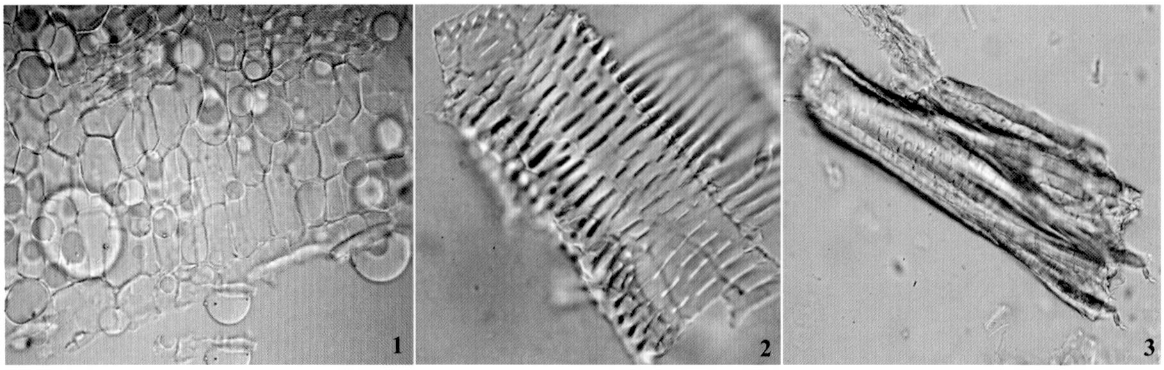

三味耳炎散粉末显微特征

1—内胚乳细胞（莱菔子）　2—导管（川木香）　3—纤维（川木香）

（2）薄层鉴别　建立了以川木香对照药材为对照的薄层鉴别方法。

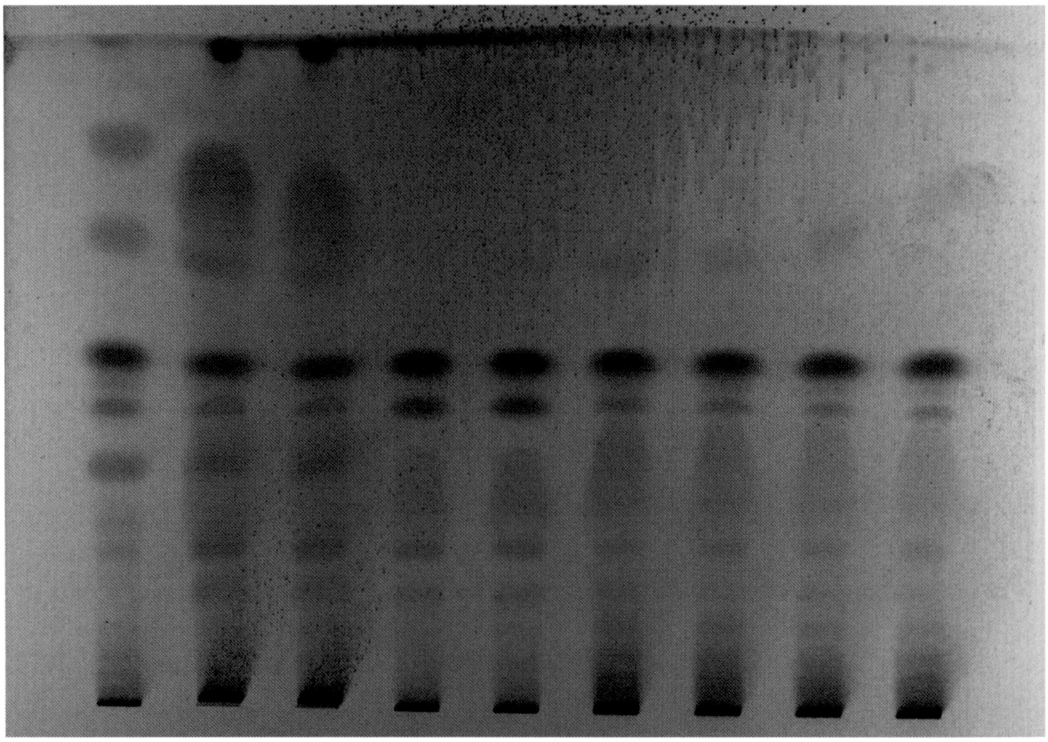

三味耳炎散薄层色谱图

1—川木香对照药材　2~9—三味耳炎散样品

【功能与主治】见《钦哲文集》木刻版。

起草单位：甘孜藏族自治州食品药品检验所

复核单位：眉山市食品药品检验检测中心

三味消痛散 འབྱར་སྨན།

Sanwei Xiaotong San 迦尔曼

【处方】天冬 500 g　　亚大黄 250 g　　碱花 250 g

【制法】以上三味，粉碎成细粉，过筛，混匀，即得。

【性状】本品为棕黄色至棕褐色的粉末；气特异。

【鉴别】（1）取本品，置显微镜下观察：石细胞浅黄棕色，长条形、长椭圆形或类圆形，直径 32~110 μm，壁厚，纹孔和孔沟极细密；草酸钙针晶束存在于椭圆形黏液细胞中，针晶长 40~99 μm（天冬）。草酸钙簇晶直径 20~130 μm（亚大黄）。

（2）取本品 2 g，加甲醇 30 ml，加热回流 30 分钟，滤过，滤液蒸干，残渣加水 10 ml 使溶解，再加盐酸 1 ml，加热回流 30 分钟，立即冷却，用乙醚分 2 次振摇提取，每次 20 ml，合并乙醚液，蒸干，残渣加甲醇 1 ml 使溶解，作为供试品溶液。另取大黄酚对照品，加甲醇制成每 1 ml 含 1 mg 的溶液，作为对照品溶液。照薄层色谱法（通则 0502）试验，吸取上述两种溶液各 5 μl，分别点于同一硅胶 H 薄层板上，以石油醚（30~60℃）- 甲酸乙酯 - 甲酸（15∶5∶1）的上层溶液为展开剂，展开，取出，晾干，置紫外光灯（365 nm）下检视。供试品色谱中，在与对照品色谱相应的位置上，显相同颜色的荧光斑点，置氨蒸气中熏后，斑点变为红色。

【检查】应符合散剂项下有关的各项规定（通则 0115）。

【浸出物】照醇溶性浸出物测定法（通则 2201）项下的热浸法测定，用 70% 乙醇作溶剂，不得少于 32.0%。

【功能与主治】ཞིབ་པར་བདགས་ལ་འབྱར་བྱས་ན། །ལན་གཅིག་ལན་གཉིས་ཙམ་གྱིས་ཀྱང་། །ཆུ་སེར་སྐྲངས་རིགས་མ་ལུས་པ། །འཇོམས་པ་རང་གི་སྟོང་བས་འགྲུབ། །

消肿止痛，干“黄水”。用于“黄水”病，痛风，痹症。

【用法与用量】外用，遵医嘱。

【贮藏】密闭，防潮。

三味消痛散质量标准起草说明

【制剂名称】制剂中文名为三味消痛散，拼音名为 Sanwei Xiaotong San，藏文名为“འབྱར་སྨན།”，藏文音译名按《藏药验方精选：长生宝曼》翻译为“迦尔曼”。

【处方来源】《藏药验方精选：长生宝曼》《གཅེས་བསྡུས་འཆི་མེད་ནོར་བུའི་ཕྲེང་བ།》

འབྱུར་སྨན་ནི། ཆུ་སེར་དག་གིས་ཚིག་སོགས་ལ། །སྐྲངས་པའི་རིགས་ལ་འབྱུར་བྱེད་ན། །ཉེ་ཤིང་ཞིབ་བཏུང་སྐྲངས་སྟེང་བྱུག །དེ་སྟེང་ཆུ་ཚ་བུལ་ཏོག་དང་། །དྲིས་ཐག་རྙིང་པ་བསྲེས་པ་རྣམས། །ཞིབ་པར་བཏགས་ལ་འབྱུར་བྱས་ན། །ལན་གཅིག་ལན་གཉིས་ཙམ་གྱིས་ཀྱང་། །ཆུ་སེར་སྐྲངས་རིགས་མ་ལུས་པ། །འཇོམས་པ་རང་གི་སྟོང་བས་འགྲུབ། །

【鉴别】（1）显微鉴别　本品粉末石细胞、草酸钙针晶、草酸钙簇晶显微特征明显，易于查看。

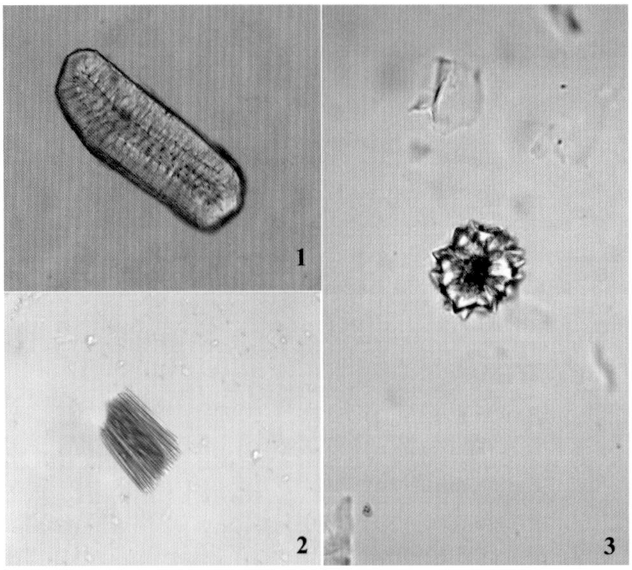

三味消痛散粉末显微特征

1—石细胞（天冬）　2—草酸钙针晶（天冬）　3—草酸钙簇晶（亚大黄）

（2）薄层鉴别　建立了以大黄酚对照品为对照的薄层鉴别方法。

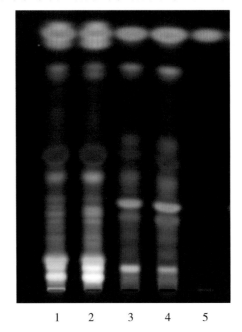

1　2　3　4　5

三味消痛散薄层色谱图（紫外光灯 365 nm）

1~4—三味消痛散样品　5—大黄酚对照品

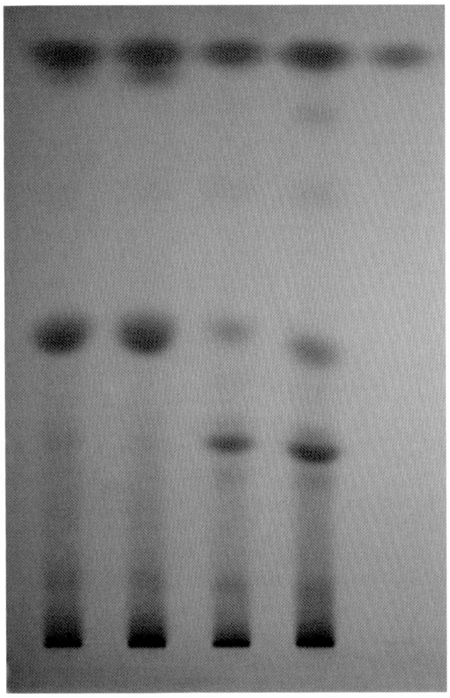

1 2 3 4 5

三味消痛散薄层色谱图（日光）

1~4—三味消痛散样品 5—大黄酚对照品

【功能与主治】见《藏药验方精选：长生宝曼》。

起草单位：凉山州食品药品检验所

复核单位：成都市药品检验研究院

三味眼炎丸　མིག་སྲིན་མ་ཙུ་སུམ་སྦྱོར།

Sanwei Yanyan Wan　明森麻如松觉

【处方】紫铆子 334 g　　藏茴香 333 g　　天南星 333 g

【制法】以上三味，粉碎成细粉，过筛，混匀，用水泛丸，干燥，即得。

【性状】本品为黄棕色至黑黄棕色的水丸；气微香，味酸、微涩。

【鉴别】（1）取本品，置显微镜下观察：草酸钙针晶散在或成束存在于黏液细胞中（天南星）。内胚乳细胞多角形，壁厚，细胞内含油滴及小簇晶；内果皮细胞，扁平，类长方形，内含黄棕色物质（藏茴香）。薄壁细胞中有油滴；草酸钙棱晶，长 37~48 μm，宽 11~22 μm（紫铆子）。

（2）取本品 2 g，研细，加乙酸乙酯 10 ml，浸泡 4 小时，滤过，滤液作为供试品溶液。另取香芹酮对照品，加乙酸乙酯制成每 1 ml 含 0.5 mg 的溶液，作为对照品溶液。照薄层色谱法（通则 0502）试验，吸取上述两种溶液各 3~5 μl，分别点于同一硅胶 G 薄层板上，以环己烷 - 乙酸乙酯（9∶1）为展开剂，取出，晾干，喷以 5% 香草醛 10% 硫酸乙醇溶液，在 105℃加热至斑点显色清晰。供试品色谱中，在与对照品色谱相应的位置上，显相同颜色的斑点。

【检查】除溶散时限外，应符合丸剂项下有关的各项规定（通则 0108）。

【浸出物】照醇溶性浸出物测定法（通则 2201）项下的热浸法测定，用 70% 乙醇作溶剂，不得少于 20.0%。

【功能与主治】ཕྱི་མ་ཟན་དྲོན་ལ་སྦྱར་ཏེ། མོ་རེངས་སྤྲ་བའི་དུས་སུ་བླངས་པས་བདུག་ན་མིག་ལ་སྲིན་ཞུགས་ནས་ཚ་ཞིང་སྐྲམ་པ་དང་། མཆི་མ་འཛག་པ་ཐམས་ཅད་སེལ་བར་བྱེད་དོ། །

消炎，明目，驱虫。用于虫病引起的目涩畏光、迎风流泪、眼痛。

【用法与用量】外用，遵医嘱。

【规格】（1）每 4 丸重 1 g；（2）每丸重 0.5 g；（3）每丸重 1~1.5 g

【贮藏】密封。

三味眼炎丸质量标准起草说明

【制剂名称】制剂中文名为三味眼炎丸，拼音名为 Sanwei Yanyan Wan，藏文名为

“མིག་སྨིན་མ་རུ་སུམ་སྦྱོར།”，藏文音译名按《钦哲文集》木刻版翻译为“明森麻如松觉”。

【处方来源】《钦哲文集》木刻版《མཁྱེན་བརྩེའི་བཀའ་འབུམ།》

མིག་སྨིན་སེལ་བའི་མ་རུ་ཚེ་སུམ་སྦྱོར་ནི། མ་རུ་ཙེ། ག་སྙོད་ཀྱི་འབྲས་བུ། དྭ་བའི་རྩ་བ་རྣམས་ཀྱི་ཕྱེ་མ་ཟན་དྲོན་ལ་སྦྱར་ཏེ། ཐོ་རངས་[རིངས་]ཟླ་བའི་དུས་སུ་བླངས་པའི་བདུག་ན་མིག་ལ་སྨིན་ཞུགས་ནས་ཚ་ཞིང་སྐྲམ་པ་དང་། མཆི་མ་འཛག་པ་ཐམས་ཅད་སེལ་བར་བྱེད་དོ། །

【鉴别】（1）显微鉴别　本品粉末草酸钙针晶、内胚乳细胞、内果皮细胞等显微特征明显，易于查看。

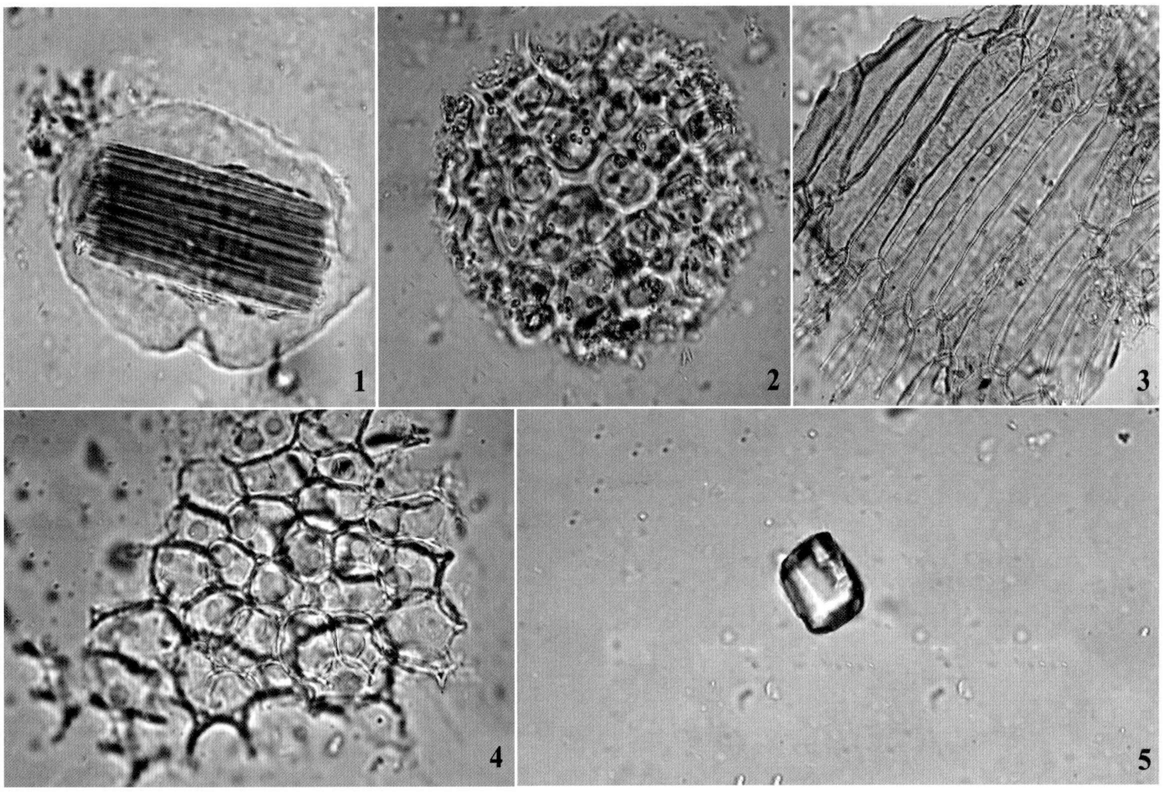

三味眼炎丸粉末显微特征

1—草酸钙针晶（天南星） 2—内胚乳细胞（藏茴香） 3—内果皮细胞（藏茴香）

4—薄壁细胞（紫丱子） 5—草酸钙棱晶（紫丱子）

（2）薄层鉴别　建立了以香芹酮对照品为对照的薄层鉴别方法。

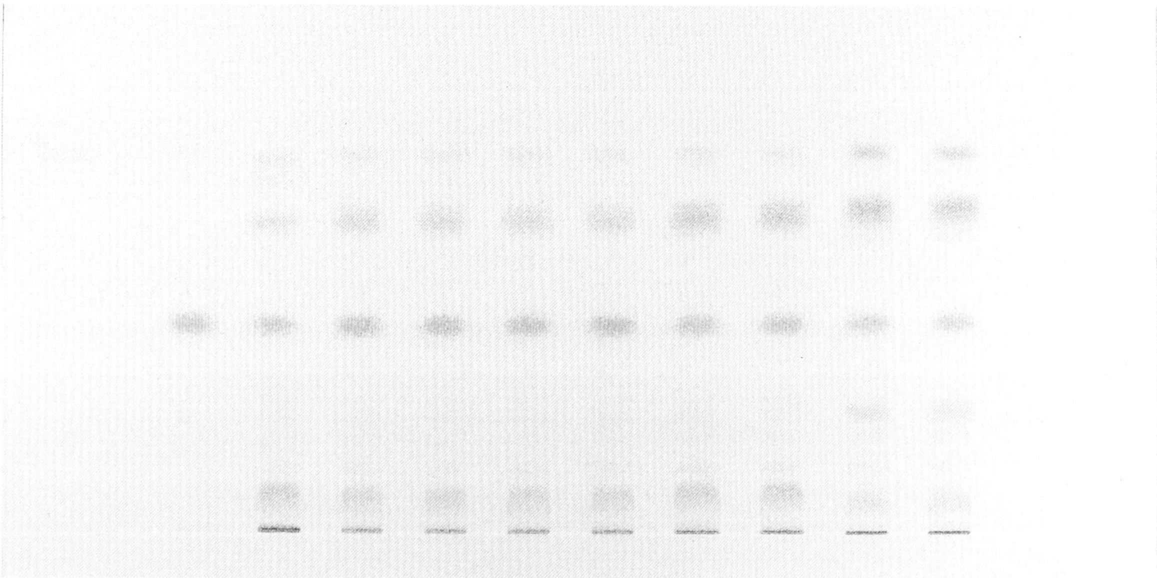

三味眼炎丸薄层色谱图

1—香芹酮对照品　2~10—三味眼炎丸样品

【功能与主治】见《钦哲文集》木刻版。

起草单位：甘孜藏族自治州食品药品检验所
成都中医药大学
复核单位：资阳市食品药品检验检测中心

三味嘉如丸 རྒྱ་རུ་སུམ་སྦྱོར།

Sanwei Jiaru Wan 嘉如松觉

【处方】臭蚤草 455 g　　大黄 455 g　　公绵羊角 90 g

【制法】以上三味，粉碎成细粉，过筛，混匀，用水泛丸，干燥，即得。

【性状】本品为浅黄棕色至棕褐色的水丸；气微香，味微涩、苦。

【鉴别】（1）取本品，置显微镜下观察：草酸钙簇晶直径 20~160 μm，有的至 190 μm；具缘纹孔导管、网纹导管、螺纹导管及环纹导管非木化（大黄）。花粉粒类球形，直径 20~35 μm，具 3 个萌发孔，外壁有刺状突起（臭蚤草）。

（2）取本品 1 g，研细，加甲醇 20 ml，加热回流 1 小时，滤过，滤液蒸干，残渣加水 10 ml 使溶解，再加盐酸 1 ml，加热回流 30 分钟，立即冷却，用乙醚提取 2 次，每次 20 ml，合并乙醚液，挥干，残渣加甲醇 1 ml 使溶解，作为供试品溶液。另取大黄对照药材 0.5 g，同法制成对照药材溶液。照薄层色谱法（通则 0502）试验，吸取上述两种溶液各 4 μl，分别点于同一硅胶 G 薄层板上，以石油醚（30~60℃）- 甲酸乙酯 - 甲酸（15∶5∶1）的上层溶液为展开剂，展开，取出，晾干，置氨蒸气中熏至斑点显色清晰。供试品色谱中，在与对照药材色谱相应的位置上，显相同颜色的斑点。

【检查】除溶散时限外，应符合丸剂项下有关的各项规定（通则 0108）。

【浸出物】照醇溶性浸出物测定法（通则 2201）项下的热浸法测定，用 70% 乙醇作溶剂，不得少于 24.0%。

【功能与主治】ཟླ་མཚན་འགྲིངས་པ་དང་། ཕྲུ་གུ་བཙའ་དཀའ་བའི་ནད་ལ་མཆོག་ཏུ་ཕན།

活血化瘀，调经催产。用于子宫瘀血，胎盘滞留，月经不调，腰部酸痛，下腹痛。

【用法与用量】温开水送服或嚼服。一次 0.5~3 g，一日 1~2 次；或遵医嘱。

【规格】（1）每 4 丸重 1 g；（2）每丸重 0.5 g；（3）每丸重 1~1.5 g

【贮藏】密封。

三味嘉如丸质量标准起草说明

【制剂名称】制剂中文名为三味嘉如丸，拼音名为 Sanwei Jiaru Wan，藏文名为“རྒྱ་རུ་སུམ་སྦྱོར།”，藏文音译名按《临床札记》翻译为“嘉如松觉”。

【处方来源】《临床札记》《གསོ་རིག་ཟིན་ཏིག་གཅེས་བསྡུས།》

རྒྱ་རུ་སུམ་སྦྱོར་ནི། བུ་དང་ཤ་མ་མ་ཐོན་ན་མིང་ཙམ། ལྕུམ་རྩ། རྒྱ་རུ་གསུམ་སྦྱོར་བཏང་བས་ཆོག་པར་བཤད། རྒྱས་པ་མན་རྒྱུད་ལྷན་ཐབས་སོགས་སུ་བཀྲ།

【鉴别】（1）显微鉴别　本品粉末草酸钙簇晶、导管、花粉粒显微特征明显，易于查看。

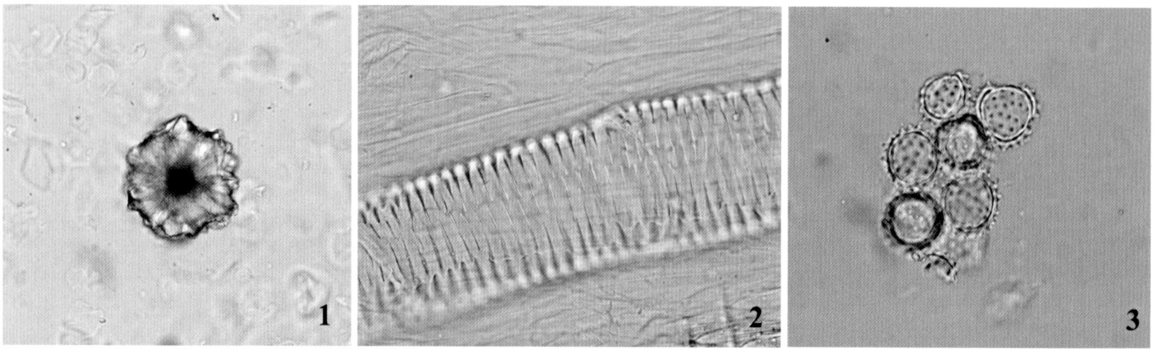

三味嘉如丸粉末显微特征

1—草酸钙簇晶（大黄）　2—导管（大黄）　3—花粉粒（臭蚤草）

（2）薄层鉴别　建立了以大黄对照药材为对照的薄层鉴别方法。

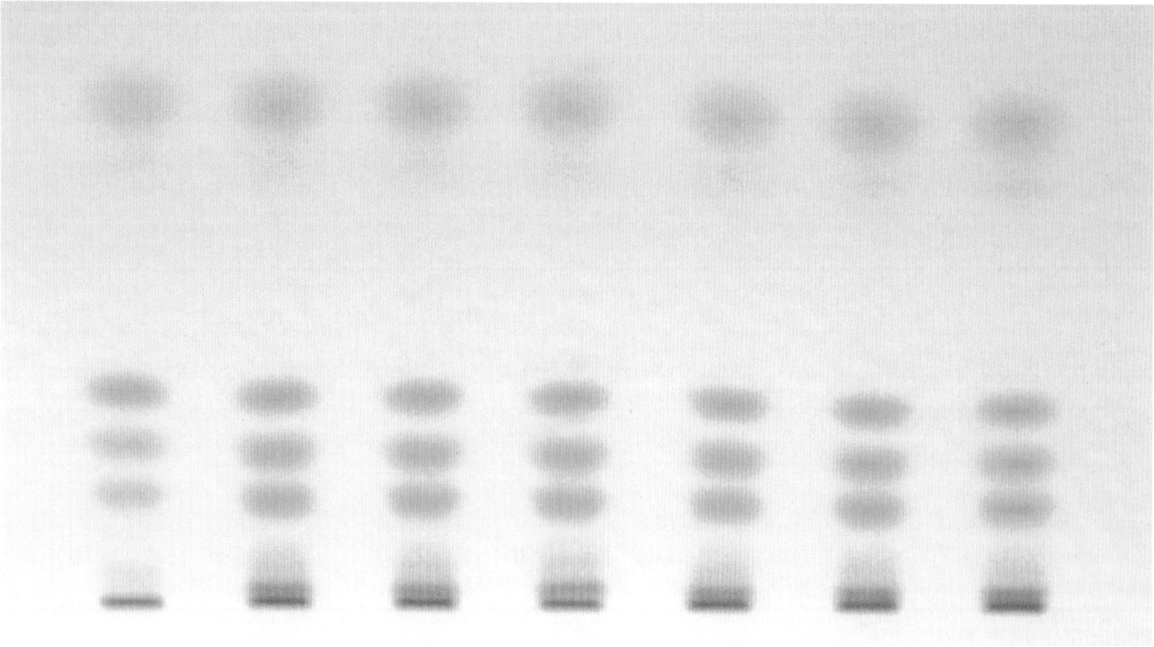

1　2　3　4　5　6　7

三味嘉如丸薄层色谱图

1—大黄对照药材　2~7—三味嘉如丸样品

【功能与主治】见《临床札记》。

起草单位：甘孜藏族自治州食品药品检验所

复核单位：资阳市食品药品检验检测中心

久森散 Jiusen San

མཇུག་སྲིན་ཞུག་སྨན།

久森修美

【处方】人工麝香 10 g　天仙子 111 g　大蒜 161 g
紫丱子 111 g　山莨菪 111 g　酸藤果 111 g
干姜 162 g　荜茇 111 g　胡椒（黑胡椒）112 g

【制法】以上九味，除人工麝香外，其余天仙子等八味共粉碎成细粉，过筛；将人工麝香研细，与上述粉末配研，过筛，混匀，即得。

【性状】本品为黄棕色至黑棕色的粉末；气微香，味微辣。

【鉴别】（1）取本品，置显微镜下观察：外果皮石细胞类方形、长方形或形状不规则，直径 19~66 μm，壁较厚；内果皮石细胞表面观类多角形，直径 20~30 μm，侧面观类方形，壁一面薄（黑胡椒）。石细胞类圆形、长卵形或多角形，直径 25~61 μm，长至 170 μm，壁较厚，有的层纹明显；种皮细胞红棕色，表面观呈长多角形（荜茇）。纤维成束或散在，先端钝尖，少数分叉，有的一边呈微波状或锯齿状，直径 15~40 μm，壁稍厚；梯纹导管，螺纹导管及网纹导管可见，直径 15~70 μm（干姜）。

（2）取本品 1 g，加无水乙醇 20 ml，超声处理 30 分钟，滤过，滤液挥干，残渣加无水乙醇 1 ml 使溶解，作为供试品溶液。另取胡椒碱对照品，加无水乙醇制成每 1 ml 含 1 mg 的溶液，作为对照品溶液。照薄层色谱法（通则 0502）试验，吸取上述两种溶液各 3~5 μl，分别点于同一硅胶 G 薄层板上，以甲苯 - 乙酸乙酯 - 丙酮（7∶3∶1）为展开剂，展开，取出，晾干，喷以 5% 香草醛硫酸溶液，在 105℃加热至斑点显色清晰，置紫外光灯（365 nm）下检视。供试品色谱中，在与对照品色谱相应的位置上，显相同颜色的荧光斑点。

（3）取本品 4 g，加无水乙醇 20 ml，加热回流 30 分钟，滤过，滤液作为供试品溶液。另取蒜氨酸对照品，加 50% 甲醇溶液制成每 1 ml 含 1 mg 的溶液，作为对照品溶液。照薄层色谱法（通则 0502）试验，吸取上述两种溶液 5~10 μl，分别点于同一硅胶 G 薄层板上，以正丁醇 - 正丙醇 - 冰醋酸 - 水（6∶2∶ 2∶2）为展开剂，展开，取出，晾干，喷以茚三酮试液，在 105℃加热至斑点显色清晰。供试品色谱中，在与对照品色谱相应的位置上，显相同颜色的斑点。

（4）取本品 2 g，加乙酸乙酯 20 ml，超声处理 30 分钟，滤过，滤液挥干，残渣加乙酸乙酯 1 ml 使溶解，作为供试品溶液。另取干姜对照药材 0.3 g，同法制成对照药材溶液。照薄层色谱法（通则 0502）试验，吸取上述两种溶液各 2~5 μl，分别点于同一硅胶 G 薄层板上，以石油醚 - 乙酸乙酯 - 冰醋酸（9∶2∶0.2）为展开剂，展开，取出，晾干，置紫外光灯（365 nm）下检视。供试品色谱中，在与对照药材色谱相应的位置上，显相同颜色的荧光斑点。

【检查】应符合散剂项下有关的各项规定（通则 0115）。

【浸出物】照醇溶性浸出物测定法（通则 2201）项下的热浸法测定，用 70% 乙醇作溶剂，不得少于 26.0%。

【功能与主治】 འོག་སྒོར་སྲིན་བུས་ཟ་བ་དང་། ཚ་བ་དང་། ཁྲག་འཛག་པ་སོགས་ལ་ཕན།

杀虫止痒，消炎镇痛。用于虫病引起的肛门瘙痒、疼痛、出血、脱肛。

【用法与用量】外用，遵医嘱。

【贮藏】密闭，防潮。

久森散质量标准起草说明

【制剂名称】制剂中文名为久森散，拼音名为 Jiusen San，藏文名为“མཇུག་སྲིན་བྱུག་སྨན།”，藏文音译名按《四部医典》翻译为“久森修美”。

【处方来源】《四部医典》《དཔལ་ལྡན་རྒྱུད་བཞི།》

མཇུག་སྲིན་བྱུག་སྨན་ནི། གཞང་སྲིན་སླ་རྩེ་ལང་ཐང་ཚེ། །སྒོག་སྐྱ་མ་རུ་ཐང་ཕྲོམ་དང་། །ཕྱི་དང་ཚ་གསུམ་ཐེ་མར་སྦྱར། །རེངས་བུ་འཕོང་དུ་གཞུག་པས་སེལ། །

【鉴别】（1）显微鉴别　本品粉末石细胞、种皮细胞、纤维等显微特征明显，易于查看。

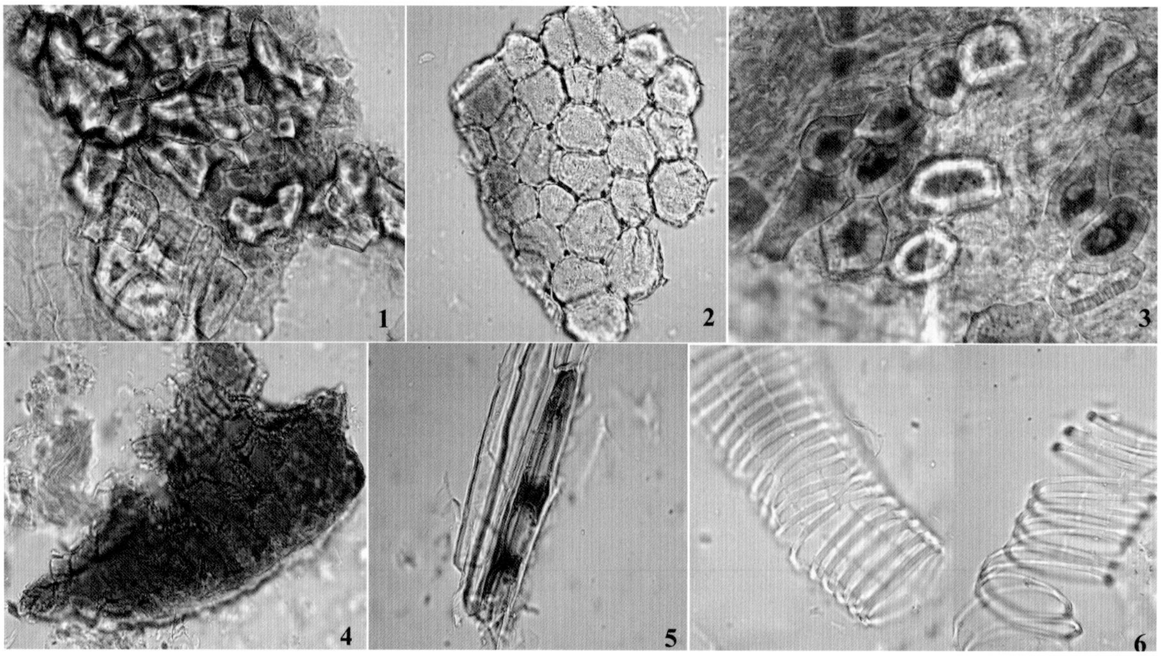

久森散粉末显微特征

1—外果皮石细胞（黑胡椒）　2—内果皮石细胞（黑胡椒）　3—石细胞（荜茇）

4—种皮细胞（荜茇）　5—纤维（干姜）　6—导管（干姜）

（2）薄层鉴别　建立了以胡椒碱对照品、蒜氨酸对照品和干姜对照药材为对照的薄层鉴别方法。

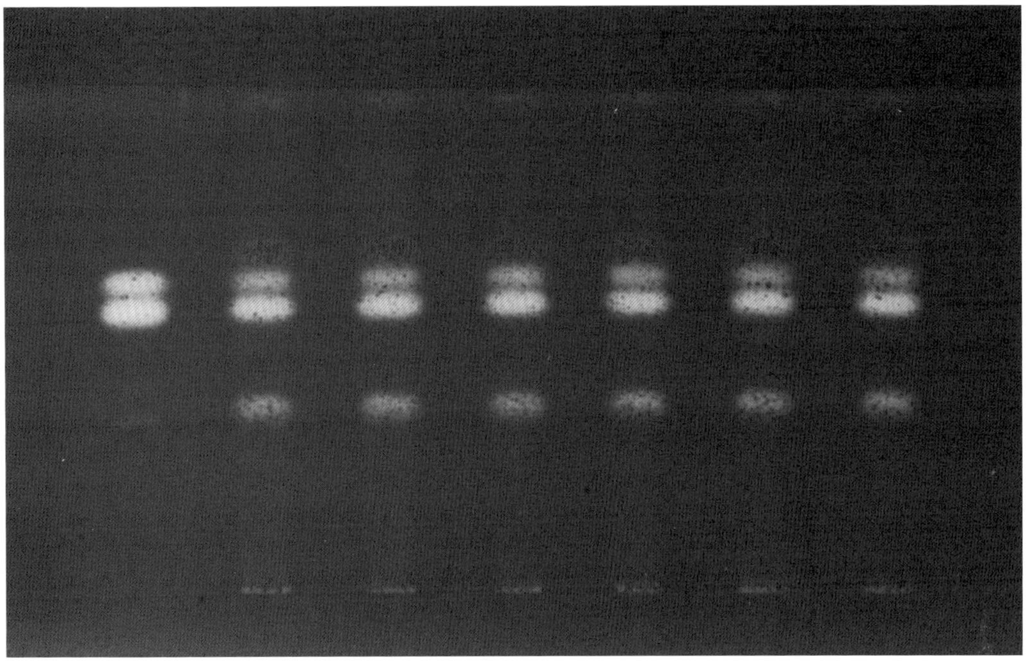

1　2　3　4　5　6　7

久森散薄层色谱图（一）

1—胡椒碱对照品　2~7—久森散样品

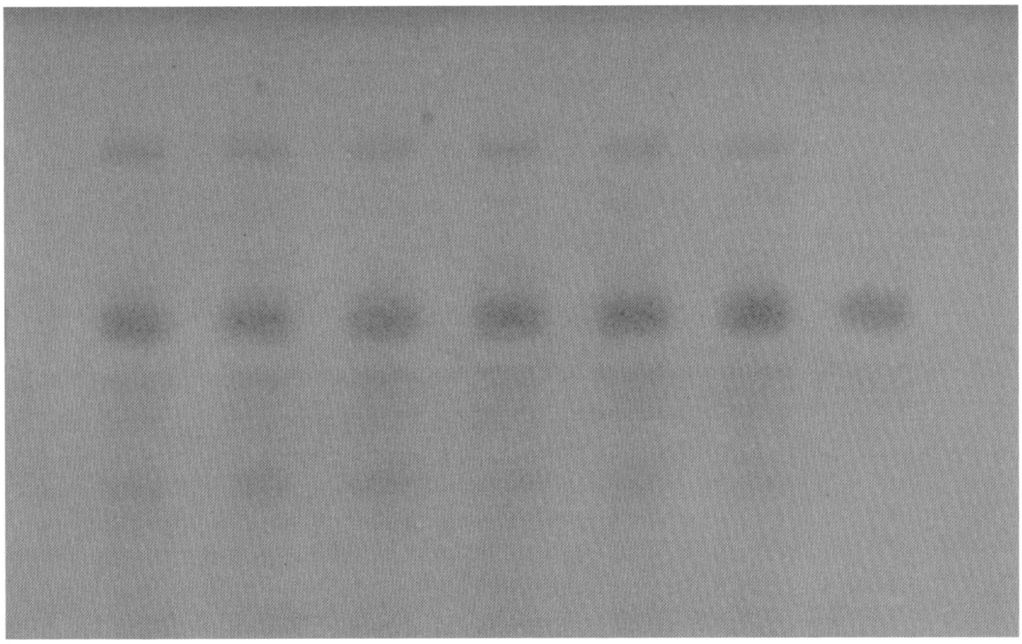

1　2　3　4　5　6　7

久森散薄层色谱图（二）

1~6—久森散样品　7—蒜氨酸对照品

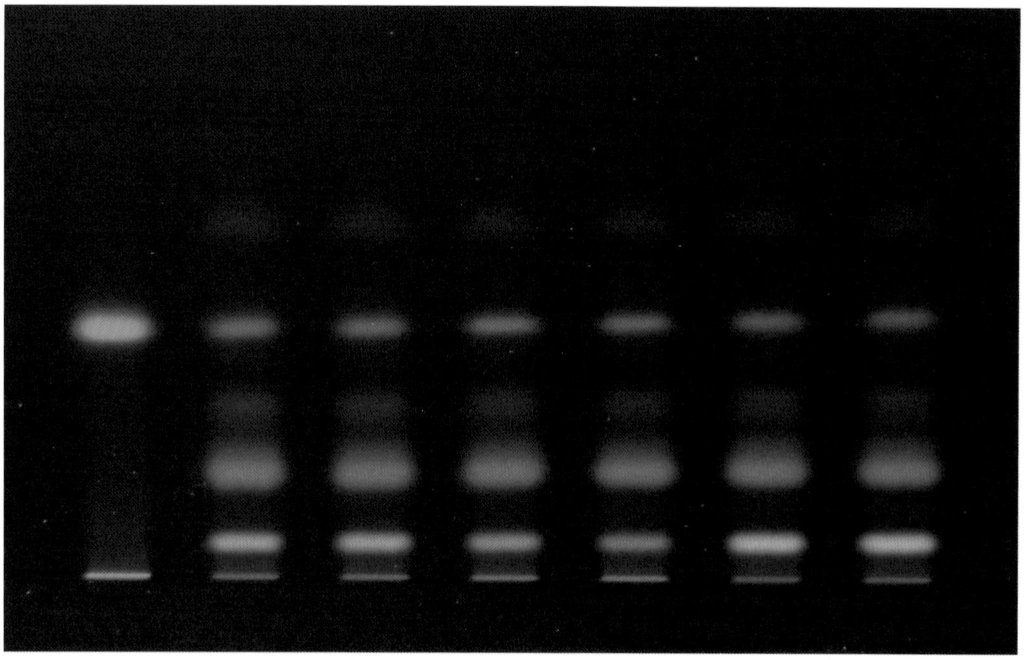

1　2　3　4　5　6　7

久森散薄层色谱图（三）

1—干姜对照药材　2~7—久森散样品

【功能与主治】见《四部医典》。

起草单位：甘孜藏族自治州食品药品检验所

成都中医药大学

复核单位：资阳市食品药品检验检测中心

五味止经散 ཟླ་མཚན་གཅོད་སྨན།

Wuwei Zhijing San 达灿觉曼

【处方】石莲花 364 g　熊胆粉 90 g　紫草茸 182 g
茜草 182 g　藏紫草 182 g

【制法】以上五味，粉碎成细粉，过筛，混匀，即得。

【性状】本品为棕褐色至红褐色的粉末；气微、味苦。

【鉴别】（1）取本品，置显微镜下观察：非腺毛由 10~20 个细胞组成，弯曲，常有一至数个细胞缢缩，细胞大而细长，壁厚，节状膨大（石莲花）。草酸钙针晶散在或存在于薄壁细胞中，长 20~90 μm（茜草）。不规则碎片似玻璃碎片，黄色或棕黄色，略有光泽，棱角明显（熊胆粉）。

【检查】应符合散剂项下有关的各项规定（通则 0115）。

【浸出物】照醇溶性浸出物测定法（通则 2201）项下的热浸法测定，用 70% 乙醇作溶剂，不得少于 21.0%。

【功能与主治】ཟླ་མཚན་མང་དུ་འཛག་པའམ། །དུས་མིན་འབྱུང་བ་གཅོད་པར་བྱེད། །

调经止血。用于月经过多，经期过长，痛经等。

【用法与用量】温开水送服。一次 0.5~3 g，一日 1~2 次；或遵医嘱。

【贮藏】密闭，防潮。

五味止经散质量标准起草说明

【制剂名称】制剂中文名为五味止经散，拼音名为 Wuwei Zhijing San，藏文名为“ཟླ་མཚན་གཅོད་སྨན།”，藏文音译名按《藏医秘诀甘露海》翻译为“达灿觉曼”。

【处方来源】《藏医秘诀甘露海》《མན་ངག་བདུད་རྩིའི་རོལ་མཚོ།》

ཟླ་མཚན་གཅོད་སྨན་ནི། བུད་མེད་ཟླ་མཚན་འཛག་པ་ལ། །ཡང་ན་ཧ་པོ་རྒྱ་ཚོས་དང་། །འོམ་མཁྲིས་དམར་གསུམ་བསྣན་པ་ཡིས། །མོད་ལ་ཆད་པ་སྦྱོང་བས་གྲུབ། །

【鉴别】（1）显微鉴别　本品粉末非腺毛、草酸钙针晶、不规则碎片等显微特征明显，易于查看。

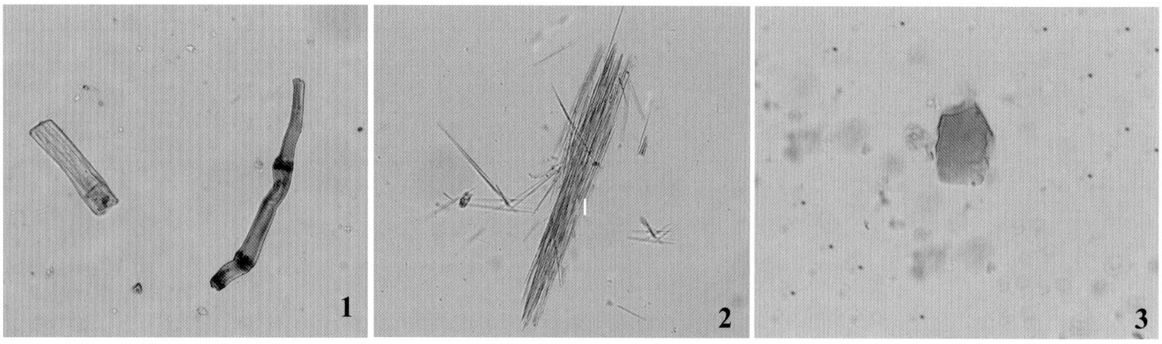

五味止经散粉末显微特征

1—非腺毛（石莲花） 2—草酸钙针晶（茜草） 3—不规则碎片（熊胆粉）

【功能与主治】见《藏医秘诀甘露海》。

起草单位：凉山州食品药品检验所

复核单位：成都市药品检验研究院

五味巴勒丸 བ་ལུ་ལྔ་པ།

Wuwei Bale Wan 巴勒昂巴

【处方】烈香杜鹃 500 g　川木香 125 g　甘青青兰 125 g

路旁菊 125 g　土木香 125 g

【制法】以上五味，粉碎成细粉，过筛，混匀，用水泛丸，干燥，即得。

【性状】本品为黄棕色至黑棕色的水丸；气微香，味淡。

【鉴别】（1）取本品，置显微镜下观察：花粉粒为四分体，呈类球形，直径 29~66 μm，每一分体具 3 个萌发孔，外壁较薄，表面近光滑；腺鳞微黄色，直径 245~250 μm，周边细胞辐射状排列，中央细胞 8~16 个（烈香杜鹃）。纤维微黄色或近无色，呈长梭形，末端细尖或平截，木化，孔沟明显（川木香）。花粉粒圆球形或类圆球形，直径 22~40 μm，具 3 个萌发孔，外壁有齿状突起（路旁菊）。花粉粒圆球形、类圆球形或椭圆形，直径 25~64 μm，表面有细小疣状突起，多数有 6 个孔沟，可见 3 个萌发孔（甘青青兰）。

（2）取本品 2 g，研细，加乙醚 20 ml，超声处理 30 分钟，滤过，滤液挥干，残渣加甲醇 1 ml 使溶解，作为供试品溶液。另取烈香杜鹃对照药材 1 g，同法制成对照药材溶液。照薄层色谱法（通则 0502）试验，吸取上述两种溶液各 5~8 μl，分别点于同一硅胶 G 薄层板上，以环己烷 - 乙酸乙酯（10∶1.5）为展开剂，展开，取出，晾干，喷以 5% 香草醛硫酸溶液，在 105℃加热至斑点显色清晰，置紫外光灯（365 nm）下检视。供试品色谱中，在与对照药材色谱相应的位置上，显相同颜色的荧光斑点。

（3）取【鉴别】项下（2）溶液，作为供试品溶液。另取川木香对照药材 0.3 g，加乙醚 20 ml，超声处理 30 分钟，滤过，滤液挥干，残渣加甲醇 1 ml 使溶解，作为对照药材溶液。照薄层色谱法（通则 0502）试验，吸取上述两种溶液各 5~7 μl，分别点于同一硅胶 G 薄层板上，以甲苯 - 乙酸乙酯（10∶1）为展开剂，展开，取出，晾干，喷以 10% 硫酸乙醇溶液，在 105℃加热至斑点显色清晰，置紫外光灯（365 nm）下检视。供试品色谱中，在与对照药材色谱相应的位置上，显相同颜色的荧光斑点。

【检查】除溶散时限外，应符合丸剂项下有关的各项规定（通则 0108）。

【浸出物】照醇溶性浸出物测定法（通则 2201）项下的热浸法测定，用 70% 乙醇作溶剂，不得少于 58.0%。

【含量测定】照高效液相色谱法（通则 0512）测定。

色谱条件与系统适用性试验　以十八烷基硅烷键合硅胶为填充剂；以乙腈为流动相 A，

0.1% 甲酸溶液为流动相 B，按下表中的规定进行梯度洗脱；检测波长为 360 nm。理论板数按金丝桃苷峰计算应不低于 6 000。

时间（分钟）	流动相 A（%）	流动相 B（%）
0~20	15	85
20~30	15 → 60	85 → 40
30~60	60	40

对照品溶液的制备　取金丝桃苷对照品适量，精密称定，加甲醇制成每 1 ml 含 60 μg 的溶液，即得。

供试品溶液的制备　取本品适量，研细，取约 1 g，精密称定，置具塞锥形瓶中，精密加入 70% 甲醇 25 ml，密塞，称定重量，超声处理（功率 300 W，频率 40 kHz）30 分钟，放冷，再称定重量，用 70% 甲醇补足减失的重量，摇匀，滤过，取续滤液，即得。

测定法　分别精密吸取供试品溶液与对照品溶液各 10 μl，注入液相色谱仪，测定，即得。

本品每 1 g 含烈香杜鹃以金丝桃苷（$C_{21}H_{20}O_{12}$）计，不得少于 1. 0 mg。

【功能与主治】འདུས་ནད་སྨུག་པོའི་རིགས་ཀུན་འཇོམས། །མཆོག་ཏུ་ཚ་གྲང་འཐབ་པ་སེལ། །

平衡“三因”，调和气血。用于“木布”病，消化性溃疡。

【用法与用量】温开水送服或嚼服。一次 0.5~3 g，一日 1~2 次；或遵医嘱。

【规格】（1）每 4 丸重 1 g；（2）每丸重 0.5 g；（3）每丸重 1~1.5 g

【贮藏】密封。

五味巴勒丸质量标准起草说明

【制剂名称】制剂中文名为五味巴勒丸，拼音名为 Wuwei Bale Wan，藏文名为“བ་ལུ་ལྔ་པ།”，藏文音译名按《迷旁医著》翻译为“巴勒昂巴”。

【处方来源】《迷旁医著》《འཇུ་མི་ཕམ་སྨན་ཡིག་གཅེས་བཏུས།》

བ་ལུ་ལྔ་པ་ནི། བ་ལའི་མེ་ཏོག་ཙ་ཏྲ་དང་། །བྲི་ཡང་ཀུ་དང་ལུག་རྒྱུང་བ། །མ་ནུ་སྦྱར་བའི་བ་ལུ་ལྔ། །ཚོང་ཞི་འདམ་བཏགས་ཀྱིས་རྫ་འདོན། །ཁལ་ཏེ་མ་ནུ་མ་རྙེད་ན། །ཚབ་ཏུ་ཐག་ཞུན་གཏོང་བར་བྱ། །འདུས་ནད་སྨུག་པོའི་རིགས་ཀུན་འཇོམས། །མཆོག་ཏུ་ཚ་གྲང་འཐབ་པ་སེལ། །

【鉴别】（1）显微鉴别　本品粉末花粉粒、腺鳞、纤维等显微特征明显，易于查看。

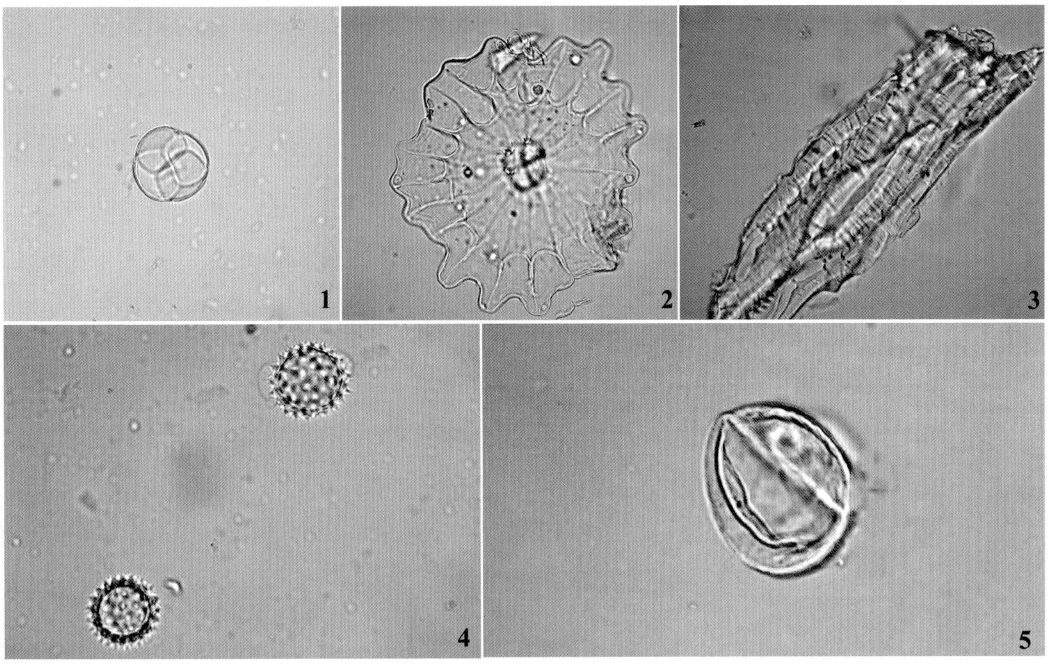

五味巴勒丸粉末显微特征

1—花粉粒（烈香杜鹃） 2—腺鳞（烈香杜鹃） 3—纤维（川木香）
4—花粉粒（路旁菊） 5—花粉粒（甘青青兰）

（2）薄层鉴别 建立了以烈香杜鹃对照药材、川木香对照药材为对照的薄层鉴别方法。

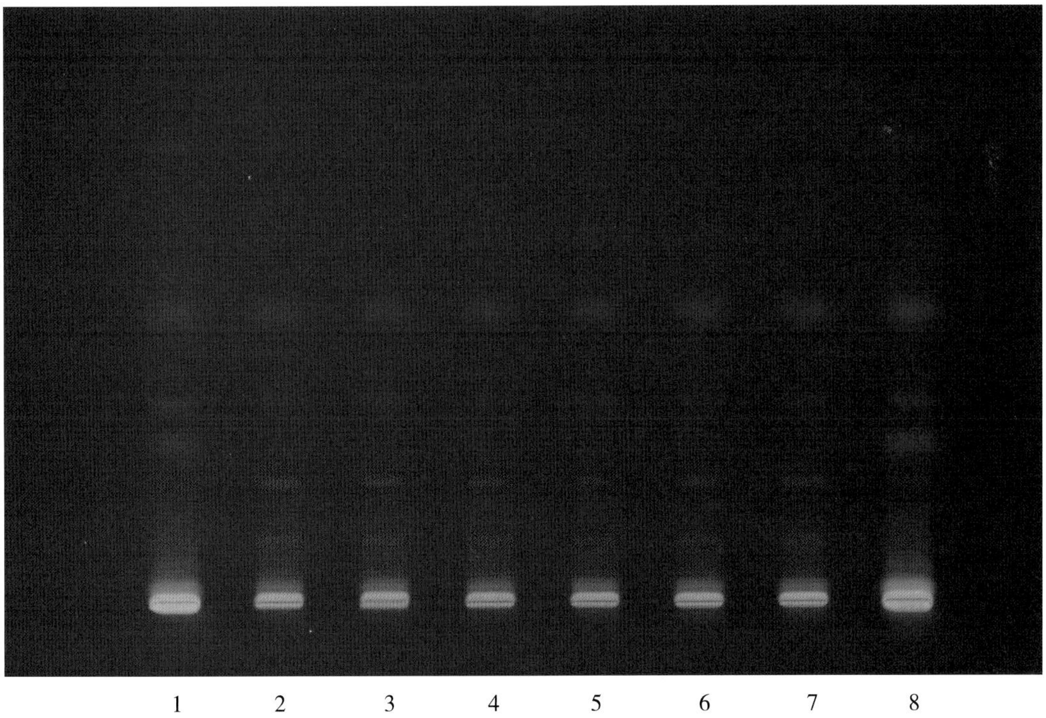

五味巴勒丸薄层色谱图（一）

1，8—烈香杜鹃对照药材 2~7—五味巴勒丸样品

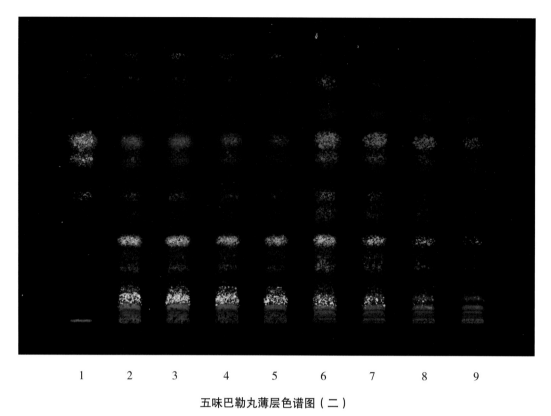

1　2　3　4　5　6　7　8　9

五味巴勒丸薄层色谱图（二）

1—川木香对照药材　2~5—德格县宗萨藏医院样品　6~9—乡城县藏医院样品

【含量测定】 采用 HPLC 法，建立了五味巴勒丸中金丝桃苷的含量测定方法。不同批次制剂样品中的金丝桃苷含量范围为 1.06~2.07%，平均值为 1.55%。根据测定结果，规定“本品每 1 g 含烈香杜鹃以金丝桃苷（$C_{21}H_{20}O_{12}$）计，不得少于 1.0 mg”。

【功能与主治】 见《迷旁医著》。

起草单位：甘孜藏族自治州食品药品检验所
成都中医药大学
复核单位：资阳市食品药品检验检测中心

五味尼阿洛丸 སྙ་ལོ་ལྔ་པ།

Wuwei Nialuo Wan 尼阿洛昂巴

【处方】藏茴香 167 g　　烈香杜鹃 167 g　　甘青青兰 166 g
蒂达 166 g　　尼阿洛 334 g

【制法】以上五味，粉碎成细粉，过筛，混匀，用水泛丸，干燥，即得。

【性状】本品为灰色至灰棕色的水丸；气香，味微辛、咸。

【鉴别】（1）取本品，置显微镜下观察：草酸钙簇晶直径 30~78 μm，棱角大多短而钝（尼阿洛）。花粉粒为四分体，呈类球形，直径 29~66 μm，每一分体具 3 个萌发孔，外壁较薄，表面近光滑；腺鳞微黄色，直径 245~250 μm，周边细胞辐射状排列，中央细胞 8~16 个（烈香杜鹃）。内胚乳细胞多角形，内含大量脂肪油及小簇晶（藏茴香）。非腺毛呈锥形，由 1 至多个细胞组成，基部直径约 50 μm，具角质线纹和疣状凸起（甘青青兰）。

（2）取本品 2 g，研细，加无水乙醇 20 ml，超声处理 30 分钟，滤过，滤液通过活性炭小柱，收集滤液浓缩至约 1 ml，作为供试品溶液。另取熊果酸对照品，加无水乙醇制成每 1 ml 含 1 mg 的溶液，作为对照品溶液。照薄层色谱法（通则 0502）试验，吸取上述两种溶液各 5 μl，分别点于同一硅胶 G 薄层板上，以甲苯 - 乙酸乙酯 - 冰醋酸（14∶4∶0.5）为展开剂，展开，取出，晾干，喷以 10% 硫酸乙醇溶液，在 105℃加热至斑点显色清晰，置紫外光灯（365 nm）下检视。供试品色谱中，在与对照品色谱相应的位置上，显相同颜色的荧光斑点。

【检查】除溶散时限外，其他应符合丸剂项下有关的各项规定（通则 0108）。

【浸出物】照醇溶性浸出物测定法（通则 2201）项下的热浸法测定，用 70% 乙醇作溶剂，不得少于 20.0%。

【功能与主治】རྒྱ་མའི་ནད་རིགས་ཀུན་ལ་ཕན།

清热，止泻，镇痛。用于急慢性肠炎。

【用法与用量】温开水送服或嚼服。一次 0.5~3 g，一日 1~2 次；或遵医嘱。

【规格】（1）每 4 丸重 1 g；（2）每丸重 0.5 g；（3）每丸重 1~1.5 g

【贮藏】密封。

五味尼阿洛丸质量标准起草说明

【制剂名称】制剂中文名为五味尼阿洛丸，拼音名为 Wuwei Nialuo Wan，藏文名为“སྙ་ལོ་ལྔ་པ།”，藏文音译名按《居米旁医著集》翻译为“尼阿洛昂巴”。

【处方来源】《居米旁医著集》《འཇུ་མི་ཕམ་སྨན་ཡིག་གཅེས་བཏུས།》

སྣ་ཚོ་ལྔ་པ་ནི། སྣ་ཚོ་གོ་སྙོད་ཏིག་ཏ་དང་། །འཇིབ་རྩེ་ད་ལི་དུག་ཤུང་གིས། །རྩོ་ལྡན་རྒྱ་མའི་ནད་རིགས་སེལ། །

【鉴别】（1）显微鉴别　本品粉末草酸钙簇晶、花粉粒、腺鳞等显微特征明显，易于查看。

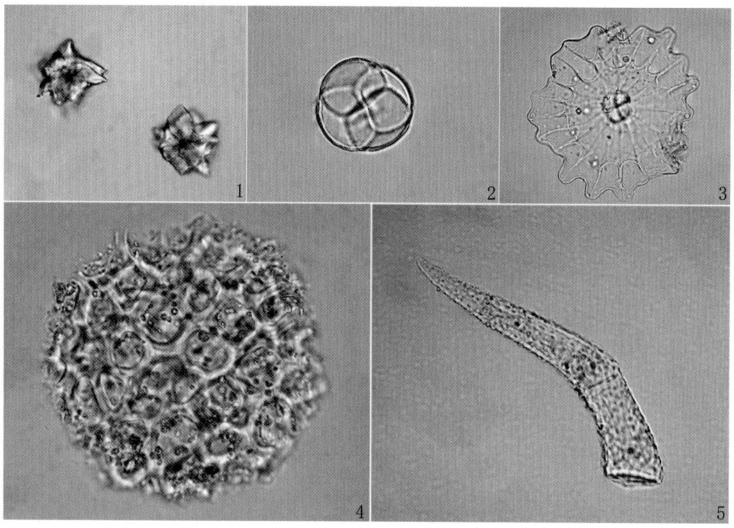

五味尼阿洛丸粉末显微特征

1—草酸钙簇晶（尼阿洛）　2—花粉粒（烈香杜鹃）　3—腺鳞（烈香杜鹃）

4—内胚乳细胞（藏茴香）　5—非腺毛（甘青青兰）

（2）薄层鉴别　建立了以熊果酸对照品为对照的薄层鉴别方法。

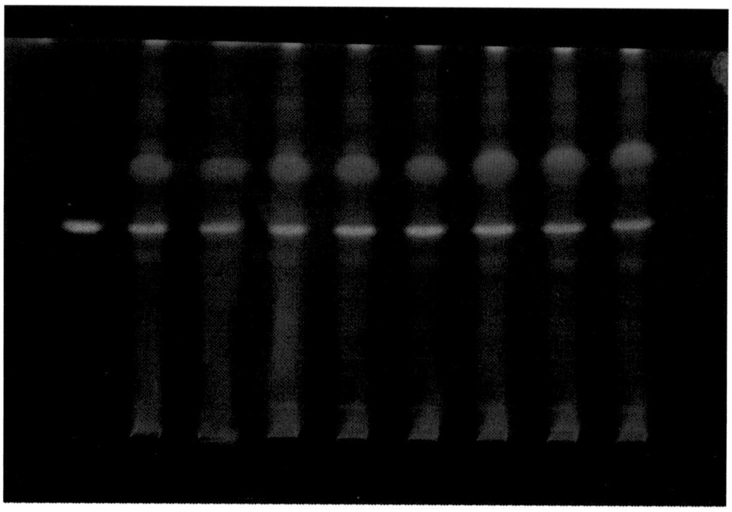

1　2　3　4　5　6　7　8　9

五味尼阿洛丸薄层色谱图

1—熊果酸对照品　2~9—五味尼阿洛丸样品

【功能与主治】见《居米旁医著集》。

起草单位：阿坝藏族羌族自治州食品药品检验研究中心

复核单位：乐山市食品药品检验检测中心

五味刺尔恩丸 ཙེར་སྔོན་ལྔ་པ།

Wuwei Cier′en Wan 刺尔恩昂巴

【处方】刺尔恩 334 g　　鸭嘴花 167 g　　川木香 167 g
　　　　舟瓣芹 167 g　　马蔺子 165 g

【制法】以上五味，粉碎成细粉，过筛，混匀，用水泛丸，干燥，即得。

【性状】本品为黄棕色至棕褐色的水丸；气微香，味微苦。

【鉴别】（1）取本品，置显微镜下观察：非腺毛由多细胞组成，边缘呈分枝状（刺尔恩）。纤维微黄色或近无色，呈长梭形，末端细尖或平截，木化，孔沟明显（川木香）。石细胞类方形或长方形，孔沟明显，直径 30~60 μm，长 45~80 μm（鸭嘴花）。

（2）取本品 3 g，研细，加石油醚（60~90℃）50 ml，超声处理 30 分钟，滤过，滤液浓缩至约 2 ml，作为供试品溶液。另取去氢木香内酯对照品，加甲醇制成每 1 ml 含 0.5 mg 的溶液，作为对照品溶液。照薄层色谱法（通则 0502）试验，吸取上述两种溶液各 2~5 μl，分别点于同一硅胶 G 薄层板上，以石油醚（60~90℃）- 乙酸乙酯（9∶1）为展开剂，展开，取出，晾干，喷以 1% 香草醛硫酸溶液，在 105℃加热至斑点显色清晰。供试品色谱中，在与对照药材色谱相应的位置上，显相同颜色的斑点。

【检查】除溶散时限外，应符合丸剂项下有关的各项规定（通则 0108）。

【浸出物】照醇溶性浸出物测定法（通则 2201）项下的热浸法测定，用 70% 乙醇作溶剂，不得少于 22.0%。

【功能与主治】རླུང་ཁྲག་སྙོད་དུ་འཚང་བ་འདྲེན། །

调和气血。用于“查隆”引起的高血压、多血症、贫血症。

【用法与用量】温开水送服或嚼服。一次 0.5~3 g，一日 1~2 次；或遵医嘱。

【规格】（1）每 4 丸重 1 g；（2）每丸重 0.5 g；（3）每丸重 1~1.5 g

【贮藏】密封。

五味刺尔恩丸质量标准起草说明

【制剂名称】制剂中文名为五味刺尔恩丸，拼音名为 Wuwei Cier′en Wan，藏文名为“ཙེར་སྔོན་ལྔ་པ།”，藏文音译名按《居米旁医著集》翻译为“刺尔恩昂巴”。

【处方来源】《居米旁医著集》《འཇུ་མི་ཕམ་སྨན་ཡིག་གཅེས་བཏུས།》

ཚེར་སྔོན་ཙ་ཏྲ་བ་ཤ་ཀ། །དང་ཀུན་དྲིས་མ་ཚེར་སྔོན་ལྔ། །ཨ་གར་གྱིས་ནི་རྗེ་བརྟོན་པ། །བདུད་རྩི་ཆང་དང་སྦྱར་ལ་བཏང་། །རླུང་ཁྲག་སྟོད་དུ་འཚང་བ་འདེབས། །

【鉴别】（1）显微鉴别　本品粉末非腺毛、纤维、石细胞显微特征明显，易于查看。

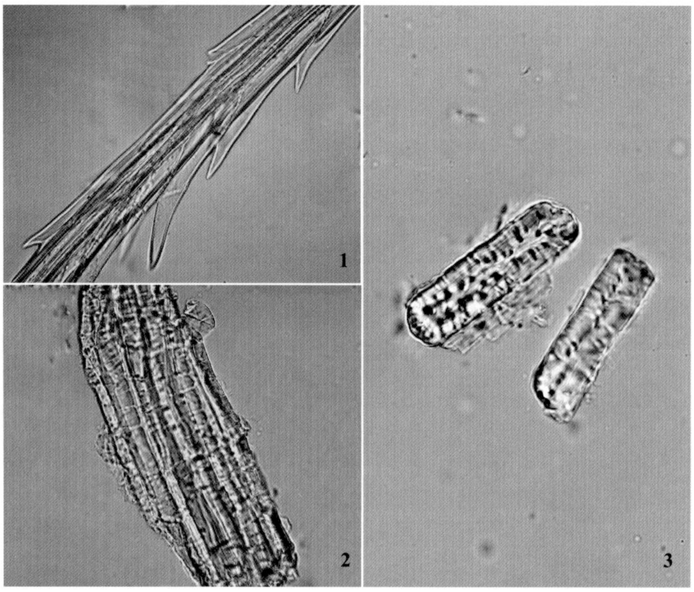

五味刺尔恩丸粉末显微特征

1—非腺毛（刺尔恩）　2—纤维（川木香）　3—石细胞（鸭嘴花）

（2）薄层鉴别　建立了以去氢木香内酯对照品为对照的薄层鉴别方法。

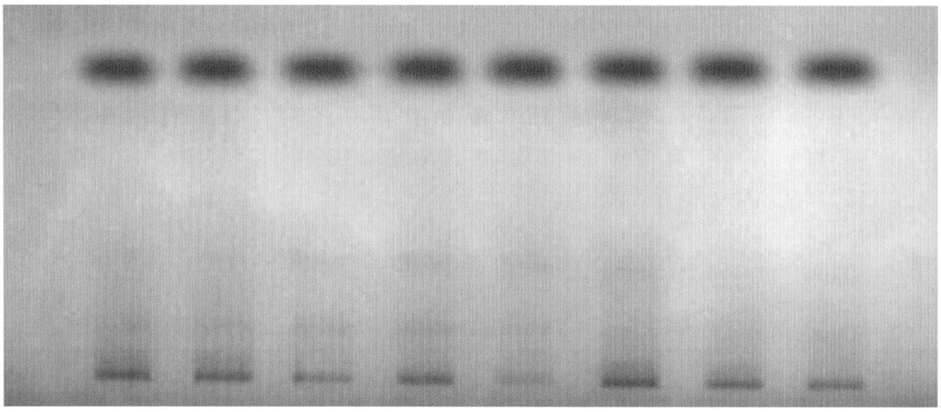

五味刺尔恩丸薄层色谱图

1—去氢木香内酯对照品　2~9—五味刺尔恩丸样品

【功能与主治】见《居米旁医著集》。

起草单位：凉山州食品药品检验所

复核单位：成都市药品检验研究院

五味清瘟甘露丸

Wuwei Qingwen Ganlu Wan

རིམས་འཇོམས་བདུད་རྩི་ལྔ་པ།

仁江德孜昂巴

【处方】翼首草 273 g　　角茴香 273 g　　藏紫菀 182 g
悬钩木 182 g　　暗绿紫堇 90 g

【制法】以上五味，粉碎成细粉，过筛，混匀，用水泛丸，干燥，即得。

【性状】本品为黄棕色至深棕色的水丸；气微香，味酸、微涩。

【鉴别】（1）取本品，置显微镜下观察：冠毛碎片，为多细胞组成的分枝状毛，顶端渐尖呈刺状（藏紫菀）。花粉粒淡黄色，圆球形，外壁具刺状突起，具 3 个萌发孔。单细胞非腺毛，长 240~980 μm，壁较光滑，有的壁上有细小的疣状突起；网纹导管、螺纹导管可见，直径 16~68 μm（翼首草）。

（2）取本品 2 g，研细，加 50% 甲醇 20 ml，超声处理 30 分钟，滤过，滤液蒸干，残渣加水 20 ml 使溶解，用水饱和正丁醇溶液振摇提取 2 次，每次 15 ml，合并正丁醇液，蒸干，残渣加甲醇 1 ml 使溶解，作为供试品溶液。另取马钱苷对照品，加甲醇制成每 1 ml 含 0.8 mg 的溶液，作为对照品溶液。照薄层色谱法（通则 0502）试验，吸取上述两种溶液各 5 μl，分别点于同一硅胶 G 薄层板上，以二氯甲烷 - 甲醇（5∶1）为展开剂，展开，取出，晾干，喷以 5% 香草醛硫酸溶液，在 105℃加热至斑点显色清晰。供试品色谱中，在与对照品色谱相应的位置上，显相同颜色的斑点。

（3）取本品 2 g，研细，加三氯甲烷 - 甲醇 - 浓氨试液（5∶1∶0.1）30 ml，超声处理 30 分钟，滤过，滤液蒸干，残渣加甲醇 2 ml 使溶解，作为供试品溶液。另取原阿片碱对照品，加甲醇制成每 1 ml 含 0.5 mg 的溶液，作为对照品溶液。照薄层色谱法（通则 0502）试验，吸取上述两种溶液各 2~4 μl，分别点于同一硅胶 G 薄层板上，以环己烷 - 二氯甲烷 - 甲醇（7∶2∶1）为展开剂，氨蒸气预饱和 20 分钟，展开，取出，晾干，置碘蒸气中熏至斑点显色清晰。供试品色谱中，在与对照品色谱相应的位置上，显相同颜色的斑点。

【检查】除溶散时限外，其他应符合丸剂项下有关的各项规定（通则 0108）。

【浸出物】照醇溶性浸出物测定法（通则 2201）项下的热浸法测定，用 70% 乙醇作溶剂，不得少于 20.0%。

【功能与主治】རིམས་ཀྱི་ནད་ཀུན་དྭངས་ནས་འཇིབ།།

清热解瘟。用于瘟疫疾病。

【用法与用量】温开水送服或嚼服。一次 0.5~3 g，一日 1~2 次；或遵医嘱。

【规格】（1）每 4 丸重 1 g；（2）每丸重 0.5 g；（3）每丸重 1~1.5 g

【贮藏】密封。

五味清瘟甘露丸质量标准起草说明

【制剂名称】制剂中文名为五味清瘟甘露丸，拼音名为 Wuwei Qingwen Ganlu Wan，藏文名为“རིམས་འཇོམས་བདུད་རྩི་ལྔ་པ།”，藏文音译名按《居米旁医著集》翻译为“仁江德孜昂巴”。

【处方来源】《居米旁医著集》《འཇུ་མི་ཕམ་སྨན་ཡིག་གཅེས་བཏུས།》

རིམས་འཇོམས་བདུད་རྩི་ལྔ་པ་ནི། དེ་བ་སྤང་རྩི་པར་པ་ཏ། །རྒྱལ་བའི་སྤྱན་ཅན་ག་བྲ་ལྔ། །རིམས་འཇོམས་བདུད་རྩི་ལྔ་པ་ཟེར། །ཨ་རུ་ར་ཡིས་རྗེ་འདོན་བྱ། །རིམ་[རིམས་]གྱིས་ནད་ཀུན་དྭངས་ནས་འབྱིན།།

【鉴别】（1）显微鉴别　本品粉末冠毛、花粉粒、非腺毛等显微特征明显，易于查看。

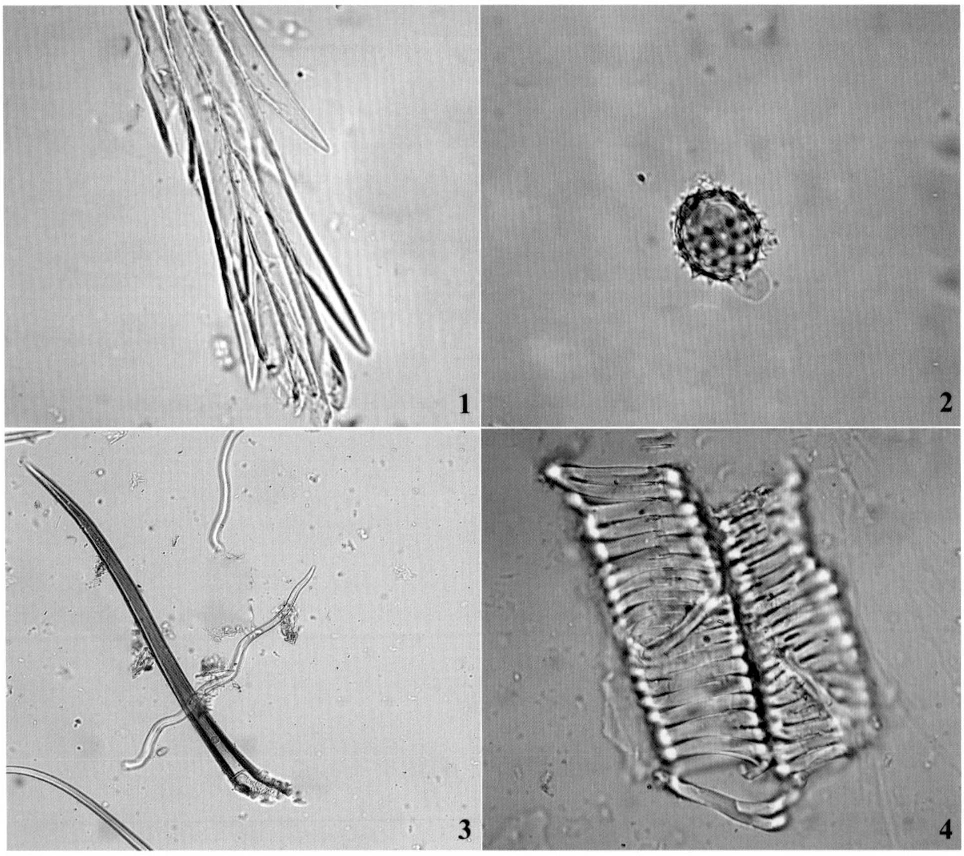

五味清瘟甘露丸粉末显微特征

1—冠毛（藏紫菀）　2—花粉粒（翼首草）　3—非腺毛（翼首草）　4—导管（翼首草）

（2）薄层鉴别　分别建立了以马钱苷对照品、原阿片碱对照品为对照的薄层鉴别方法。

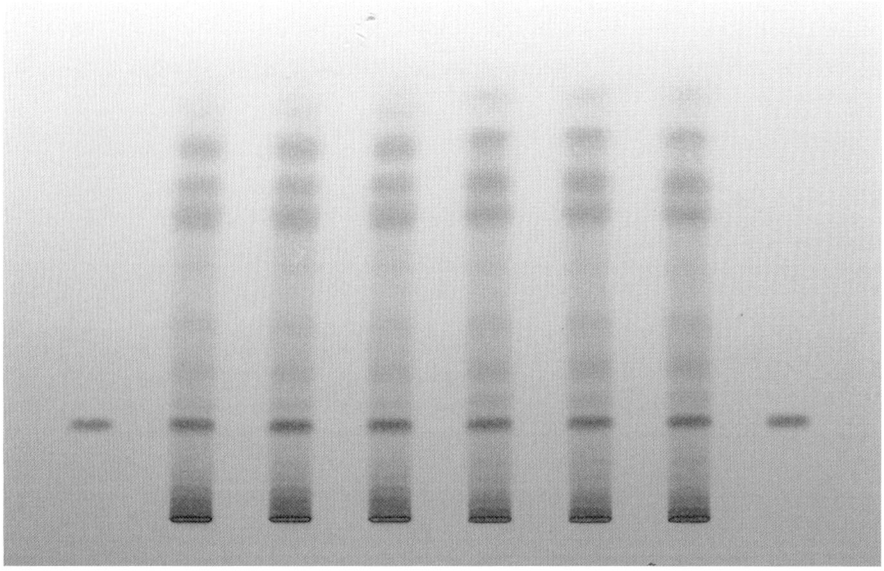

五味清瘟甘露丸薄层色谱图（一）

1，8—马钱苷对照品　2~7—五味清瘟甘露丸样品

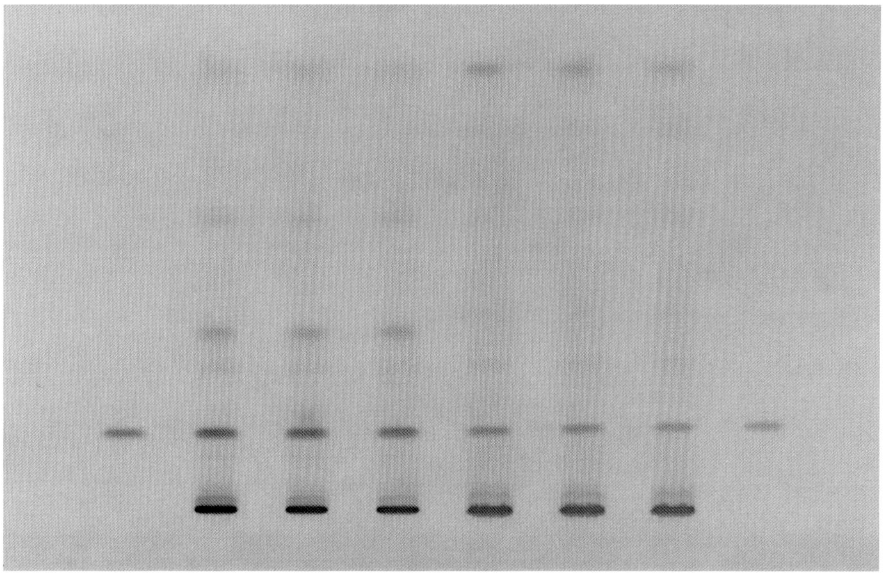

五味清瘟甘露丸薄层色谱图（二）

1，8—原阿片碱对照品　2~7—五味清瘟甘露丸样品

【功能与主治】见《居米旁医著集》。

起草单位：甘孜藏族自治州食品药品检验所

成都中医药大学

复核单位：资阳市食品药品检验检测中心

日嘎白冬丸 རིལ་དཀར་པད་སྟོང་།

Rigabaidong Wan 日嘎白冬

【处方】寒水石 320 g　　蔷薇花 280 g　　川木香 80 g
渣驯膏 160 g　　诃子 80 g　　兔耳草 80 g

【制法】以上六味，粉碎成细粉，过筛，混匀，用水泛丸，干燥，即得。

【性状】本品为黄棕色至黑棕色的水丸；气微香，味微辣、咸。

【鉴别】（1）取本品，置显微镜下观察：纤维微黄色或近无色，呈长梭形，末端细尖或平截，木化，孔沟明显（川木香）。石细胞类方形、类多角形或呈纤维状，直径 14~40 μm，长至 130 μm，壁厚，孔沟细密（诃子）。不规则块片状晶体无色，边缘具明显的平直纹理（寒水石）。非腺毛易见，单细胞，长而弯曲，壁稍厚；花粉粒类三角形或类圆形，直径 24~33 μm，淡黄棕色，有 3 个萌发孔（蔷薇花）。

（2）取本品 6 g，研细，加乙醚 50 ml，超声处理 30 分钟，滤过，滤液挥干，残渣加甲醇 0.5 ml 使溶解，作为供试品溶液。另取川木香对照药材 0.5 g，加乙醚 20 ml，同法制成对照药材溶液。照薄层色谱法（通则 0502）试验，吸取上述两种溶液各 5~10 μl，分别点于同一硅胶 G 薄层板上，以甲苯 - 乙酸乙酯（19∶1）为展开剂，展开，取出，晾干，喷以 5% 香草醛硫酸溶液，在 105℃加热至斑点显色清晰。供试品色谱中，在与对照药材色谱相应的位置上，显相同颜色的斑点。

（3）取本品 6 g，研细，加无水乙醇 50 ml，超声处理 30 分钟，滤过，滤液蒸干，残渣加无水乙醇 5 ml 使溶解，通过中性氧化铝柱（100~200 目，5 g，内径为 2 cm），用稀乙醇 50 ml 洗脱，收集洗脱液，蒸干，残渣用水 5 ml 溶解后通过 C18（600 mg）固相萃取柱，用 30% 甲醇 10 ml 洗脱，弃去 30% 甲醇洗脱液，再用甲醇 10 ml 洗脱，收集洗脱液，蒸干，残渣加甲醇 0.5 ml 使溶解，作为供试品溶液。另取诃子对照药材 0.5 g，加无水乙醇 20 ml，同法制成对照药材溶液。照薄层色谱法（通则 0502）试验，吸取上述两种溶液各 10 μl，分别点于同一硅胶 G 薄层板上，以三氯甲烷 - 乙酸乙酯 - 甲酸（ 3∶2∶1）为展开剂，展开，取出，晾干，喷以 10% 硫酸乙醇溶液，在 105℃加热至斑点显色清晰，分别置日光和紫外光灯（365 nm）下检视。供试品色谱中，在与对照药材色谱相应位置上，显相同颜色的斑点或荧光斑点。

【检查】除溶散时限外，应符合丸剂项下有关的各项规定（通则 0108）。

【浸出物】照醇溶性浸出物测定法（通则 2201 ）项下的热浸法测定，用 70% 乙醇作溶剂，不得少于 23.0%。

【功能与主治】 བྲང་ཚ་ལངས་པ་དང་། ཆུ་སྐྱུར་སྐྱུག་པ། ཁ་ཁ་བ། མཁྲིས་པ་སྐྱུགས་པ། བད་མཁྲིས་ཀྱིས་མགོ་བོ་ན་བ་སོགས་ལ་ཕན།

健胃止酸，消炎止痛。用于慢性胃炎，胃酸过多，恶心，食欲不振，口苦，头痛，头晕。

【用法与用量】温开水送服或嚼服。一次 0.5~3 g，一日 1~2 次；或遵医嘱。

【规格】（1）每 4 丸重 1 g；（2）每丸重 0.5 g；（3）每丸重 1~1.5 g

【贮藏】密封。

日嘎白冬丸质量标准起草说明

【制剂名称】制剂中文名为日嘎白冬丸，拼音名为 Rigabaidong Wan，藏文名为“རིལ་དཀར་པད་སྔོན།”，藏文音译名按《临床札记・精粹》翻译为“日嘎白冬”。

【处方来源】《临床札记・精粹》《ཟིན་ཏིག་གཅེས་པར་བཏུས་པའི་ཁ་སྐོང་ཡང་ཏིག་སྨན་གྱི་སྦྱོར་སྡེ་འཆི་མེད་བདུད་རྩིའི་བཅུད་ལེན།》

ལྡན་འདུས་ནད་ལ་（བད་རླུང་ལྡན་པ་ལ་）གྲུབ་ཐོབ་རིལ་དཀར་ནི། །ཅོང་ཞི་ཆ་གཅིག་ཨ་རུ་ཧོང་ལེན་དང་། །པུཥྐར་སྣུ་ལ་（རུ་རྟ་）བཟློམས་པས་ཆ་གཅིག་སྟེ། །བྲག་གི་ཞུན་དང་གཙོ་བོ་མཉམ་པར་སྦྱར། །སྲུས་པ་དཀའ་ན་སྦྲང་རྩི་སྙིང་པོས་སྦྲུ། །ཕྱི་ནང་ཕལ་ཆེར་ནད་ལ་བསྟུགས་པ་སྟེ། །ཁྱད་པར་བད་ཁྲག་ནད་ལ་མཆོག་ཏུ་བསྟགས། །དེ་སྙིང་སྦྱོར་བ་ཀུན་དང་བྱུངས་མཉམ་པའི། །སེ་གཡུང་མེ་ཏོག་སྦྱར་བ་བསྐོལ་གྱང་འཕྲུལ། །རིལ་དཀར་པད་སྔོན་བད་རླུང་འཇོམས་པའི་མཆོག །

【鉴别】（1）显微鉴别　本品粉末木纤维、石细胞、不规则块片等显微特征明显，易于查看。

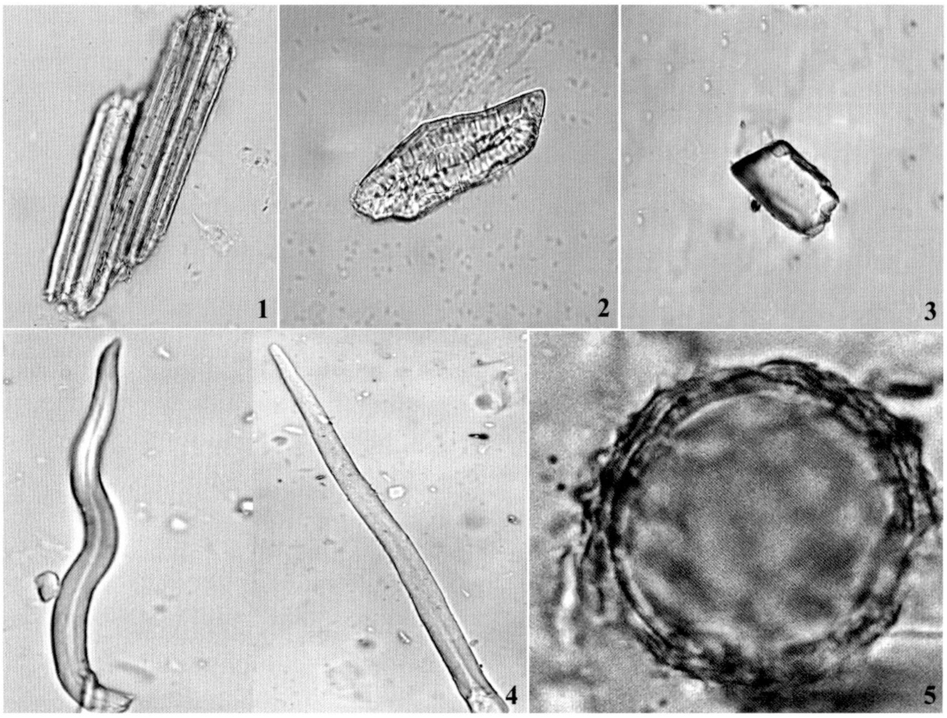

日嘎白冬丸粉末显微特征

1—木纤维（川木香）　2—石细胞（诃子）　3—不规则块片（寒水石）　4—非腺毛（蔷薇花）　5—花粉粒（蔷薇花）

（2）薄层鉴别　分别建立了以川木香对照药材、诃子对照药材为对照的薄层鉴别方法。

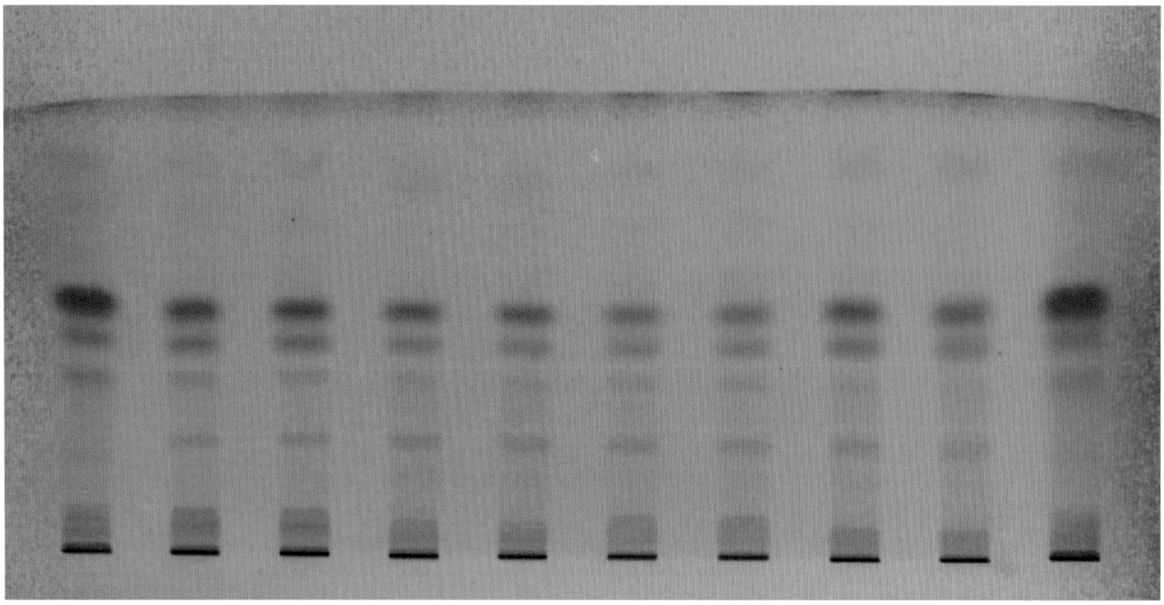

1　2　3　4　5　6　7　8　9　10

日嘎白冬丸薄层色谱图（一）

1，10—川木香对照药材　2~9—日嘎白冬丸样品

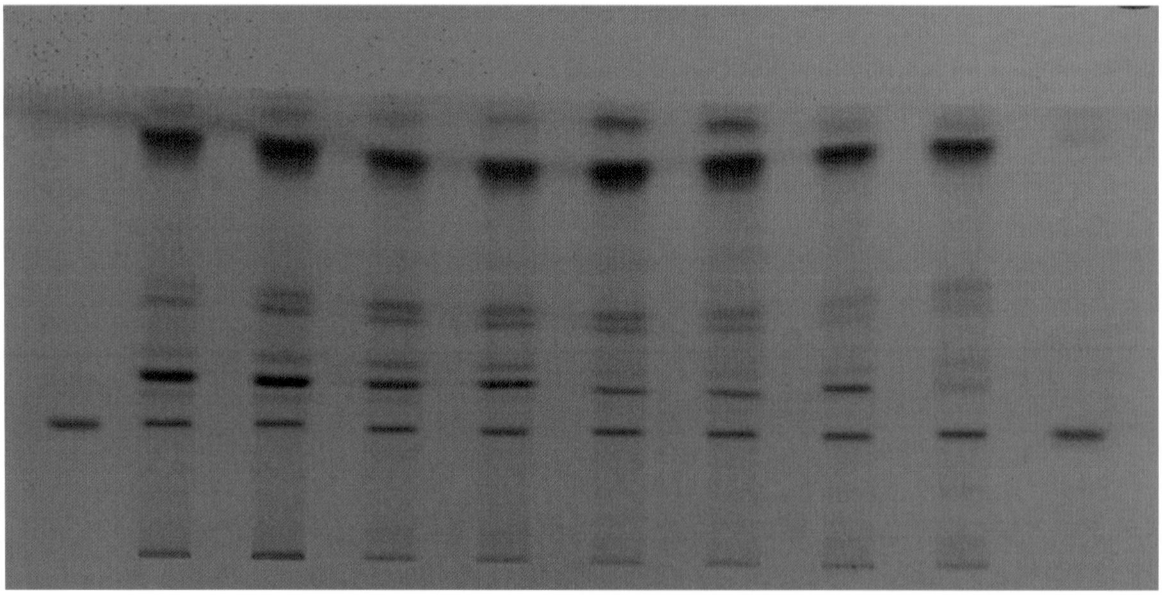

1　2　3　4　5　6　7　8　9　10

日嘎白冬丸薄层色谱图（二，日光）

1，10—诃子对照药材　2~9—日嘎白冬丸样品

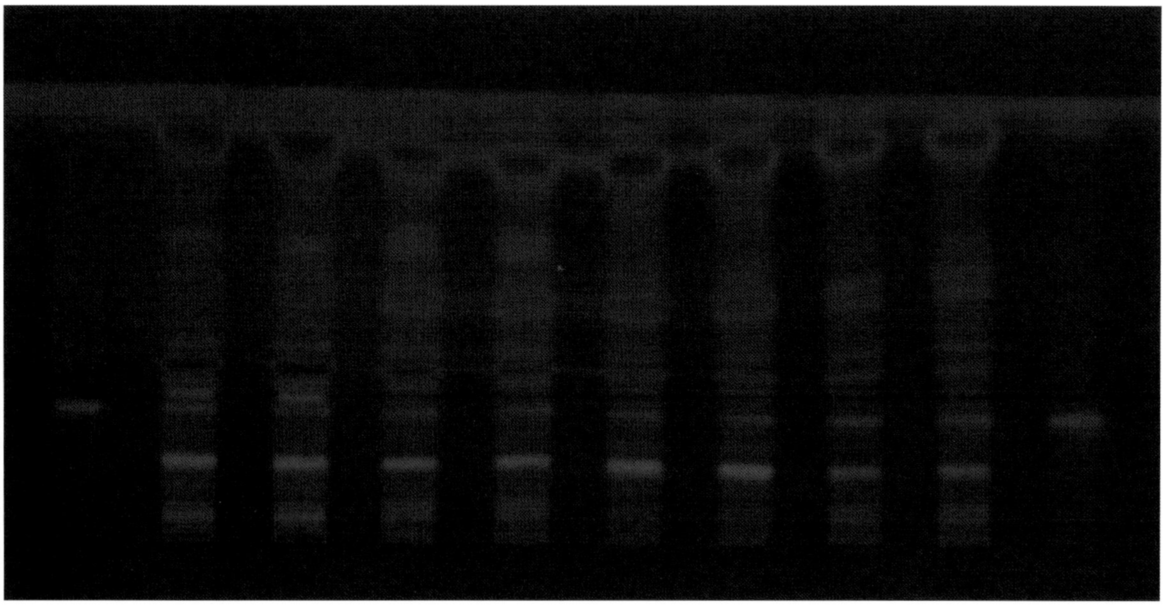

1 2 3 4 5 6 7 8 9 10

日嘎白冬丸薄层色谱图（三，紫外光灯 365 nm）

1，10—诃子对照药材　2~9—日嘎白冬丸样品

【功能与主治】见《临床札记·精粹》。

起草单位：甘孜藏族自治州食品药品检验所

复核单位：内江市食品药品检验检测中心

六味达里丸 ད་ལིས་དྲུག་པ།

Liuwei Dali Wan 达里珠巴

【处方】烈香杜鹃 303 g　苏麦 182 g　荜茇 182 g
干姜 152 g　胡椒（白胡椒）91 g　肉桂 90 g

【制法】以上六味，粉碎成细粉，过筛，混匀，用水泛丸，干燥，即得。

【性状】本品为浅黄棕色至棕褐色的水丸；气香，味辣、微涩。

【鉴别】（1）取本品，置显微镜下观察：腺鳞可见，微黄色，直径 245~250 μm，周边细胞辐射状排列，中央细胞 8~16 个（烈香杜鹃）。淀粉粒长卵圆形、三角状卵形、椭圆形、类圆形或不规则形，直径 5~40 μm，脐点点状，位于较小端，也有呈裂缝状者，层纹有的明显（干姜）。纤维长梭形，长 195~920 μm，直径约至 50 μm，壁厚，木化，纹孔不明显（肉桂）。石细胞类圆形、长卵形或多角形，直径 25~61 μm，长至 170 μm，壁较厚，有的层纹明显（荜茇）。

（2）取本品 1 g，研细，加乙醚 10 ml，超声处理 20 分钟，弃去乙醚液，残渣挥去乙醚，加乙酸乙酯 20 ml，加热回流 30 分钟，滤过，滤液蒸干，残渣加乙醇 1 ml 使溶解，作为供试品溶液。另取胡椒碱对照品，加乙醇制成每 1 ml 含 1 mg 的溶液，作为对照品溶液。照薄层色谱法（通则 0502）试验，吸取上述两种溶液各 4~8 μl，分别点于同一硅胶 G 薄层板上，以环己烷 - 丙酮（10∶3）为展开剂，展开，取出，晾干，喷以 10% 硫酸乙醇溶液，在 105℃加热至斑点显色清晰，置紫外光灯（365 nm）下检视。供试品色谱中，在与对照品色谱相应的位置上，显相同颜色的荧光斑点。

（3）取本品 2 g，研细，加乙醇 20 ml，超声处理 30 分钟，滤过，滤液浓缩至约 1 ml，作为供试品溶液。另取肉桂对照药材 0.5 g，同法制成对照药材溶液。照薄层色谱法（通则 0502）试验，吸取上述两种溶液各 2~5 μl，分别点于同一硅胶 G 薄层板上，以石油醚（60~90℃）- 乙酸乙酯（17∶3）为展开剂，展开，取出，晾干，喷以二硝基苯肼乙醇试液。供试品色谱中，在与对照药材色谱相应的位置上，显相同颜色的斑点。

【检查】除溶散时限外，其他应符合丸剂项下有关的各项规定（通则 0108）。

【浸出物】照醇溶性浸出物测定法（通则 2201）项下的热浸法测定，用 70% 乙醇作溶剂，不得少于 17.0%。

【功能与主治】ཚད་ལྡན་སྨུར་བས་འབྲུ་སྐྱུགས་དབུགས་མི་བདེ། །གཞང་འབྲུམ་སྐྲན་དང་སྐྱ་རབ་གློ་ནད་སེལ། །

理气消肿。用于水肿，肺病，腹泻，呕吐，痔疮。

【用法与用量】温开水送服或嚼服。一次 0.5~3 g，一日 1~2 次；或遵医嘱。

【规格】（1）每 4 丸重 1 g；（2）每丸重 0.5 g；（3）每丸重 1~1.5 g

【贮藏】密封。

六味达里丸质量标准起草说明

【制剂名称】制剂中文名为六味达里丸，拼音名为 Liuwei Dali Wan，藏文名为"ད་ལིས་དྲུག་པ།"，藏文音译名按《临床札记・精粹》翻译为"达里珠巴"。

【处方来源】《临床札记・精粹》《ཟིན་ཏིག་གཅེས་པར་བཏུས་པའི་ཁ་སྐོང་ཡང་ཏིག་སྨན་གྱི་སྦྱོར་སྡེ་འཆི་མེད་བདུད་རྩིའི་བཅུད་ལེན།》

ད་ལིས་དྲུག་པ་ནི། ད་ལིས་ན་ལེ་ཤམ་དང་ཤིང་ཚ་དང་། །སུག་སྨེལ་བཅའ་སྒ་པི་པི་ལིང་དང་དྲུག །ཚད་ལྡན་སྦྱར་བས་འབྲུ་རྐྱུགས་དབུགས་མི་བདེ། །

གཞང་འབྲུམ་སྐྲན་དང་སྐྱ་ཆབ་སྒོ་ནད་སེལ། །

【鉴别】（1）显微鉴别　本品粉末腺鳞、淀粉粒、纤维等显微特征明显，易于查看。

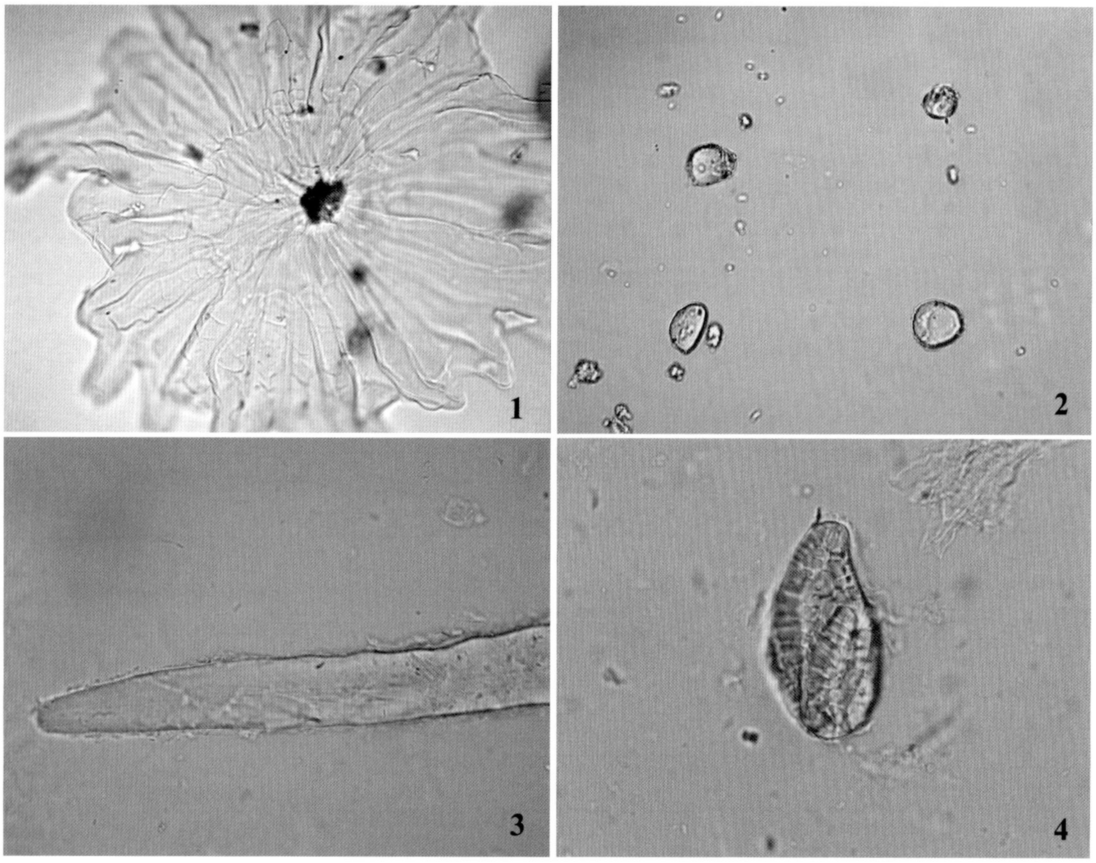

六味达里丸粉末显微特征

1—腺鳞（烈香杜鹃）　2—淀粉粒（干姜）　3—纤维（肉桂）　4—石细胞（荜茇）

（2）薄层鉴别　分别建立了以胡椒碱对照品、肉桂对照药材为对照的薄层鉴别方法。

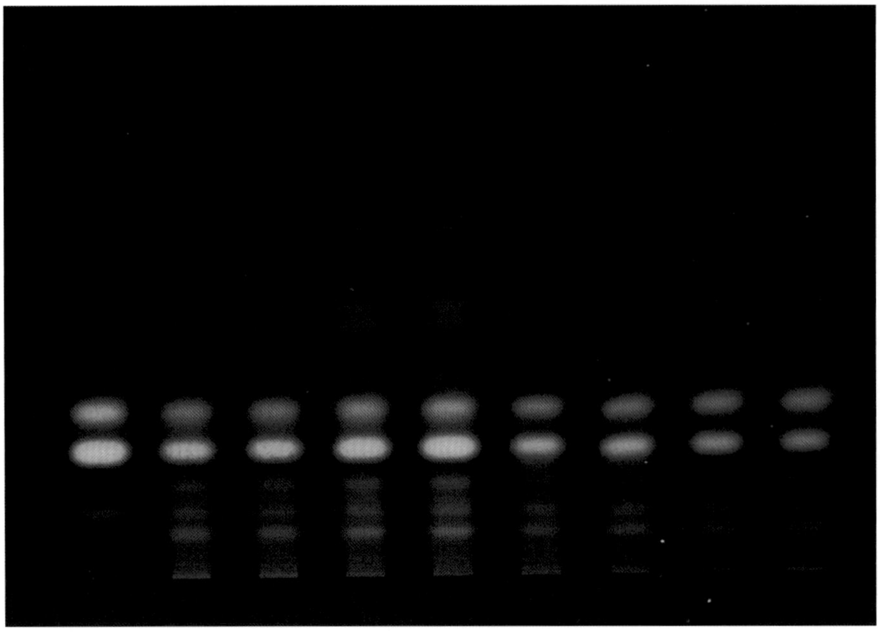

1 2 3 4 5 6 7 8 9

六味达里丸薄层色谱图（一）

1—胡椒碱对照品　2~9—六味达里丸样品

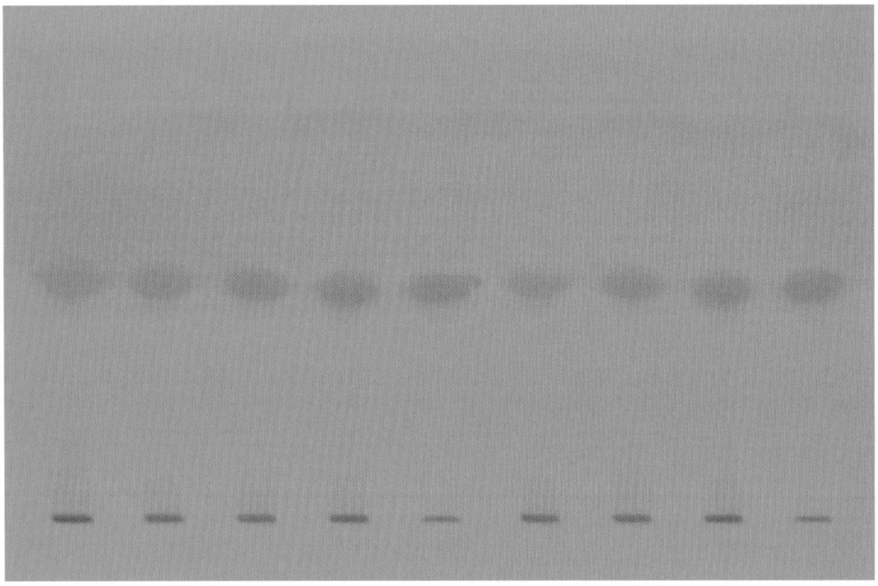

1 2 3 4 5 6 7 8 9

六味达里丸薄层色谱图（二）

1—肉桂对照药材　2~9—六味达里丸样品

【功能与主治】 见《临床札记·精粹》。

起草单位：甘孜藏族自治州食品药品检验所

复核单位：眉山市食品药品检验检测中心

六味红连丸 Liuwei Honglian Wan

ཧོང་ལེན་དྲུག་པ།

红连珠巴

【处方】兔耳草 285 g　鸭嘴花 143 g　川木香 143 g
沉香 143 g　紫檀香 143 g　琥珀 143 g

【制法】以上六味，除琥珀外，其余兔耳草等五味共粉碎成细粉，过筛；将琥珀研细，与上述粉末配研，过筛，混匀，用水泛丸，干燥，即得。

【性状】本品为棕色至黑色的水丸；气微香，味酸、微涩。

【鉴别】（1）取本品，置显微镜下观察：淀粉粒众多，单粒，球形，偶见盔帽形，脐点呈点状，不明显，直径 3~7 μm；复粒由 2~3 粒组成（兔耳草）。纤维微黄色或近无色，呈长梭形，末端细尖或平截，木化，孔沟明显（川木香）。木纤维成束，棕红色或黄棕色，壁稍厚，纹孔较密（紫檀香）。

（2）取本品 7 g，研细，加乙醚 50 ml，超声处理 30 分钟，滤过，滤液挥干，残渣加甲醇 1 ml 使溶解，作为供试品溶液。另取川木香对照药材 2 g，加乙醚 20 ml，同法制成对照药材溶液。照薄层色谱法（通则 0502）试验，吸取上述两种溶液 5~10 μl，分别点于同一硅胶 G 薄层板上，以甲苯 - 乙酸乙酯（19∶1）为展开剂，展开，取出，晾干，喷 10% 硫酸乙醇溶液，在 105℃加热至斑点显色清晰。供试品色谱中，在与对照药材色谱相应的位置上，显相同颜色的斑点。

【检查】除溶散时限外，应符合丸剂项下有关的各项规定（通则 0108）。

【浸出物】照醇溶性浸出物测定法（通则 2201）项下的热浸法测定，用 70% 乙醇作溶剂，不得少于 23.0%。

【功能与主治】ཧོང་ལེན་དྲུག་པས་ཁྲག་ཚད་རོལ་ཏུ་གསོད། །ཁྲག་ངན་སྟོད་དུ་འཕྱུར་དང་ལུས་ལ་གྲམ། །མིག་དམར་མགོ་ལྡི་ལུས་ཚ་རྨ་ཤུ་སོགས། །ཁྲག་ལས་བྱུང་བའི་ནད་རིགས་མང་པོ་སེལ། །

清热凉血。用于“查隆”病引起的高血压、多血症等。

【用法与用量】温开水送服或嚼服。一次 0.5~3 g，一日 1~2 次；或遵医嘱。

【规格】（1）每 4 丸重 1 g；（2）每丸重 0.5 g；（3）每丸重 1~1.5 g

【贮藏】密封。

六味红连丸质量标准起草说明

【制剂名称】制剂中文名为六味红连丸，拼音名为 Liuwei Honglian Wan，藏文名为

“ཧོང་ལེན་དྲུག་པ།”，藏文音译名按《米旁文集》德格版翻译为“红连珠巴”。

【处方来源】《米旁文集》德格版《འཇུ་མི་ཕམ་སྨན་ཡིག་གཅེས་བཏུས།》

ཧོང་ལེན་དྲུག་པ་ནི། ཧོང་ལེན་བ་ཤ་ཀ་དང་རུ་རྟ་དང་། །ཨ་གར་ཙན་དན་དམར་པོ་སྦྱོས་དཀར་སྦྱར། །ཧོང་ལེན་དྲུག་པས་ཁྲག་ཚད་རོལ་དུ་[དུ་]གསོད། །ཁྲག་ངན་སྟོད་དུ་འཕྱུར་དང་ལུས་ལ་གྲུམ། །མིག་དམར་མགོ་སྐྱི་ལུས་ཚ་རྒྱ་ཤུ་སོགས། །ཁྲག་ལས་བྱུང་བའི་ནད་རིགས་མང་པོ་སེལ། །མི་ཏྲ་ཟླ་བ་བཅུ་གཉིས་པའི་ཆོས་དགུ་ལ་མི་ཕམ་པ་ཡིས་བཀོད། །

【鉴别】（1）显微鉴别　本品粉末淀粉粒、纤维显微特征明显，易于查看。

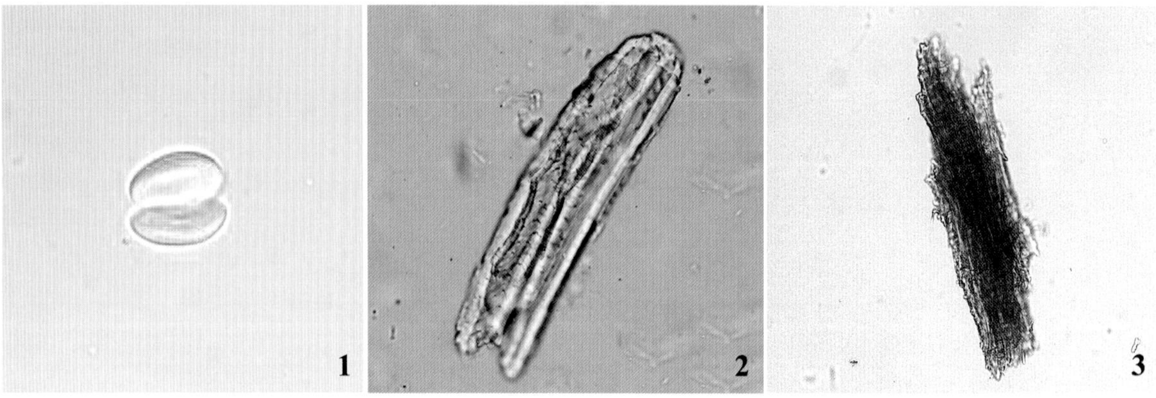

六味红连丸粉末显微特征

1—淀粉粒（兔耳草）　2—纤维（川木香）　3—纤维（紫檀香）

（2）薄层鉴别　建立了以川木香对照药材为对照的薄层鉴别方法。

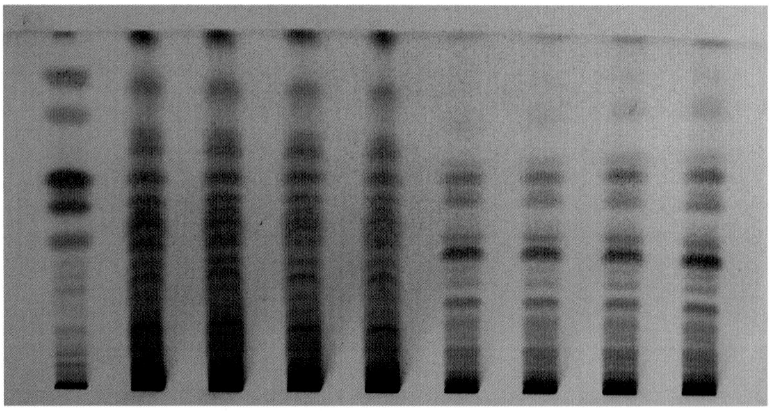

1　2　3　4　5　6　7　8　9

六味红连丸薄层色谱图

1—川木香对照药材　2~9—六味红莲丸样品

【功能与主治】见《米旁文集》德格版。

起草单位：甘孜藏族自治州食品药品检验所

复核单位：眉山市食品药品检验检测中心

甘露洁白丸 བདུད་རྩི་རིལ་དཀར།

Ganlu Jiebai Wan 堆孜日嘎

【处方】石灰岩 850 g　　干姜 43 g　　达布 43 g

荜茇 43 g　　紫硇砂 21 g

【制法】以上五味，粉碎成细粉，过筛，混匀，用水泛丸，干燥，即得。

【性状】本品为黄棕色至黑棕色的水丸；气微香，味微辣、咸。

【鉴别】（1）取本品，置显微镜下观察：盾状毛由 100 多个单细胞毛毗连而成，末端分离，单个细胞长 80~220 μm，直径约 5 μm，毛脱落后的疤痕由 7~8 个圆形细胞聚集而成，细胞壁稍厚（达布）。石细胞类圆形、长卵形或多角形，直径 25~61 μm，长至 170 μm，壁较厚，有的层纹明显（荜茇）。淀粉粒长卵圆形、三角状卵形、椭圆形、类圆形或不规则形，直径 5~40 μm，脐点点状，位于较小端，也有呈裂缝状者，层纹有的明显（干姜）。不规则碎片多呈薄片状，类方形（石灰岩）。

（2）取本品 5 g，研细，加乙醚 50 ml，超声处理 30 分钟，滤过，弃去滤液，残渣挥去乙醚，加乙酸乙酯 50 ml，加热回流 30 分钟，滤过，滤液蒸干，残渣加乙醇 2 ml 使溶解，作为供试品溶液。另取荜茇对照药材 0.5 g，除溶剂用量为 20 ml 外，同法制成对照药材溶液。照薄层色谱法（通则 0502）试验，吸取上述两种溶液各 5~10 μl，分别点于同一硅胶 G 薄层板上，以环己烷 - 丙酮（10∶3）为展开剂，展开，取出，晾干，喷以 10% 硫酸乙醇溶液，在 105℃加热至斑点显色清晰，置紫外光灯（365 nm）下检视。供试品色谱中，在与对照药材色谱相应的位置上，显相同颜色的荧光斑点。

（3）取本品 6 g，研细，加乙醇 50 ml，加热回流 30 分钟，滤过，滤液加盐酸 3.5 ml，在 75℃水浴中加热水解 1 小时，溶液浓缩至约 5 ml，加水 25 ml，用乙酸乙酯提取 2 次，每次 20 ml，合并乙酸乙酯液，蒸干，残渣加甲醇 0.5 ml 使溶解，作为供试品溶液。另取沙棘对照药材 0.5 g，加乙醇 20 ml ，同法制成对照药材溶液。照薄层色谱法（通则 0502）试验，吸取上述两种溶液各 5~10 μl，分别点于同一硅胶 G 薄层板上，以甲苯 - 乙酸乙酯 - 甲酸（5∶2∶1）为展开剂，展开，取出，晾干，喷以三氯化铝试液，置紫外光灯（365 nm）下检视。供试品色谱中，在与对照药材色谱相应的位置上，显相同颜色的荧光斑点。

【检查】除溶散时限外，其他应符合丸剂项下有关的各项规定（通则 0108）。

【浸出物】照醇溶性浸出物测定法（通则 2201）项下的热浸法测定，用 70% 乙醇作溶剂，不得少于 24.0%。

【功能与主治】མ་ཞུ་འཇུ་ཞིང་ཕོ་བའི་མེ་དྲོད་སྐྱེད། །སྐྱེན་དང་སྐྲན་བཞིགས་བད་ཀན་སྨུགས་དྲེག་འགོག །སྐྱུ་ཐབ་འཛིལ་ཞིང་འོར་དང་དམུ་

ཆུ་སྐེམ། །གྲང་སྲིན་སྐྲང་ཐབས་ནད་ལ་བདུད་རྩི་འདྲ། །

健胃消食，祛痞消肿。用于“培根”病引起的消化不良、肠胃痞瘤、胃肠绞痛、寒性浮肿等。

【用法与用量】温开水送服或嚼服。一次 0.5~3 g，一日 1~2 次；或遵医嘱。

【规格】（1）每 4 丸重 1 g；（2）每丸重 0.5 g；（3）每丸重 1~1.5 g

【贮藏】密封。

甘露洁白丸质量标准起草说明

【制剂名称】制剂中文名为甘露洁白丸，拼音名为 Ganlu Jiebai Wan，藏文名为“བདུད་རྩི་རིལ་དཀར།”，藏文音译名按《临床札记·精粹》翻译为“堆孜日嘎”。

【处方来源】《临床札记·精粹》《ཟིན་ཏིག་གཅེས་པར་བསྡུས་པའི་ཁ་སྐོང་ཡང་ཏིག་སྨན་གྱི་སྦྱོར་སྡེ་འཆི་མེད་བདུད་རྩིའི་བཅུད་ལེན། 》

བདུད་རྩི་རིལ་དཀར་ནི། རྡོ་ཞོ་སིངས་པོར་བཤད་པ་ཆ་ཉི་ཤུ། །ག་སྐྱ་སྟར་བུ་པི་ལིང་ཆ་རེ་རེ། །ཁ་རུ་ཚྭ་ནི་ཆ་ཕྱེད་གཅིག་སྦྱར་བས། །མ་ཞུ་འཇུ་ཞིང་ཕོ་བའི་མེ་དྲོད་སྐྱེད། །སྐྱེན་དང་སྐྲན་བཞིགས་བད་ཀན་ཐུགས་དྲེག་འགོག ། སྐྱ་རབ་འཇིལ་ཞིང་འོར་དང་དམུ་ཆུ་སྐེམ། །གྲང་སྲིན་སྐྲང་ཐབས་ནད་ལ་བདུད་རྩི་འདྲ། །

【鉴别】（1）显微鉴别　本品粉末盾状毛、石细胞、淀粉粒等显微特征明显，易于查看。

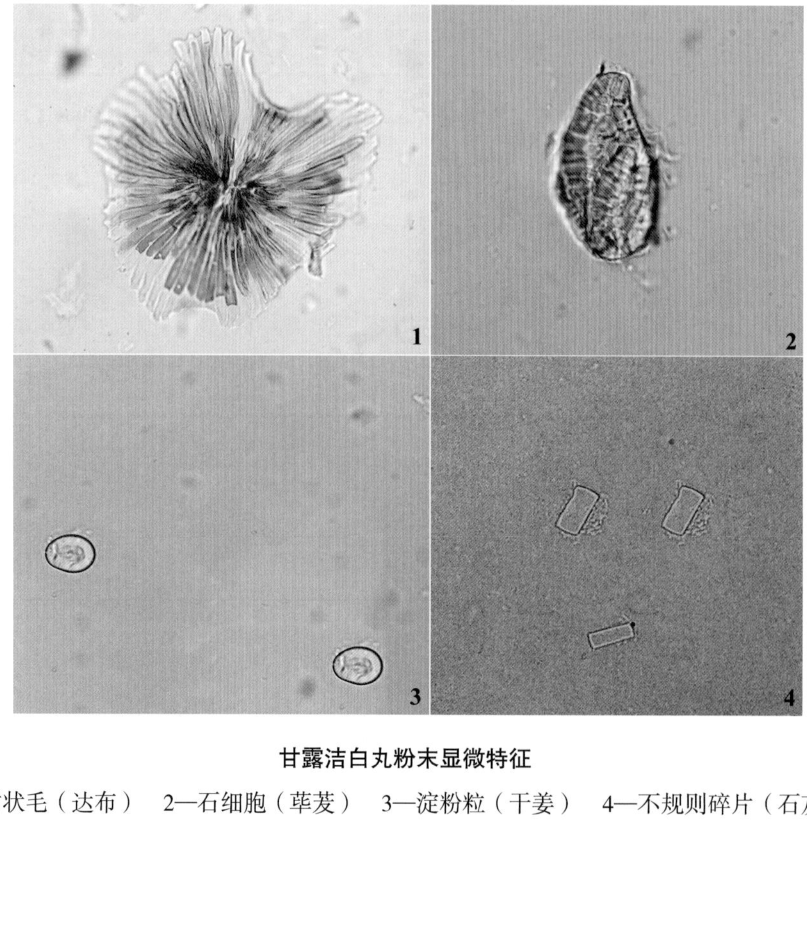

甘露洁白丸粉末显微特征

1—盾状毛（达布）　2—石细胞（荜茇）　3—淀粉粒（干姜）　4—不规则碎片（石灰岩）

（2）薄层鉴别　分别建立了以荜茇对照药材、沙棘对照药材为对照的薄层鉴别方法。

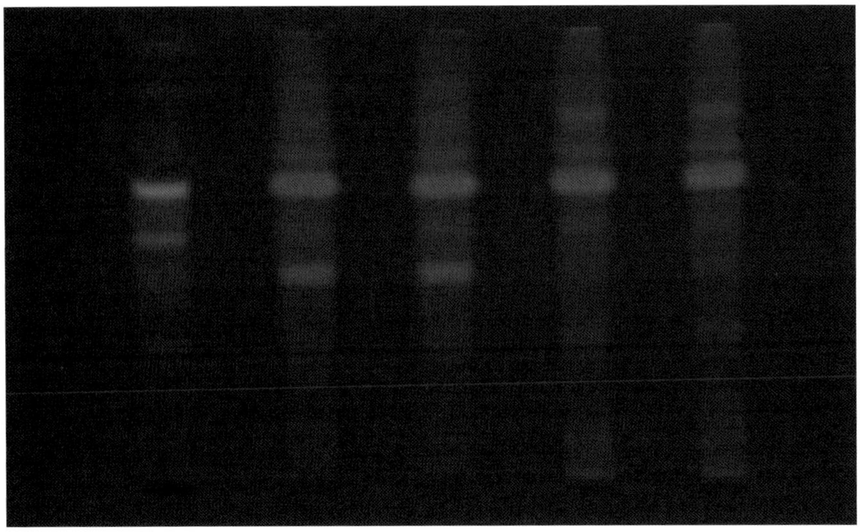

1　　2　　3　　4　　5

甘露洁白丸薄层色谱图（一）

1—荜茇对照药材　2~5—甘露洁白丸样品

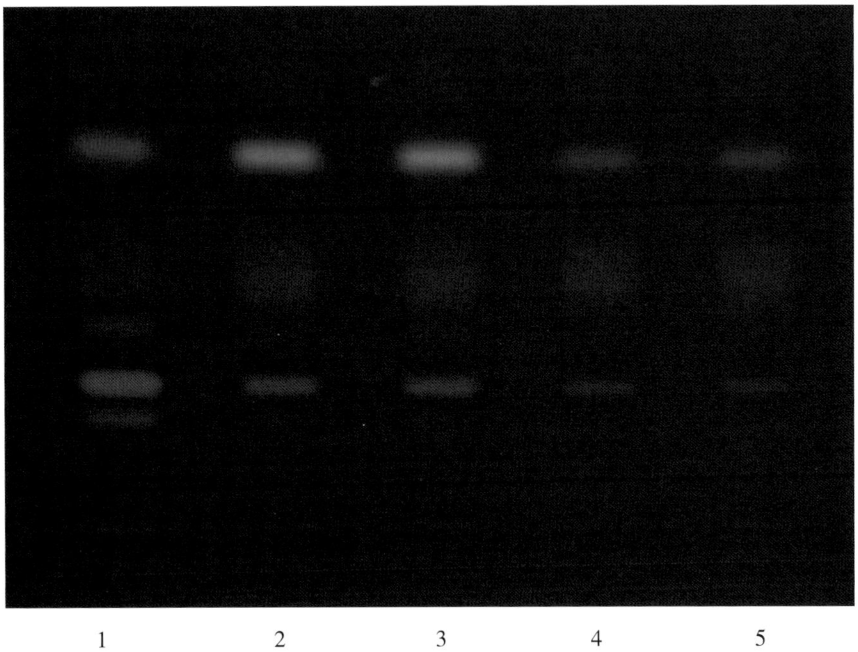

1　　2　　3　　4　　5

甘露洁白丸薄层色谱图（二）

1—沙棘对照药材　　2~5—甘露洁白丸样品

【功能与主治】见《临床札记·精粹》。

起草单位：甘孜藏族自治州食品药品检验所

复核单位：内江市食品药品检验检测中心

左琼散

གཙོ་ཁྱུང་།

Zuoqiong San

左琼

【处方】

檀香 103 g	人工牛黄 30 g	天竺黄 103 g
红花 103 g	蒂达 103 g	鸭嘴花 102 g
兔耳草 102 g	榜嘎 102	榜那 19 g
诃子 163 g	川木香 41 g	藏菖蒲 24 g
人工麝香 5 g		

【制法】以上十三味，粉碎成细粉，混匀，过筛，即得。

【性状】本品为灰黄色至褐色的粉末；气微，味苦。

【鉴别】（1）取本品，置显微镜下观察：木纤维淡棕色，垂直方向常伴有木射线（檀香）。石细胞类方形、类多角形或呈纤维状，直径 14~40 μm，长至 130 μm，壁厚，孔沟细密；木化厚壁细胞淡黄色或无色，呈长方形、多角形或不规则形，有的一端膨大成靴状（诃子）。网纹导管可见，亦可见具缘纹孔导管（川木香）。淀粉粒易见，单粒球形，偶见盔帽形，脐点点状，不明显，直径 3~7 μm；复粒由 2~3 粒组成（兔耳草）。

（2）取本品 5 g，加丙酮 30 ml，超声处理 20 分钟，滤过，药渣再加丙酮 30 ml，同上述操作，弃去滤液，药渣加 80% 丙酮溶液 30 ml，超声处理 30 分钟，滤过，滤液蒸干，残渣加 80% 丙酮溶液 1 ml 使溶解，作为供试品溶液。另取红花对照药材 0.5 g，同法制成对照药材溶液。照薄层色谱法（通则 0502）试验，吸取上述两种溶液各 5 μl，分别点于同一硅胶 H 薄层板上，以乙酸乙酯 - 甲醇 - 甲酸 - 水（7∶0.4∶2∶3）为展开剂，展开，取出，晾干。供试品色谱中，在与对照药材色谱相应的位置上，显相同颜色的斑点。

【检查】**双酯型生物碱限量**　取本品约 4 g，精密称定，置具塞锥形瓶中，加氨试液适量使润透，加二氯甲烷 50 ml，摇匀，超声处理（功率 300 W，频率 40 kHz）30 分钟，滤过，滤液于 50℃以下挥至约 20 ml，用 2% 盐酸溶液振摇提取 2 次，每次 20 ml，合并水溶液，用氨试液调节 pH 值至 8~9，用二氯甲烷振摇提取 3 次，每次 20 ml，合并二氯甲烷液，用无水硫酸钠脱水，低温挥干，残渣用 10% 甲醇（用磷酸调节 pH 值至 2）使溶解，转移至 5 ml 量瓶中，加上述 10% 甲醇至刻度，摇匀，滤过，取续滤液作为供试品溶液。取乌头双酯型生物碱对照提取物约 10 mg，精密称定，置 25 ml 量瓶中，加上述 10% 甲醇使溶解并稀释至刻度，摇匀，精密量取 1 ml，置 25 ml 量瓶中，加上述 10% 甲醇稀释至刻度，摇匀，作为对照品溶液。照高效液相色谱法（通则 0512）试验，以十八烷基硅烷键合硅胶为填充剂；以乙腈为流动相 A，以 0.2% 冰醋酸（用三乙胺调节 pH 值至 6.2）为流动相 B，按下表中的规定进行梯度洗脱，检测波长 235 nm，理论板数按新乌头碱峰计算应不低于 2 000。分别精密吸取供试品溶液与对照品溶液各 20 μl，注入液相色谱仪，测定，计算。本品每 1 g 含榜嘎和榜那以乌头碱（$C_{34}H_{47}NO_{11}$）、次乌头碱（$C_{33}H_{45}NO_{10}$）和新乌头碱（$C_{33}H_{45}NO_{11}$）的总量计，应不得过 0.048 mg。

时间（分钟）	流动相 A（%）	流动相 B（%）
0~44	21 → 31	79 → 69
44~65	31 → 35	69 → 65
65~70	35	65

其它 应符合散剂项下有关的各项规定（通则 0115）。

【浸出物】照醇溶性浸出物测定法（通则 2201）项下的热浸法测定，用 70% 乙醇作溶剂，不得少于 23.0%。

【功能与主治】གཙོ་ཁྲུང་ཞེས་པས་གཉན་དང་ཚད་པའི་རིགས། །ཁྱད་པར་རིམས་སྨྲོན་ཏྲེ་ཏྲེ་ཧོ་སོགས་འཇོམས། །

清热解瘟。用于瘟疫及各种热症。

【用法与用量】温开水送服。一次 0.5~3 g，一日 1~2 次；或遵医嘱。

【贮藏】密闭，防潮。

左琼散质量标准起草说明

【制剂名称】制剂中文名为左琼散，拼音名为 Zuoqiong San，藏文名为“ གཙོ་ཁྲུང་། ”，藏文音译名按《临床札记・庄严》翻译为“左琼”。

【处方来源】《临床札记・庄严》《ཟིན་ཏིག་མཛེས་རྒྱན་བདུད་རྩི་སྨན་མཛོད།》

གཙོ་ཁྲུང་ནི། གཙོ་བརྒྱད་ཆ་སྙོམས་སྦྱར་བའི་སྟེང་། །ཨ་རུ་ལོ་བཞི་རུ་རྟ་ལོ་གཅིག་ཚད། །ཤུ་དག་སུམ་གཉིས་སྨན་ཆེན་ལོ་ཕྱེད་དང་། །སླ་རྩེ་ལོ་གཅིག་སུམ་ཆ་གཅིག་སྦྱར་བ། །གཙོ་ཁྲུང་ཞེས་པས་གཉན་དང་ཚད་པའི་རིགས། །ཁྱད་པར་རིམས་སྨྲོན་ཏྲེ་ཏྲེ་ཧོ་སོགས་འཇོམས། །ཞེས་སོ། །（གཙོ་བོ་བརྒྱད་པ་ནི། གི་ཝང་ཙན་དན་ཙུ་གང་གུར་གུམ་དང་། །ཏིག་ཏ་བ་ཤ་ཧོང་ལེན་བོང་དཀར་བརྒྱད། །）

【鉴别】（1）显微鉴别　本品粉末木纤维、石细胞、木化厚壁细胞等显微特征明显，易于查看。

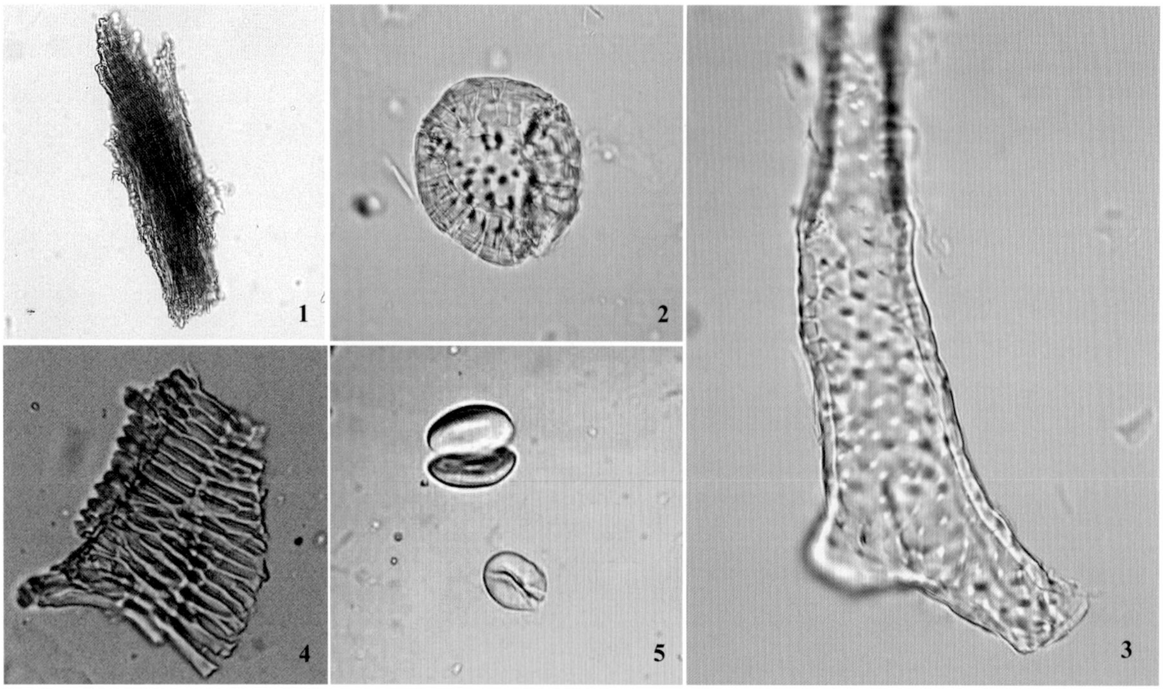

左琼散显微特征

1—木纤维（檀香） 2—石细胞（诃子） 3—木化厚壁细胞（诃子） 4—导管（川木香） 5—淀粉粒（兔耳草）

（2）薄层鉴别 建立了以红花对照药材为对照的薄层鉴别方法。

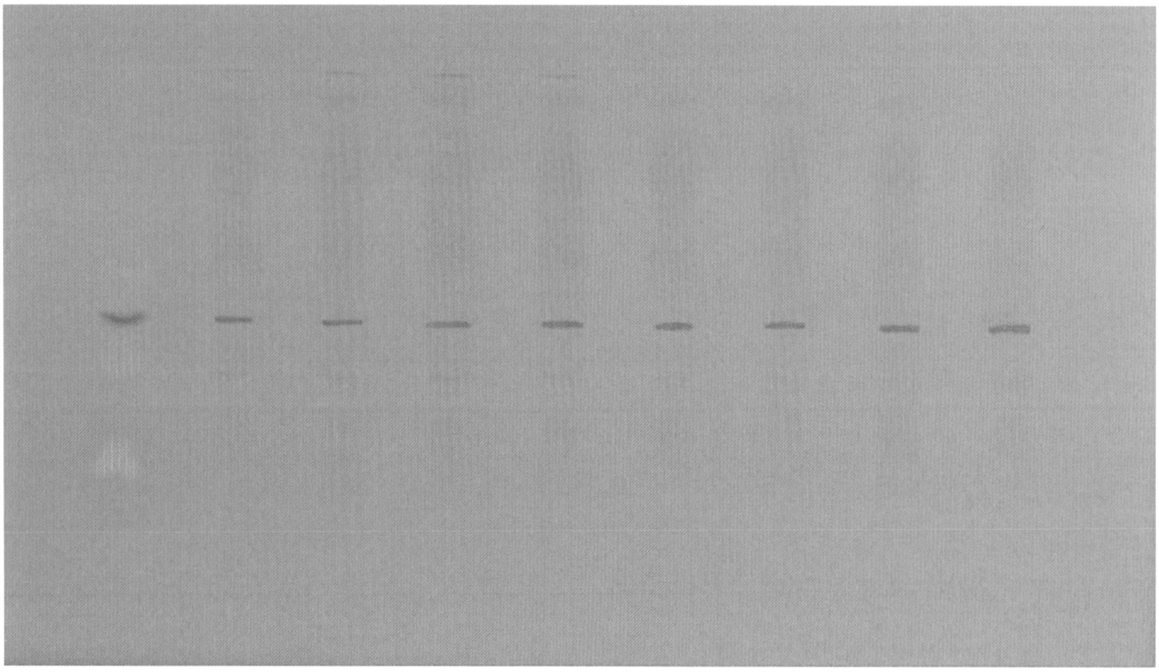

1 2 3 4 5 6 7 8 9

左琼散薄层色谱图

1—红花对照药材 2~9—左琼散样品

【检查】**双酯型生物碱限量** 采用 HPLC 法，以乌头双酯型生物碱对照提取物（已标示新乌头碱、次乌头碱和乌头碱的含量）为对照，测定制剂中乌头双酯型生物碱的含量。藏药榜嘎为毛茛科植物唐古特乌头 *Aconitum tanguticum*（Maxim.）Stapf、船盔乌头 *A. naviculare*（Bruhl.）Stapf 的干燥全草；榜那为毛茛科植物伏毛铁棒锤 *A. flavum* Hand.-Mazz.、铁棒锤 *A. pendulum* Busch、工布乌头 *A. kongboense* Lauener、江孜乌头 *A. ludlowii* Exell 的干燥块根。考虑到榜嘎、榜那的乌头碱含量受其基原、炮制等因素影响，参照《中国药典》（2020 年版）乌头类药材炮制品“制川乌、制草乌、附片”双酯型生物碱的限度规定（分别为：0.040%、0.040%、0.020%），以 0.040% 为参考限度，根据处方中榜嘎的用量折算，规定“本品每 1 g 含榜嘎以乌头碱（$C_{34}H_{47}NO_{11}$）、次乌头碱（$C_{33}H_{45}NO_{10}$）和新乌头碱（$C_{33}H_{45}NO_{11}$）的总量计，不得过 0.048 mg”。

【功能与主治】见《临床札记·庄严》。

起草单位：阿坝藏族羌族自治州食品药品检验研究中心
复核单位：宜宾市食品药品检验检测中心

东泽尼昂丸 མདངས་ཆེ་ཉེར་ལྔ།

Dongzeni'ang Wan 东泽尼昂

【处方】诃子 44 g　毛诃子 44 g　余甘子 44 g
硅灰石 44 g　肉豆蔻 44 g　丁香 44 g
苏麦 44 g　天竺黄 44 g　红花 44 g
草果 44 g　水牛角 44 g　朱砂 43 g
公绵羊角 43 g　鹿茸 42 g　狍角 42 g
闪锌矿 42 g　岗提 42 g　洼瓣花 42 g
藏茴香 42 g　檀香 42 g　紫檀香 42 g
乌梢蛇 42 g　人工牛黄 21 g　人工麝香 10 g
熊胆粉 21 g

【制法】以上二十五味，除鹿茸、人工牛黄、人工麝香、熊胆粉外，其余诃子等二十一味共粉碎成细粉，过筛；将鹿茸、人工牛黄、人工麝香、熊胆粉研细，与上述粉末配研，过筛，混匀，用水泛丸，干燥，即得。

【性状】本品为灰白色至浅棕色的水丸；气微香，味微苦。

【鉴别】（1）取本品，置显微镜下观察：淀粉粒单粒或复粒，脐点明显（苏麦）。花粉粒类圆形、椭圆形或橄榄形，直径约至 60 μm，具 3 个萌发孔，外壁有齿状突起（红花）。石细胞类圆形、卵圆形或长方形，孔沟明显，具层纹（毛诃子）。横纹肌纤维淡黄色或近无色，有明暗相间的细密横纹（乌梢蛇）。

（2）取本品 10 g，研细，加无水乙醇 100 ml，超声处理 30 分钟，滤过，滤液蒸干，残渣加无水乙醇 5 ml 使溶解，通过中性氧化铝柱（100~200 目，5 g，内径为 2 cm），用稀乙醇 50 ml 洗脱，收集洗脱液，蒸干，残渣用水 5 ml 溶解后通过 C18（600 mg）固相萃取，用 30% 甲醇 10 ml 洗脱，弃去 30% 甲醇液，再用甲醇 10 ml 洗脱，收集洗脱液，蒸干，残渣加甲醇 1 ml 使溶解，作为供试品溶液。另取诃子对照药材 0.5 g，加无水乙醇 30 ml，同法制成对照药材溶液。照薄层色谱法（通则 0502）试验，吸取上述两种溶液各 5~10 μl，分别点于同一硅胶 G 薄层板上，以三氯甲烷 - 乙酸乙酯 - 甲酸（3∶2∶1）为展开剂，展开，取出，晾干，喷以 10% 硫酸乙醇溶液，在 105℃加热至斑点显色清晰。供试品色谱中，在与对照药材色谱相应的位置上，显相同颜色的斑点。

（3）取本品 10 g，研细，加乙醇 100 ml，超声处理 30 分钟，滤过，滤液蒸干，残渣加水 20 ml 使溶解，加乙酸乙酯 30 ml 振摇提取，取乙酸乙酯液，蒸干，残渣加甲醇 1 ml 使溶解，作为供试品溶液。另取余甘子对照药材 0.5 g，加乙醇 20 ml，同法制成对照药材溶液。照薄层色谱法（通则 0502）试验，吸取上述两种溶液各 5~10 μl，分别点于同一硅胶 G 薄层板上，以乙酸乙酯 - 甲酸（3∶1）为展开剂，展开，取出，晾干，喷以 5% 三氯化铁乙醇溶液。供试品色谱中，在与对照药材色谱相应的位置上，显相同颜色的斑点。

（4）取本品 3 g，研细，加乙醚 30 ml，超声处理 30 分钟，滤过，滤液挥干，残渣加乙酸乙酯 1 ml 使溶解，作为供试品溶液。另取丁香酚对照品，加乙醚制成每 1 ml 含 15 μl 的溶液，作为对照品溶液。照薄层色谱法（通则 0502）试验，吸取上述两种溶液各 5~10 μl，分别点于同一硅胶 G 薄层板上，以石油醚（60~90℃）- 乙酸乙酯（9∶1）为展开剂，展开，取出，晾干，喷以 5% 香草醛硫酸溶液，在 105℃加热至斑点显色清晰。供试品色谱中，在与对照品色谱相应的位置上，显相同颜色的斑点。

【检查】除溶散时限外，其他应符合丸剂项下有关的各项规定（通则 0108）。

【浸出物】照醇溶性浸出物测定法（通则 2201）项下的热浸法测定，用 70% 乙醇作溶剂，不得少于 17.0%。

【功能与主治】མིག་ནད་ཀུན་སེལ་སྨན་པར་འདི་ཤར་མཚུངས། །

清热明目。用于眼睛红肿，流泪，视物模糊。

【用法与用量】温开水送服或嚼服。一次 0.5~3 g，一日 1~2 次；或遵医嘱。

【注意】本品含朱砂，不宜大量服用或少量久服；孕妇及肝肾功能不全者禁用。

【规格】（1）每 4 丸重 1 g；（2）每丸重 0.5 g；（3）每丸重 1~1.5 g

【贮藏】密封。

东泽尼昂丸质量标准起草说明

【制剂名称】制剂中文名为东泽尼昂丸，拼音名为 Dongzeni' ang Wan，藏文名为“མདུང་རྩེ་ཉེར་ལྔ།”，藏文音译名按《医学利乐宝库》翻译为“东泽尼昂”。

【处方来源】《医学利乐宝库》《ཕན་བདེ་ནོར་བུའི་བང་མཛོད།》

མདུང་རྩེ་ཉི་ཤུ་རྩ་ལྔའི་སྦྱོར་བ་ནི། །མདུང་རྩེ་དཀར་པོ་བཟང་དྲུག་བསེ་རུ་མཚལ། །རྒྱ་རུ་གུ་དོར་དང་ནི་ཁ་ཤའི་ར། །ཏི་ཚ་གངས་ཐིགས་ཨ་ཤ་གོ་སྙོད་དང་། །ཙན་དན་དཀར་དམར་ལྕགས་སྙིལ་བཟང་པོ་དང་། །གི་ཝང་དོམ་མཁྲིས་སླ་རྩེ་འབྲས་བུ་གསུམ། །ཀ་རའམ་བུ་རམ་སྦྲང་རྩིས་རིལ་བུ་དྲིལ། །ཐོ་རངས་[རིངས་] བསྟེན་ན་མིག་ནད་མ་ལུས་སེལ། ། (བཟང་དྲུག་ནི། ཅུ་གང་། གུར་གུམ། ལི་ཤི། སྣ་ཏི། སུག་སྨེལ། ཀ་ཀོ་ལ།)

【鉴别】（1）显微鉴别　本品粉末淀粉粒、花粉粒、石细胞等显微特征明显，易于查看。

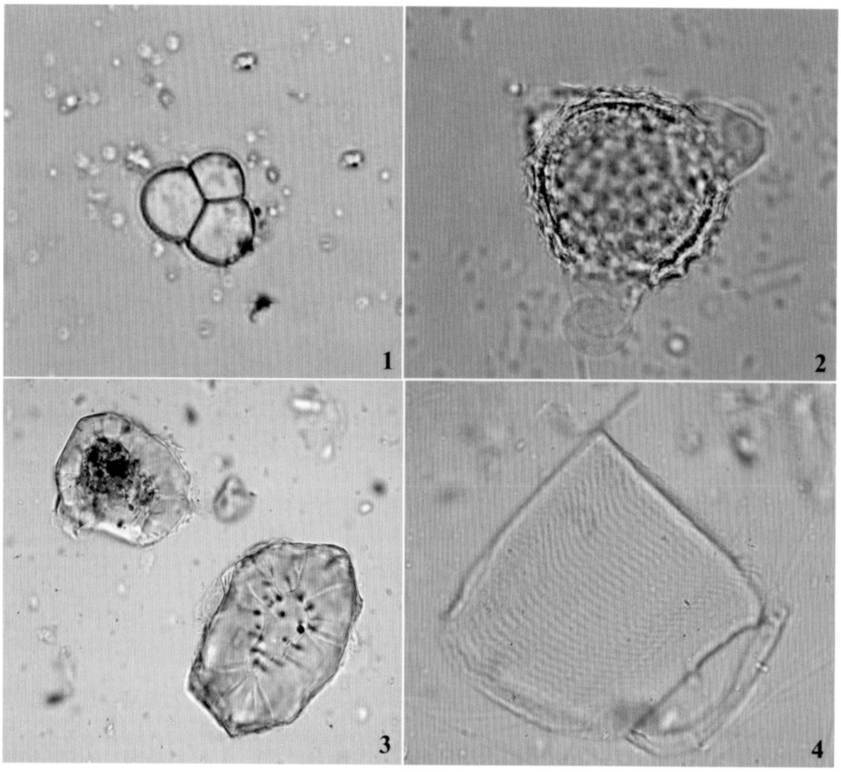

东泽尼昂丸粉末显微特征

1—淀粉粒(苏麦) 2—花粉粒(红花) 3—石细胞(毛诃子) 4—横纹肌纤维(乌梢蛇)

(2)薄层鉴别 分别建立了以诃子、余甘子对照药材及丁香酚对照品为对照的薄层鉴别方法。

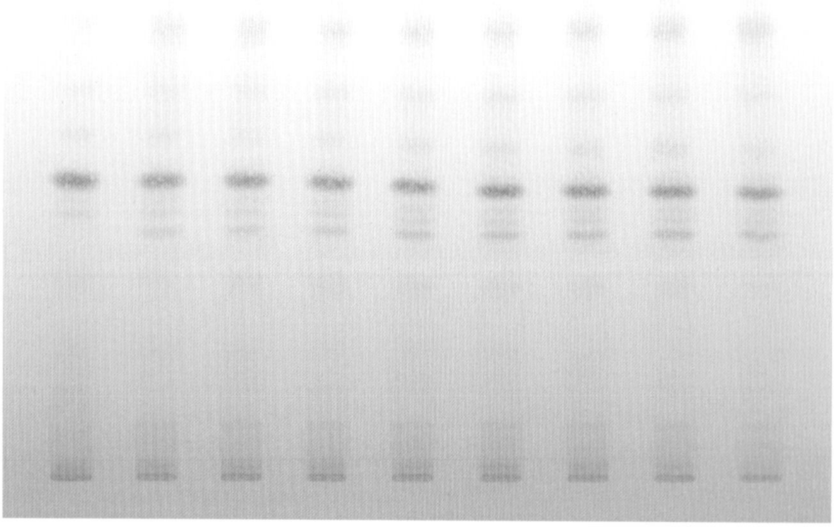

东泽尼昂丸薄层图(一)

1—诃子对照药材 2~9—东泽尼昂丸样品

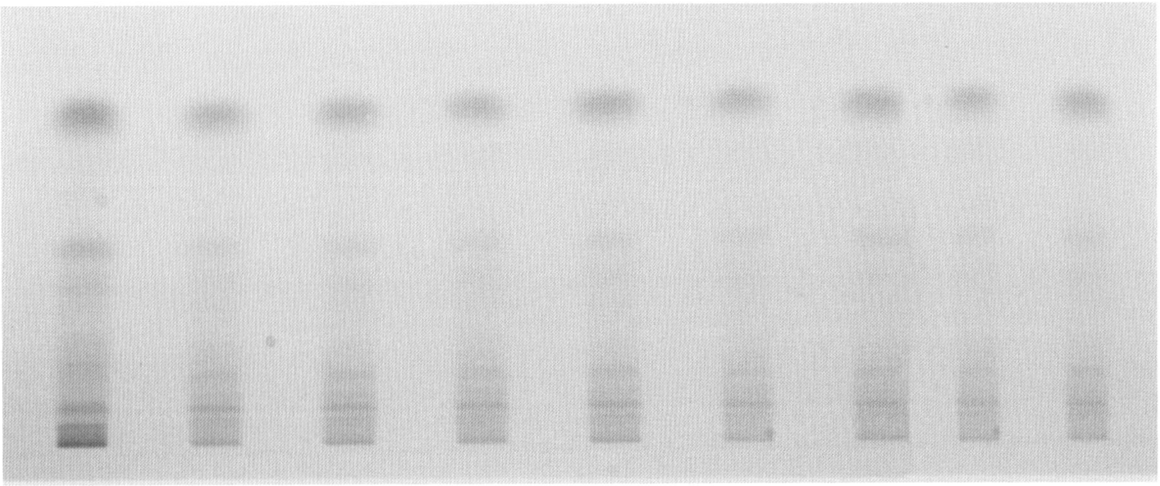

1 2 3 4 5 6 7 8 9

东泽尼昂丸薄层图（二）

1—余甘子对照药材　2~9—东泽尼昂丸样品

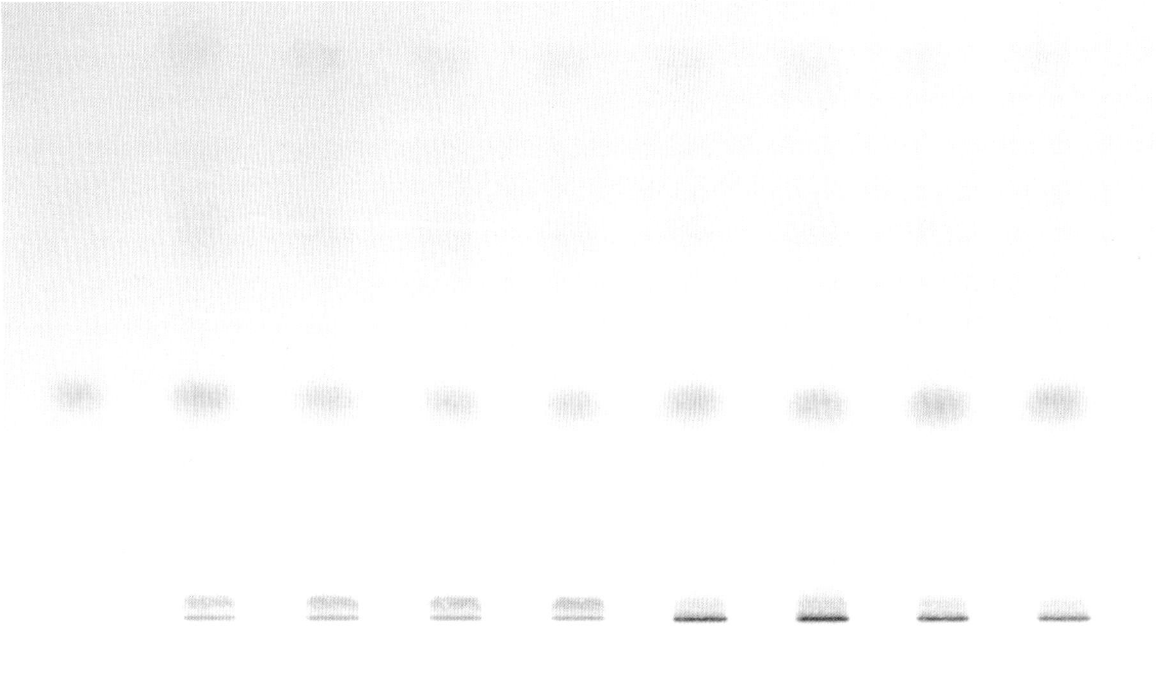

1 2 3 4 5 6 7 8 9

东泽尼昂丸薄层图（三）

1—丁香酚对照品　2~9—东泽尼昂丸样品

【功能与主治】 见《医学利乐宝库》。

起草单位：甘孜藏族自治州食品药品检验所

复核单位：资阳市食品药品检验检测中心

尼达金朵丸　ཉི་ཟླ་གྱེན་བཟློག

Nidajinduo Wan　尼达金朵

【处方】紫檀香 150 g　斑唇马先蒿 150 g　蒂达 100 g
鸭嘴花 100 g　榜嘎 100 g　红花 50 g
茜草 50 g　熊胆粉 50 g　刺柏膏 50 g
苏麦 50 g　石榴子 50 g　姜黄 50 g
兔耳草 50 g

【制法】以上十三味，除榜嘎、熊胆粉外，其余紫檀香等十一味共粉碎成细粉，过筛；将榜嘎、熊胆粉研细，与上述粉末配研，过筛，混匀，用水泛丸，干燥，即得。

【性状】本品为黄棕色至黑棕色的水丸；气微香，味微辣、咸。

【鉴别】（1）取本品，置显微镜下观察：草酸钙针晶易见，散在或成束存在于薄壁组织中，针晶长 20~90 μm（茜草）。腺鳞顶面观为类圆形，4~6 个细胞，直径 40~100 μm，内含黄色或棕黄色物质（鸭嘴花）。花粉粒类圆形、椭圆形或橄榄形，直径约至 60 μm，具 3 个萌发孔，外壁有齿状突起（红花）。糊化淀粉粒易见，卵圆形或椭圆形，长 10~70 μm，直径 5~50 μm（姜黄）。薄壁细胞呈类长方形或不规则形，壁稍厚（斑唇马先蒿）。

（2）取本品 5 g，研细，加丙酮 30 ml，超声处理 20 分钟，滤过，药渣加丙酮 30 ml，同上述操作，弃去滤液，药渣加 80% 丙酮溶液 30 ml，超声处理 30 分钟，滤过，滤液蒸干，残渣加 80% 丙酮溶液 1 ml 使溶解，作为供试品溶液。另取红花对照药材 0.5 g，同法制成对照药材溶液。照薄层色谱法（通则 0502）试验，吸取上述两种溶液各 5~10 μl，分别点于同一硅胶 H 薄层板上，以乙酸乙酯 - 甲醇 - 甲酸 - 水（7∶0.4∶2∶3）为展开剂，展开，取出，晾干。供试品色谱中，在与对照药材色谱相应的位置上，显相同颜色的斑点。

【检查】**双酯型生物碱限量**　取本品适量，研细，取约 5 g，精密称定，置具塞锥形瓶中，加氨试液适量使润透，加二氯甲烷 50 ml，摇匀，超声处理（功率 300 W，频率 40 kHz）30 分钟，滤过，滤液于 50℃以下挥至约 20 ml，用 2% 盐酸溶液振摇提取 2 次，每次 20 ml，合并水溶液，用氨试液调节 pH 值至 8~9，用二氯甲烷振摇提取 3 次，每次 20 ml，合并二氯甲烷液，用无水硫酸钠脱水，低温挥干，残渣用 10% 甲醇（用磷酸调节 pH 值至 2）使溶解，转移至 5 ml 量瓶中，加上述 10% 甲醇至刻度，摇匀，滤过，取续滤液作为供试品溶液。取乌头双酯型生物碱对照提取物（已标示新乌头碱、次乌头碱和乌头碱的含量）约 10 mg，精密称定，置 25 ml 量瓶中，加上述 10% 甲醇使溶解并稀释至刻度，摇匀，精密量取 1 ml，置 25 ml 量瓶中，加上述 10% 甲醇稀释至刻度，摇匀，作为对照品溶液。照高效液相色谱法（通则 0512）试验，以十八烷基硅烷键合硅胶为填充剂；以乙腈为流动相 A，以 0.2% 冰醋酸（用三乙胺调节 pH 值至 6.2）为流动相 B，按下表中的规定进行梯度洗脱，检测波长 235 nm，理论板数按新乌头碱峰计算应不低于 2 000。分别精密吸取供试品溶液与对照品溶液各 20 μl，注入液相色谱仪，测定，计算。本品每 1 g 含榜嘎以乌头碱（$C_{34}H_{47}NO_{11}$）、次乌头碱（$C_{33}H_{45}NO_{10}$）和新乌头碱（$C_{33}H_{45}NO_{11}$）的总量计，不得过 0.040 mg。

时间（分钟）	流动相 A（%）	流动相 B（%）
0~44	21 → 31	79 → 69
44~65	31 → 35	69 → 65
65~70	35	65

其他　除溶散时限外，应符合丸剂项下有关的各项规定（通则 0108）。

【浸出物】照醇溶性浸出物测定法（通则 2201）项下的热浸法测定，用 70% 乙醇作溶剂，不得少于 25.0%。

【功能与主治】བྱང་སེམས་དཀར་དམར་ཐུར་བབས་གྱེན་དུ་ཟློག།

调经固精。用于肾虚引起的月经量过多，遗精。

【用法与用量】温开水送服或嚼服。一次 0.5~3 g，一日 1~2 次；或遵医嘱。

【规格】（1）每 4 丸重 1 g；（2）每丸重 0.5 g；（3）每丸重 1~1.5 g

【贮藏】密封。

尼达金朵丸质量标准起草说明

【制剂名称】制剂中文名为尼达金朵丸，拼音名为 Nidajinduo Wan，藏文名为“ཉི་ཟླ་གྱེན་བཟློག”，藏文音译名按《临床札记 · 庄严》翻译为“尼达金朵”。

【处方来源】《临床札记 · 庄严》《ཟིན་ཏིག་མཛེས་རྒྱན་བདུད་རྩི་སྨན་མཛོད།》

ཉི་ཟླ་གྱེན་བཟློག་ནི། རོ་རྐྱང་ལས་བྱུང་བྱང་སེམས་དཀར་དམར་གཉིས། །ཉེས་གསུམ་དུཿཁ་ཐུར་དུ་བབས་པ་ན། །ཉི་ཟླ་གྱེན་དུ་བཟློག་པའི་གདམས་པ་བཤད། །
པ་ཤ་དྲིག་ཏ་ཧོང་ལེན་པོང་ང་དཀར་། །ཙན་དམར་བཅས་པས་ཁྲག་འཁྲུགས་སེལ་བར་བྱེད། །སེ་འབྲུ་སུག་སྨེལ་སྨད་ཀྱི་གྲང་བ་སེལ། །གུར་གུམ་དོམ་མཁྲིས་ཡུང་བས་ཚ་
ཁ་བསྡམས། །རྒྱ་ཤུག་བཙོད་ཀྱིས་མཁལ་ཚ་འགྲམས་བྱེར་སེལ། །ཡུངྒ་ར་སེར་（ལུག་རུ་སེར་པོ་）ཀུན་དང་མགོ་མཉམ་སྦྱར། །ཞིབ་བཏགས་དམར་གསུམ་གདུས་པའི་ཁུ་བས་
འཕྱུལ། །ཕན་ཡོན་ཟབ་ཁྱད་ལག་ཏུ་ལོངས་དང་གསལ། །ཞེས་སོ། །

【鉴别】（1）显微鉴别　本品粉末草酸钙针晶、腺鳞、花粉粒等显微特征明显，易于查看。

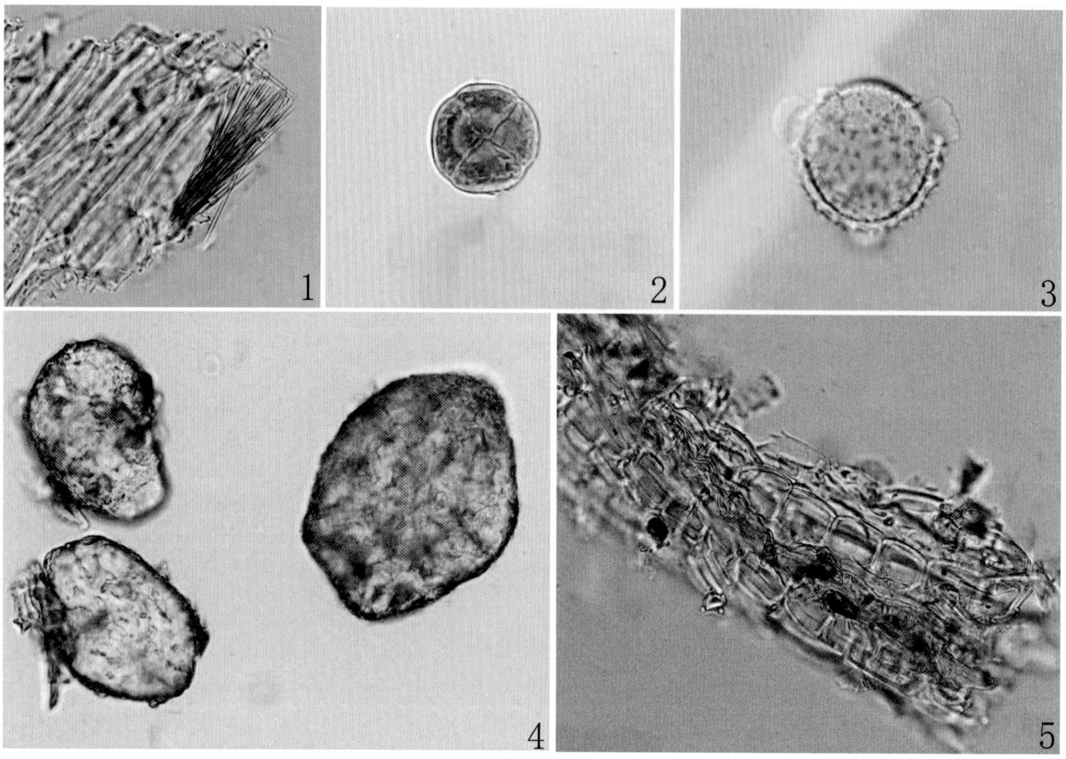

尼达金朵丸粉末显微特征

1—草酸钙针晶（茜草） 2—腺鳞（鸭嘴花） 3—花粉粒（红花） 4—淀粉粒（姜黄） 5—薄壁细胞（斑唇马先蒿）

（2）薄层鉴别 建立了以红花对照药材为对照的薄层鉴别方法。

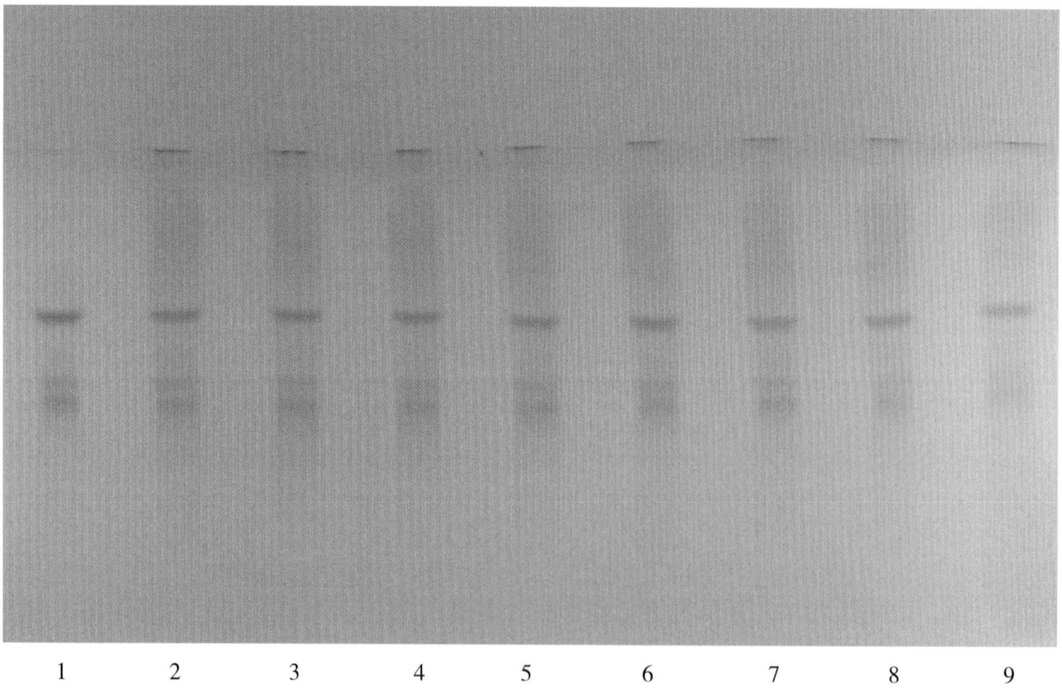

尼达金朵丸薄层色谱图

1—红花对照药材 2~9—尼达金朵丸样品

【检查】双酯型生物碱限量 采用 HPLC 法，以乌头双酯型生物碱对照提取物（已标示新乌头碱、次乌头碱和乌头碱的含量）为对照，测定制剂中乌头双酯型生物碱的含量。藏药榜嘎为毛茛科植物唐古特乌头 *Aconitum tanguticum*（Maxim.）Stapf. 船盔乌头 *A. naviculare*（Bruhl.）Stapf 的干燥全草。榜嘎因基原和炮制工艺的不同，其双酯型生物碱含量差异较大，在制定限度时，参照《中国药典》（2020 年版）乌头类药材炮制品“制川乌、制草乌、附片”双酯型生物碱的限度规定（分别为：0.040%、0.040%、0.020%），以 0.040% 为参考限度，根据处方中榜嘎的用量折算，规定“本品每 1 g 含榜嘎以乌头碱（$C_{34}H_{47}NO_{11}$）、次乌头碱（$C_{33}H_{45}NO_{10}$）和新乌头碱（$C_{33}H_{45}NO_{11}$）的总量计，不得过 0.040 mg”。

【功能与主治】见《临床札记·庄严》。

起草单位：甘孜藏族自治州食品药品检验所

复核单位：内江市食品药品检验检测中心

达玛让扎丸 ཏམ་ར་ཙེ།

Damarangza Wan 达玛让扎

【处方】天竺黄 67 g　红花 67 g　丁香 67 g
檀香 34 g　紫檀香 34 g　人工牛黄 30 g
熊胆粉 34 g　波棱瓜子 33 g　紫草茸 33 g
茜草 33 g　藏紫草 33 g　川木香 33 g
余甘子 33 g　兔耳草 33 g　鸭嘴花 33 g
榜嘎 33 g　沉香 33 g　岩白菜 33 g
诃子 33 g　榜那 33 g　绿绒蒿 33 g
蒂达 33 g 1 2 3　渣驯膏 33 g　巴力嘎 33 g
藏菖蒲 33 g　穆库没药 33 g　朱砂 15 g
广枣 15 g　人工麝香 10 g

【制法】以上二十九味，除人工牛黄、熊胆粉、沉香、榜那、人工麝香外，其余天竺黄等二十四味共粉碎成细粉，过筛；将人工牛黄、熊胆粉、沉香、榜那、人工麝香研细，与上述粉末配研，过筛，混匀，用水泛丸，干燥，即得。

【性状】本品为黄棕色至红棕色的水丸；气微香，味苦。

【鉴别】（1）取本品，置显微镜下观察：花粉粒类圆球形、椭圆形或橄榄形，直径约至 60 μm，具 3 个萌发孔，外壁有齿状突起（红花）。具缘纹孔导管，圆多角形，直径 42~128 μm，有的含棕色树脂（沉香）。花粉粒极面观三角形，赤道表面观双凸镜形，具 3 副合沟（丁香）。

（2）取本品 5 g，研细，加乙酸乙酯 50 ml，超声处理 30 分钟，滤过，滤液挥干，残渣加甲醇 1 ml 使溶解，作为供试品溶液。另取去氢木香内酯对照品，加甲醇制成每 1 ml 含 0.5 mg 的溶液，作为对照品溶液。照薄层色谱法（通则 0502）试验，吸取上述两种溶液各 5~10 μl，分别点于同一硅胶 G 薄层板上，以甲苯 - 乙酸乙酯（10∶1）为展开剂，展开，取出，晾干，喷以 5% 香草醛硫酸溶液，在 105℃加热至斑点显色清晰。供试品色谱中，在与对照品色谱相应的位置上，显相同颜色的斑点。

（3）取本品 10 g，研细，加 70% 乙醇 100 ml，超声处理 30 分钟，滤过，滤液蒸干，残渣加无水乙醇 1 ml 使溶解，作为供试品溶液。另取广枣对照药材 1 g，加 70% 乙醇 20 ml，同法制成对照药材溶液。再取没食子酸对照品适量，加无水乙醇制成每 1 ml 含 0.5 mg 的溶液，作为对照品溶液。照薄层色谱法（通则 0502）试验，吸取上述三种溶液各 2~5 μl，分别点于同一硅胶 G 薄层板上，以甲苯（水饱和）- 乙酸乙酯 - 甲酸（5∶3∶1）为展开剂，展开，取出，晾干，喷以 1% 三氯化铁乙醇溶液，在 105℃加热至斑点显色清晰。供试品色谱中，在与对照药材和对照品色谱相应的位置上，显相同颜色的斑点。

【检查】**双酯型生物碱限量** 取本品适量，研细，取约 8 g，精密称定，置具塞锥形瓶中，加氨试液适量使润透，加二氯甲烷 100 ml，摇匀，超声处理（功率 300 W，频率 40 kHz）30 分钟，滤过，滤液于 50℃以下挥至约 20 ml，用 2% 盐酸溶液振摇提取 2 次，每次 20 ml，合并水溶液，用氨试液调节 pH 值至 8~9，用二氯甲烷振摇提取 3 次，每次 20 ml，合并二氯甲烷液，用无水硫酸钠脱水，低温挥干，残渣用 10% 甲醇（用磷酸调节 pH 值至 2）使溶解，转移至 5 ml 量瓶中，加上述 10% 甲醇至刻度，摇匀，滤过，取续滤液作为供试品溶液。取乌头双酯型生物碱对照提取物（已标示新乌头碱、次乌头碱和乌头碱的含量）约 10 mg，精密称定，置 25 ml 量瓶中，加上述 10% 甲醇使溶解并稀释至刻度，摇匀，精密量取 1 ml，置 25 ml 量瓶中，加上述 10% 甲醇稀释至刻度，摇匀，作为对照品溶液。照高效液相色谱法（通则 0512）试验，以十八烷基硅烷键合硅胶为填充剂；以乙腈为流动相 A，以 0.2% 冰醋酸（用三乙胺调节 pH 值至 6.2）为流动相 B，按下表中的规定进行梯度洗脱，检测波长 235 nm，理论板数按新乌头碱峰计算应不低于 2 000。分别精密吸取供试品溶液与对照品溶液各 20 μl，注入液相色谱仪，测定，计算。本品每 1 g 含榜嘎和榜那以乌头碱（$C_{34}H_{47}NO_{11}$）、次乌头碱（$C_{33}H_{45}NO_{10}$）和新乌头碱（$C_{33}H_{45}NO_{11}$）的总量计，不得过 0.026 mg。

时间（分钟）	流动相 A（%）	流动相 B（%）
0~44	21 → 31	79 → 69
44~65	31 → 35	69 → 65
65~70	35	65

其他 除溶散时限外，应符合丸剂项下有关的各项规定（通则 0108）。

【浸出物】照醇溶性浸出物测定法（通则 2201 ）项下的热浸法测定，用 70% 乙醇作溶剂，不得少于 21.0%。

【功能与主治】 སྤྱི་བོའི་གཙུག་ནས་རྐང་མཐིལ་ཡན་བར་གྱི། །གཉེར་ཁྱུང་སྙིབ་ཚོག་གཡུ་ཐོག་མགོན་པོས་གསུངས། །

消炎止痛，清热解瘟。用于流行性感冒，肺炎，咽炎，疮疡，瘟疫。

【用法与用量】温开水送服或嚼服。一次 0.5~3 g，一日 1~2 次；或遵医嘱。

【注意】本品含朱砂和巴力嘎（含马兜铃酸），不宜大量服用或少量久服；孕妇及肝肾功能不全者禁用。

【规格】（1）每 4 丸重 1 g；（2）每丸重 0.5 g；（3）每丸重 1~1.5 g

【贮藏】密封。

达玛让扎丸质量标准起草说明

【制剂名称】制剂中文名为达玛让扎丸，拼音名为 Damarangza Wan，藏文名为

“ཧྲམ་རྣ་ཛ།”，藏文音译名按《临床札记·庄严》翻译为“达玛让扎”。

【**处方来源**】《临床札记·庄严》《ཟིན་ཏིག་མཛེས་རྒྱན་བདུད་རྩི་སྨན་མཛོད།》

སྨན་དམར་གམ་ཕྱེ་ཧྲམ་རྣ་ཛ་ནི། །ཙུ་གུར་ལི་དང་ཙན་དན་དཀར་དམར་གཉིས། །གི་ཝཾ་མཚལ་དང་དོམ་མཁྲིས་གསེར་མེ་ཏོག །དམར་པོ་གསུམ་དང་རུ་རྟ་སྤྲུ་ཏྟ་ར། །ཧོང་ལེན་པ་ཤ་ཀ་དང་བོང་ང་དཀར། །ཨ་གར་ནག་དང་ག་དུར་སྙིང་ཞོ་ཤ །ཨ་རུ་ར་དང་སོན་སྨན་དཔའ་བོ་དང་། །ཨུཏྤལ་ཏིག་ཏ་བྲག་ཞུན་བ་ལེ་ཀ །ཤུ་དག་གུ་གུལ་སླ་རྩི་ཞད་ཙམ་སྦྱར། །འདི་དག་སྦྱོར་བ་ཞིབ་བཏགས་ཆུ་ཡིས་འཕྱུལ། །སྤྱི་བོའི་གཙུག་ནས་རྐང་མཐིལ་ཡན་བར་གྱི། །གཟེར་ཐུང་གླིབ་ཆོག་གཡུ་ཐོག་མགོན་པོས་གསུངས། །ཞེས་སོ། །

【**鉴别**】（1）显微鉴别　本品粉末花粉粒、导管显微特征明显，易于查看。

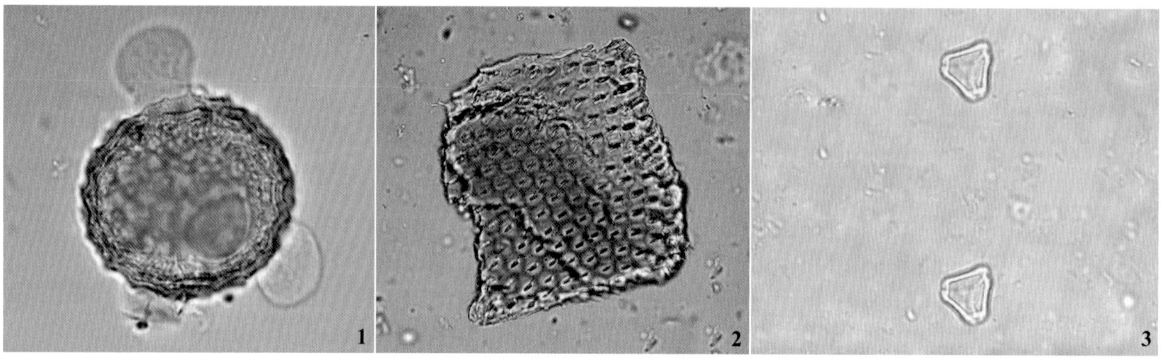

达玛让扎丸粉末显微特征

1—花粉粒（红花）　2—导管（沉香）　3—花粉粒（丁香）

（2）薄层鉴别　分别建立了以去氢木香内酯对照品、没食子酸对照品及广枣对照药材为对照的薄层鉴别方法。

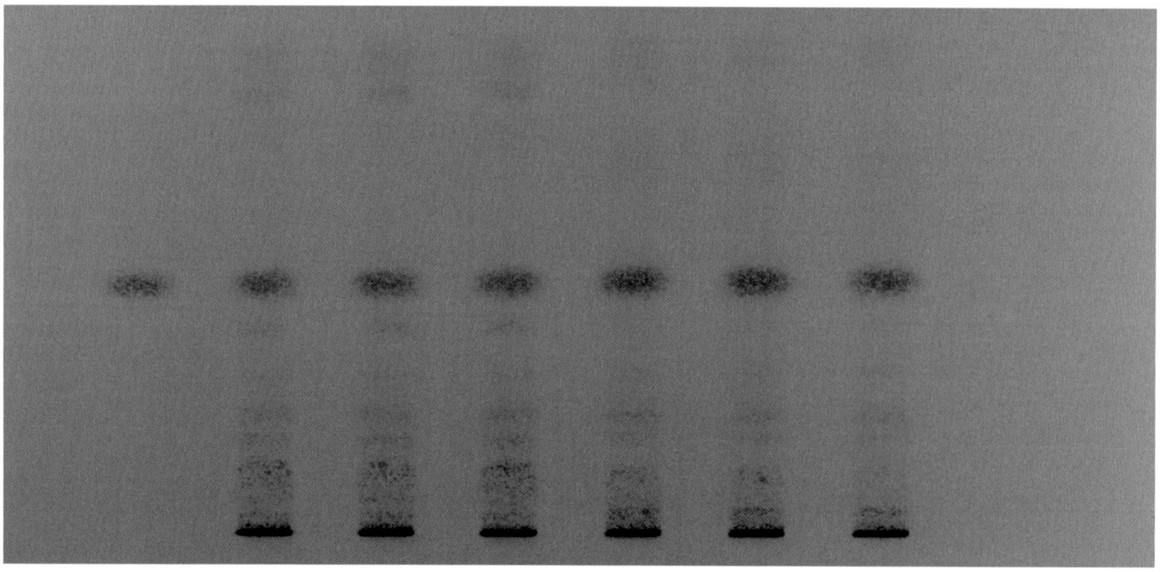

1　2　3　4　5　6　7

达玛让扎丸薄层色谱图（一）

1—去氢木香内酯对照品　2~7—达玛让扎丸样品

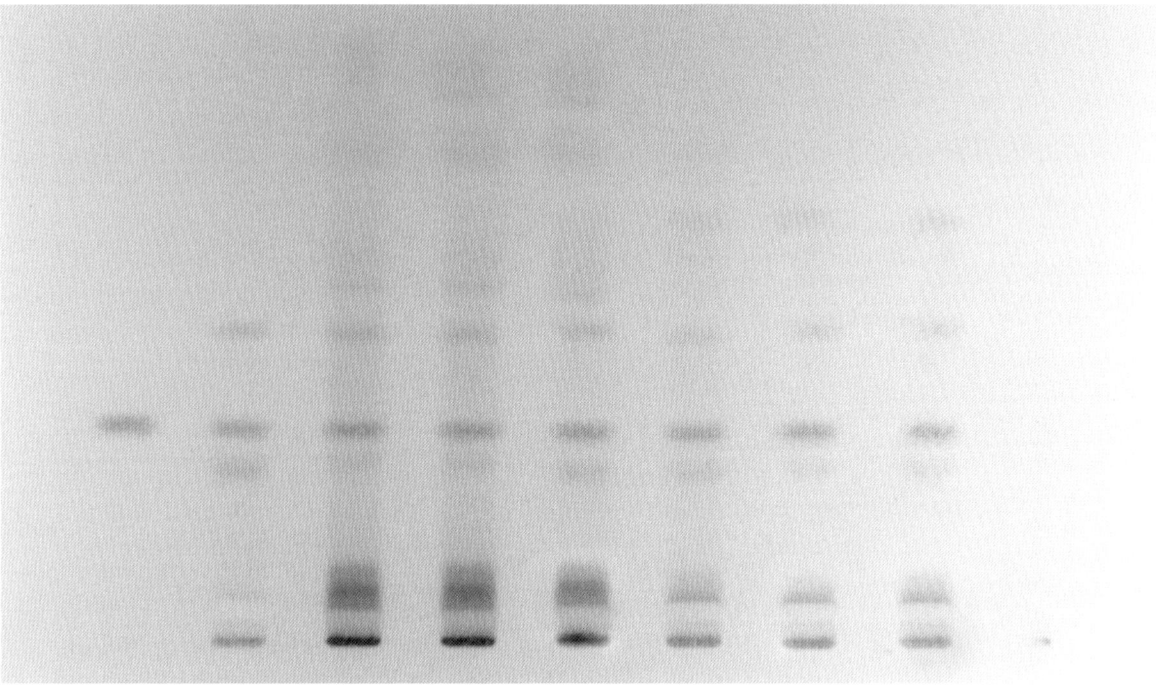

1 2 3 4 5 6 7 8

达玛让扎丸薄层色谱图（二）

1—没食子酸对照品　2—广枣对照药材　3~8—达玛让扎丸样品

【检查】 **双酯型生物碱限量**　采用 HPLC 法，以乌头双酯型生物碱对照提取物（已标示新乌头碱、次乌头碱和乌头碱的含量）为对照，测定制剂中乌头双酯型生物碱的含量。藏药榜嘎为毛茛科植物唐古特乌头 *Aconitum tanguticum*（Maxim.）Stapf、船盔乌头 *A. naviculare*（Bruhl.）Stapf 的干燥全草；藏药榜那为毛茛科植物伏毛铁棒锤 *A. flavum* Hand.-Mazz.、铁棒锤 *A. pendulum* Busch、工布乌头 *A. kongboense* Lauener、江孜乌头 *A. ludlowii* Exell 的干燥块根。榜嘎和榜那因基原和炮制工艺的不同，其双酯型生物碱含量差异较大，在制定限度时，参照《中国药典》（2020 年版）乌头类药材炮制品"制川乌、制草乌、附片"双酯型生物碱的限度规定（分别为：0.040%、0.040%、0.020%），以 0.040% 为参考限度，根据处方中榜嘎和榜那的总用量折算，规定"本品每 1 g 含榜嘎和榜那以乌头碱（$C_{34}H_{47}NO_{11}$）、次乌头碱（$C_{33}H_{45}NO_{10}$）和新乌头碱（$C_{33}H_{45}NO_{11}$）的总量计，不得过 0.026 mg"。

【功能与主治】 见《临床札记·庄严》

起草单位：甘孜藏族自治州食品药品检验所

成都中医药大学

复核单位：资阳市食品药品检验检测中心

曲纽玛波丸 ཆོས་ཉིད་དམར་པོ།

Quniumabo Wan 曲纽玛波

【处方】芥子 234 g　藏紫草 175 g　刺柏 175 g
榜那 116 g　紫草茸 116 g　茜草 116 g
人工麝香 10 g　穆库没药 58 g

【制法】以上八味，除榜那、人工麝香外，其余芥子等六味共粉碎成细粉，过筛；将榜那、人工麝香研细，与上述粉末配研，过筛，混匀，用水泛丸，干燥，即得。

【性状】本品为黄棕色至黑棕色的水丸；气微香，味微辣、咸。

【鉴别】（1）取本品，置显微镜下观察：内胚乳为 1 列类方形细胞，含糊粉粒（芥子）。网纹导管及具缘纹孔导管可见，直径 20~50 μm（藏紫草）。纤维成束或单个散在，细长，直径 22~55 μm，胞腔不明显，初生壁明显，易与次生壁分离，细胞表面有斜向交错的纹理，末端钝圆，常断裂（刺柏）。胶质块表面红棕色或紫褐色，凹凸不平，有皱纹，一面凹入成沟（紫草茸）。草酸钙针晶束易见，散在或成束存在于薄壁组织中，针晶长 20~90 μm（茜草）。

（2）取本品 5 g，研细，加甲醇 50 ml，超声处理 30 分钟，滤过，滤液浓缩至约 1 ml，作为供试品溶液。另取茜草对照药材 0.5 g，加甲醇 10 ml，同法制成对照药材溶液。照薄层色谱法（通则 0502）试验，吸取上述两种溶液各 5 μl，分别点于同一硅胶 G 薄层板上，以石油醚（60~90℃）- 丙酮（4∶1）为展开剂，展开，取出，晾干，置紫外光灯（365 nm）下检视。供试品色谱中，在与对照药材色谱相应的位置上，显相同颜色的荧光斑点。

【检查】**双酯型生物碱限量**　取本品适量，研细，取约 3 g，精密称定，置具塞锥形瓶中，加氨试液适量使润透，加二氯甲烷 50 ml，摇匀，超声处理（功率 300 W，频率 40 kHz）30 分钟，滤过，滤液于 50℃以下挥至约 20 ml，用 2% 盐酸溶液振摇提取 2 次，每次 20 ml，合并水溶液，用氨试液调节 pH 值至 8~9，用二氯甲烷振摇提取 3 次，每次 20 ml，合并二氯甲烷液，用无水硫酸钠脱水，低温挥干，残渣用 10% 甲醇（用磷酸调节 pH 值至 2）使溶解，转移至 5 ml 量瓶中，加上述 10% 甲醇至刻度，摇匀，滤过，取续滤液作为供试品溶液。取乌头双酯型生物碱对照提取物（已标示新乌头碱、次乌头碱和乌头碱的含量）约 10 mg，精密称定，置 25 ml 量瓶中，加上述 10% 甲醇使溶解并稀释至刻度，摇匀，精密量取 1 ml，置 25 ml 量瓶中，加上述 10% 甲醇稀释至刻度，摇匀，作为对照品溶液。照高效液相色谱法（通则 0512）试验，以十八烷基硅烷键合硅胶为填充剂；以乙腈为流动相 A，以 0.2% 冰醋酸（用三乙胺调节 pH 值至 6.2）为流动相 B，按下表中的规定进行梯度洗脱，检测波长 235 nm，理论板数按新乌头碱峰计算应不低于 2 000。分别精密吸取供试品溶液与对照品溶液各 20 μl，注入液相色谱仪，测定，计算。本品每 1 g 含榜那以乌头碱（$C_{34}H_{47}NO_{11}$）、次乌头碱（$C_{33}H_{45}NO_{10}$）和新乌头碱（$C_{33}H_{45}NO_{11}$）的总量计，不得过 0.046 mg。

时间（分钟）	流动相 A（%）	流动相 B（%）
0~44	21 → 31	79 → 69
44~65	31 → 35	69 → 65
65~70	35	65

其他 除溶散时限外，应符合丸剂项下有关的各项规定（通则 0108）。

【浸出物】照醇溶性浸出物测定法（通则 2201 ）项下的热浸法测定，用 70% 乙醇作溶剂，不得少于 30.0%。

【功能与主治】མོ་ནད་ཙར་བྱེར་ཆུ་སེར་རྡུས་ཞེན་དང་། །རྐང་འབམ་དང་ནི་དྲེག་གྲུམ་དཀར་ནག་དང་། །གཟའ་དང་གླུ་ཡི་གནོད་པ་མཐའ་དག་སེལ། །
解瘟，干“黄水”。用于妇科病，“黄水”病，脉管炎，痛风，痹症，瘟疫。

【用法与用量】温开水送服或嚼服。一次 0.5~3 g，一日 1~2 次；或遵医嘱。

【规格】（1）每 4 丸重 1 g；（2）每丸重 0.5 g；（3）每丸重 1~1.5 g

【贮藏】密封。

曲纽玛波丸质量标准起草说明

【制剂名称】制剂中文名为曲纽玛波丸，拼音名为 Quniumabo Wan，藏文名为“ཆོས་ཉིད་དམར་པོ།”，藏文音译名按《临床札记·所需宝典》翻译为“曲纽玛波”。

【处方来源】《临床札记·所需宝典》《ཟིན་ཏིག་བདུད་རྩིའི་ཐིགས་པའི་ཞར་མཁོའི་སྣད་པོད་དགོས་དགུའི་བང་མཛོད་བཻ་ཌཱུརྻའི་ལྡེ་མིག》

ཆོས་ཉིད་དམར་པོ་ནི། ཡང་ན་ཆོས་ཉིད་དམར་མོའི་རིལ་བུ་ནི། །ཡུངས་ཀར་སྨན་ཆེན་གླ་རྩི་སྐྱག་བཙོད་དང་། །འབྲི་མོག་ཤུག་ཚེར་གུ་གུལ་སྦྱར་བ་ཡི། །ཕན་ཡོན་གོང་འདྲ་ཟབ་ཁྱད་སྦྱོང་གྲུབ་ཡིན།།

【鉴别】（1）显微鉴别　本品粉末内胚乳细胞、导管、纤维等显微特征明显，易于查看。

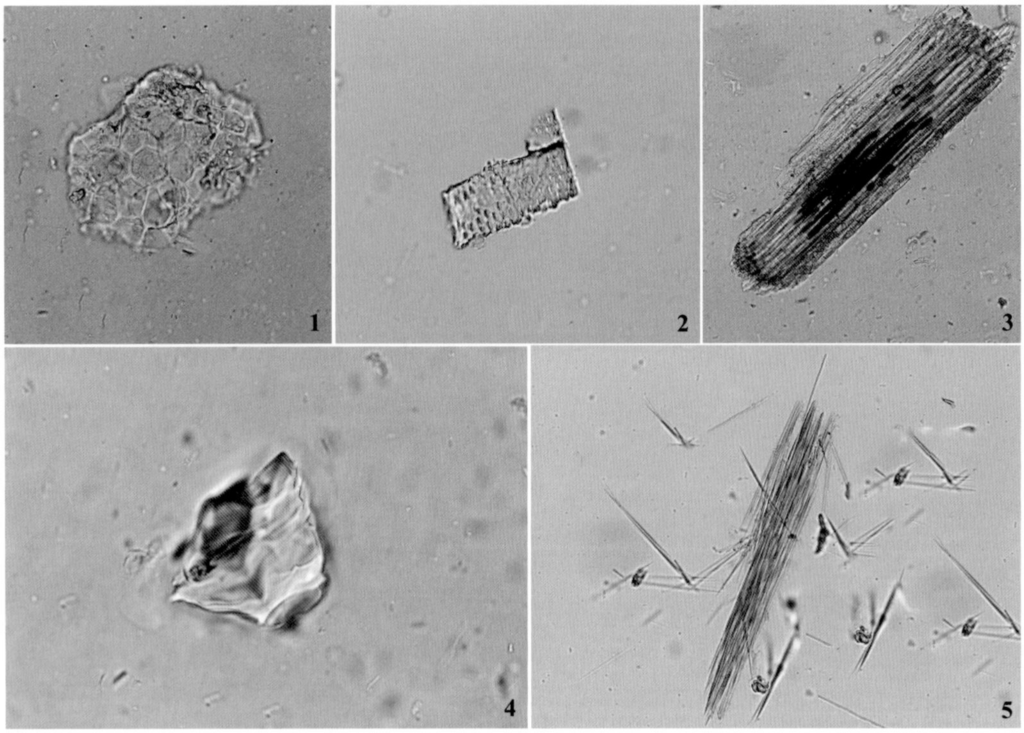

曲纽玛波丸粉末显微特征

1—内胚乳细胞(芥子)　2—导管(藏紫草)　3—纤维(刺柏)　4—胶质块(紫草茸)　5—草酸钙针晶(茜草)

(2)薄层鉴别　建立了以茜草对照药材为对照的薄层鉴别方法。

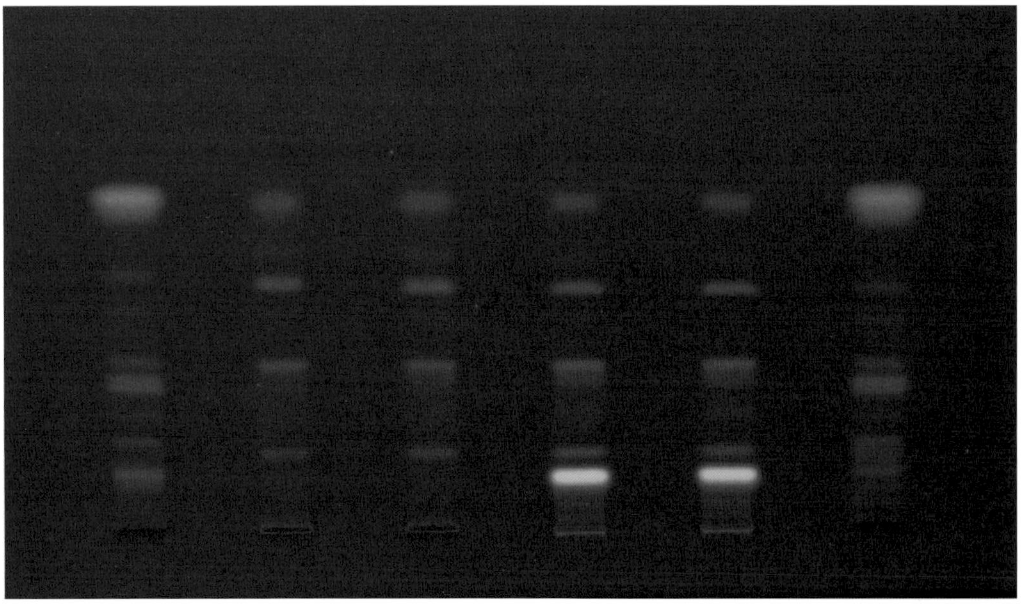

1　2　3　4　5　6

曲纽玛波丸薄层色谱图

1,6—茜草对照药材　2~5—曲纽玛波丸样品

【检查】**双酯型生物碱限量** 采用HPLC法，以乌头双酯型生物碱对照提取物（已标示新乌头碱、次乌头碱和乌头碱的含量）为对照，测定制剂中乌头双酯型生物碱的含量。藏药榜那为毛茛科植物伏毛铁棒锤 *Aconitum flavum* Hand.-Mazz.、铁棒锤 *A. pendulum* Busch、工布乌头 *A. kongboense* Lauener、江孜乌头 *A. ludlowii* Exell 的干燥块根。榜那因基原和炮制工艺的不同，其双酯型生物碱含量差异较大，在制定限度时，参照《中国药典》（2020年版）乌头类药材炮制品"制川乌、制草乌、附片"双酯型生物碱的限度规定（分别为：0.040%、0.040%、0.020%），以0.040%为参考限度，规定"本品每1 g含榜那以乌头碱（$C_{34}H_{47}NO_{11}$）、次乌头碱（$C_{33}H_{45}NO_{10}$）和新乌头碱（$C_{33}H_{45}NO_{11}$）的总量计，不得过0.046 mg"。

【功能与主治】见《临床札记·所需宝典》。

起草单位：甘孜藏族自治州食品药品检验所
复核单位：内江市食品药品检验检测中心

色西丸 གསེར་ཞི།

Sexi Wan 色西

【处方】土木香 30 g　干姜 65 g　大黄 120 g
寒水石 150 g　碱花 180 g　诃子 90 g
石榴子 95 g　波棱瓜子 90 g　渣驯膏 90 g
黑冰片 90 g

【制法】以上十味，粉碎成细粉，过筛，混匀，用水泛丸，干燥，即得。

【性状】本品为棕褐色至黑褐色的水丸；气微香，味咸、微苦。

【鉴别】（1）取本品，置显微镜下观察：草酸钙簇晶直径 20~160 μm，有的至 190 μm（大黄）。石细胞类方形、类多角形或呈纤维状，直径 14~40 μm，长至 130 μm，壁厚，孔沟细密（诃子）。不规则块片状晶体无色，边缘具明显的平直纹理（寒水石）。种皮表皮细胞表面观呈类多角形或不规则形，细胞排列紧密，内含棕色物质（波棱瓜子）。淀粉粒长卵圆形、三角状卵形、椭圆形、类圆形或不规则形，直径 5~40 μm，脐点点状，位于较小端，也有呈裂缝状者，层纹有的明显（干姜）。

（2）取本品 3 g，研细，加甲醇 30 ml，加热回流 30 分钟，滤过，滤液蒸干，残渣加水 10 ml 使溶解，再加盐酸 1 ml，加热回流 30 分钟，立即冷却，用乙醚分 2 次振摇提取，每次 20 ml，合并乙醚液，蒸干，残渣加甲醇 1 ml 使溶解，作为供试品溶液。另取大黄酚对照品，加甲醇制成每 1 ml 含 1 mg 的溶液，作为对照品溶液。照薄层色谱法（通则 0502）试验，吸取上述两种溶液各 3~5 μl，分别点于同一硅胶 H 薄层板上，以石油醚（30~60℃）- 甲酸乙酯 - 甲酸（15∶5∶1）的上层溶液为展开剂，展开，取出，晾干，置紫外光灯（365 nm）下检视。供试品色谱中，在与对照品色谱相应的位置上，显相同颜色的荧光斑点，置氨蒸气中熏后，斑点变为红色。

【检查】除溶散时限外，应符合丸剂项下有关的各项规定（通则 0108）。

【浸出物】照浸出物测定法（通则 2201）项下的热浸法测定，用 70% 乙醇作溶剂，不得少于 19.0%。

【功能与主治】ཟས་མི་འཇུ་བ། སྐོམ་བརྒྱངས་བྱེད་པ། སྐྱིག་པ་འབྱུང་བ། དང་ག་མི་བདེ་བ། ཟས་སྐྱུགས་པ་དང་། གྲང་མཁྲིས་ཀྱི་ནད་དང་། དངས་མ་མ་ཞུ་བ་སོགས་ལ་ཕན།

健胃消食，利胆通便。用于胆汁反流引起的胃胀、胃痛，黄疸型肝炎等。

【用法与用量】温开水送服或嚼服。一次 0.5~3 g，一日 1~2 次；或遵医嘱。

【规格】（1）每 4 丸重 1 g；（2）每丸重 0.5 g；（3）每丸重 1~1.5 g

【贮藏】密封。

色西丸质量标准起草说明

【制剂名称】制剂中文名为色西丸，拼音名为 Sexi Wan，藏文名为“གསེར་ཞི།”，藏文音译名按《方剂精选 · 心宝》翻译为“色西”。

【处方来源】《方剂精选 · 心宝》《སྨན་སྦྱོར་གཅེས་བསྡུས་སྙིང་ནོར། 》

གསེར་ཞི་ནི། གསེར་མདོག་ལྔ་དང་ཞི་བྱེད་དྲུག །སྦྲེལ་པའི་གསེར་ཞི་ཞེས་བྱ་སྟེ། །བད་མཁྲིས་ནད་ལ་ཕན་པར་འགྱུར། །（གསེར་མདོག་ལྔ་པའི་སྦྱོར་བ་ནི།། གསེར་མདོག་སེ་འབྲུ་གསེར་མེ་ཏོག །ཟླ་ཤུན་ཕག་རིལ་ཐལ་བ་ལྔ། །）（ཞི་བྱེད་དྲུག་པ་ནི། མ་ནུ་གཅིག་ལ་སྣ་སྐྱ་གཉིས། །ཨ་རུ་གསུམ་ལ་ལྕུམ་རྩ་བཞི། །ཚོང་ཞི་ལྔ་ལ་བུལ་ཏོག་དྲུག །ཕན་ཡོན་མ་ཞུ་གསར་རྙིང་དང་། །དུག་དང་ཕོ་བའི་མེ་དྲོད་ཉམས། །གྲིབ་ལོག་བུ་དང་ཤ་མ་འཛག་པ་དང་། །ལོང་ཐིན་རིགས་ལྔ་སྨད་ཐིན་འཇོམས། །）

【鉴别】（1）显微鉴别　本品粉末草酸钙簇晶、石细胞、不规则块片等显微特征明显，易于查看。

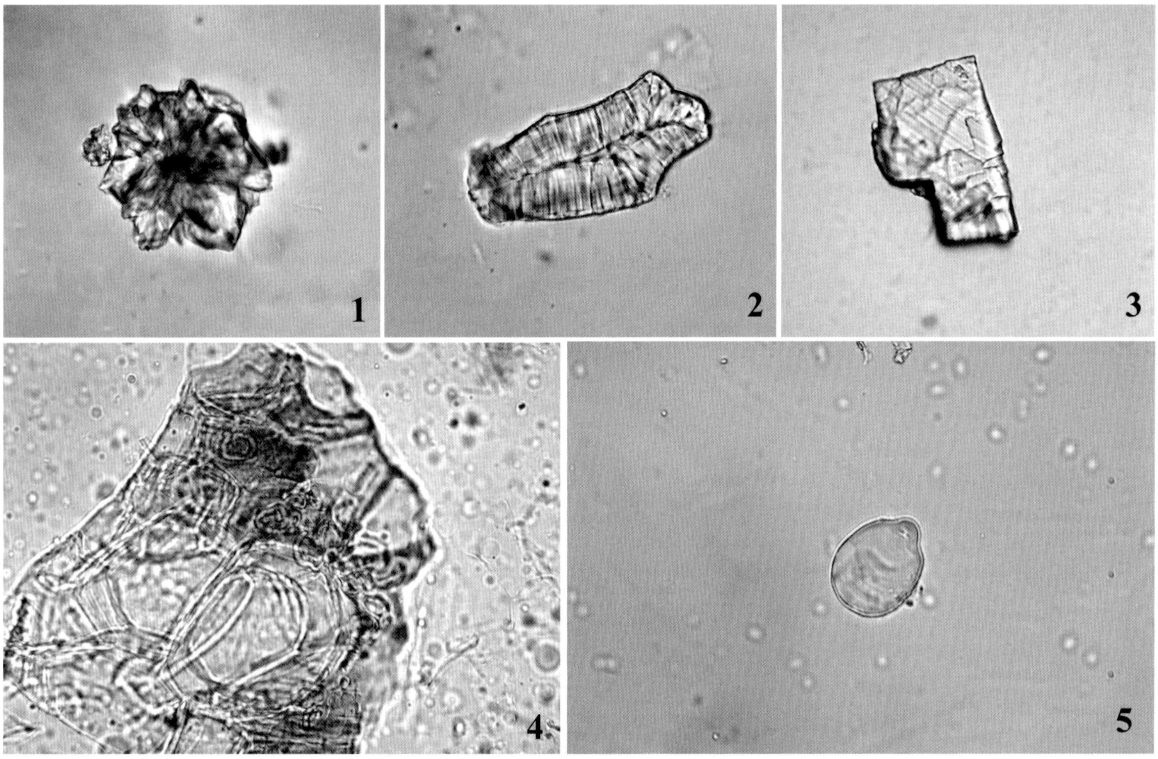

色西丸粉末显微特征

1—草酸钙簇晶（大黄）　2—石细胞（诃子）　3—不规则块片（寒水石）
4—种皮表皮细胞（波棱瓜子）　5—淀粉粒（干姜）

（2）薄层鉴别　建立了以大黄酚对照品为对照的薄层鉴别方法。

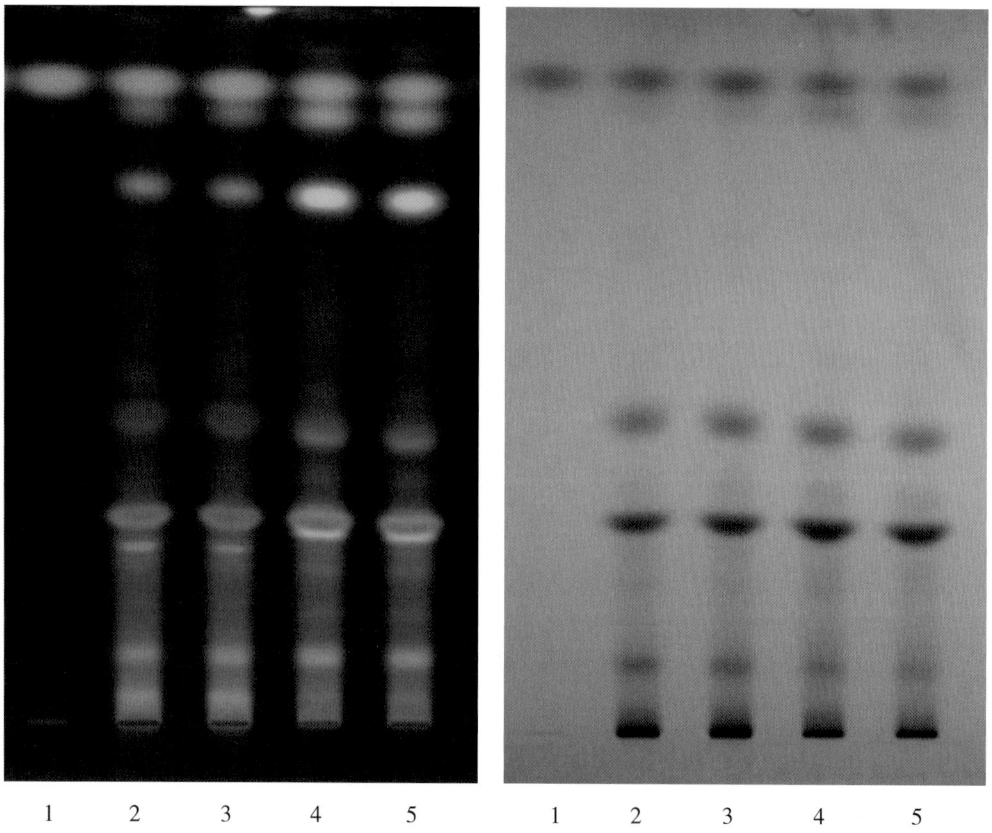

塞鑫丸薄层色谱图

1—大黄酚对照品　2~5—塞鑫丸样品

【功能与主治】 见《方剂精选・心宝》。

起草单位：凉山食品药品检验所

复核单位：成都市药品检验研究院

色觉罗布散 སེར་སྦྱོར་ནོར་བུའི་སྦྱོར་བ།

Sejueluobu San 色觉罗布觉瓦

【处方】姜黄 214 g　　藏茴香 107 g　　石榴子 107 g
红花 107 g　　荜茇 105 g　　丁香 105 g
肉豆蔻 43 g　　西藏凹乳芹 43 g　　天冬 43 g
喜马拉雅紫茉莉 42 g　　蒺藜 42 g　　黄精 42 g

【制法】以上十二味，粉碎成细粉，过筛，混匀，即得。

【性状】本品为黄色至黄棕色的粉末；气微香，味苦。

【鉴别】（1）取本品，置显微镜下观察：纤维梭形，顶端钝圆，壁较厚（丁香）。油细胞呈类圆形或卵圆形，胞腔内充满黄绿色油状物（姜黄）。草酸钙针晶成束，存在于黏液细胞中（天冬）。淀粉多为单粒，直径 10~204 μm，少数为 2~6 分粒组成的复粒，直径 25~304 μm，脐点明显；外胚乳细胞暗棕色，内含棕色物，偶见小方晶（肉豆蔻）。石细胞长椭圆形或类圆形，黄色（蒺藜）。

（2）取本品 1 g，加无水乙醇 15 ml，超声处理 30 分钟，滤过，滤液蒸干，残渣加无水乙醇 2 ml 使溶解，作为供试品溶液。另取姜黄对照药材 0.2 g，同法制成对照药材溶液。再取姜黄素对照品，加无水乙醇制成每 1 ml 含 0.5 mg 的溶液，作为对照品溶液。照薄层色谱法（通则 0502）试验，吸取上述三种溶液各 4 μl，分别点于同一硅胶 G 薄层板上，以三氯甲烷 - 甲醇 - 甲酸（96∶4∶0.7）为展开剂，展开，取出，晾干，分别置日光和紫外光灯（365 nm）下检视。供试品色谱中，在与对照药材色谱和对照品色谱相应的位置上，分别显相同颜色的斑点或荧光斑点。

（3）取本品 2 g，加乙醚 20 ml，超声处理 20 分钟，滤过，滤液挥干，残渣加乙酸乙酯 2 ml 使溶解，作为供试品溶液。另取丁香酚对照品，加乙醚制成每 1 ml 含 15 μl 的溶液，作为对照品溶液。照薄层色谱法（通则 0502）试验，吸取上述两种溶液各 5 μl，分别点于同一硅胶 G 薄层板上，以石油醚（60~90℃）- 乙酸乙酯（9∶1）为展开剂，展开，取出，晾干，喷以 5% 香草醛硫酸溶液，在 105℃加热至斑点显色清晰。供试品色谱中，在与对照品色谱相应的位置上，显相同颜色的斑点。

（4）取本品 2 g，加无水乙醇 20 ml，超声处理 30 分钟，滤过，滤液浓缩至约 1 mL，作为供试品溶液。另取胡椒碱对照品，置棕色量瓶中，加无水乙醇制成每 1 ml 含 1 mg 的溶液，作为对照品溶液。照薄层色谱法（通则 0502）试验，吸取上述两种溶液各 5~10 μl，分别点于同一硅胶 G 薄层板上，以甲苯 - 乙酸乙酯 - 丙酮（7∶2∶1）为展开剂，展开，取出，晾干，喷以 10% 硫酸乙醇溶液，加热至斑点显色清晰。供试品色谱中，在与对照品色谱相应的位置上，显相同颜色的斑点。

【检查】应符合散剂项下有关的各项规定（通则 0115）。

【浸出物】照醇溶性浸出物测定法（通则 2201）项下的热浸法测定，用 70% 乙醇作溶剂，不得少于 24.0%。

【功能与主治】རྩ་དཀར་རླུང་དང་བཛོངས་པའི་ནད་ལ་བསྟུགས། །

舒筋活络。用于“白脉病”和“隆”病合并引起的关节疼痛、四肢麻木、半身不遂等。

【用法与用量】温开水送服。一次 0.5~3 g，一日 1~2 次；或遵医嘱。

【贮藏】密闭，防潮。

色觉罗布散质量标准起草说明

【制剂名称】制剂中文名为色觉罗布散，拼音名为 Sejueluobu San，藏文名为“སེར་སྦྱོར་ནོར་བུའི་སྦྱོར་བ།”，藏文音译名按《配方精选集》宗曼益西绒布著翻译为“色觉罗布觉瓦”。

【处方来源】《配方精选集》宗曼益西绒布著《གཙང་སྨན་པའི་སྨན་ཡིག་གཅེས་བསྡུས།》

སེར་སྦྱོར་ནོར་བུའི་སྦྱོར་བ་ནི། ཡང་ན་སྣ་སེར་ཆ་གཉིས་གོ་སྙོད་མཉམ། །སེ་འབྲུ་གུར་གུམ་པི་ལིང་ལི་ཤི་རྣམས། །ཆ་རེ་སྦྱར་སྙིང་ཛཱ་ཏི་ཆ་གཅིག་དང་། །ཙ་ལྷ་ཆ་རེ་སྦྱར་བའི་སྨན་མཆོག་འདི། །ཕྱུལ་ཏུ་ཆུ་བསྐོལ་ཆང་སེང་ཞེས་པ་ཡིན། །སེར་སྦྱོར་ནོར་བུའི་སྦྱོར་བ་ཁྱད་མཚར་ཅན། །རྩ་དཀར་རླུང་དང་བཛོངས་པའི་ནད་ལ་བསྟུགས། །

【鉴别】（1）显微鉴别　本品粉末纤维、油细胞、草酸钙针晶等显微特征明显，易于查看。

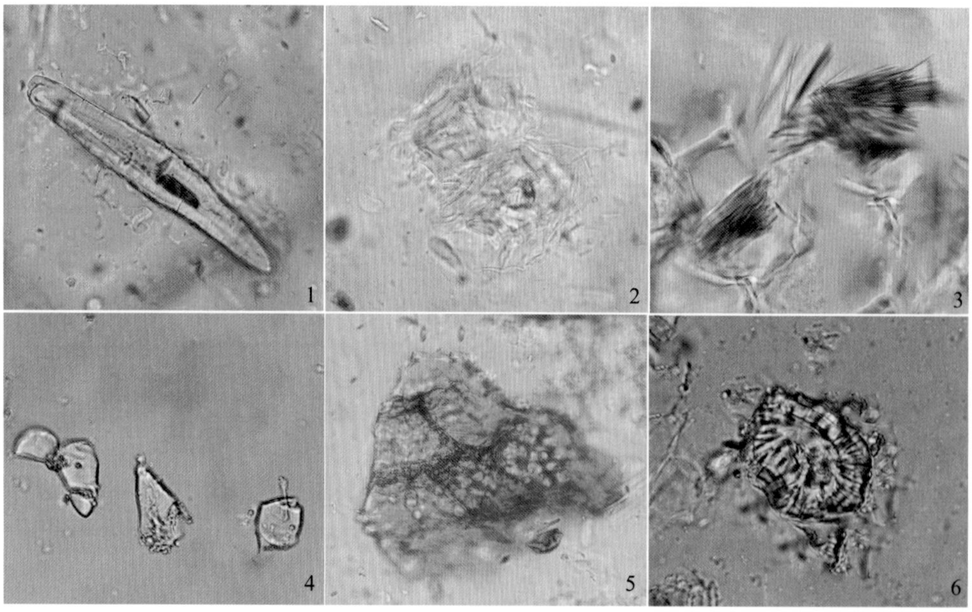

色觉罗布散显微特征图

1—纤维（丁香）　2—油细胞（姜黄）　3—草酸钙针晶（天冬）　4—淀粉粒（肉豆蔻）　5—外胚乳细胞（肉豆蔻）　6—石细胞（蒺藜）

（2）薄层鉴别　分别建立了以姜黄对照药材、姜黄素对照品、丁香酚对照品、胡椒碱对照品为对照的薄层鉴别方法。

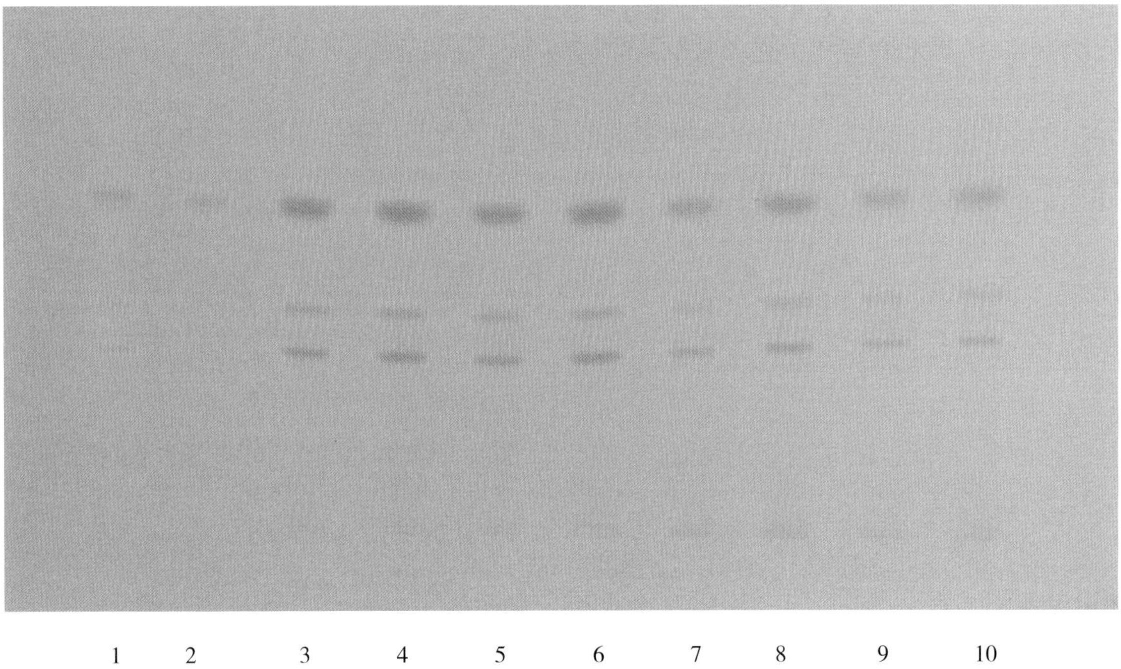

色觉罗布散薄层色谱图（一，日光）

1—姜黄对照药材　2—姜黄素对照品　3~10—色觉罗布散样品

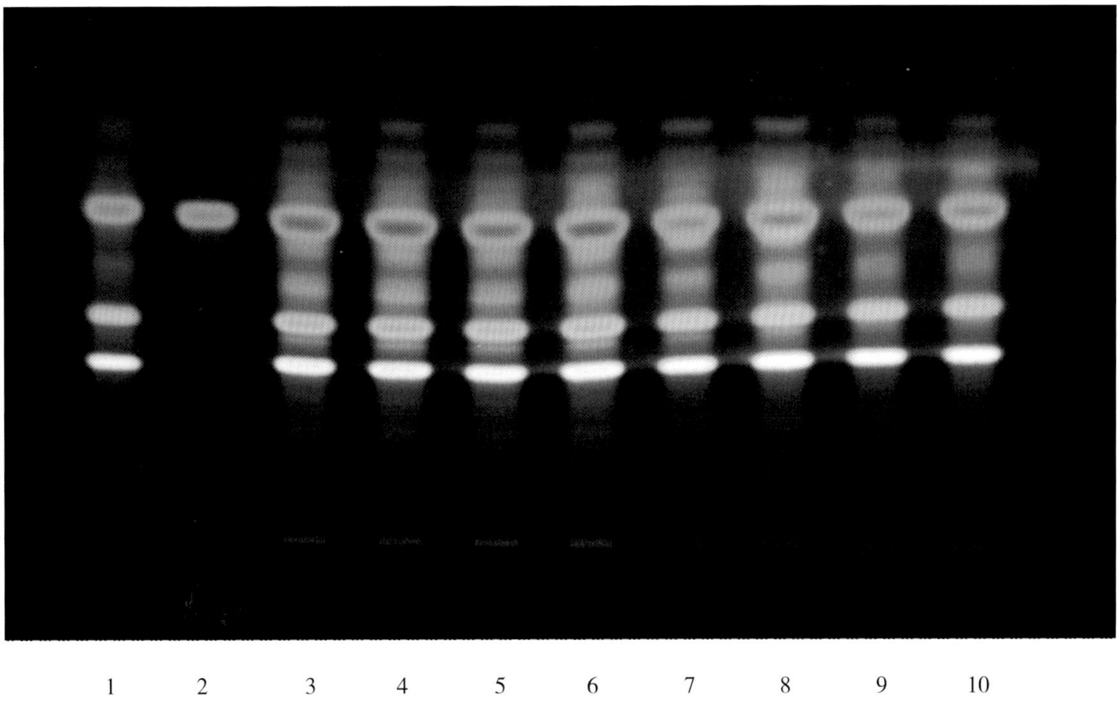

色觉罗布散薄层色谱图（二，紫外光灯 365 nm）

1—姜黄对照药材　2—姜黄素对照品　3~10—色觉罗布散样品

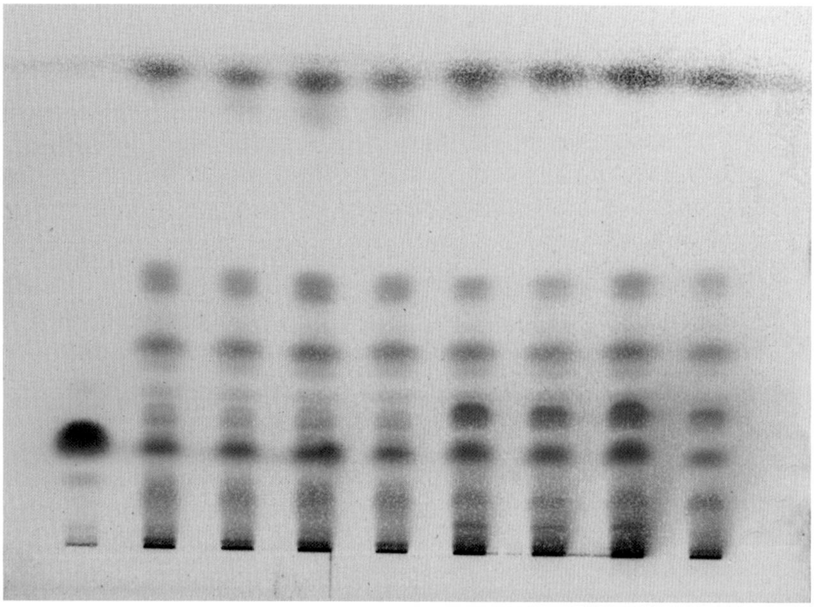

色觉罗布散薄层色谱图（三）

1—丁香酚对照品　2~9—色觉罗布散样品

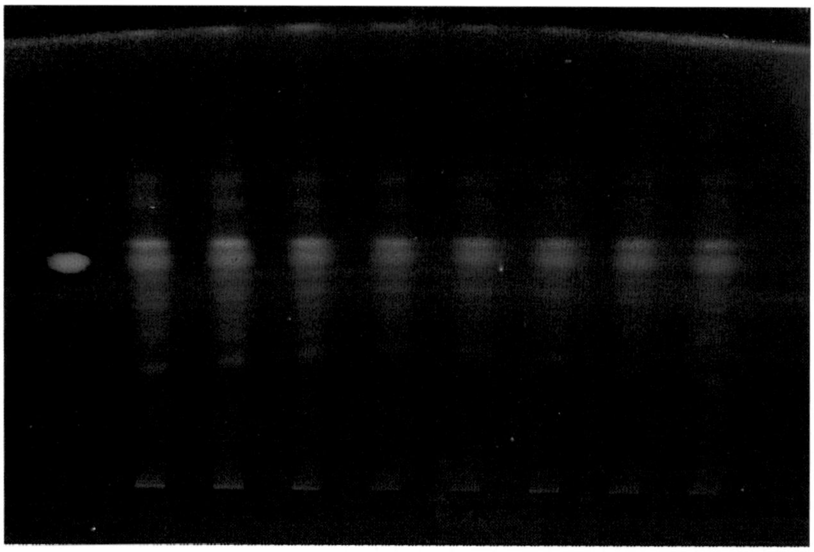

色觉罗布散薄层色谱图（四）

1—胡椒碱对照品　2~9—色觉罗布散样品

【**功能与主治**】见《配方精选集》宗曼益西绒布著。

起草单位：阿坝藏族羌族自治州食品药品检验研究中心

复核单位：宜宾市食品药品检验检测中心

米旁小儿清热散 མི་ཕམ་བྱིས་པའི་ཚད་ཐང་།

Mipang Xiaoer Qingre San 米旁喜必擦汤

【处方】榜嘎 390 g　　高山辣根菜 190 g　　兔耳草 190 g
沿沟草 190 g　　青稞 40 g

【制法】以上五味，粉碎成细粉，过筛，混匀，即得。

【性状】本品为黄棕色至棕色的粉末；气微香，味微苦。

【鉴别】（1）取本品，置显微镜下观察：叶下表皮细胞垂周壁稍弯曲，气孔不定式或不等式；螺纹导管多见（兔耳草）。纤维常断碎，直径 18~28 μm，端壁尖，厚壁稍弯曲，有少数倾斜单纹孔（榜嘎）。

（2）取本品 1 g，加甲醇 10 ml，超声处理 30 分钟，滤过，滤液蒸干，残渣加甲醇 2 ml 使溶解，作为供试品溶液。另取松果菊苷对照品、毛蕊花糖苷对照品，加甲醇分别制成每 1 ml 含 1 mg 的溶液，作为对照品溶液。照薄层色谱法（通则 0502）试验，吸取上述三种溶液各 2~5 μl，分别点于同一聚酰胺薄层板上，以甲醇 - 醋酸 - 水（2∶1∶7）为展开剂，展开，取出，晾干，置紫外光灯（365 nm）下检视。供试品色谱中，在与对照品色谱相应的位置上，显相同颜色的荧光斑点。

【检查】**双酯型生物碱限量**　取本品适量，研细，取约 1 g，精密称定，置具塞锥形瓶中，加氨试液适量使润透，加二氯甲烷 25 ml，摇匀，超声处理（功率 300 W，频率 40 kHz）30 分钟，滤过，滤液于 50℃以下挥至约 20 ml，用 2% 盐酸溶液振摇提取 2 次，每次 20 ml，合并水溶液，用氨试液调节 pH 值至 8~9，用二氯甲烷振摇提取 3 次，每次 20 ml，合并二氯甲烷液，用无水硫酸钠脱水，低温挥干，残渣用 10% 甲醇（用磷酸调节 pH 值至 2）使溶解，转移至 5 ml 量瓶中，加上述 10% 甲醇至刻度，摇匀，滤过，取续滤液作为供试品溶液。取乌头双酯型生物碱对照提取物（已标示新乌头碱、次乌头碱和乌头碱的含量）约 10 mg，精密称定，置 25 ml 量瓶中，加上述 10% 甲醇使溶解并稀释至刻度，摇匀，精密量取 1 ml，置 25 ml 量瓶中，加上述 10% 甲醇稀释至刻度，摇匀，作为对照品溶液。照高效液相色谱法（通则 0512）试验，以十八烷基硅烷键合硅胶为填充剂；以乙腈为流动相 A，以 0.2% 冰醋酸（用三乙胺调节 pH 值至 6.2）为流动相 B，按下表中的规定进行梯度洗脱，检测波长 235 nm，理论板数按新乌头碱峰计算应不低于 2 000。分别精密吸取供试品溶液与对照品溶液各 20 μl，注入液相色谱仪，测定，计算。本品每 1 g 含榜嘎以乌头碱（$C_{34}H_{47}NO_{11}$）、次乌头碱（$C_{33}H_{45}NO_{10}$）和新乌头碱（$C_{33}H_{45}NO_{11}$）的总量计，不得过 0.156 mg。

时间（分钟）	流动相 A（%）	流动相 B（%）
0~44	21 → 31	79 → 69
44~65	31 → 35	69 → 65
65~70	35	65

其他　应符合散剂项下有关的各项规定（通则 0115）。

【浸出物】 照醇溶性浸出物测定法（通则 2201）项下的热浸法测定，用 70% 乙醇作溶剂，不得少于 17.0%。

【功能与主治】 ཐང་གིས་བྱིས་པའི་ཚད་པ་སེལ།

清热解毒。用于小儿感冒，发烧，流感。

【用法与用量】 温开水送服。一次 0.5~3 g，一日 1~2 次；或遵医嘱。

【贮藏】 密闭，防潮。

米旁小儿清热散质量标准起草说明

【制剂名称】 制剂中文名为米旁小儿清热散，拼音名为 Mipang Xiaoer Qingre San，藏文名为“མི་ཕམ་བྱིས་པའི་ཚད་ཐང་།”，藏文音译名按《迷旁医著》翻译为“米旁喜必擦汤”。

【处方来源】 《迷旁医著》《འཇུ་མི་ཕམ་སྨན་ཡིག་གཅེས་བཏུས།》

མི་ཕམ་བྱིས་པའི་ཚད་ཐང་ནི།　བོང་དཀར་སྒོ་ལོ་ཧོང་ལེན་དང་། །འདམ་བུ་ཀ་ར་ནས་སྦོན་ནི། །འབྲུ་བདུན་གུར་གུམ་རྩ་བཏོན་པའི། །ཐང་གིས་བྱིས་པའི་ཚད་པ་སེལ།།

【鉴别】（1）显微鉴别　本品粉末叶下表皮细胞、导管、纤维显微特征明显，易于查看。

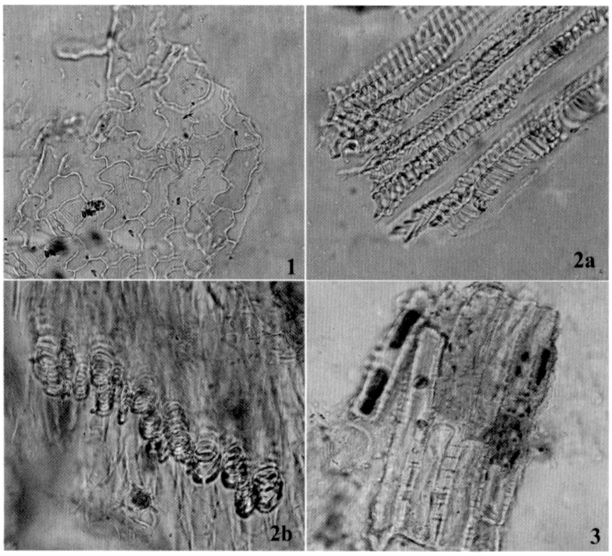

米旁小儿清热散粉末显微特征

1—叶下表皮细胞（兔耳草）　2a，2b—导管（兔耳草）　3—纤维（榜嘎）

（2）薄层鉴别　建立了以松果菊苷对照品、毛蕊花糖苷对照品为对照的薄层鉴别方法。

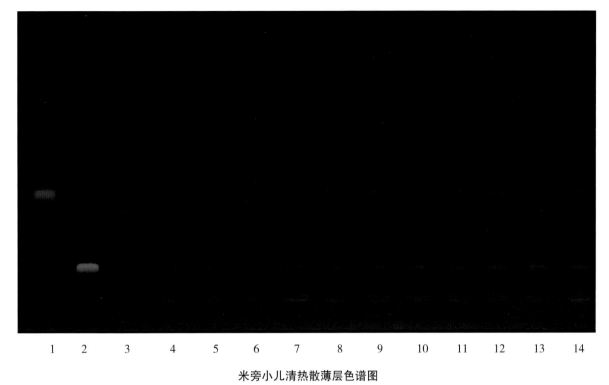

1　2　3　4　5　6　7　8　9　10　11　12　13　14

米旁小儿清热散薄层色谱图

1—松果菊苷对照品　2—毛蕊花糖苷对照品　3~14—米旁小儿清热散样品

【**检查**】**双酯型生物碱限量**　采用 HPLC 法，以乌头双酯型生物碱对照提取物（已标示新乌头碱、次乌头碱和乌头碱的含量）为对照，测定制剂中乌头双酯型生物碱的含量。藏药榜嘎为毛茛科植物唐古特乌头 *Aconitum tanguticum*（Maxim.）Stapf、船盔乌头 *A. naviculare*（Bruhl.）Stapf 的干燥全草。榜嘎因基原和炮制工艺的不同，其双酯型生物碱含量差异较大，在制定限度时，参照《中国药典》（2020 年版）乌头类药材炮制品“制川乌、制草乌、附片”双酯型生物碱的限度规定（分别为：0.040%、0.040%、0.020%），以 0.040% 为参考限度，根据处方中榜嘎的用量折算，规定“本品每 1 g 含榜嘎以乌头碱（$C_{34}H_{47}NO_{11}$）、次乌头碱（$C_{33}H_{45}NO_{10}$）和新乌头碱（$C_{33}H_{45}NO_{11}$）的总量计，不得过 0.156 mg”。

【**功能与主治**】见《迷旁医著》。

起草单位：阿坝藏族羌族自治州食品药品检验研究中心

复核单位：宜宾市食品药品检验检测中心

米旁五味月光丸

Mipang Wuwei Yueguang Wan

མི་ཕམ་ཟླ་ཟེར་ལྔ་པ།

米旁达色昂巴

【处方】金腰草 267 g　榜嘎 200 g　松久蒂达 200 g
翼首草 200 g　兔耳草 133 g

【制法】以上五味粉碎成细粉，过筛，混匀，用水泛丸，干燥，即得。

【性状】本品为棕褐色至黑色的水丸；气微香，味酸、微苦。

【鉴别】（1）取本品置显微镜下观察：单细胞非腺毛，长 240~980 μm，壁较光滑，有的壁上有细小的疣状突起（翼首草）。花粉粒呈类球形，具 3 条萌发沟，外壁厚（松久蒂达）。薄壁细胞圆形或类圆形，直径 40~70 μm，内含浅棕色类圆形核状物；叶表皮细胞类长方形，壁厚（兔耳草）。

（2）取本品 3 g，研细，加甲醇 15 ml，超声处理 30 分钟，滤过，滤液作为供试品溶液。另取马钱苷对照品，加甲醇制成每 1 ml 含 1 mg 的溶液，作为对照品溶液。照薄层色谱法（通则 0502）试验，吸取上述两种溶液各 4~6 μl，分别点于同一硅胶 G 薄层板上，以乙酸乙酯 - 甲酸 - 冰醋酸（8∶2∶0.2）为展开剂，展开，取出，晾干，喷以 5% 香草醛硫酸溶液，在 105℃加热至斑点显色清晰。供试品色谱中，在与对照品色谱相应的位置上，显相同颜色的斑点。

【检查】**双酯型生物碱限量**　取本品适量，研细，取约 2 g，精密称定，置具塞锥形瓶中，加氨试液适量使润透，加二氯甲烷 50 ml，摇匀，超声处理（功率 300 W，频率 40 kHz）30 分钟，滤过，滤液于 50℃以下挥至约 20 ml，用 2% 盐酸溶液振摇提取 2 次，每次 20 ml，合并水溶液，用氨试液调节 pH 值至 8~9，用二氯甲烷振摇提取 3 次，每次 20 ml，合并二氯甲烷液，用无水硫酸钠脱水，低温挥干，残渣用 10% 甲醇（用磷酸调节 pH 值至 2）使溶解，转移至 5 ml 量瓶中，加上述 10% 甲醇至刻度，摇匀，滤过，取续滤液作为供试品溶液。取乌头双酯型生物碱对照提取物（已标示新乌头碱、次乌头碱和乌头碱的含量）约 10 mg，精密称定，置 25 ml 量瓶中，加上述 10% 甲醇使溶解并稀释至刻度，摇匀，精密量取 1 ml，置 25 ml 量瓶中，加上述 10% 甲醇稀释至刻度，摇匀，作为对照品溶液。照高效液相色谱法（通则 0512）试验，以十八烷基硅烷键合硅胶为填充剂；以乙腈为流动相 A，以 0.2% 冰醋酸（用三乙胺调节 pH 值至 6.2）为流动相 B，按下表中的规定进行梯度洗脱，检测波长 235 nm，理论板数按新乌头碱峰计算应不低于 2 000。分别精密吸取供试品溶液与对照品溶液各 20 μl，注入液相色谱仪，测定，计算。本品每 1 g 含榜嘎以乌头碱（$C_{34}H_{47}NO_{11}$）、次乌头碱（$C_{33}H_{45}NO_{10}$）和新乌头碱（$C_{33}H_{45}NO_{11}$）的总量计，不得过 0.080 mg。

时间（分钟）	流动相 A（%）	流动相 B（%）
0~44	21 → 31	79 → 69
44~65	31 → 35	69 → 65
65~70	35	65

其他　除溶散时限外，应符合丸剂项下有关的各项规定（通则 0108）。

【浸出物】照醇溶性浸出物测定法（通则 2201）项下的热浸法测定，用 70% 乙醇作溶剂，不得少于 27.0%。

【功能与主治】རྒྱས་ཚད་དང་མ་སྨིན་ཚད་པ། རྙོགས་ཚད། སྟོངས་ཚད། གབ་ཚད། རྙིངས་ཚད། འགྲམས་ཚད། འཁྲུགས་ཚད། གང་ཙང་ཁ་བསྒྱུར་བསྡུས་འཛམ་བཏང་། ཚད་རིགས་ཀུན་སེལ་བདུད་རྩི་དངོས།

清热凉血。用于盛热，“陈旧热”等各种热证。

【用法与用量】温开水送服或嚼服。一次 0.5~3 g，一日 1~2 次；或遵医嘱。

【规格】（1）每 4 丸重 1 g；（2）每丸重 0.5 g；（3）每丸重 1~1.5 g

【贮藏】密封。

米旁五味月光丸质量标准起草说明

【制剂名称】制剂中文名为米旁五味月光丸，拼音名为 Mipang Wuwei Yueguang Wan，藏文名为“མི་ཕམ་ཟླ་ཟེར་ལྔ་པ།”，藏文音译名按《居米旁医著集》翻译为“米旁达色昂巴”。

【处方来源】《居米旁医著集》《འཇུ་མི་ཕམ་སྨན་ཡིག་གཅེས་བཏུས།》

མི་ཕམ་ཟླ་ཟེར་ལྔ་པ་ནི། གཡའ་ཀྱི་ཧོང་ལེན་སུམ་ཅུ་ཏིག །བོང་དཀར་སྤང་རྩི་དོ་བོ་ལྔ། །གི་ཝཾ་གྱིས་ནི་རྗེ་འདོན་བྱ། །མ་རྙེད་བྲག་ཞུན་གྱིས་ཀྱང་རུང་། །ཟླ་ཟེར་ལྔ་པ་ཞེས་བྱ་བ། །ཚད་རིགས་ཀུན་སེལ་བདུད་རྩི་དངོས། །

【鉴别】（1）显微鉴别　本品粉末非腺毛、花粉粒、薄壁细胞等显微特征明显，易于查看。

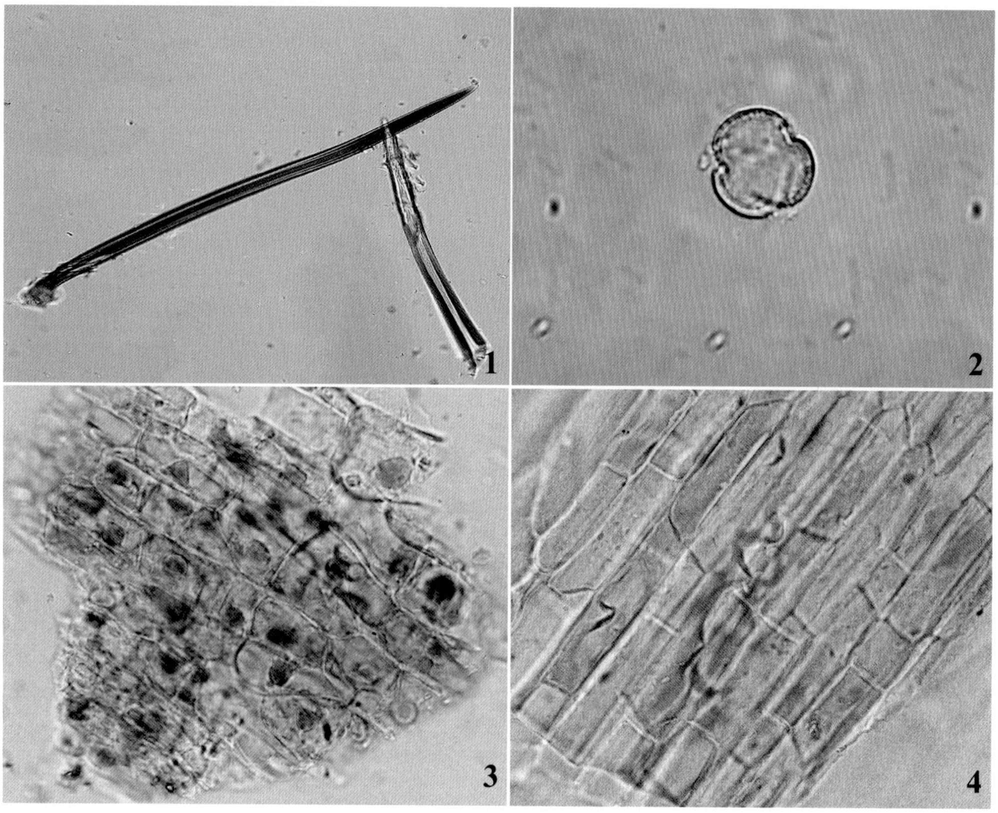

米旁五味月光丸粉末显微特征

1—非腺毛（翼首草） 2—花粉粒（松久蒂达） 3—薄壁细胞（兔耳草） 4—根表皮细胞（兔耳草）

（2）薄层鉴别 建立了以马钱苷对照品为对照的薄层鉴别方法。

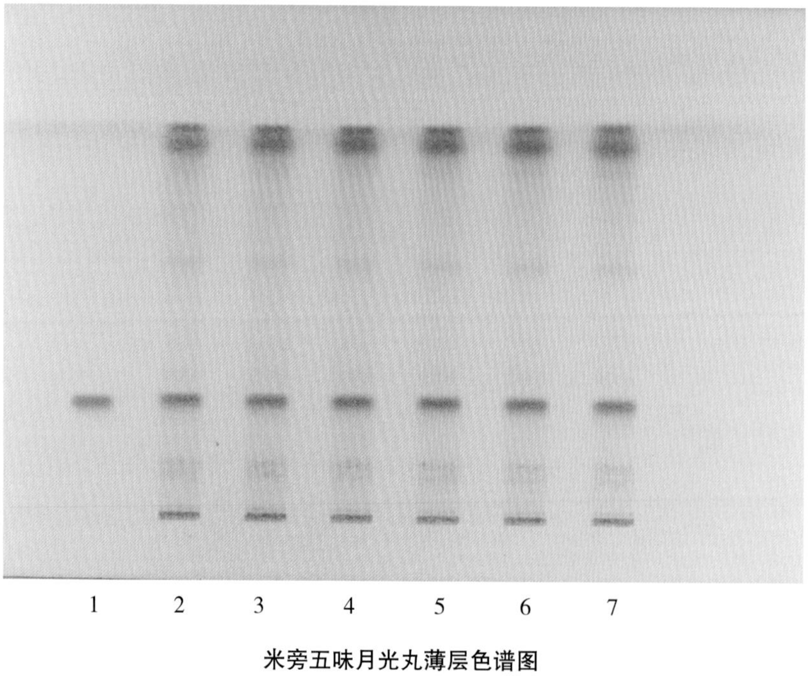

米旁五味月光丸薄层色谱图

1—马钱苷对照品 2~7—米旁五味月光丸样品

【检查】**双酯型生物碱限量**　采用 HPLC 法，以乌头双酯型生物碱对照提取物（已标示新乌头碱、次乌头碱和乌头碱的含量）为对照，测定制剂中乌头双酯型生物碱的含量。藏药榜嘎为毛茛科植物唐古特乌头 *Aconitum tanguticum*（Maxim.）Stapf、船盔乌头 *A. naviculare*（Bruhl.）Stapf 的干燥全草。榜嘎因基原和炮制工艺的不同，其双酯型生物碱含量差异较大，在制定限度时，参照《中国药典》（2020 年版）乌头类药材炮制品“制川乌、制草乌、附片”双酯型生物碱的限度规定（分别为：0.040%、0.040%、0.020%），以 0.040% 为参考限度，根据处方中榜嘎的用量折算，规定“本品每 1 g 含榜嘎以乌头碱（$C_{34}H_{47}NO_{11}$）、次乌头碱（$C_{33}H_{45}NO_{10}$）和新乌头碱（$C_{33}H_{45}NO_{11}$）的总量计，不得过 0.080 mg”。

【功能与主治】见《居米旁医著集》。

起草单位：甘孜藏族自治州食品药品检验所
成都中医药大学
复核单位：资阳市食品药品检验检测中心

米旁五味甘青青兰散

Mipang Wuwei Ganqingqinglan San

མི་ཕམ་ཁྲི་ཡང་ལྔ་པ།

米旁知杨昂巴

【处方】甘青青兰 260 g　　蒂达 260 g　　圆穗蓼 160 g
兔耳草 160 g　　烈香杜鹃 160 g

【制法】以上五味，粉碎成细粉，过筛，混匀，即得。

【性状】本品为灰棕色至棕色的粉末；气香，味苦。

【鉴别】（1）取本品，置显微镜下观察：非腺毛呈锥形，由 1 个或多个细胞组成，基部直径约 50 μm，具角质线纹和疣状凸起（甘青青兰）。花粉粒为四分体，呈类球形，直径 29~66 μm，每一分体具 3 个萌发孔，外壁较薄，表面近光滑；草酸钙簇晶可见（烈香杜鹃）。淀粉粒，单粒圆球形，直径 3~7 μm，偶见盔帽形，脐点点状，不明显，复粒由 2~3 分粒组成（兔耳草）。

（2）取本品 1 g，加甲醇 10 ml，超声处理 30 分钟，滤过，滤液蒸干，残渣加甲醇 2 ml 使溶解，作为供试品溶液。另取松果菊苷对照品、毛蕊花糖苷对照品，加甲醇分别制成每 1 ml 含 1 mg 的溶液，作为对照品溶液。照薄层色谱法（通则 0502）试验，吸取上述三种溶液各 5 μl，分别点于同一聚酰胺薄层板上，以甲醇 - 醋酸 - 水（2∶1∶7）为展开剂，展开，取出，晾干，置紫外光灯（365 nm）下检视。供试品色谱中，在与对照品色谱相应的位置上，显相同颜色的荧光斑点。

【检查】应符合散剂项下有关的各项规定（通则 0115）。

【浸出物】照醇溶性浸出物测定法（通则 2201）项下的热浸法测定，用 70% 乙醇作溶剂，不得少于 18.0%。

【功能与主治】མཆིན་པའི་ནད་རིགས་མཐའ་དག་འཇོམས།

清肝利胆。用于多种肝病。

【用法与用量】温开水送服。一次 0.5~3 g，一日 1~2 次。或遵医嘱。

【贮藏】密闭，防潮。

米旁五味甘青青兰散质量标准起草说明

【制剂名称】制剂中文名为米旁五味甘青青兰散，拼音名为 Mipang Wuwei Ganqingqinglan San，藏文名为“མི་ཕམ་ཁྲི་ཡང་ལྔ་པ།”，藏文音译名按《迷旁医著》翻译为“米旁知杨昂巴”。

【处方来源】《迷旁医著》《འཇུ་མི་ཕམ་སྨན་ཡིག་གཅེས་བཏུས།》

མི་ཕམ་སྤྲི་ཡང་ལྔ་པ་ནི། སྤྲི་ཡང་ཀུ་དང་ཏིག་ཏ་དང་། །ཟླ་སྣང་ཧོང་ལེན་ད་ལི་སྦྱར། །གུར་གུམ་རྩེ་བཙན་མཆིན་ནད་སེལ། །

【鉴别】（1）显微鉴别　本品粉末非腺毛、花粉粒、草酸钙簇晶等显微特征明显，易于查看。

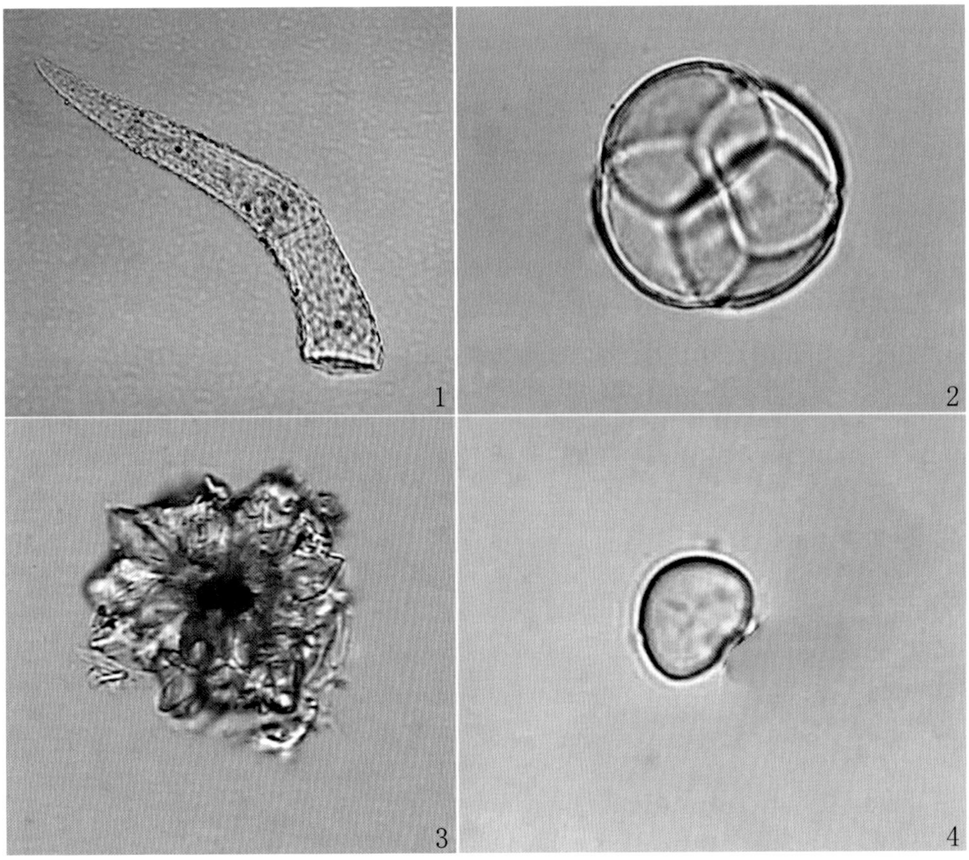

米旁五味甘青青兰散粉末显微特征

1—非腺毛（甘青青兰）　2—花粉粒（烈香杜鹃）　3—草酸钙簇晶（烈香杜鹃）　4—淀粉粒（兔耳草）

（2）薄层鉴别　建立了以松果菊苷对照品、毛蕊花糖苷对照品为对照的薄层鉴别方法。

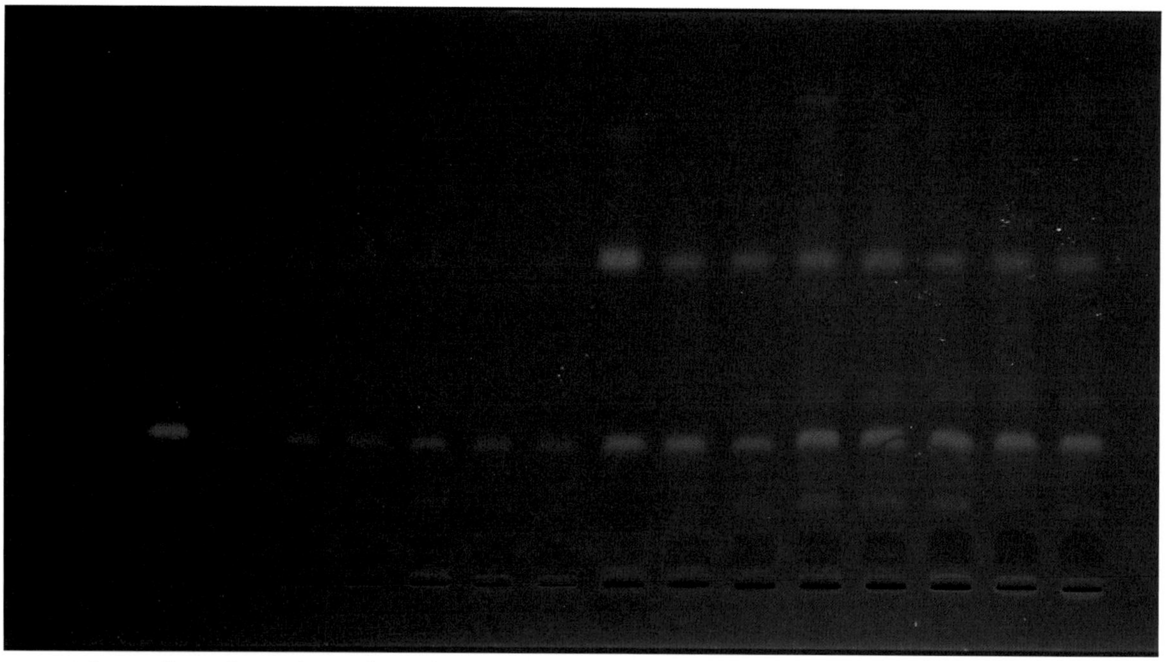

1 2 3 4 5 6 7 8 9 10 11 12 13 14 15 16

米旁五味甘青青兰散薄层色谱图

1—松果菊苷对照品 2—毛蕊花糖苷对照品 3~16—米旁五味甘青青兰散样品

【功能与主治】见《迷旁医著》。

起草单位：阿坝藏族羌族自治州食品药品检验研究中心

复核单位：宜宾市食品药品检验检测中心

米旁五味菥蓂子丸 མི་ཕམ་བྲེ་ག་ལྔ་པ།

Mipang Wuwei Ximizi Wan 米旁寨卡昂巴

【处方】菥蓂子 143 g　　蒺藜 286 g　　冬葵果 143 g

西藏猫乳 143 g　　烈香杜鹃 285 g

【制法】以上五味，共粉碎成细粉，过筛，用水泛丸，干燥，即得。

【性状】本品为黄棕色至黑棕色的水丸；气微香，味苦、微甘。

【鉴别】（1）取本品，置显微镜下观察：薄壁细胞中含有草酸钙簇晶（冬葵果）。花粉粒为四分体，类球形，直径 29~66 μm，每一分体具 3 个萌发孔，外壁较薄，表面近光滑；腺鳞微黄色，直径 245~250 μm，周边细胞辐射状排列，中央细胞 8~16 个（烈香杜鹃）。

（2）取本品 7 g，研细，加甲醇 50 ml，超声处理 30 分钟，滤过，滤液蒸干，残渣加甲醇 1 ml 使溶解，作为供试品溶液。另取咖啡酸对照品，加甲醇制成每 1m1 含 0.5 mg 的溶液，作为对照品溶液。照薄层色谱法（通则 0502）试验，吸取上述两种溶液各 3~5 μl，分别点于同一硅胶 G 薄层板上，以甲苯 - 乙酸乙酯 - 甲酸（5∶4∶1）为展开剂，展开，取出，晾干，喷以三氯化铝试液，置紫外光灯（365 nm）下检视。供试品色谱中，在与对照品色谱相应的位置上，显相同颜色的荧光斑点。

【检查】除溶散时限外，其他应符合丸剂项下有关的各项规定（通则 0108）。

【浸出物】照醇溶性浸出物测定法（通则 2201）项下的热浸法测定，用 70% 乙醇作溶剂，不得少于 17.0%。

【功能与主治】མཁལ་མའི་ནད་རིགས་མ་ལུས་སེལ། །

清热通淋，益肾除湿。用于肾病引起的水肿、腰肌劳损、尿路感染、前列腺炎等。

【用法与用量】温开水送服或嚼服。一次 0.5~3 g，一日 1~2 次；或遵医嘱。

【规格】（1）每 4 丸重 1 g；（2）每丸重 0.5 g；（3）每丸重 1~1.5 g

【贮藏】密封。

米旁五味菥蓂子丸质量标准起草说明

【制剂名称】制剂中文名为米旁五味菥蓂子丸，拼音名为 Mipang Wuwei Ximizi Wan，藏文名为“མི་ཕམ་བྲེ་ག་ལྔ་པ།”，藏文音译名按《迷旁医著》翻译为“米旁寨卡昂巴”。

【处方来源】《迷旁医著》《འཇུ་མི་ཕམ་སྨན་ཡིག་གཅེས་བཏུས།》

མི་ཕམ་བྲེ་ག་ལྔ་པ་ནི། བྲེ་ག་གཟེ་ཨུམ་སེང་ལྡེང་དང་། །ཁ་ལུ་སུག་སྨེལ་རྗེ་ལྡན་པ། །མཁལ་མའི་ནད་རིགས་མ་ལུས་སེལ། །

【鉴别】（1）显微鉴别　本品粉末薄壁细胞、腺鳞、花粉粒显微特征明显，易于查看。

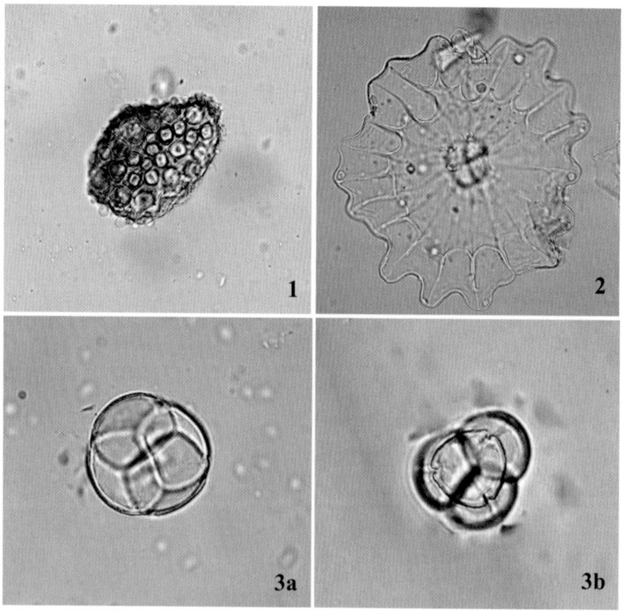

米旁五味菥蓂子丸粉末显微特征

1—薄壁细胞（冬葵果）　2—腺鳞（烈香杜鹃）　3a、3b—花粉粒（烈香杜鹃）

（2）薄层鉴别　建立了以咖啡酸对照品为对照的薄层鉴别方法。

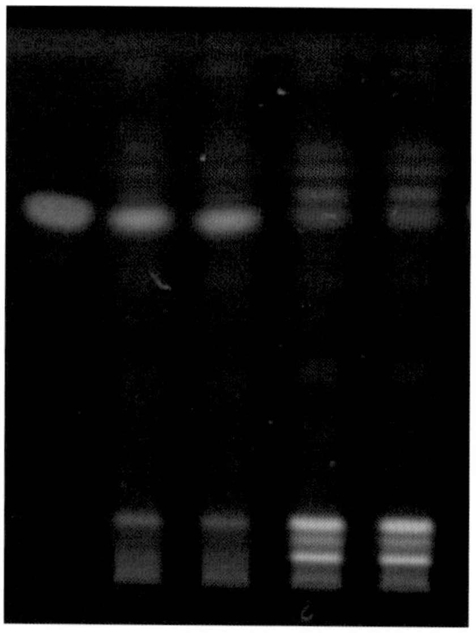

米旁五味菥蓂子丸薄层色谱图

1—咖啡酸对照品　2~5—米旁五味菥蓂子丸样品

【功能与主治】见《迷旁医著》。

起草单位：凉山州食品药品检验所

复核单位：成都市药品检验研究院

米旁杰察丸

Mipang Jiecha Wan

མི་ཕམ་ལྗེ་ཚ་ལྡེ་བ།

米旁杰察昂巴

【处方】高原毛茛 144 g　长花铁线莲 143 g　草玉梅 143 g
石灰岩 285 g　鹫粪 285 g

【制法】以上五味，粉碎成细粉，过筛，混匀，用水泛丸，干燥，即得。

【性状】本品为灰棕色至棕褐色的水丸；气微，味微苦。

【鉴别】（1）取本品，置显微镜下观察：花粉粒类球形，直径 19~28 μm，外壁两层，具 3~4 孔沟，表面具点状疣突；单细胞非腺毛微弯或平直，长短不一（高原毛茛）。不规则块状物表面有光泽，有的表面有条状纹理（石灰岩）。

（2）取本品 1 g，研细，加甲醇 20 ml，超声处理 30 分钟，滤过，取滤液作为供试品溶液。另取 3，5-*O*- 二咖啡酰基奎宁酸对照品适量，加甲醇制成每 1 ml 含 0.3 mg 的溶液，作为对照品溶液。照薄层色谱法（通则 0502）试验，吸取上述两种溶液 2~5 μl，分别点于同一硅胶 G 薄层板上，以乙酸丁酯 - 甲酸 - 水（2∶1∶1）上层溶液为展开剂，展开，取出，晾干，置紫外光灯（365 nm）下检视。供试品色谱中，在与对照品色谱相应的位置上，显相同颜色的荧光斑点。

【检查】除溶散时限外，其他应符合丸剂项下有关的各项规定（通则 0108）。

【浸出物】照醇溶性浸出物测定法（通则 2201）项下的热浸法测定，用 70% 乙醇作溶剂，不得少于 4.0%。

【功能与主治】 རྨ་འདོན་སྐྲན་རིགས་མཐའ་དག་ཀུན། །འཁྱིགས་བྱེད་མདུང་ཐུང་དང་མ་ཡིན།།

通络散结，健胃消积。用于慢性痞瘤，肿瘤。

【用法与用量】温开水送服或嚼服。一次 0.5~3 g，一日 1~2 次；或遵医嘱。

【规格】（1）每 4 丸重 1 g；（2）每丸重 0.5 g；（3）每丸重 1~1.5 g

【贮藏】密封。

米旁杰察丸质量标准起草说明

【制剂名称】制剂中文名为米旁杰察丸，拼音名为 Mipang Jiecha Wan，藏文名为“མི་ཕམ་ལྗེ་ཚ་ལྡེ་བ།”，藏文音译名按《迷旁医著》翻译为“米旁杰察昂巴”。

【处方来源】《迷旁医著》《འཇུ་མི་ཕམ་སྨན་ཡིག་གཅེས་བཏུས།》

མི་ཕམ་ལྡེ་ཚ་ལྷ་པ་ནི། ཚ་བ་（སྦྱོ་ཡི་མཚན་）གསུམ་པོ་བསྲེག་ཐལ་ལ། །གོ་ཐལ་རྡོ་ཐལ་ཐལ་བ་ལྔ། །ཞི་ཚ་རྒྱ་བཙད་ཙུང་ཟད་ཀྱིས། །རྡོ་འདོན་སྐྱན་རིགས་མཐའ་དག་ཀུན། །འཇིགས་བྱེད་མདུང་ཐུང་དར་མ་ཡིན།།

【鉴别】显微鉴别　本品粉末花粉粒、非腺毛、不规则块状物显微特征明显，易于查看。

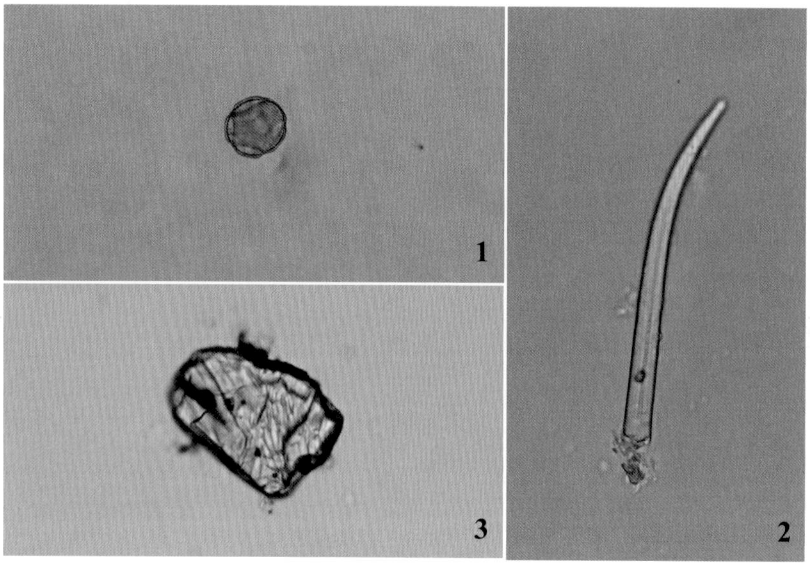

米旁杰察丸粉末显微特征

1—花粉粒（高原毛茛）　2—非腺毛（高原毛茛）　3—不规则块状物（石灰岩）

（2）薄层鉴别　建立了以 3，5-*O*- 二咖啡酰基奎宁酸对照品为对照的薄层鉴别方法。

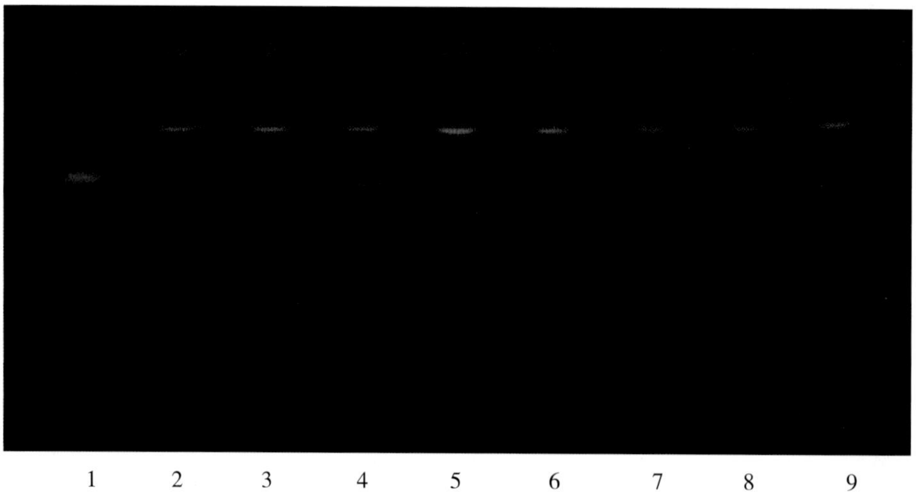

米旁杰察丸薄层色谱图

1—3，5-*O*- 二咖啡酰基奎宁酸对照品　2~9—米旁杰察丸样品

【功能与主治】见《迷旁医著》。

起草单位：凉山州食品药品检验所

复核单位：成都市药品检验研究院

米旁甘露丸 Mipang Ganlu Wan

མི་ཕམ་འཆི་མེད་བདུད་རྩི་སུམ་སྦྱོར།

米旁齐美堆孜松觉

【处方】川木香 334 g　　打箭菊 333 g　　兔耳草 333 g

【制法】以上三味，粉碎成细粉，过筛，混匀，用水泛丸，干燥，即得。

【性状】本品为黄棕色至棕黑色的水丸；气微香，味苦。

【鉴别】（1）取本品，置显微镜下观察：花粉粒圆球形，直径 24~31 μm，棕黄色，具 3 个萌发孔，萌发沟明显，外壁边缘具刺（打箭菊）。纤维微黄色或近无色，呈长梭形，末端细尖或平截，木化，孔沟明显；导管多为网纹导管，亦可见具缘纹孔导管（川木香）。

（2）取本品 3 g，研细，加石油醚（60~90℃）50 ml，超声处理 30 分钟，滤过，滤液浓缩至约 2 ml，作为供试品溶液。另取去氢木香内酯对照品，加甲醇制成每 1 ml 含 0.5 mg 的溶液，作为对照品溶液。照薄层色谱法（通则 0502）试验，吸取上述两种溶液各 2~5 μl，分别点于同一硅胶 G 薄层板上，以石油醚（60~90℃）- 乙酸乙酯（9∶1）为展开剂，展开，取出，晾干，喷以 1% 香草醛硫酸溶液，在 105℃加热至斑点显色清晰。供试品色谱中，在与对照品色谱相应的位置上，显相同颜色的斑点。

【检查】除溶散时限外，其他应符合丸剂项下有关的各项规定（通则 0108）。

【浸出物】照醇溶性浸出物测定法（通则 2201）项下的热浸法测定，用 70% 乙醇作溶剂，不得少于 16.0%。

【功能与主治】ཁྲག་རླུང་སྟོད་འཚང་སེལ་བར་བྱེད། །

调和气血。用于气血上壅引起的高血压，多血症，胸背疼痛。

【用法与用量】温开水送服或嚼服。一次 0.5~3 g，一日 1~2 次；或遵医嘱。

【规格】（1）每 4 丸重 1 g；（2）每丸重 0.5 g；（3）每丸重 1~1.5 g

【贮藏】密封。

米旁甘露丸质量标准起草说明

【制剂名称】制剂中文名为米旁甘露丸，拼音名为 Mipang Ganlu Wan，藏文名为“མི་ཕམ་འཆི་མེད་བདུད་རྩི་སུམ་སྦྱོར།”，藏文音译名按《迷旁医著》翻译为“米旁齐美堆孜松觉”。

【处方来源】《迷旁医著》《འཇུ་མི་ཕམ་སྨན་ཡིག་གཅེས་བཏུས།》

མི་ཕམ་འཆི་མེད་བདུད་རྩི་སུམ་སྦྱོར་ནི། རུ་རྟ་གཟེར་འཇོམས་ཧོང་ལེན་གསུམ། །ཆ་མཉམ་ཞིབ་བཏགས་ཆུ་གཙང་དབྱུལ། །ཁྲག་རླུང་སྟོད་འཚང་སེལ་བར་བྱེད། །འཆི་མེད་བདུད་རྩི་སུམ་སྦྱོར་ཟེར། །

【鉴别】（1）显微鉴别　本品粉末花粉粒、纤维、导管显微特征明显，易于查看。

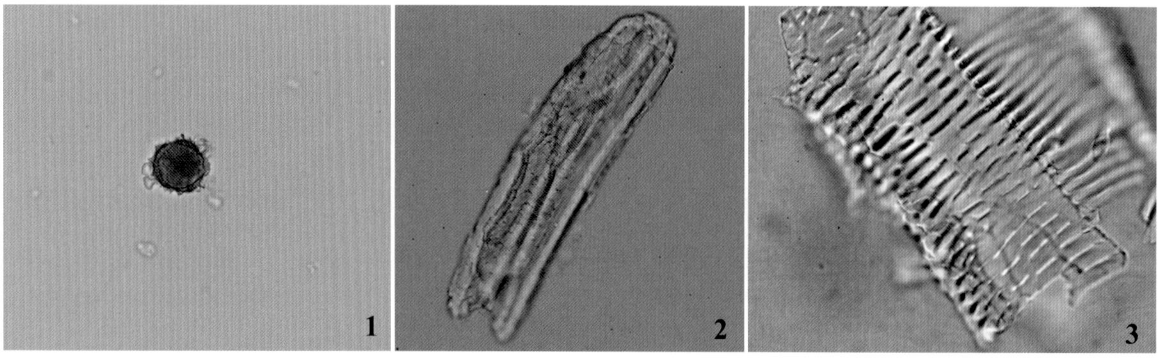

米旁甘露丸粉末显微特征

1—花粉粒（打箭菊）　2—纤维（川木香）　3—导管（川木香）

（2）薄层鉴别　建立了以去氢木香内酯对照品为对照的薄层鉴别方法。

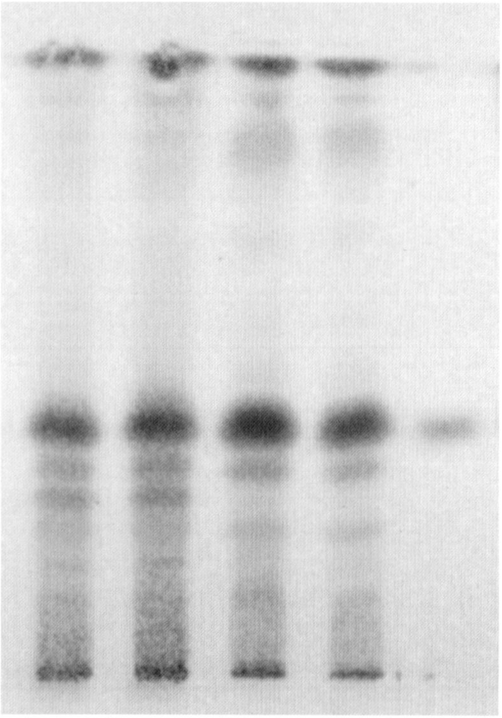

1　2　3　4　5

米旁甘露丸薄层色谱图

1~4—米旁甘露丸样品　5—去氢木香内酯对照品

【功能与主治】见《迷旁医著》。

起草单位：凉山州食品药品检验所

复核单位：成都市药品检验研究院

米旁舒心丸

Mipang Shuxin Wan

མི་ཕམ་བདེ་སྐྱིད་ཞུ་པ།

米旁德西昂巴

【处方】川木香 332 g　　藏茴香 167 g　　黄精 167 g

大蒜 167 g　　茅膏菜 167 g

【制法】以上五味，粉碎成细粉，过筛，混匀，用水泛丸，干燥，即得。

【性状】本品为黄褐色至棕黑色的水丸；略有蒜香气，味苦。

【鉴别】（1）取本品，置显微镜下观察：纤维黄色或近无色，呈长梭形，末端细尖或平截，木化，孔沟明显（川木香）。内胚乳细胞多角形，内含大量脂肪油和小簇晶；内果皮细胞长方形，胞壁呈波状，种皮细胞扁平，内含黄棕色物质（藏茴香）。草酸钙针晶成束或散在（黄精）。

（2）取本品 3 g，研细，加石油醚（60~90℃）50 ml，超声处理 30 分钟，滤过，滤液浓缩至约 2 ml，作为供试品溶液。另取去氢木香内酯对照品，加甲醇制成每 1 ml 含 0.5 mg 的溶液，作为对照品溶液，照薄层色谱法（通则 0502）试验，吸取上述两种溶液各 2~5 μl，分别点于同一硅胶 G 薄层板上，以石油醚（60~90℃）- 乙酸乙酯（9∶1）为展开剂，展开，取出，晾干，喷以 1% 香草醛硫酸溶液，在 105℃加热至斑点显色清晰。供试品色谱中，在与对照品色谱相应的位置上，显相同颜色的斑点。

【检查】除溶散时限外，其他应符合丸剂项下有关的各项规定（通则 0108）。

【浸出物】照醇溶性浸出物测定法（通则 2201）项下的热浸法测定，用 70% 乙醇作溶剂，不得少于 27.0%。

【功能与主治】སྙིང་གི་ནད་སེལ་ཡིད་བདེར་འགྱུར། །

养心安神。用于心脏病引起的头晕、心悸、胸闷、气短等。

【用法与用量】温开水送服或嚼服。一次 0.5~3 g，一日 1~2 次；或遵医嘱。

【规格】（1）每 4 丸重 1 g；（2）每丸重 0.5 g；（3）每丸重 1~1.5 g

【贮藏】密封。

米旁舒心丸质量标准起草说明

【制剂名称】制剂中文名为米旁舒心丸，拼音名为 Mipang Shuxin Wan，藏文名为“མི་ཕམ་བདེ་སྐྱིད་ཞུ་པ།”，藏文音译名按《迷旁医著》翻译为“米旁德西昂巴”。

【处方来源】《迷旁医著》《འཇུ་མི་ཕམ་སྨན་ཡིག་གཅེས་བཏུས།》

མི་ཕམ་བདེ་སྐྱིད་ཞུ་པ་ནི། རུ་རྟ་གོ་སྙོད་ར་མཉེ་དང་། །སྒོག་སྐྱ་ཏག་ཙ་བདེ་སྐྱིད་ཞུ། །འདི་ལ་རྫ་ཏིས་རྗེ་བརྟོན་པས། །སྙིང་གི་ནད་སེལ་ཡིད་བདེར་འགྱུར། །

ཚ་གྲང་ཆུ་སེར་ལ་སོགས་པ། །གང་ལ་གང་ཕན་ཁ་བསྒྱུར་རམ། །མ་བསྒྱུར་ན་ཡང་ཅི་ལའང་ཕན། །

【鉴别】（1）显微鉴别　本品粉末纤维、内胚乳细胞、内果皮细胞、草酸钙针晶等显微特征明显，易于查看。

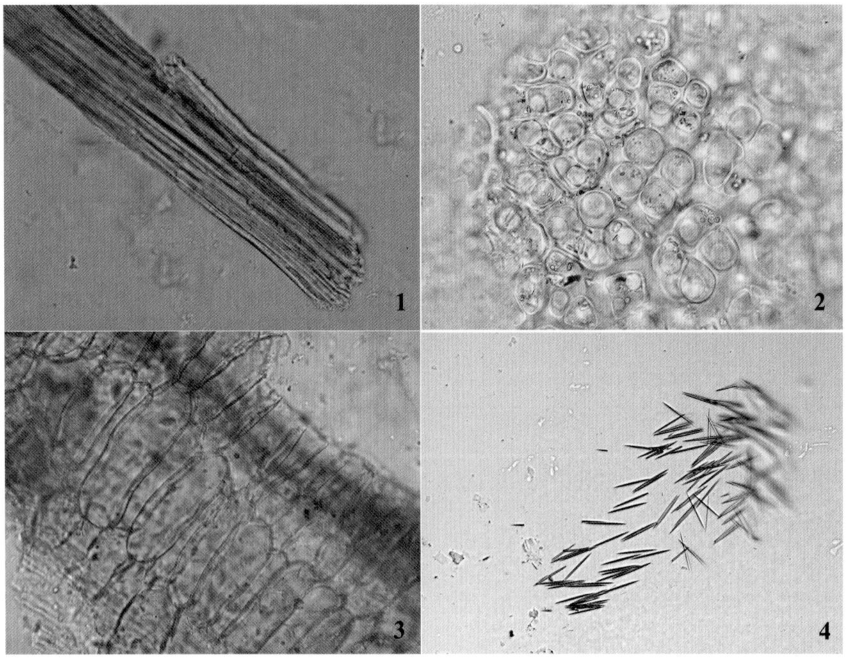

米旁舒心丸粉末显微特征

1—纤维（川木香）　2—内胚乳细胞（藏茴香）　3—内果皮细胞（藏茴香）　4—草酸钙针晶（黄精）

（2）薄层鉴别　建立了以去氢木香内酯对照品为对照的薄层鉴别方法。

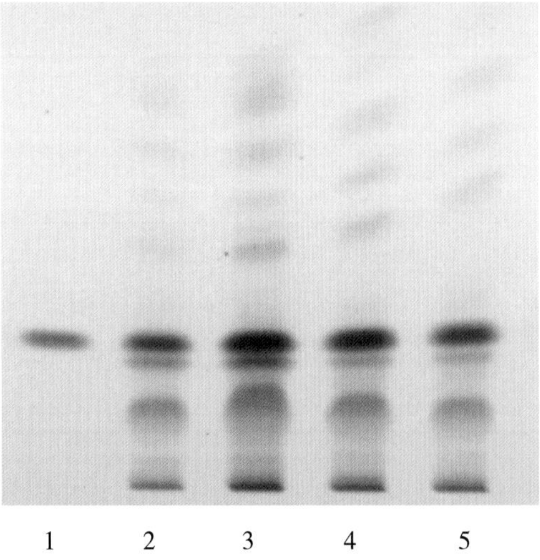

米旁舒心丸薄层色谱图

1—去氢木香内酯对照品　2~5—米旁舒心丸样品

【功能与主治】见《迷旁医著》。

起草单位：凉山州食品药品检验所

复核单位：成都市药品检验研究院

安儿三黄丸 སེར་པོ་གསུམ་སྦྱོར།

Aner Sanhuang Wan 色波松觉

【处方】大黄 334 g　　小檗皮 333 g　　姜黄 333 g

【制法】以上三味，粉碎成细粉，过筛，混匀，用水泛丸，干燥，即得。

【性状】本品为黄棕色至红棕色的水丸；气微香，味苦、微涩。

【鉴别】（1）取本品，置显微镜下观察：糊化淀粉粒易见，卵圆形或椭圆形，长 10~70 μm，直径 5~50 μm（姜黄）。草酸钙簇晶直径 20~160 μm，有的至 190 μm（大黄）。韧皮纤维黄色，成束，呈长梭形，平直，直径 14~20 μm，木化（小檗皮）。

（2）取本品 2 g，研细，加甲醇 20 ml，加热回流 1 小时，滤过，滤液蒸干，残渣加水 10 ml 使溶解，再加盐酸 1 ml，加热回流 30 分钟，立即冷却，用乙醚提取 2 次，每次 20 ml，合并乙醚液，挥干，残渣加甲醇 1 ml 使溶解，作为供试品溶液。另取大黄对照药材 0.5 g，同法制成对照药材溶液。照薄层色谱法（通则 0502）试验，吸取上述两种溶液各 2~5 μl，分别点于同一硅胶 G 薄层板上，以石油醚（30~60℃）- 甲酸乙酯 - 甲酸（15∶5∶1）的上层溶液为展开剂，展开，取出，晾干，置氨蒸气中熏至斑点显色清晰。供试品色谱中，在与对照药材色谱相应的位置上，显相同颜色的斑点。

（3）取本品 1 g，研细，加无水乙醇 20 ml，超声处理 30 分钟，滤过，滤液蒸干，残渣加无水乙醇 2 ml 使溶解，作为供试品溶液。另取姜黄对照药材 0.2 g，同法制成对照药材溶液。照薄层色谱法（通则 0502）试验，吸取上述两种溶液各 2~5 μl，分别点于同一硅胶 G 薄层板上，以三氯甲烷 - 甲醇 - 甲酸（96∶4∶0.7）为展开剂，展开，取出，晾干，置紫外光灯（365 nm）下检视。供试品色谱中，在与对照药材色谱相应的位置上，显相同颜色的斑点。

【检查】除溶散时限外，应符合丸剂项下有关的各项规定（通则 0108）。

【浸出物】照醇溶性浸出物测定法（通则 2201）项下的热浸法测定，用 70% 乙醇作溶剂，不得少于 21.0%。

【功能与主治】ཁྲིས་པའི་ཤ་སེར་དང་མིག་སེར་གྱི་ནད་སེལ།

清热退黄。用于小儿黄疸。

【用法与用量】温开水送服或嚼服。一次 0.5~3 g，一日 1~2 次；或遵医嘱。

【规格】（1）每 4 丸重 1 g；（2）每丸重 0.5 g；（3）每丸重 1~1.5 g

【贮藏】密封。

安儿三黄丸质量标准起草说明

【制剂名称】制剂中文名安儿三黄丸，拼音名为 Aner Sanhuang Wan，藏文名为“སེར་པོ་སུམ་སྦྱོར།”，藏文音译名按《钦哲文集》翻译为“色波松觉”。

【处方来源】《钦哲文集》《མཁྱེན་བརྩེའི་སྨན་ཡིག་ཕྱོགས་བསྒྲིགས།》

སེར་པོ་སུམ་སྦྱོར་ནི། ལྕུམ་རྩ། སྐྱེར་ཤུན། ཡུང་བ་གསུམ་ཆ་མཉམ་པའི་ཕྱེ་མས་ཕྱིས་པའི་ཤ་སེར་དང་མིག་སེར་གྱི་ནད་སེལ་བ་སྟེ། ཐུན་གསུམ་གྱིས་ཆོག་པ་སྦྱོང་གྲུབ་མཐོ། །

【鉴别】（1）显微鉴别　本品粉末淀粉粒、草酸钙簇晶、纤维显微特征明显，易于查看。

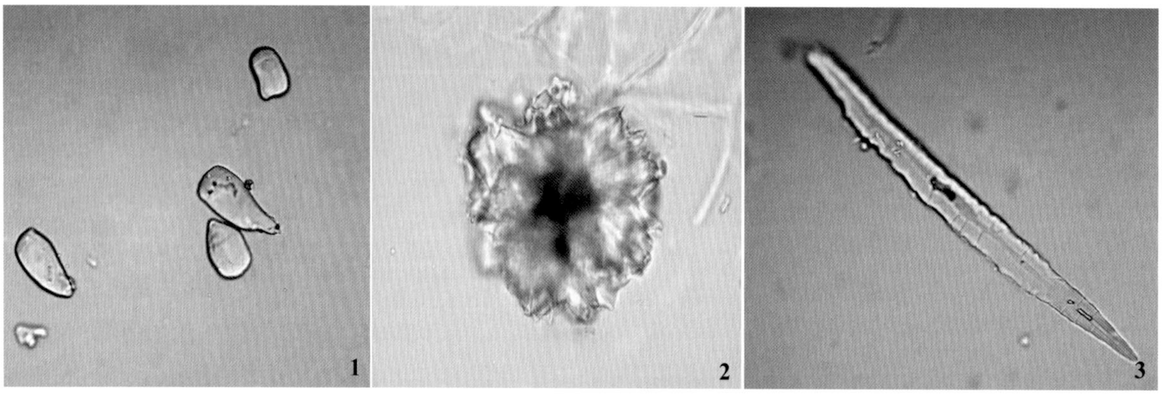

安儿三黄丸粉末显微特征

1—淀粉粒（姜黄）　2—草酸钙簇晶（大黄）　3—纤维（小檗皮）

（2）薄层鉴别　分别建立了以大黄对照药材、姜黄对照药材为对照的薄层鉴别方法。

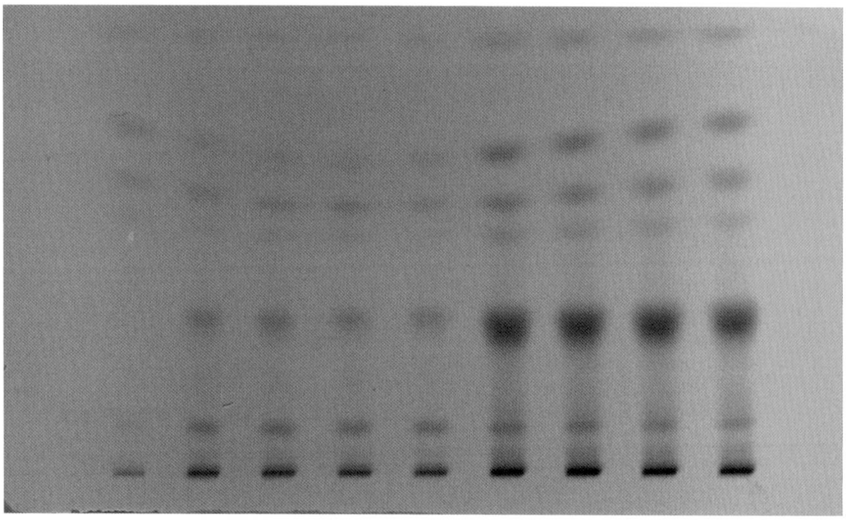

1　2　3　4　5　6　7　8　9

安儿三黄丸薄层色谱图（一）

1—大黄对照药材　2~9—安儿三黄丸样品

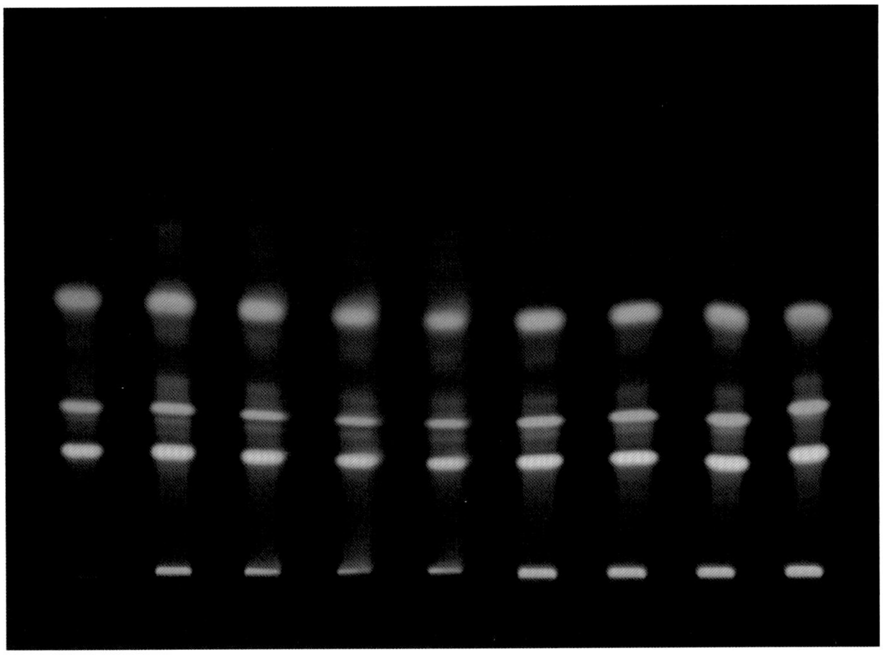

1　2　3　4　5　6　7　8　9

安儿三黄丸薄层色谱图（二）

1—姜黄对照药材　2~9—安儿三黄丸样品

【功能与主治】 见《钦哲文集》。

起草单位：甘孜藏族自治州食品药品检验所

复核单位：眉山市食品药品检验检测中心

安宁丸 ཀྱི་འཇོམས་བདེ་བའི་སྨན་གུ

Anning Wan 金炯德威纽古

【处方】

达布 184 g	诃子 92 g	渣驯膏 92 g
红花 46 g	绿绒蒿 46 g	石榴子 45 g
余甘子 45 g	鸭嘴花 45 g	川木香 45 g
土木香 45 g	寒水石 45 g	铁屑（制）45 g
蛇肉 45 g	荜茇 45 g	苏麦 45 g
光明盐 45 g	烈香杜鹃 45 g	

【制法】以上十七味，除铁屑（制）外，其余达布等十六味共粉碎成细粉，过筛；将铁屑（制）挫细，与上述粉末混匀，用水泛丸，干燥，即得。

【性状】本品为黄棕色至黑棕色的水丸；气微香，味微辣、咸。

【鉴别】（1）取本品，置显微镜下观察：石细胞类方形、类多角形或呈纤维状，直径 14~40 μm，长至 130 μm，壁厚，孔沟细密（诃子）。盾状毛由 100 多个单细胞毛毗连而成，末端分离，单个细胞长 80~220 μm，直径约 5 μm，毛脱落后的疤痕由 7~8 个圆形细胞聚集而成，细胞壁稍厚（达布）。花粉粒类圆形、椭圆形或橄榄形，直径约至 60 μm，具 3 个萌发孔，外壁有齿状突起（红花）。

（2）取本品 10 g，研细，加乙醚 100 ml，超声处理 30 分钟，弃去乙醚溶液，残渣挥去乙醚，加乙酸乙酯 100 ml，加热回流 1 小时，滤过，滤液蒸干，残渣加乙醇 1 ml 使溶解，作为供试品溶液。另取川木香对照药材 0.5 g，除溶剂用量为 20 ml 外，同法制成对照药材溶液。照薄层色谱法（通则 0502）试验，吸取上述两种溶液各 5~10 μl，分别点于同一硅胶 G 薄层板上，以环己烷 - 丙酮（10∶3）为展开剂，展开，取出，晾干，喷以 10% 硫酸乙醇溶液，在 105℃加热至斑点显色清晰，分别置日光和紫外光灯（365 nm）下检视。供试品色谱中，在与对照药材色谱相应的位置上，显相同颜色的斑点或荧光斑点。

（3）取本品 3 g，研细，加乙醇 50 ml，加热回流 30 分钟，放冷，滤过，滤液加盐酸 3.5 ml，在 75℃水浴中加热水解 1 小时，溶液浓缩至约 5 ml，加水 25 ml，用乙酸乙酯提取 2 次，每次 20 ml，合并乙酸乙酯液，蒸干，残渣加甲醇 1 ml 使溶解，作为供试品溶液。另取沙棘对照药材 0.5 g，加乙醇 20 ml，同法制成对照药材溶液。照薄层色谱法（通则 0502）试验，吸取上述两种溶液各 5 μl，分别点于同一硅胶 G 薄层板上，以甲苯 - 乙酸乙酯 - 甲酸（5∶2∶1）为展开剂，展开，取出，晾干，喷以三氯化铝试液，置紫外光灯（365 nm）下检视。供试品色谱中，在与对照药材色谱相应的位置上，显相同颜色的荧光斑点。

【检查】除溶散时限外，应符合丸剂项下有关的各项规定（通则 0108）。

【浸出物】照醇溶性浸出物测定法（通则 2201 ）项下的热浸法测定，用 70% 乙醇作溶剂，不得少于 34.0%。

【功能与主治】ཁྲག་མཁྲིས་ཕོ་བར་ལྷུང་བ་དང་། །སྨུག་པོའི་ཁྲག་སྐྲན་འདྲིལ་བ་དང་། །མེ་ཉམས་མ་ཞུ་གསར་རྙིང་སོགས། །ཕོ་ནད་ཚ་གྲང་མཐའ་དག་སེལ། །

健胃消食。用于肝胃不合，“木布”病，消化不良等。

【用法与用量】温开水送服或嚼服。一次 0.5~3 g，一日 1~2 次；或遵医嘱。

【规格】（1）每 4 丸重 1 g；（2）每丸重 0.5 g；（3）每丸重 1~1.5 g

【贮藏】密封。

安宁丸质量标准起草说明

【制剂名称】制剂中文名为安宁丸，拼音名为 Anning Wan，藏文名为“སྤྱི་འཇོམས་བདེ་བའི་སྨྱུ་གུ”，藏文音译名按《临床札记・庄严》翻译为“金炯德威纽古”。

【处方来源】《临床札记・庄严》《ཟིན་ཏིག་མཛེས་རྒྱན་བདུད་རྩི་སྨན་མཛོད།》

སྤྱི་འཇོམས་བདེ་བའི་སྨྱུ་གུ་ནི། །ཨ་རུ་གསེར་མདོག་བྲག་ཞུན་མཉམ། །དེ་གཉིས་དང་ནི་སྟར་ཞུན་མཉམ། །པི་ལིང་གུར་གུམ་ཨུཏྤ་ལ། །སེ་འབྲུ་སུག་སྨེལ་སྐྱུ་རུ་བ་ཤ་ཀ །རུ་རྟ་རྒྱམ་ཚྭ་མ་ནུ་དང་། །ཚོང་ཞི་ལྕུགས་ཕྱེ་ད་ལིས་དང་། །སྦྲུལ་གྱི་ཤ་རྣམས་ཐུན་བཟང་རེ། །རིལ་བུ་སྲན་ཙམ་ཆུ་སྐོལ་འཐུལ། །ཁྲག་མཁྲིས་ཕོ་བར་ལྷུང་བ་དང་། །སྨུག་པོའི་ཁྲག་སྐྲན་འདྲིལ་བ་དང་། །མེ་ཉམས་མ་ཞུ་གསར་རྙིང་སོགས། །ཕོ་ནད་ཚ་གྲང་མཐའ་དག་སེལ། །ཨོ་རྒྱན་སྨན་བརྒྱུད་ལུགས། །

【鉴别】（1）显微鉴别　本品粉末石细胞、盾状毛、花粉粒显微特征明显，易于查看。

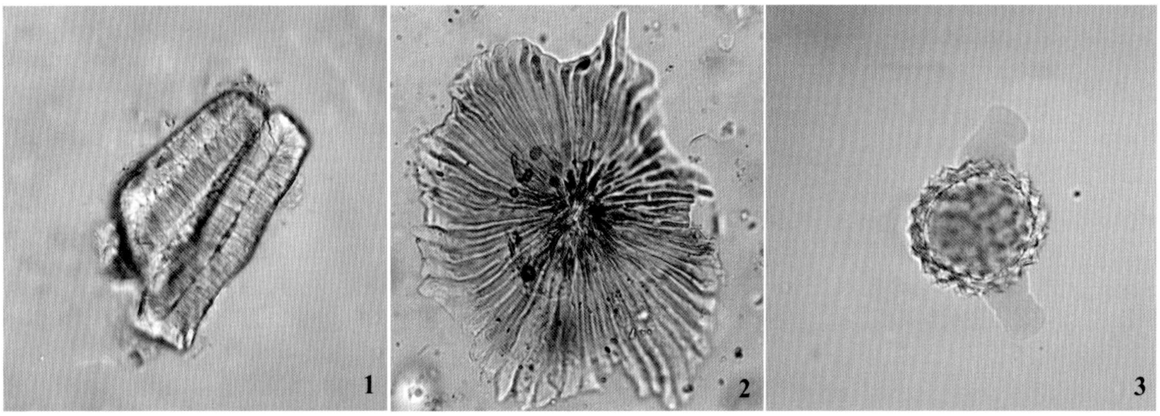

安宁丸粉末显微特征

1—石细胞（诃子）　2—盾状毛（达布）　3—花粉粒（红花）

（2）薄层鉴别　分别建立了以川木香对照药材、沙棘对照药材为对照的薄层鉴别方法。

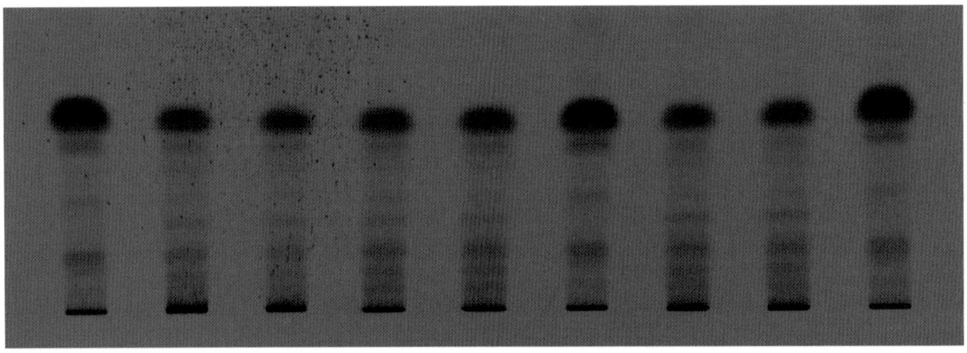

1　2　3　4　5　6　7　8　9

安宁丸薄层色谱图（一，日光）

1—川木香对照药材　2~9—安宁丸样品

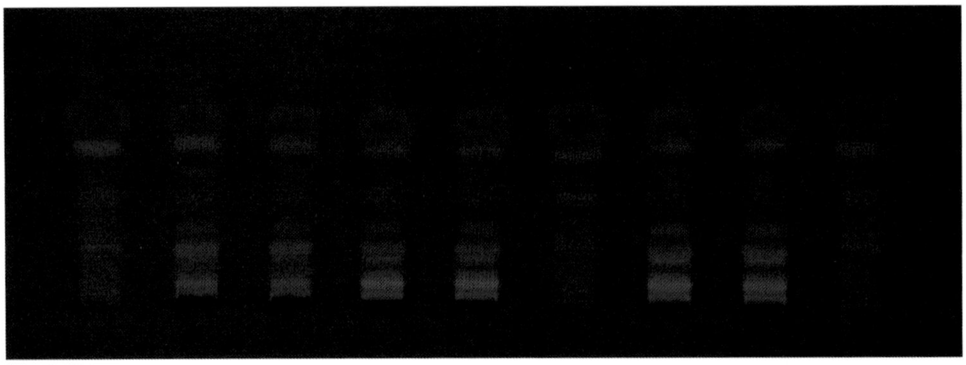

1　2　3　4　5　6　7　8　9

安宁丸薄层色谱图（二，紫外光灯 365 nm）

1—川木香对照药材　2~9—安宁丸样品

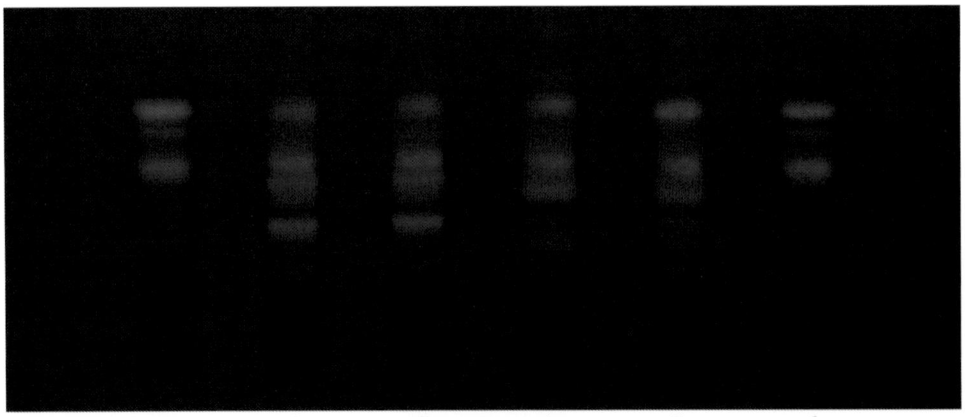

1　2　3　4　5　6

安宁丸薄层色谱图（三）

1，6—沙棘对照药材　2~5—安宁丸样品

【功能与主治】见《临床札记·庄严》。

起草单位：甘孜藏族自治州食品药品检验所

复核单位：内江市食品药品检验检测中心

如达尼汤散 རུ་རྟ་གཉིས་ཐང་།

Rudanitang San 如达尼汤

【处方】川木香 500 g　　　　诃子 500 g

【制法】以上二味，粉碎成细粉，过筛，混匀，即得。

【性状】本品为灰黄色至赭黄色的粉末；气微香，味苦。

【鉴别】（1）取本品，置显微镜下观察：石细胞类方形，类多角形或纤维状，壁厚，孔沟细密；木化厚壁细胞淡黄色或无色，呈长方形，多角形或不规则形，有的一端膨大成靴状，细胞壁上纹孔密集（诃子）。导管多为网纹导管，亦可见具缘纹孔导管（川木香）。

（2）取本品 2 g，加甲醇 20 ml，超声处理 30 分钟，滤过，滤液蒸干，残渣加甲醇 1 ml 使溶解，作为供试品溶液。另取去氢木香内酯对照品、木香烃内酯对照品，分别加甲醇制成每 1 ml 含 0.5 mg 的溶液，作为对照品溶液。照薄层色谱法（通则 0502）试验，吸取上述三种溶液各 5 μl，分别点于同一硅胶 G 薄层板上，以环己烷 - 甲酸乙酯 - 甲酸（15∶5∶1）的上层溶液为展开剂，展开，取出，晾干，喷以 1% 香草醛硫酸溶液，在 105℃加热至斑点显色清晰。供试品色谱中，在与对照品色谱相应的位置上，显相同颜色的斑点。

【检查】应符合散剂项下有关的各项规定（通则 0115）。

【浸出物】照醇溶性浸出物测定法（通则 2201）项下的热浸法测定，用 70% 乙醇作溶剂，不得少于 35.0%。

【功能与主治】རྣ་བའི་རྣག་ཁྲག་ཟུག་གཟེར་འཇོམས་པར་བྱེད། །

消炎镇痛，化脓止血。用于外耳道流脓溢液，中耳炎，耳聋，耳痛等。

【用法与用量】外用，遵医嘱。

【贮藏】密闭，防潮。

如达尼汤散质量标准起草说明

【制剂名称】制剂中文名为如达尼汤散，拼音名为 Rudanitang San，藏文名为“རུ་རྟ་གཉིས་ཐང་།”，藏文音译名按《四部医典》翻译为“如达尼汤”。

【处方来源】《四部医典》《དཔལ་ལྡན་རྒྱུད་བཞི།》

རུ་རྟ་གཉིས་ཐང་ནི། རུ་རྟ་ཨ་རུ་ར་ཡི་ཁུ་བ་ཡིས། །རྣ་བའི་རྣག་ཁྲག་ཟུག་གཟེར་འཇོམས་པར་བྱེད། །

【鉴别】（1）显微鉴别　本品粉末石细胞、木化厚壁细胞、导管显微特征明显，易于查看。

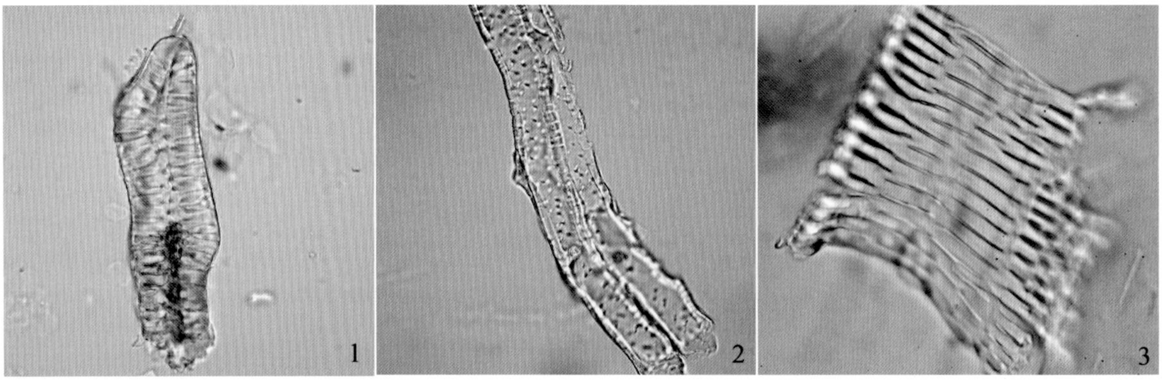

如达尼汤散粉末显微特征

1—石细胞（诃子） 2—木化厚壁细胞（诃子） 3—导管（川木香）

（2）薄层鉴别　建立了以去氢木香内酯对照品、木香烃内酯对照品为对照的薄层鉴别方法。

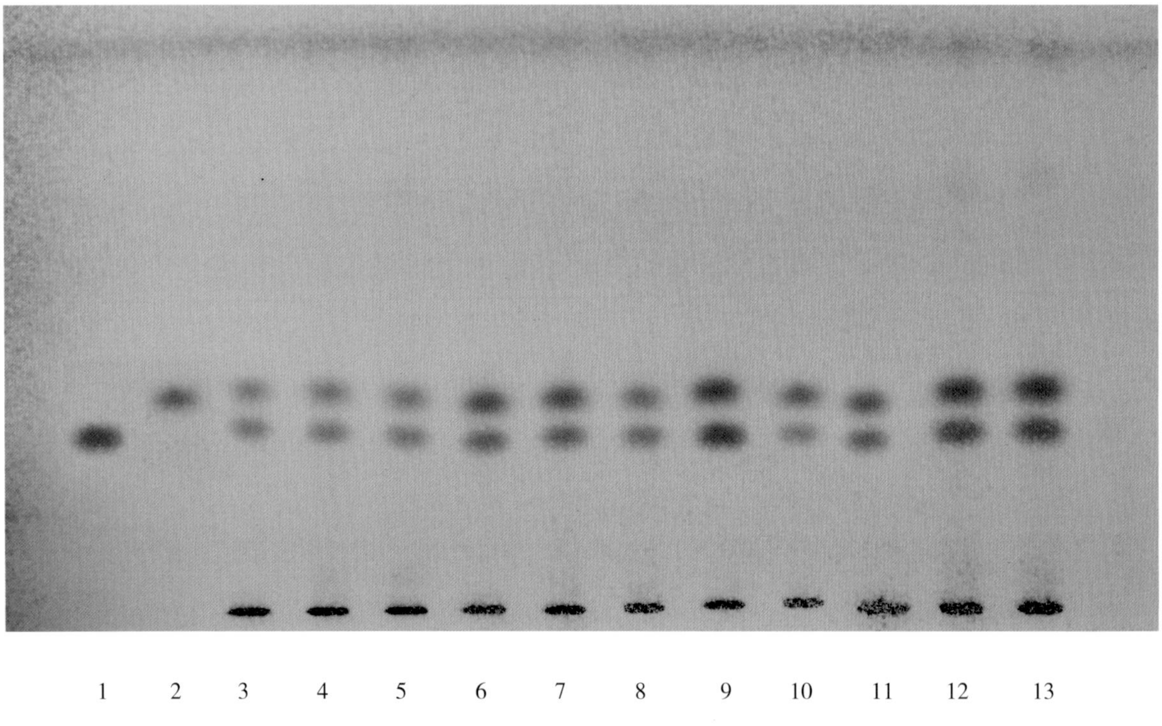

如达尼汤散薄层色谱图

1—去氢木香内酯对照品 2—木香烃内酯对照品 3~13—如达尼汤散样品

【功能与主治】 见《四部医典》。

起草单位：阿坝藏族羌族自治州食品药品检验研究中心

复核单位：宜宾市食品药品检验检测中心

利水丸 དངས་མ་ཆུ་འདྲེན།

Lishui Wan 栋玛曲贞

【处方】余甘子 432 g　石榴子 132 g　肉桂 66 g
苏麦 66 g　荜茇 66 g　海金沙 66 g
螃蟹 66 g　冬葵果 66 g　芫荽 40 g

【制法】以上九味，粉碎成细粉，过筛，混匀，用水泛丸，干燥，即得。

【性状】本品为棕色至棕褐色的水丸；气香，味酸、微辣。

【鉴别】（1）取本品，置显微镜下观察：外果皮表皮细胞呈不规则多角形或类方形，壁厚；石细胞圆三角形或不规则形，直径 17~75 μm，壁厚，孔沟明显（余甘子）。种皮表皮细胞淡黄色，表面观呈长条形，常与下皮细胞上下层垂直排列（苏麦）。纤维长梭形，直径约 50 μm，壁厚，木化，纹孔不明显（肉桂）。

（2）取本品 1 g，研细，加乙醇 20 ml，超声处理 30 分钟，滤过，滤液蒸干，残渣加水 20 ml 使溶解，加乙酸乙酯 30 ml 振摇提取，取乙酸乙酯液，蒸干，残渣加甲醇 1 ml 使溶解，作为供试品溶液。另取余甘子对照药材 0.5 g，同法制成对照药材溶液。照薄层色谱法（通则 0502）试验，吸取上述两种溶液各 2~4 μl，分别点于同一硅胶 G 薄层板上，以三氯甲烷 - 乙酸乙酯 - 甲醇 - 甲酸（9∶9∶3∶0.2）为展开剂，展开，取出，晾干，喷以 10% 硫酸乙醇溶液，在 105℃加热至斑点显色清晰，置紫外光灯（365 nm）下检视。供试品色谱中，在与对照药材色谱相应的位置上，显相同颜色的荧光斑点。

（3）取本品 2 g，研细，加乙醇 20 ml，超声处理 30 分钟，滤过，滤液浓缩至约 1 ml，作为供试品溶液。另取肉桂对照药材 0.1 g，同法制成对照药材溶液。照薄层色谱法（通则 0502）试验，吸取上述两种溶液各 5~10 μl，分别点于同一硅胶 G 薄层板上，以石油醚（60~90℃）- 乙酸乙酯（17∶3）为展开剂，展开，取出，晾干，喷以二硝基苯肼乙醇试液，晾干，置紫外光灯（365 nm）下检视。供试品色谱中，在与对照药材色谱相应的位置上，显相同颜色的斑点。

（4）取本品 4 g，研细，加乙醚 30 ml，超声处理 20 分钟，弃去乙醚液，残渣挥去乙醚，加乙酸乙酯 50 ml，加热回流 30 分钟，滤过，滤液蒸干，残渣加乙醇 1 ml 使溶解，作为供试品溶液。另取荜茇对照药材 0.5 g，除溶剂用量为 10 ml 外，同法制成对照药材溶液。照薄层色谱法（通则 0502）试验，吸取上述两种溶液各 2~5 μl，分别点于同一硅胶 G 薄层板上，以环己烷 - 丙酮（10∶3）为展开剂，展开，取出，晾干，喷以 10% 硫酸乙醇溶液，在 105℃加热至斑点显色清晰，置紫外光灯（365 nm）下检视。供试品色谱中，在与对照药材色谱相应的位置上，显相同颜色的荧光斑点。

【检查】除溶散时限外，其他应符合丸剂项下有关的各项规定（通则 0108）。

【浸出物】照醇溶性浸出物测定法（通则 2201）项下的热浸法测定，用 70% 乙醇作溶剂，不得少于 22.0%。

【功能与主治】ཆུ་རིགས་བཅོ་ལྔ་འདྲེན་ཅིང་སྐེམས་པར་བྱེད། །

利尿消肿。用于各类水肿病。

【用法与用量】温开水送服或嚼服。一次 0.5~3 g，一日 1~2 次；或遵医嘱。

【规格】（1）每 4 丸重 1 g；（2）每丸重 0.5 g；（3）每丸重 1~1.5 g

【贮藏】密封。

利水丸质量标准起草说明

【制剂名称】制剂中文名为利水丸，拼音名为 Lishui Wan，藏文名为“དངས་མ་ཆུ་འདྲེན།”，藏文音译名按《临床札记·庄严》翻译为“栋玛曲贞”。

【处方来源】《临床札记·庄严》《ཟིན་ཏིག་མཛེས་རྒྱན་བདུད་རྩི་སྨན་མཛོད།》

དངས་མ་ཆུ་འདྲེན་ནི། སེ་འབྲུ་བཞི་སྙིང་གསེར་བྱེ་དང་། །ཧྲིག་ཤིན་ཙ་སུ་ལྷམ་པའི་འབྲས་བུ་བསྣན། །སྦྲུ་ཏ་ར་ནི་ཀུན་དང་མགོ་སྙོམས་སྦྱར། །ཆུ་རིགས་བཅོ་ལྔ་འདྲེན་ཅིང་སྐེམས་པར་བྱེད། །དངས་མ་ཆུ་འདྲེན་ཞེས་བྱའི་གདམས་ངག་པོ། །ཞེས་སོ། །（སེ་འབྲུ་བཞི་པ་ནི། སེ་འབྲུ། ཤིང་ཚ། སུག་སྨེལ། པི་པི་ལིང་། ）

【鉴别】（1）显微鉴别　本品粉末外果皮表皮细胞、石细胞、种皮表皮细胞等显微特征明显，易于查看。

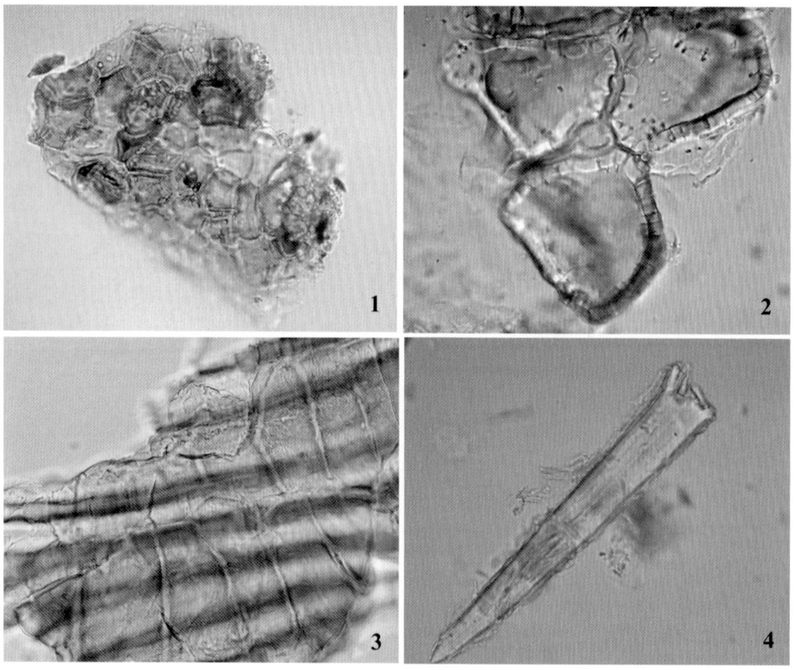

利水丸粉末显微特征

1—外果皮表皮细胞（余甘子）　2—石细胞（余甘子）　3—种皮表皮细胞（苏麦）　4—纤维（肉桂）

（2）薄层鉴别　分别建立了以余甘子对照药材、肉桂对照药材和荜茇对照药材为对照的薄层鉴别方法。

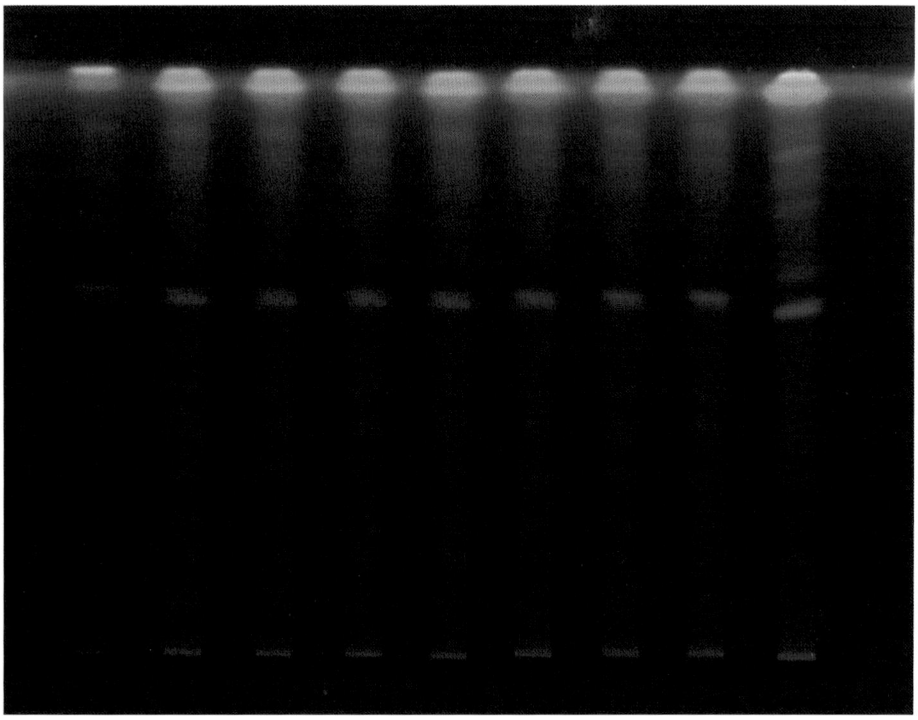

1　2　3　4　5　6　7　8　9

利水丸薄层色谱图（一）

1—余甘子对照药材　2~9—利水丸样品

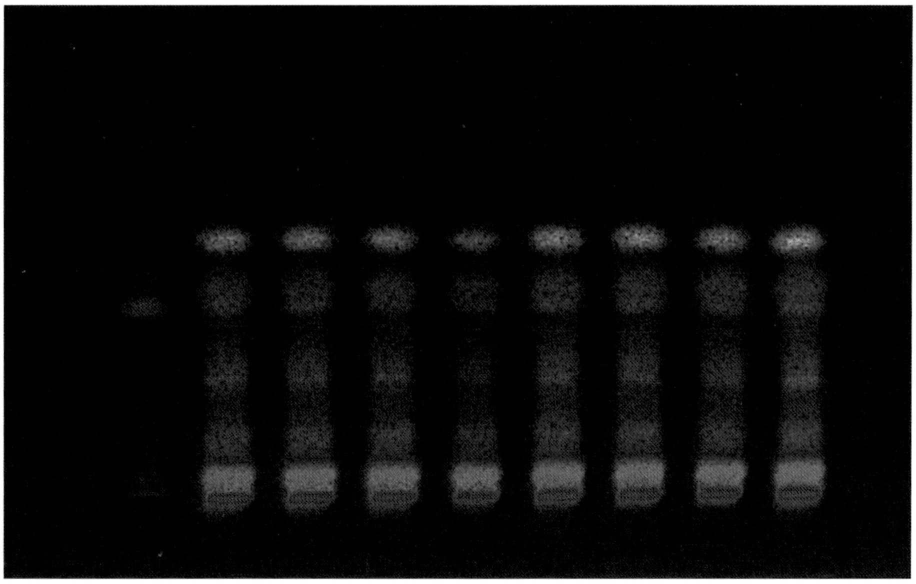

1　2　3　4　5　6　7　8　9

利水丸薄层色谱图（二）

1—肉桂对照药材　2~9—利水丸样品

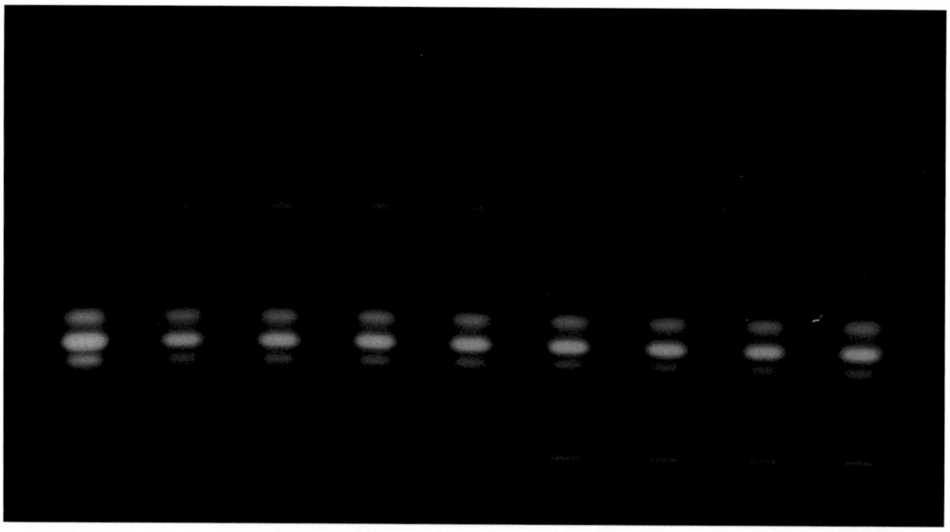

利水丸薄层色谱图（三）

1—荜茇对照药材　2~9—利水丸样品

【功能与主治】见《临床札记·庄严》。

起草单位：甘孜藏族自治州食品药品检验所

复核单位：眉山市食品药品检验检测中心

沉香长寿丸 Chenxiang Changshou Wan

འཆི་མེད་ཨར་བརྒྱད།

其美阿杰

【处方】沉香 223 g　　马钱子（制）111 g　　诃子 111 g
川木香 111 g　　琥珀 111 g　　刺尔恩 111 g
红花 111 g　　舟瓣芹 111 g

【制法】以上八味，粉碎成细粉，过筛，混匀，用水泛丸，干燥，即得。

【性状】本品为淡黄色至灰棕色的水丸；气微香，味微涩。

【鉴别】（1）取本品，置显微镜下观察：花粉粒类圆形、椭圆形或橄榄形，直径约至 60 μm，具 3 个萌发孔，外壁有齿状突起（红花）。单细胞非腺毛，基部膨大似石细胞，壁极厚，多碎断，木化（马钱子）。非腺毛由多细胞组成，边缘呈分枝状（刺尔恩）。

（2）取本品 5 g，研细，加无水乙醇 50 ml，超声处理 30 分钟，滤过，滤液蒸干，残渣加无水乙醇 5 ml 使溶解，通过中性氧化铝柱（100~200 目，5 g，内径为 2 cm），用稀乙醇 50 ml 洗脱，收集洗脱液，蒸干，残渣用水 5 ml 溶解后通过 C18（600 mg）固相萃取柱，用 30% 甲醇 10 ml 洗脱，弃去 30% 甲醇液，再用甲醇 10 ml 洗脱，收集洗脱液，蒸干，残渣加甲醇 1 ml 使溶解，作为供试品溶液。另取诃子对照药材 0.5 g，加无水乙醇 10 ml，同法制成对照药材溶液。照薄层色谱法（通则 0502）试验，吸取上述两种溶液各 5~10 μl，分别点于同一硅胶 G 薄层板上，以三氯甲烷 - 乙酸乙酯 - 甲酸（3∶2∶1）为展开剂，展开，取出，晾干，喷以 10% 硫酸乙醇溶液，在 105℃加热至斑点显色清晰。供试品色谱中，在与对照药材色谱相应的位置上，显相同颜色的斑点。

（3）取本品 2 g，研细，加丙酮 20 ml，超声处理 20 分钟，滤过，药渣再加丙酮 20 ml，同上述操作，弃去滤液，药渣加 80% 丙酮溶液 20 ml，超声处理 30 分钟，滤过，滤液蒸干，残渣加 80% 丙酮溶液 1 ml 使溶解，作为供试品溶液。另取红花对照药材 0.5 g，同法制成对照药材溶液。照薄层色谱法（通则 0502）试验，吸取上述两种溶液各 5~10 μl，分别点于同一硅胶 H 薄层板上，以乙酸乙酯 - 甲醇 - 甲酸 - 水（7∶0.4∶2∶3）为展开剂，展开，取出，晾干。供试品色谱中，在与对照药材色谱相应的位置上，显相同颜色的斑点。

【检查】**士的宁限量**　取本品适量，研细，取约 5 g，精密称定，置具塞锥形瓶中，加入浓氨试液适量使润透，加入三氯甲烷 50 ml，放置约 16 小时，时时振摇，滤过，用三氯甲烷分次洗涤滤渣与滤器，洗液与滤液合并，蒸干，残渣加甲醇使溶解，转移至 10 ml 量瓶中并稀释至刻度，滤过，取续滤液，即得。精密称取马钱子总生物碱对照提取物（已标示士的宁含量）约 10 mg，置 50 ml 量瓶中，加甲醇使溶解并稀释至刻度，摇匀，滤过，作为对照品溶液。照高效液相色谱法（通则 0512）试验，以十八烷基硅烷键合硅胶为填充剂；以乙腈 -0.01 mol/L 庚烷磺酸钠与 0.02 mol/L 磷酸二氢钾等量混合溶液（用 10% 磷酸调节 pH 值至 2.8）（21∶79）为流动相；检测波长 254 nm。理论板数按士的宁峰计算应不低于 5 000。分别精密吸取对照品溶液与供试品溶液各 5~10 μl，注入液相色谱仪，测定，计算。本品每 1 g 含马钱子以士的宁（$C_{21}H_{22}N_2O_2$）计，不得过 0.91 mg。

其他　除溶散时限外，应符合丸剂项下有关的各项规定（通则 0108）。

【浸出物】照醇溶性浸出物测定法（通则 2201）项下的热浸法测定，用 70% 乙醇作溶剂，不得少于 28.0%。

【功能与主治】འཆི་མེད་ཨར་བརྒྱད་སྙིང་འཚང་ཐལ་དུ་སེལ། །སྙིང་གི་རླུང་ཁྲག་འཁྲུགས་པ་ལས་གྱུར་པའི། །ནད་རིགས་ཀུན་སེལ་བདུད་རྩི་རྫིས་སྦྱར་དགེ།
养心安神，理气调血。用于“查隆”病引起的胸肋闷痛、心悸气短、口干舌燥等。

【用法与用量】温开水送服或嚼服。一次 0.5~3 g，一日 1~2 次；或遵医嘱。

【规格】（1）每 4 丸重 1 g；（2）每丸重 0.5 g；（3）每丸重 1~1.5 g

【贮藏】密封。

沉香长寿丸质量标准起草说明

【制剂名称】制剂中文名为沉香长寿丸，拼音名为 Chenxiang Changshou Wan，藏文名为“འཆི་མེད་ཨར་བརྒྱད།”，藏文音译名按《居米旁医著集》翻译为“其美阿杰”。

【处方来源】《居米旁医著集》《འཇུ་མི་ཕམ་སྨན་ཡིག་གཅེས་བཏུས།》

འཆི་མེད་ཨར་བརྒྱད་ནི། ཨ་གར་ཀོ་ཐྱི་ལ་དང་ཨ་རུ་ར། །ཙ་ཏྲ་སྲོས་དཀར་ཆེར་སྔོན་གུར་གུམ་དང་། །ཏྲང་ཀུན་བཅས་ལ་འཆི་མེད་ཨར་བརྒྱད་ཟེར།

【鉴别】（1）显微鉴别　本品粉末花粉粒、非腺毛显微特征明显，易于查看。

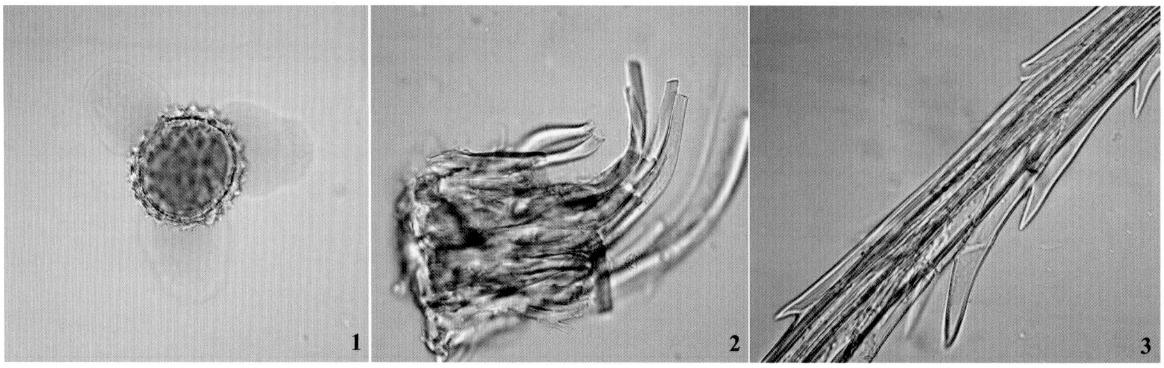

沉香长寿丸粉末显微特征

1—花粉粒（红花）　2—非腺毛（马钱子）　3—非腺毛（刺尔恩）

（2）薄层鉴别　分别建立了以诃子、红花对照药材为对照的薄层鉴别方法。

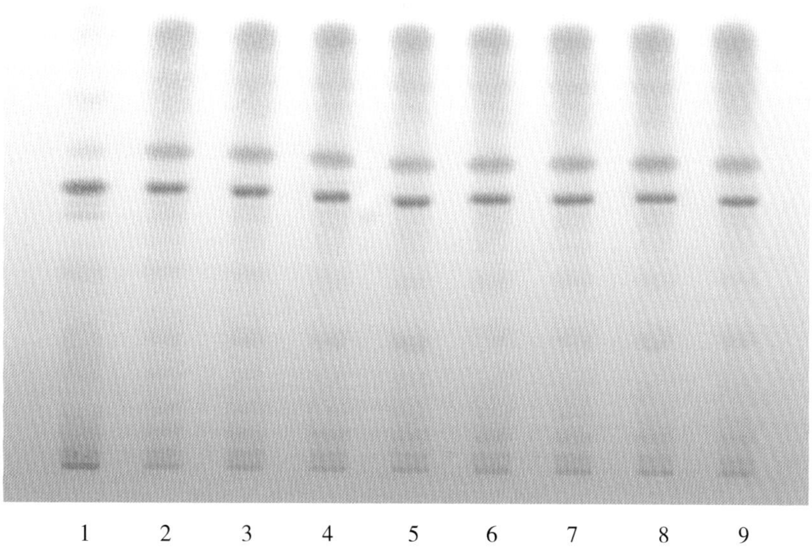

沉香长寿丸薄层色谱图（一）

1—诃子对照药材　2~9—沉香长寿丸样品

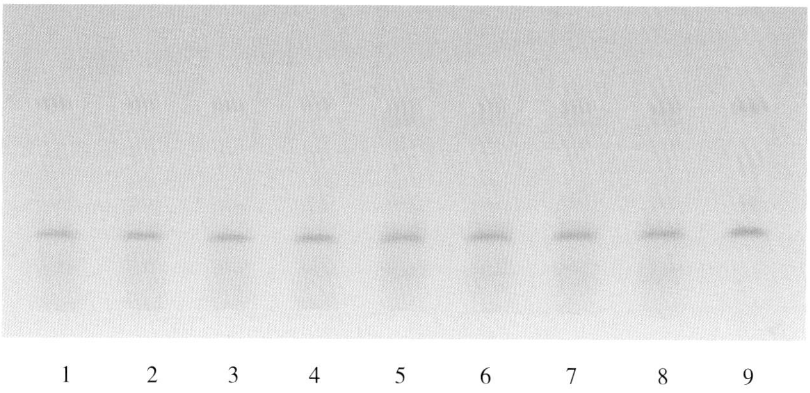

沉香长寿丸薄层色谱图（二）

1—红花对照药材　2~9—沉香长寿丸样品

【检查】 士的宁限量　采用 HPLC 法，以马钱子总生物碱对照提取物（已标示士的宁含量）为对照，测定制剂中士的宁的含量。根据相关文献报道，马钱子经牛奶炮制或砂烫后，士的宁的含量降低约三分之一，按照《中国药典》（2020 年版）马钱子中士的宁上限（2.20%）降低三分之一计算，炮制后士的宁应不超过 0.73%，与马钱子粉中士的宁上限（0.82%）相近。在藏医中马钱子的炮制方法各异，导致士的宁含量差异较大，在制定限度时，暂且依据《中国药典》（2020 年版）马钱子粉中士的宁的上限规定，按照处方中马钱子的用量折算，规定“本品每 1g 含马钱子以士的宁（$C_{21}H_{22}N_2O_2$）计，不得过 0.91mg”。

【功能与主治】 见《居米旁医著集》。

起草单位：甘孜藏族自治州食品药品检验所

复核单位：资阳市食品药品检验检测中心

阿琼丸 ཨར་ཁྱུང་།

Aqiong Wan 阿尔琼

【处方】诃子 256 g　红花 221 g　蒂达 88 g
山矾叶 88 g　茜草 88 g　紫草茸 88 g
渣驯膏 44 g　刺柏 44 g　大白芸豆 35 g
苏麦 26 g　川木香 9 g　藏菖蒲 5 g
榜那 5 g　人工麝香 3 g

【制法】以上十四味，除人工麝香外，其余诃子等十三味共粉碎成细粉，过筛；将人工麝香研细，再与上述粉末配研，过筛，混匀，用水泛丸，干燥，即得。

【性状】本品为黄棕色至黑棕色的水丸；气微香，味微苦。

【鉴别】（1）取本品，置显微镜下观察：种皮表皮细胞淡黄色，表面观呈长条形，常与下皮细胞上下层垂直排列（苏麦）。导管多破碎成块片或成片散列，主为具缘纹孔导管，直径 30~100 μm（茜草）。石细胞类方形、类多角形或呈纤维状，直径 14~40 μm，长至 130 μm，壁厚，孔沟细密（诃子）。花粉粒类圆形、椭圆形或橄榄形，直径约至 60 μm，具 3 个萌发孔，外壁有齿状突起（红花）。

（2）取本品 2 g，研细，加无水乙醇 30 ml，超声处理 30 分钟，滤过，滤液蒸干，残渣加无水乙醇 5 ml 使溶解，通过中性氧化铝柱（100~200 目，5 g，内径为 2 cm），用稀乙醇 50 ml 洗脱，收集洗脱液，蒸干，残渣用水 5 ml 溶解后通过 C18（600 mg）固相萃取柱，用 30% 甲醇 10 ml 洗脱，弃去 30% 甲醇液，再用甲醇 10 ml 洗脱，收集洗脱液，蒸干，残渣加甲醇 1 ml 使溶解，作为供试品溶液。另取诃子对照药材 0.5 g，同法制成对照药材溶液。照薄层色谱法（通则 0502）试验，吸取上述两种溶液各 5~10 μl，分别点于同一硅胶 G 薄层板上，以三氯甲烷 - 乙酸乙酯 - 甲酸（3∶2∶1）为展开剂，展开，取出，晾干，喷以 10% 硫酸乙醇溶液，在 105℃加热至斑点显色清晰。供试品色谱中，在与对照药材色谱相应的位置上，显相同颜色的斑点。

（3）取本品 2 g，研细，加丙酮 20 ml，超声处理 20 分钟，滤过，药渣再加丙酮 20 ml，同上述操作，弃去滤液，药渣加 80% 丙酮溶液 20 ml，超声处理 30 分钟，滤过，滤液蒸干，残渣加 80% 丙酮溶液 1 ml 使溶解，作为供试品溶液。另取红花对照药材 0.5 g，同法制成对照药材溶液。照薄层色谱法（通则 0502）试验，吸取上述两种溶液各 5 μl，分别点于同一硅胶 H 薄层板上，以乙酸乙酯 - 甲醇 - 甲酸 - 水（7∶0.4∶2∶3）为展开剂，展开，取出，晾干。供试品色谱中，在与对照药材色谱相应的位置上，显相同颜色的斑点。

【检查】除溶散时限外，应符合丸剂项下有关的各项规定（通则 0108）。

【浸出物】照醇溶性浸出物测定法（通则 2201）项下的热浸法测定，用 70% 乙醇作溶剂，不得少于 29.0%。

【功能与主治】མཁལ་ཚད་དང་། མཁལ་རྨ་འགྲམས་པ། འབྲས་བུ་སྐྲངས་པ། ས་བོན་འཛག་པ། རྐང་པ་ཞ་ཞིང་འགྲོ་འདུག་དཀའ་བ། དྲེག་གྲུམ་དང་རྐང་འབམ་ནད། རྒྱ་སེར། རྨ་དཀར་ནད། རྨ་བསྐྱད་པ་སོགས་ལ་ཕན།

温肾除湿，舒筋活血。用于肾病引起的尿频尿急、遗精、下肢麻木、睾丸肿大、坐骨神经痛、前列腺炎等。

【用法与用量】温开水送服或嚼服。一次 0.5~3 g，一日 1~2 次；或遵医嘱。

【规格】（1）每 4 丸重 1 g；（2）每丸重 0.5 g；（3）每丸重 1~1.5 g

【贮藏】密封。

阿琼丸质量标准起草说明

【制剂名称】制剂中文名为阿琼丸，拼音名为 Aqiong Wan，藏文名为“ཨར་ཁྱུང་།”，藏文音译名按《临床札记 · 所需宝典》翻译为“阿尔琼”。

【处方来源】《临床札记 · 所需宝典》《ཟིན་ཏིག་བདུད་རྩིའི་ཐིགས་པའི་ཉེར་མཁོའི་སྙད་ཡོད་དགོས་དགུའི་བང་མཛོད་བཻ་ཌཱུར་ཡའི་ལྡེ་མིག》

ཨར་ཁྱུང་ནི། ཨར་བཅུ་ཁྱུང་ལྔ་ཆ་མཉམ་གཉན་འགྲམས་དང་། །མཁལ་ནད་ཕལ་ཆེར་ཕན་པར་མཁས་འགགས་བཞེད། །（ཨ་རུ་བཅུ་པ་ནི། ཨ་རུ་ར་དང་གུར་གུམ་སུག་སྨེལ་དང་། །བྲག་ཞུན་ཏིག་ཏ་མཁལ་མ་ཞོ་ཤ་དང་། །སེང་ལྡེང་བཙོད་དང་རྒྱ་སྐྱེགས་ཤུག་ཆེར་ཅན། །ཀ་ར་སྦྱར་བའི་ཨ་རུ་བཅུ་པ་སྟེ། །མཁལ་མ་བསྐྱད་འགྲམས་རྒྱུ་སྤྲི་རྐེད་པ་འཁོར། །བཤལ་འཕྱེས་མཁལ་ནད་མ་ལུས་སེལ་བར་བྱེད། །ཁྱུང་ལྔ་ནི། ཨ་རུ་ར། རུ་རྟ། ཤུ་དག བོང་ང་ནག་པོ། གླ་རྩི།）

【鉴别】（1）显微鉴别　本品粉末种皮细胞、导管、石细胞等显微特征明显，易于查看。

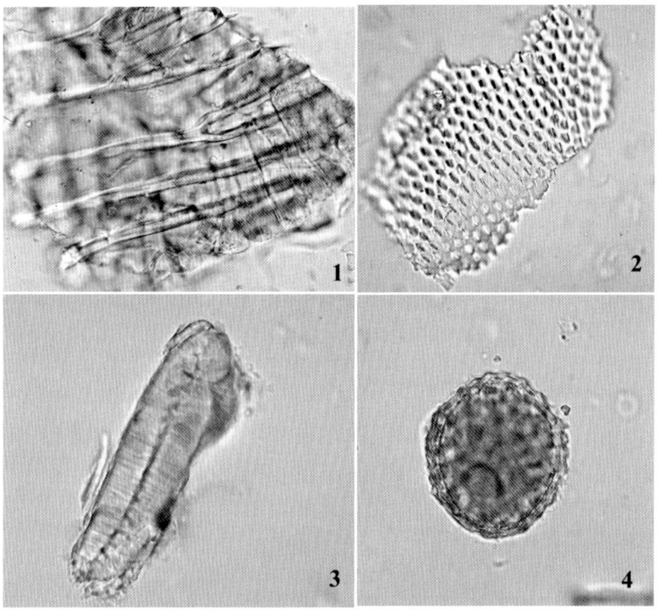

阿琼丸粉末显微特征

1—种皮细胞（苏麦）　2—导管（茜草）　3—石细胞（诃子）　4—花粉粒（红花）

（2）薄层鉴别　分别建立了以诃子对照药材、红花对照药材为对照的薄层鉴别方法。

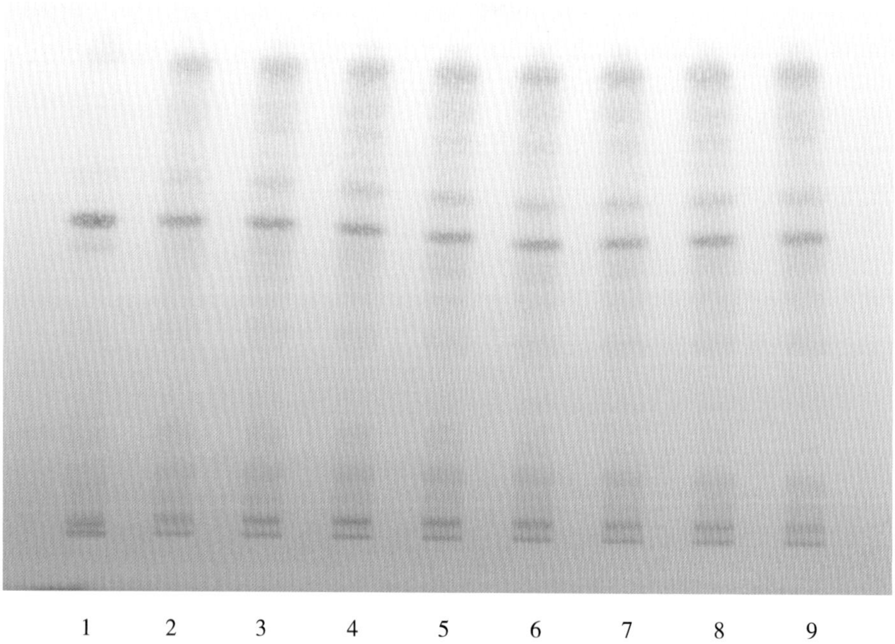

阿琼丸薄层色谱图（一）

1—诃子对照药材　2~9—阿琼丸样品

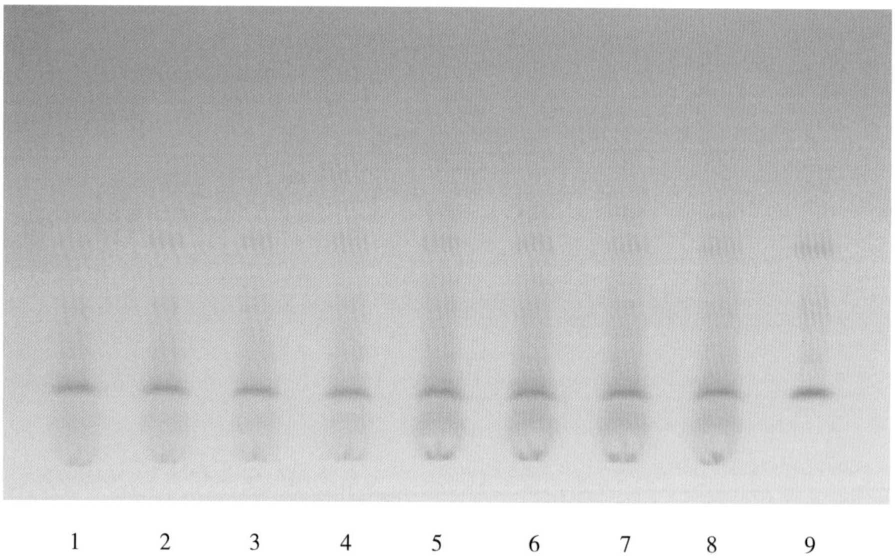

阿琼丸薄层色谱图（二）

1—红花对照药材　　2~9—阿琼丸样品

【**功能与主治**】见《临床札记·所需宝典》。

起草单位：甘孜藏族自治州食品药品检验所

复核单位：资阳市食品药品检验检测中心

纳若松觉散

Naruosongjue San

ན་རོ་གསུམ་སྦྱོར།

纳若松觉

【处方】诃子 120 g　　榜那 40 g　　荜茇 840 g

【制法】以上三味，粉碎成细粉，过筛，混匀，即得。

【性状】本品为棕黄色至棕色的粉末；气微香，味辛、苦。

【鉴别】（1）取本品，置显微镜下观察：石细胞类方形、类多角形或呈纤维状，直径 14~40 μm，长至 130 μm，壁厚，孔沟细密；木化厚壁细胞淡黄色或无色，呈长方形、多角形或不规则形，有的一端膨大成靴状（诃子）。种皮细胞红棕色，表面观呈长多角形（荜茇）。

（2）取本品 0.5 g，加无水乙醇 10 ml，超声处理 30 分钟，滤过，滤液浓缩至约 1 ml，作为供试品溶液。另取胡椒碱对照品，置棕色量瓶中，加无水乙醇制成每 1 ml 含 4 mg 的溶液，作为对照品溶液。照薄层色谱法（通则 0502）试验，吸取上述供试品溶液 5 μl，对照品溶液 2 μl，分别点于同一硅胶 G 薄层板上，以甲苯 - 乙酸乙酯 - 丙酮（7∶2∶1）为展开剂，展开，取出，晾干，置紫外光灯（365 nm）下检视。供试品色谱中，在与对照品色谱相应的位置上，显相同颜色的荧光斑点。

【检查】**双酯型生物碱限量**　取本品适量，研细，取约 10 g，精密称定，置具塞锥形瓶中，加氨试液适量使润透，加二氯甲烷 100 ml，摇匀，超声处理（功率 300 W，频率 40 kHz）30 分钟，滤过，滤液于 50℃以下挥至约 20 ml，用 2% 盐酸溶液振摇提取 2 次，每次 20 ml，合并水溶液，用氨试液调节 pH 值至 8~9，用二氯甲烷振摇提取 3 次，每次 20 ml，合并二氯甲烷液，用无水硫酸钠脱水，低温挥干，残渣用 10% 甲醇（用磷酸调节 pH 值至 2）使溶解，转移至 5 ml 量瓶中，加上述 10% 甲醇至刻度，摇匀，滤过，取续滤液作为供试品溶液。取乌头双酯型生物碱对照提取物（已标示新乌头碱、次乌头碱和乌头碱的含量）约 10 mg，精密称定，置 25 ml 量瓶中，加上述 10% 甲醇使溶解并稀释至刻度，摇匀，精密量取 1 ml，置 25 ml 量瓶中，加上述 10% 甲醇稀释至刻度，摇匀，作为对照品溶液。照高效液相色谱法（通则 0512）试验，以十八烷基硅烷键合硅胶为填充剂；以乙腈为流动相 A，以 0.2% 冰醋酸（用三乙胺调节 pH 值至 6.2）为流动相 B，按下表中的规定进行梯度洗脱，检测波长 235 nm，理论板数按新乌头碱峰计算应不低于 2 000。分别精密吸取供试品溶液与对照品溶液各 20 μl，注入液相色谱仪，测定，计算。本品每 1 g 含榜那以乌头碱（$C_{34}H_{47}NO_{11}$）、次乌头碱（$C_{33}H_{45}NO_{10}$）和新乌头碱（$C_{33}H_{45}NO_{11}$）的总量计，不得过 0.016 mg。

时间（分钟）	流动相 A（%）	流动相 B（%）
0~44	21 → 31	79 → 69

续表

时间（分钟）	流动相 A（%）	流动相 B（%）
44~65	31 → 35	69 → 65
65~70	35	65

其他 应符合散剂项下有关的各项规定（通则 0115）。

【浸出物】照醇溶性浸出物测定法（通则 2201）项下的热浸法测定，用 70% 乙醇作溶剂，不得少于 30.0%。

【功能与主治】དེ་ཡང་རིལ་བུའི་ཕན་ཡོན་ནི། །ཆ་བྱ་བཞིན་དུ་འགྱུར་བ་སྟེ། །དུག་རིགས་ཀུན་གྱིས་མི་ཚུགས་ཤིང་། །ཆུ་སེར་གྲང་ནད་བད་ཀླུང་འཛོམས། །

解毒，散寒，止痛，干“黄水”。用于中毒症，“黄水”病，“培隆”引起的寒性病症。

【用法与用量】温开水送服。一次 0.5~3 g，一日 1~2 次；或遵医嘱。

【贮藏】密闭，防潮。

纳若松觉散质量标准起草说明

【制剂名称】制剂中文名为纳若松觉散，拼音名为 Naruosongjue San，藏文名为“ན་རོ་གསུམ་སྦྱོར།”，藏文音译名按《医学利乐宝库》翻译为“纳若松觉”。

【处方来源】《医学利乐宝库》《ཕན་བདེ་ནོར་བུའི་བང་མཛོད།》

ན་རོ་གསུམ་སྦྱོར་ཀྱི་འཛོམས་རིལ་དམར་ལ། །ཨ་རུ་གསེར་མདོག་ཆ་གཅིག་ལ། །སྨན་ཆེན་དེ་ཡི་སུམ་ཆ་ཡིན། །པི་པི་ལིང་ནི་བདུན་གྱི་ཚད། །དེ་ལ་ཉེ་ཟླའི་ཟེར་ཕྲངས་ལ། །ཞིབ་པར་བཏགས་ལ་ཨེ་ཏོས་སྦྲངས། །རིལ་བུ་སྲན་མ་འབྲིང་པོ་ཙམ། །དེ་ལ་མཚལ་གྱི་ན་བཟའ་གསོལ། །དེ་ཡང་རིལ་བུའི་ཕན་ཡོན་ནི། །ཆ་བྱ་བཞིན་དུ་འགྱུར་བ་སྟེ། །དུག་རིགས་ཀུན་གྱིས་མི་ཚུགས་ཤིང་། །ཆུ་སེར་གྲང་ནད་བད་ཀླུང་འཛོམས། །

【鉴别】（1）显微鉴别 本品粉末石细胞、木化厚壁细胞、种皮细胞显微特征明显，易于查看。

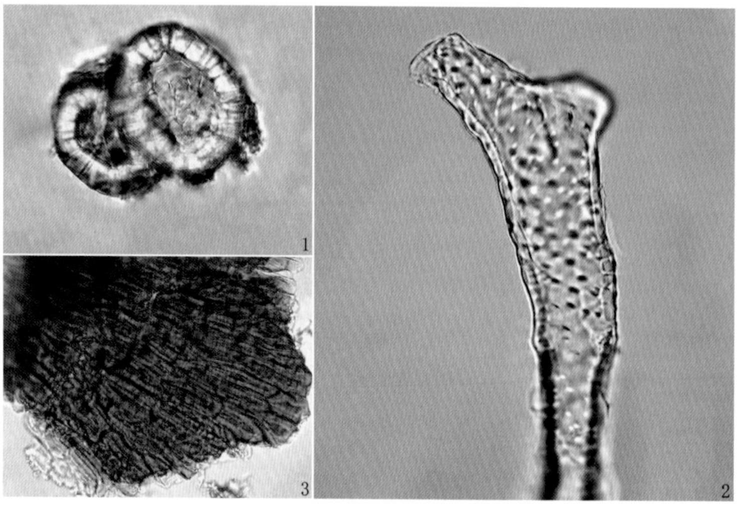

纳若松觉散粉末显微特征

1—石细胞（诃子） 2—木化厚壁细胞（诃子） 3—种皮细胞（荜茇）

（2）薄层鉴别　建立了以胡椒碱对照品为对照的薄层鉴别方法。

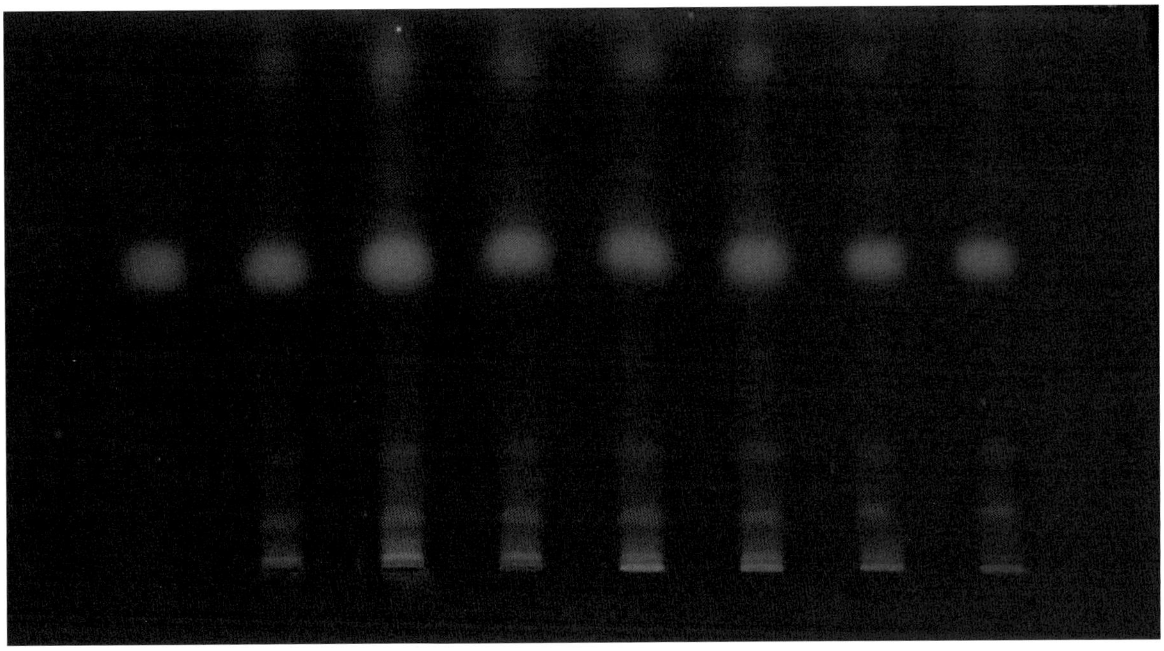

1　2　3　4　5　6　7　8

纳若松觉散薄层色谱图

1—胡椒碱对照品　2~8—纳若松觉散样品

【鉴别】**双酯型生物碱限量**　采用 HPLC 法，以乌头双酯型生物碱对照提取物（已标示新乌头碱、次乌头碱和乌头碱的含量）为对照，测定制剂中乌头双酯型生物碱的含量。藏药榜那为毛茛科植物伏毛铁棒锤 *Aconitum flavum* Hand.-Mazz.、铁棒锤 *A. pendulum* Busch、工布乌头 *A. kongboense* Lauener、江孜乌头 *A. ludlowii* Exell 的干燥块根。榜那因基原和炮制工艺的不同，其双酯型生物碱含量差异较大，在制定限度时，参照《中国药典》（2020 年版）乌头类药材炮制品“制川乌、制草乌、附片”双酯型生物碱的限度规定（分别为：0.040%、0.040%、0.020%），以 0.040% 为参考限度，根据处方中榜那的用量折算，规定“本品每 1 g 含榜那以乌头碱（$C_{34}H_{47}NO_{11}$）、次乌头碱（$C_{33}H_{45}NO_{10}$）和新乌头碱（$C_{33}H_{45}NO_{11}$）的总量计，不得过 0.016 mg”。

【功能与主治】见《医学利乐宝库》。

起草单位：阿坝藏族羌族自治州食品药品检验研究中心

复核单位：乐山市食品药品检验检测中心

果塔顿巴散　སྒོ་ཐལ་བདུན་པ།

Guotadunba San　果塔顿巴

【处方】鹫粪 160 g　土木香 40 g　干姜 80 g
诃子 120 g　大黄 160 g　寒水石 200 g
碱花 240 g

【制法】以上七味，粉碎成细粉，过筛，混匀，即得。

【性状】本品为灰色或浅黄色的粉末；气微香，味咸。

【鉴别】（1）取本品，置显微镜下观察：石细胞类方形、类多角形或呈纤维状，直径 14~40 μm，长至 130 μm，壁厚，孔沟细密；木化厚壁细胞淡黄色或无色，呈长方形、多角形或不规则形，有的一端膨大成靴状（诃子）。草酸钙簇晶直径 20~160 μm，有的至 190 μm（大黄）。淀粉粒易见，长卵圆形、三角状卵形、椭圆形、类圆形或不规则形，直径 5~40 μm，脐点点状，位于较小端，也有呈裂缝状者；梯纹导管、螺纹导管及网纹导管可见，直径 15~70 μm（干姜）。

（2）取本品 1 g，加甲醇 20ml，浸泡 1 小时，滤过，滤液蒸干，残渣加水 10 ml 使溶解，再加盐酸 1 ml，加热回流 30 分钟，立即冷却，用乙醚分 2 次振摇提取，每次 20 ml，合并乙醚液，蒸干，残渣加三氯甲烷 1 ml 使溶解，作为供试品溶液，另取大黄对照药材 0.2 g，同法制成对照药材溶液。再取大黄酸对照品，加甲醇制成每 1 ml 含 1 mg 的溶液，作为对照品溶液。照薄层色谱法（通则 0502）试验，吸取上述三种溶液各 2~5 μl，分别点于同一硅胶 H 薄层板上，以石油醚（30~60℃）- 甲酸乙酯 - 甲酸（15∶5∶1）的上层溶液为展开剂，展开，取出，晾干，置紫外光灯（365 nm）下检视。供试品色谱中，在与对照药材色谱相应的位置上，显相同颜色荧光斑点；在与对照品色谱相应的位置上，显橙黄色荧光斑点，置氨蒸气中熏后，斑点变为红色。

【检查】应符合散剂项下有关的各项规定（通则 0115）。

【浸出物】照醇溶性浸出物测定法（通则 2201）项下的热浸法测定，用 70% 乙醇作溶剂，不得少于 20.0%。

【功能与主治】བད་ཀན་གྲང་བ་སེལ།

散寒除湿。用于“培根”引起的消化不良、胃脘胀痛、嗳气、呕吐等。

【用法与用量】温开水送服。一次 0.5~3 g，一日 1~2 次；或遵医嘱。

【贮藏】密封，防潮。

果塔顿巴散质量标准起草说明

【制剂名称】制剂中文名为果塔顿巴散，拼音名为 Guotadunba San，藏文名为“གོ་ཐལ་བདུན་པ།”，藏文音译名按《临床札记·庄严》翻译为“果塔顿巴”。

【处方来源】《临床札记·庄严》《ཟིན་ཏིག་མཛེས་རྒྱན་བདུད་རྩི་སྨན་མཛོད།》

གོ་ཐལ་བདུན་པ་ཞི་བྱེད་དྲུག་པའི་སྙིང་། །གོ་ཐལ་བསྣན་པས་བད་ཀན་གྲང་བ་སེལ། །（ཞི་བྱེད་དྲུག་པ་ནི། མ་ནུ་གཅིག་ལ་སྒ་སྐྱ་གཉིས། །ཨ་རུ་གསུམ་ལ་ཆུམ་རྩ་བཞི། །ཅོང་ཞི་ལྔ་ལ་བྱུལ་ཏོག་དྲུག ། ）

【鉴别】（1）显微鉴别　本品粉末石细胞、木化厚壁细胞、草酸钙簇晶等显微特征明显，易于查看。

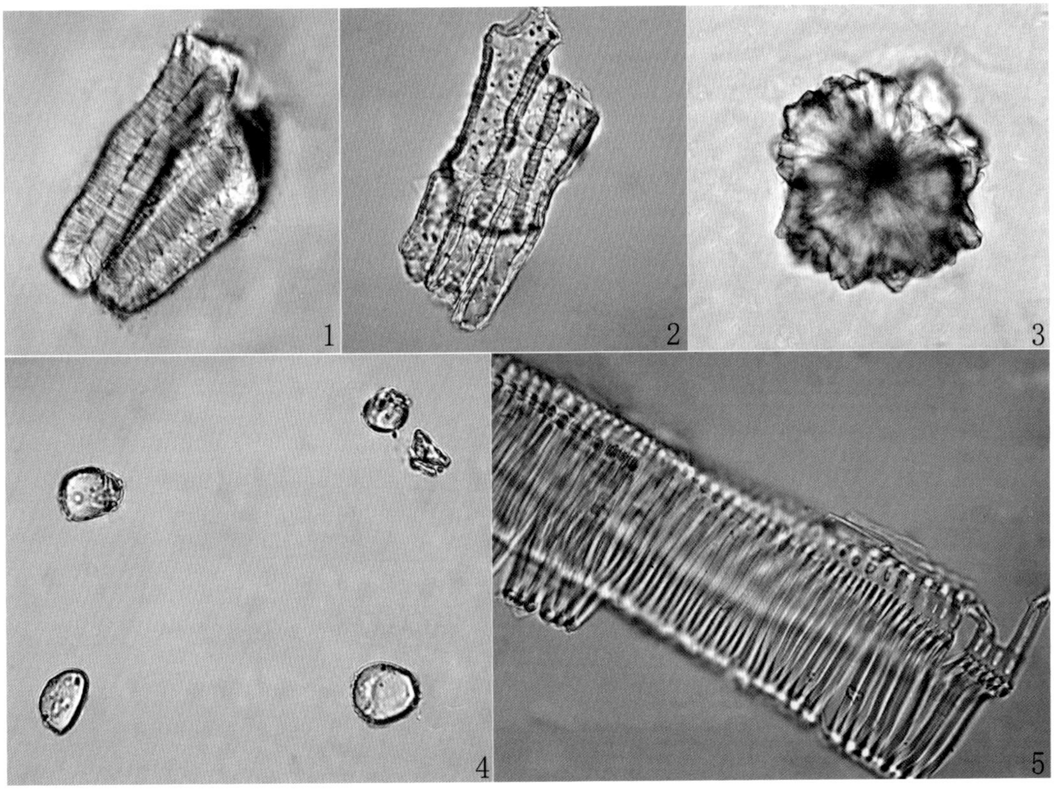

果塔顿巴散显微特征

1—石细胞（诃子）　2—木化厚壁细胞（诃子）　3—草酸钙簇晶（大黄）
4—淀粉粒（干姜）　5—导管（干姜）

（2）薄层鉴别　建立了以大黄对照药材、大黄酸对照品为对照的薄层鉴别方法。

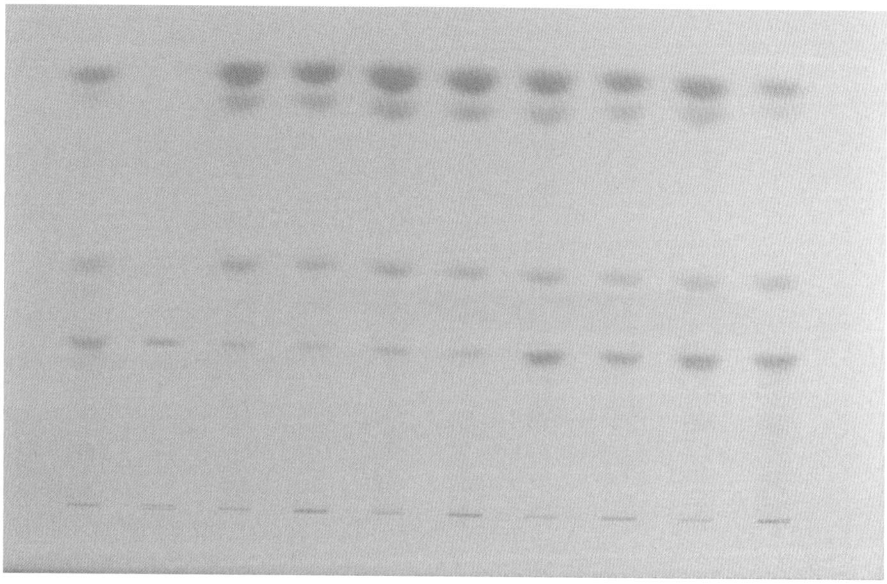

果塔顿巴散薄层色谱图（日光）

1—大黄对照药材　2—大黄酸对照品　3~10—果塔顿巴散样品

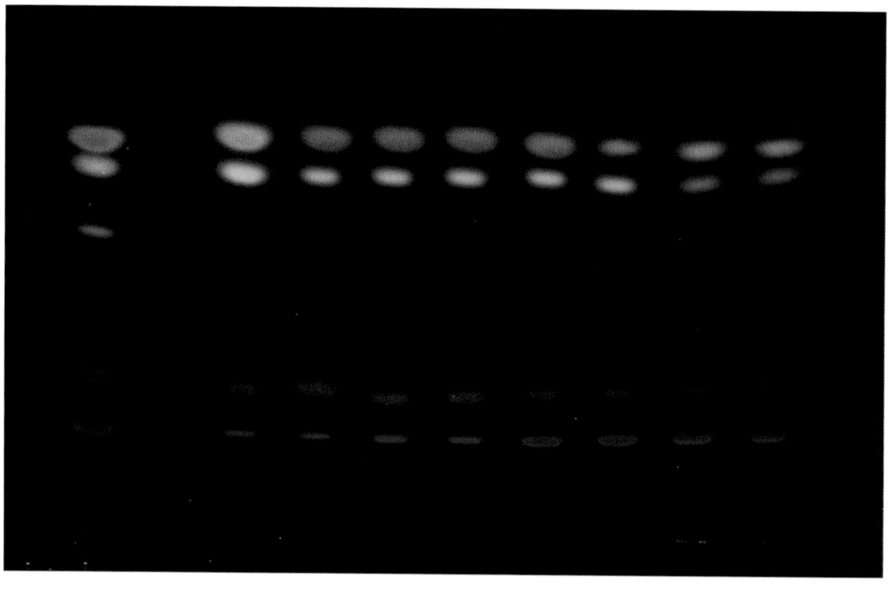

果塔顿巴散薄层色谱图（紫外光灯 365 nm）

1—大黄对照药材　2—大黄酸对照品　3~10—果塔顿巴散样品

【功能与主治】见《临床札记·庄严》。

起草单位：阿坝藏族羌族自治州食品药品检验研究中心

复核单位：乐山市食品药品检验检测中心

凯莱红花丸 Kaicai Honghua Wan

མཁལ་ཚད་སེལ་བའི་གུར་གུམ་བདུན་པ།

凯莱塞比谷贡顿巴

【处方】苏麦 149 g　刺柏 149 g　大白芸豆 149 g
诃子 149 g　红花 75 g　人工牛黄 30 g
石灰华 75 g　渣驯膏 75 g　小檗皮 73 g
螃蟹 76 g

【制法】以上十味，除人工牛黄外，其余苏麦等九味共粉碎成细粉，过筛；将人工牛黄研细，与上述粉末配研，过筛，混匀，用水泛丸，干燥，即得。

【性状】本品为浅黄棕色至棕褐色的水丸；气微香，味微酸、苦。

【鉴别】（1）取本品，置显微镜下观察：花粉粒类圆形、椭圆形或橄榄形，直径约至 60 μm，具 3 个萌发孔，外壁有齿状突起（红花）。石细胞类方形、类多角形或呈纤维状，直径 14~40 μm，长至 130 μm，壁厚，孔沟细密（诃子）。纤维成束或单个散在，纤维细长，直径 22~55 μm，胞腔不明显，初生壁明显，易与次生壁分离，细胞表面有斜向交错的纹理，末端钝圆，常断裂；有的内含棕色物，少数纤维具横向隔壁，形成分隔纤维（刺柏）。色素层细胞多皱缩，内含深红棕色物（苏麦）。

（2）取本品 4 g，研细，加无水乙醇 50 ml，超声处理 30 分钟，滤过，滤液蒸干，残渣用甲醇 5 ml 使溶解，通过中性氧化铝柱（100~200 目，5 g，内径为 2 cm），用稀乙醇 50 ml 洗脱，收集洗脱液，蒸干，残渣用水 5 ml 溶解后通过 C18 （600 mg）固相萃取小柱，用 30% 甲醇 10 ml 洗脱，弃去 30% 甲醇液，再用甲醇 10 ml 洗脱，收集洗脱液，蒸干，残渣加甲醇 1 ml 使溶解，作为供试品溶液。另取诃子对照药材 0.5 g，加无水乙醇 10 ml，同法制成对照药材溶液。照薄层色谱法（通则 0502）试验，吸取上述两种溶液各 5~10 μl，分别点于同一硅胶 G 薄层板上，以三氯甲烷 - 乙酸乙酯 - 甲酸（3∶2∶1）为展开剂，展开，取出，晾干，喷以 10% 硫酸乙醇溶液，在 105℃加热至斑点显色清晰。供试品色谱中，在与对照药材色谱相应的位置上，显相同颜色的斑点。

【检查】除溶散时限外，应符合丸剂项下有关的各项规定（通则 0108）。

【浸出物】照醇溶性浸出物测定法（通则 2201）项下的热浸法测定，用 70% 乙醇作溶剂，不得少于 18.0%。

【功能与主治】གུར་གུམ་བདུན་པས་མཁལ་མའི་ཚད་པ་སེལ། །

清热固肾。用于肾炎、肾盂肾炎。

【用法与用量】温开水送服或嚼服。一次 0.5~3 g，一日 1~2 次；或遵医嘱。

【规格】（1）每 4 丸重 1 g；（2）每丸重 0.5 g；（3）每丸重 1~1.5 g

【贮藏】密封。

凯菜红花丸质量标准起草说明

【制剂名称】制剂中文名为凯菜红花丸，拼音名为 Kaicai Honghua Wan，藏文名为“མཁལ་ཚད་སེལ་བའི་གུར་གུམ་བདུན་པ།”，藏文音译名按《临床札记·精粹》翻译为“凯菜塞比谷贡顿巴”。

【处方来源】《临床札记·精粹》《ཟིན་ཏིག་གཅེས་པར་བསྡུས་པའི་ཁ་སྐོང་ཡང་ཏིག་སྨན་གྱི་སྦྱོར་སྡེ་འཆི་མེད་བདུད་རྩིའི་བཅུད་ལེན། 》

མཁལ་ཚད་སེལ་བའི་གུར་གུམ་བདུན་པ་ནི། ཕྱི་རྒྱུད་གུར་གུམ་བདུན་པ་གུར་གུམ་གི་ཤང་ཙུ་གང་གཙོ་བོ་ལ། །སུག་སྨེལ་བྲག་ཞུན་ཤུག་པ་ཚེར་མ་ཅན། །མཁལ་མ་ཞོ་ཤ་ཐིག་ཐིན་སྐྱེར་ཤུན་དང་། །ཨ་རུ་ར་བསྡེབས་མཁལ་མའི་ཚད་པ་སེལ། །

【鉴别】（1）显微鉴别　本品粉末花粉粒、石细胞、纤维等显微特征明显，易于查看。

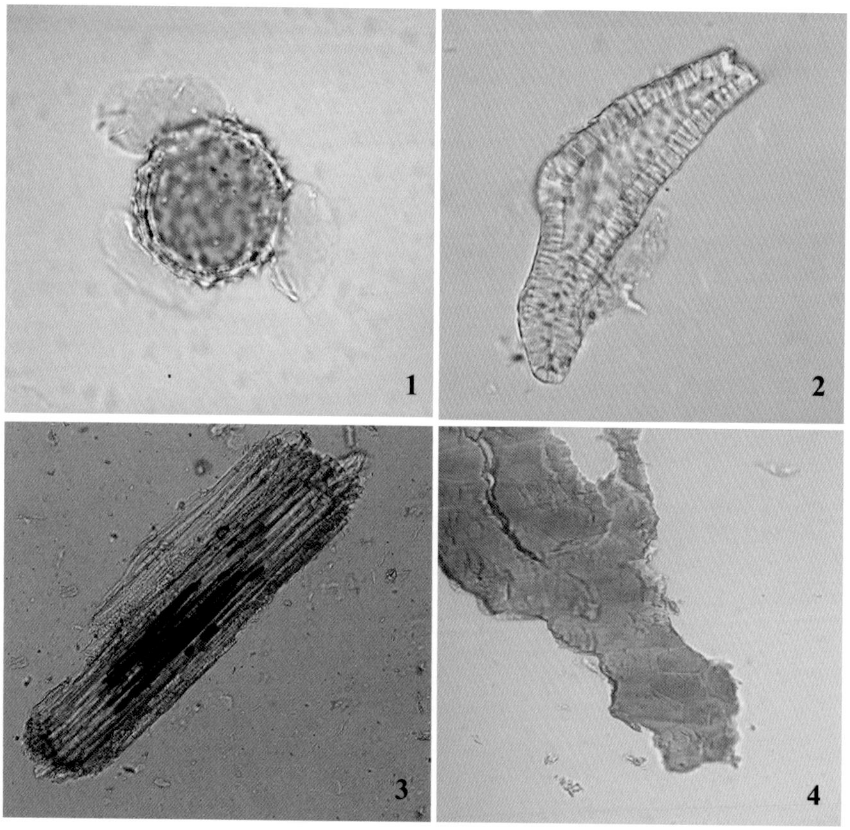

凯菜红花丸粉末显微特征

1—花粉粒（红花）　2—石细胞（诃子）　3—纤维（刺柏）　4—色素层细胞（苏麦）

（2）薄层鉴别　建立了以诃子对照药材为对照的薄层鉴别方法。

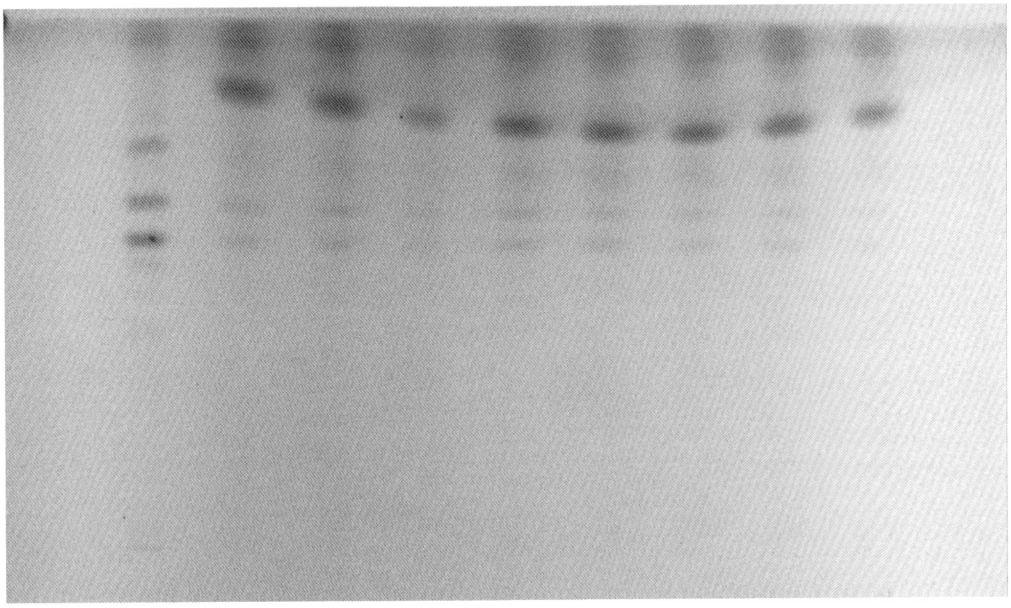

1　2　3　4　5　6　7　8　9

凯莱红花丸薄层色谱图

1—诃子对照药材　2~9—凯莱红花丸样品

【功能与主治】 见《临床札记·精粹》。

起草单位：甘孜藏族自治州食品药品检验所

复核单位：眉山市食品药品检验检测中心

金刚调血丸 རྡོ་རྗེ་རབ་འབྱམས།

Jingang Tiaoxue Wan 多吉然降

【处方】马钱子（制）148 g　丁香 124 g　刺尔恩 124 g
穆库没药 86 g　诃子 74 g　川木香 74 g
手参 74 g　大蒜 74 g　榜那幼苗 74 g
紫硇砂 74 g　沉香 74 g

【制法】以上十一味，除沉香外，其余马钱子等十味共粉碎成细粉，过筛；将沉香粉碎成细粉，与上述粉末配研，过筛，混匀，用水泛丸，干燥，即得。

【性状】本品为黄棕色至黑棕色的水丸；气微香，味微咸。

【鉴别】（1）取本品，置显微镜下观察：花粉粒易见，极面观三角形，赤道表面观双凸镜形，具 3 副合沟（丁香）。木化厚壁细胞淡黄色或无色，呈长方形、多角形或不规则形，有的一端膨大成靴状（诃子）。非腺毛单细胞，基部膨大似石细胞，壁极厚，多碎断，木化（马钱子）。

（2）取本品 2 g，研细，加乙醚 25 ml，超声处理 30 分钟，滤过，滤液挥干，残渣加乙酸乙酯 2 ml 使溶解，作为供试品溶液。另取丁香酚对照品，加乙醚制成每 1 ml 含 15 μl 的溶液，作为对照品溶液。照薄层色谱法（通则 0502）试验，吸取上述两种溶液各 5~10 μl，分别点于同一硅胶 G 薄层板上，以石油醚（60~90℃）- 乙酸乙酯（9 : 1）为展开剂，展开，取出，晾干，喷以 5% 香草醛硫酸溶液，在 105℃加热至斑点显色清晰。供试品色谱中，在与对照品色谱相应的位置上，显相同颜色的斑点。

【检查】**士的宁限量**　取本品适量，研细，取约 3 g，精密称定，置具塞锥形瓶中，加入浓氨试液适量使润透，加入三氯甲烷 50 ml，放置约 16 小时，时时振摇，滤过，用三氯甲烷分次洗涤滤渣与滤器，洗液与滤液合并，蒸干，残渣加甲醇使溶解，转移至 25 ml 量瓶中并稀释至刻度，摇匀，滤过，取续滤液，即得。精密称取马钱子总生物碱对照提取物（已标示士的宁含量）约 20 mg，置 100 ml 量瓶中，加甲醇使溶解并稀释至刻度，摇匀，作为对照品溶液。照高效液相色谱法（通则 0512）试验。以十八烷基硅烷键合硅胶为填充剂；以乙腈 -0.01 mol/L 庚烷磺酸钠与 0. 02 mol/L 磷酸二氢钾等量混合溶液（用 10% 磷酸调节 pH 值至 2.8）（21 : 79）为流动相；检测波长为 254 nm。理论板数按士的宁峰计算应不低于 5 000。分别精密吸取对照品溶液与供试品溶液各 5~10 μl，注入液相色谱仪，测定，计算。本品每 1 g 含马钱子以士的宁（$C_{21}H_{22}N_2O_2$）计，不得过 1.21 mg。

其他 除溶散时限外，应符合丸剂项下有关的各项规定（通则 0108）。

【浸出物】照醇溶性浸出物测定法（通则 2201）项下的热浸法测定，用 70% 乙醇作溶剂，不得少于 25.0%。

【功能与主治】ཡིད་ཧོག་ཤ་མཛེར་ན་བ་འཇོམས། །ཁྲག་རླུང་འཁྲུགས་པའི་ནད་རྣམས་དང་། །ཡ་མ་དཀར་ནག་ཁྲ་གསུམ་ལ། །རྡོ་རྗེ་ཕ་ལམ་བཞིན་དུ་འཇོམས། །

调和气血，消炎驱虫。用于“查隆”病引起的高血压及“亚玛”虫病。

【用法与用量】温开水送服或嚼服。一次 0.5~1 g，一日 1~2 次；或遵医嘱。

【规格】（1）每 4 丸重 1 g；（2）每丸重 0.5 g；（3）每丸重 1~1.5 g

【贮藏】密封。

金刚调血丸质量标准起草说明

【制剂名称】制剂中文名为金刚调血丸，拼音名为 Jingang Tiaoxue Wan，藏文名为“རྡོ་རྗེ་རབ་འབྱམས།”，藏文音译名按《临床札记·庄严》翻译为“多吉然降”。

【处方来源】《临床札记·庄严》《ཟིན་ཏིག་མཛེས་རྒྱན་བདུད་རྩི་སྨན་མཛོད།》

རྡོ་རྗེ་རབ་འབྱམས་སྦྱོར་བ་ནི། སྒོ་ལེབ་སྤུ་ཅན་（ཀ་བྲི་）རྡོག་པོ་གསུམ། །རྣམ་མཐུག་（ཨ་རུ་）ཤ་（པོ་རུ་ར་）དབང་（ལག་）སྙིག་（སྐྱུ་）འཛིན་（པ་）ཁ་（རུ་རྩ་）། །ཨར་（ནག་）ལི་（ཤི་）ཚེར་（སྔོན་）གུལ་（ནག་）རུས་ཞུན་（རབ་བྱུང་འབྱོར། འབྲིང་ཡུལ་འབྱོར། ཐ་མ་རུས་སྙིང་ངོད་ཅན་གང་འགྱུར་བརྟག་བྱས་）མཉམ། །ཞིབ་བཏགས་བུ་རམ་རིལ་བུའམ། །ཕྱེ་མ་བ་དང་ནར་སོན་དབུལ། །འདི་ནི་ཁྲག་རླུང་སྟོད་འཚངས་ནད། །སེལ་བྱེད་གནོད་པ་གཟེར་འཇོམས་སམ། །རྡོ་རྗེ་རབ་འབྱམས་སྦྱོར་བའོ། །ཞེས་སོ། །

【鉴别】（1）显微鉴别 本品粉末花粉粒、木化厚壁细胞、非腺毛显微特征明显，易于查看。

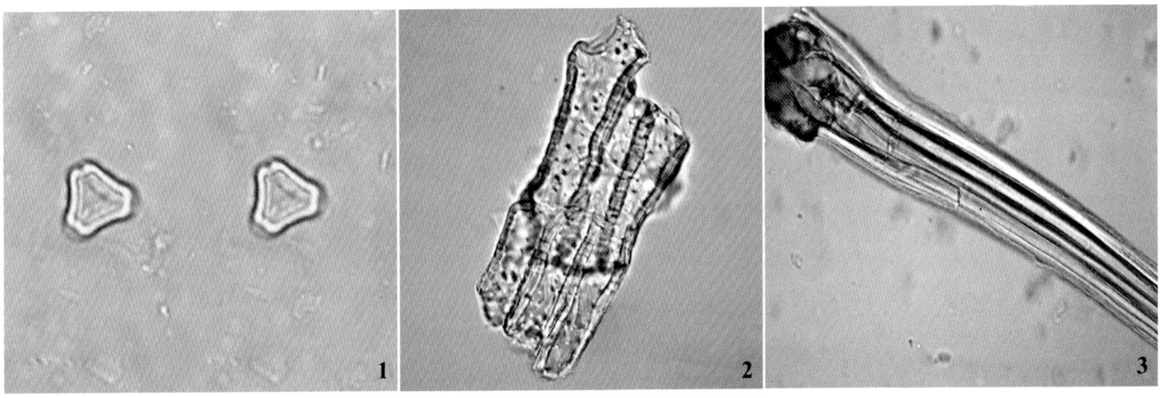

金刚调血丸粉末显微特征

1—花粉粒（丁香） 2—木化厚壁细胞（诃子） 3—非腺毛（马钱子）

（2）薄层鉴别　建立了以丁香酚对照品为对照的薄层鉴别方法。

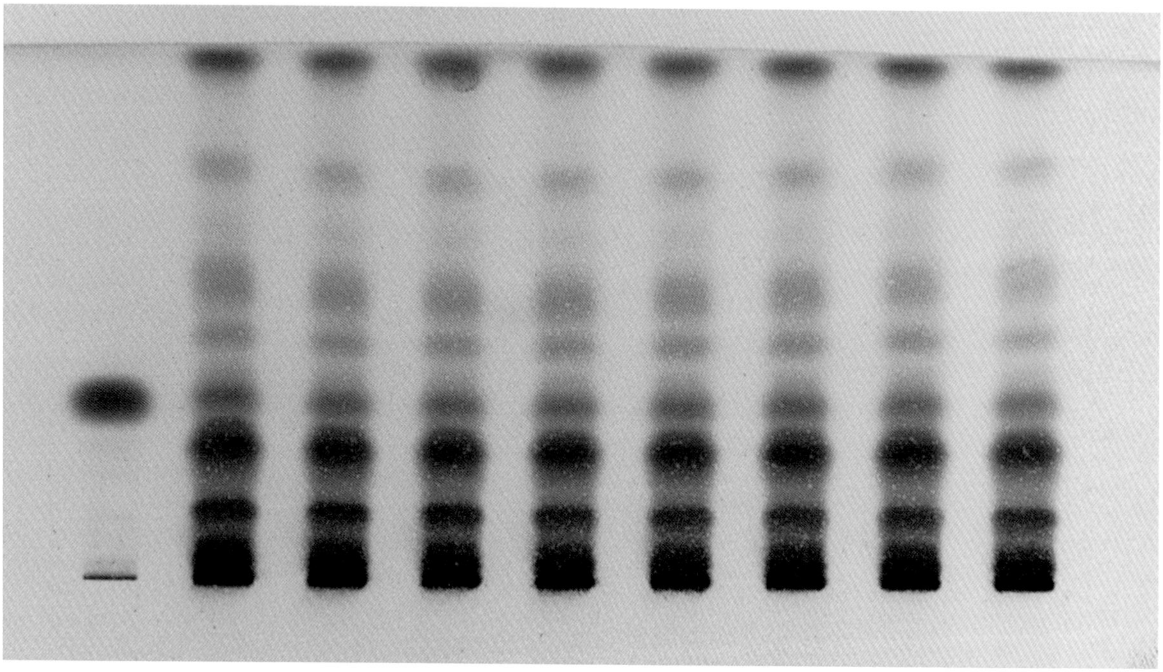

1　2　3　4　5　6　7　8　9

金刚调血丸薄层色谱图

1—丁香酚对照品　2~9—金刚调血丸样品

【检查】**士的宁限量**　采用 HPLC 法，以马钱子总生物碱对照提取物（已标示士的宁含量）为对照，测定制剂中士的宁的含量。根据相关文献报道，马钱子经牛奶炮制或砂烫后，士的宁的含量降低约三分之一，按照《中国药典》（2020 年版）马钱子中士的宁上限（2.20%）降低三分之一计算，炮制后士的宁应不超过 0.73%，与马钱子粉中士的宁上限（0.82%）相近。在藏医中马钱子的炮制方法各异，导致士的宁含量差异较大，在制定限度时，暂且依据《中国药典》（2020 年版）马钱子粉中士的宁的上限规定，按照处方中马钱子的用量折算，规定“本品每 1 g 含马钱子以士的宁（$C_{21}H_{22}N_2O_2$）计，不得过 1.21 mg。”

【功能与主治】见《临床札记·庄严》。

起草单位：甘孜藏族自治州食品药品检验所

复核单位：眉山市食品药品检验检测中心

珍宝殊胜丸 ནོར་བུ་དབང་རྒྱལ།

Zhenbao Shusheng Wan 诺布旺吉

【处方】

石榴子 223 g	姜黄 111 g	红花 111 g
手参 111 g	喜马拉雅紫茉莉 111 g	槟榔 111 g
苏麦 111 g	斑唇马先蒿 111 g	

【制法】以上八味，粉碎成细粉，过筛，混匀，用水泛丸，干燥，即得。

【性状】本品为黄褐色至棕黑色的水丸；气微香，味苦。

【鉴别】（1）取本品，置显微镜下观察：草酸钙针晶易见，在薄壁细胞中成束存在，长 8~65 μm（手参）。花粉粒类圆形、椭圆形或橄榄形，直径约至 60 μm，具 3 个萌发孔，外壁有齿状突起（红花）。内胚乳细胞多破碎，完整者呈不规则多角形或类方形，直径 56~112 μm，纹孔较多，类圆形或矩圆形（槟榔）。导管淡黄色，以梯纹导管，网纹导管及螺纹导管为主，有的螺纹导管有复螺旋状增厚（姜黄）。

（2）取本品 3 g，研细，加无水乙醇 20 ml，超声处理 30 分钟，滤过，滤液蒸干，残渣加无水乙醇 2 ml 使溶解，作为供试品溶液。另取姜黄素对照品，加无水乙醇制成每 1 ml 含 0.5 mg 的溶液，作为对照品溶液。照薄层色谱法（通则 0502）试验，吸取上述两种溶液各 3~5 μl，分别点于同一硅胶 G 薄层板上，以三氯甲烷 - 甲酸（20∶0.7）为展开剂，展开，取出，晾干，置紫外光灯（365 nm）下检视。供试品色谱中，在与对照品色谱相应的位置上，显相同颜色的荧光斑点。

【检查】除溶散时限外，其他应符合丸剂项下有关的各项规定（通则 0108）。

【浸出物】照浸出物测定法（通则 2201）项下的热浸法测定，用 70% 乙醇作溶剂，不得少于 20.0%。

【功能与主治】སྨན་པས་བཙོས་རྟགས་ཀུན་ལ་འགྲོ། །མཆོག་ཏུ་རྩ་ཡི་ནད་རྣམས་སེལ། །

醒脑开窍，舒筋活络。用于“白脉”病引起的四肢麻木、瘫痪、口眼歪斜、神志不清、痹症、痛风、肢体强直。

【用法与用量】温开水送服或嚼服。一次 0.5~3 g，一日 1~2 次；或遵医嘱。

【规格】（1）每 4 丸重 1 g；（2）每丸重 0.5 g；（3）每丸重 1~1.5 g

【贮藏】密封。

珍宝殊胜丸质量标准起草说明

【制剂名称】 制剂中文名为珍宝殊胜丸，拼音名为 Zhenbao Shusheng Wan，藏文名为“ནོར་བུ་དབང་རྒྱལ།”，藏文音译名按《藏医秘诀宝源》翻译为“诺布旺吉”。

【处方来源】 《藏医秘诀宝源》《མན་ངག་རིན་ཆེན་འབྱུང་གནས།》

ནོར་བུ་དབང་རྒྱལ་ནི། སེ་འབྲུ་（ཞོ་བརྒྱད་）ཡུང་བ་གུར་གུམ་（ཞོ་བཞི་）དབང་པོ་ལག་（ཞོ་གསུམ）། །ཁ་སྐྱུ་（ཞོ་དྲུག་）གོ་ཡུ་（ཞོ་བདུན་）སུག་སྨེལ་（ཞོ་གསུམ་）ལུག་རུ་（ཞོ་ལྔ་）སེར་（སྐྱ་སེར་ཞོ་ལྔ）། །ཞིབ་བཏགས་བུར་དཀར་དང་སྦྱར་བས་ཡོན་ནི། །བཞི་བརྒྱ་རྩ་བཞིའི་ནད་རིགས་ཐམས་ཅད་དང་། །ཁྱད་པར་རྩ་ནད་དང་ནི་མཁལ་རྐེད་ནད། །སྨན་པས་བཙོས་རྟགས་ཀུན་ལ་བདུད་རྩིར་མཚུངས། །

【鉴别】（1）显微鉴别　本品粉末草酸钙针晶、花粉粒、内胚乳细胞等显微特征明显，易于查看。

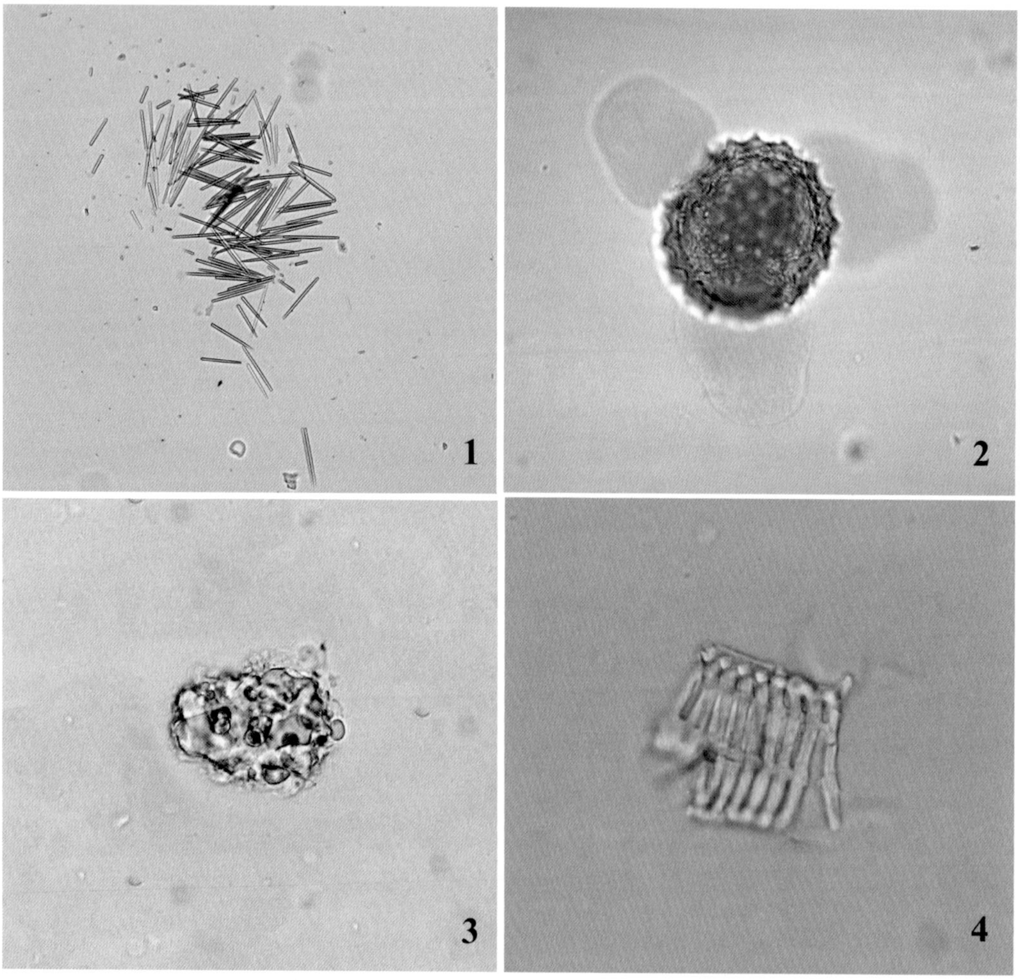

珍宝殊胜丸粉末显微特征

1—草酸钙针晶（手参）　2—花粉粒（红花）　3—内胚乳细胞（槟榔）　4—导管（姜黄）

（2）薄层鉴别　建立了以姜黄素对照品为对照的薄层鉴别方法。

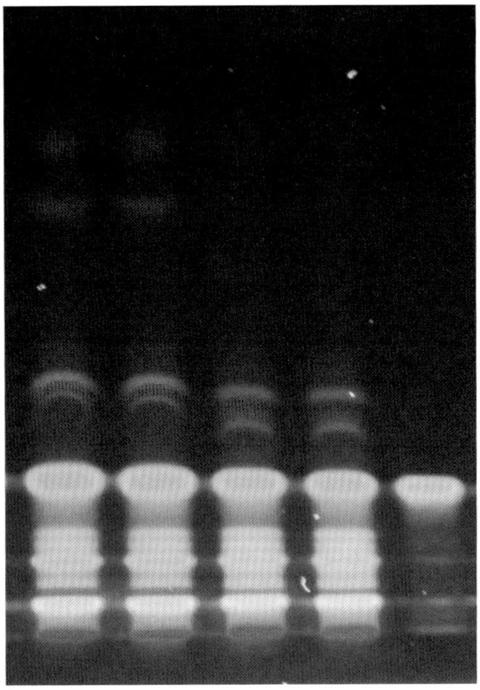

1　　2　　3　　4　　5

珍宝殊胜丸薄层色谱图

1~4—珍宝殊胜丸样品　5—姜黄素对照品

【功能与主治】见《藏医秘诀宝源》。

起草单位：凉山州食品药品检验所

复核单位：成都市药品检验研究院

南杰丸 ནམ་རྒྱལ་རིལ་བུ།

Nanjie Wan 南杰日布

【处方】寒水石 158 g　诃子 105 g　岗提 105 g
毛诃子 53 g　余甘子 57 g　秦皮 53 g
渣驯膏 57 g　马钱子（制）53 g　石灰华 53 g
红花 53 g　丁香 57 g　肉豆蔻 53 g
苏麦 57 g　草果 50 g　熊胆粉 26 g
人工麝香 10 g

【制法】以上十六味，除熊胆粉、人工麝香外，其余寒水石等十四味共粉碎成细粉，过筛；将熊胆粉、人工麝香研细，与上述粉末配研，过筛，混匀，用水泛丸，干燥，即得。

【性状】本品为棕色至褐色的水丸；气香，味涩、微辣。

【鉴别】（1）取本品，置显微镜下观察：不规则块片呈斜方形板片状或槽状，层纹明显（寒水石）。花粉粒类圆形、椭圆形或橄榄形，直径约至 60 μm，具 3 个萌发孔，外壁有齿状突起（红花）。石细胞类方形、类多角形或呈纤维状，直径 14~40 μm，长至 130 μm，壁厚，孔沟细密（诃子）。淀粉粒多为单粒，类圆形，直径 10~25 μm，脐点点状、裂缝状或星状；复粒由 2~8 个分粒组成，脐点明显（肉豆蔻）。色素层细胞多皱缩，内含棕红色物（苏麦）。

（2）取本品 5 g，研细，加无水乙醇 50 ml，超声处理 30 分钟，滤过，滤液蒸干，残渣用甲醇 5 ml 使溶解，通过中性氧化铝柱（100~200 目，5 g，内径为 2 cm），用稀乙醇 50 ml 洗脱，收集洗脱液，蒸干，残渣用水 5 ml 溶解后通过 C18（600 mg）固相萃取小柱，用 30% 甲醇 10 ml 洗脱，弃去 30% 甲醇液，再用甲醇 10 ml 洗脱，收集洗脱液，蒸干，残渣加甲醇 1 ml 使溶解，作为供试品溶液。另取诃子对照药材 0.5 g，加无水乙醇 20 ml，同法制成对照药材溶液。照薄层色谱法（通则 0502）试验，吸取上述两种溶液各 5~10 μl，分别点于同一硅胶 G 薄层板上，以三氯甲烷 - 乙酸乙酯 - 甲酸（3∶2∶1）为展开剂，展开，取出，晾干，喷以 10% 硫酸乙醇溶液，在 105℃加热至斑点显色清晰。供试品色谱中，在与对照药材色谱相应的位置上，显相同颜色的斑点。

（3）取本品 5 g，研细，加无水乙醇 50 ml，超声处理 30 分钟，滤过，滤液蒸干，残渣加水 20 ml 使溶解，加乙酸乙酯 30 ml 振摇提取，取乙酸乙酯液，蒸干，残渣加甲醇 1 ml 使溶解，作为供试品溶液。另取余甘子对照药材 0.5 g，加无水乙醇 10 ml，同法制成对照药材溶液。照薄层色谱法（通则 0502）试验，吸取上述两种溶液各 5~10 μl，分别点于同一硅胶 G 薄层板上，以三氯甲烷 - 乙酸乙酯 - 甲醇 - 甲酸（9∶9∶3∶0.2）为展开剂，展开，取出，晾干，喷以 10% 硫酸乙醇溶液，在 105℃加热至斑点显色清晰，置紫外光灯（365 nm）下检视。供试品色谱中，在与对照药材色谱相应的位置上，显相同颜色的荧光斑点。

【检查】**士的宁限量** 取本品适量，研细，取约 9 g，精密称定，置具塞锥形瓶中，加浓氨试液适量使润透，加入三氯甲烷 100 ml，放置约 16 小时，时时振摇，滤过，用三氯甲烷分次洗涤滤渣与滤器，洗液与滤液合并，蒸干，残渣加甲醇使溶解，转移至 10 ml 量瓶并稀释至刻度，摇匀，滤过，取续滤液，即得。取马钱子总生物碱对照提取物（已标示士的宁含量）10 mg，精密称定，置 50 ml 量瓶中，加甲醇使溶解并稀释至刻度，摇匀，滤过，取续滤液作为对照品溶液。照高效液相色谱法（通则 0512）试验，以十八烷基硅烷键合硅胶为填充剂；以乙腈 -0.01 mol/L 庚烷磺酸钠与 0.02 mol/L 磷酸二氢钾等量混合溶液（用 10% 磷酸调节 pH 值至 2.8）（21∶79）为流动相；检测波长 254 nm，理论板数按士的宁峰计算应不低于 5 000。分别精密吸取对照品溶液与供试品溶液各 5~10 μl，注入液相色谱仪，测定，计算。本品每 1 g 含马钱子以士的宁（$C_{21}H_{22}N_2O_2$）计，不得过 0.43 mg。

其他 除溶散时限外，应符合丸剂项下有关的各项规定（通则 0108）。

【浸出物】照醇溶性浸出物测定法（通则 2201）项下的热浸法测定，用 70% 乙醇作溶剂，不得少于 15.0%。

【功能与主治】དུག་རིགས་པོ་མཆེན་ནད་ལ་བསྟགས། །

清热解毒。用于胃病，肝病，中毒症。

【用法与用量】温开水送服或嚼服。一次 0.5~3 g，一日 1~2 次；或遵医嘱。

【规格】（1）每 4 丸重 1 g；（2）每丸重 0.5 g；（3）每丸重 1~1.5 g

【贮藏】密封。

南杰丸质量标准起草说明

【制剂名称】制剂中文名为南杰丸，拼音名为 Nanjie Wan，藏文名为“རྣམ་རྒྱལ་རིལ་བུ།”，藏文音译名按《临床札记》翻译为“南杰日布”。

【处方来源】《临床札记》《གསོ་རིག་ཟིན་ཏིག་གཅེས་བསྡུས།》

རྣམ་རྒྱལ་རིལ་བུ་ཞེས་བྱ་བ། །ཨ་བར་སྐྱུར་གསུམ་སྤྱི་བཞུར་དང་། །ཙོང་ཞི་བྲག་ཞུན་ཀོ་བྱི་ལ། །དོམ་མཁྲིས་གངས་ཏིག་[ཐིགས]སླ་བའི་རྩི། །བཟང་དུག་དང་བཅས་ཞིབ་པར་བཏགས། །སི་འབྲུའི་ཁུ་བས་རིལ་བུ་དྲིལ། །མན་ངག་གནད་དང་ལྡན་གྱུར་ན། །དུག་རིགས་པོ་མཆེན་ནད་ལ་བསྟགས། །ཞེས་སོ །

【鉴别】（1）显微鉴别 本品粉末不规则块片、花粉粒、石细胞等显微特征明显，易于查看。

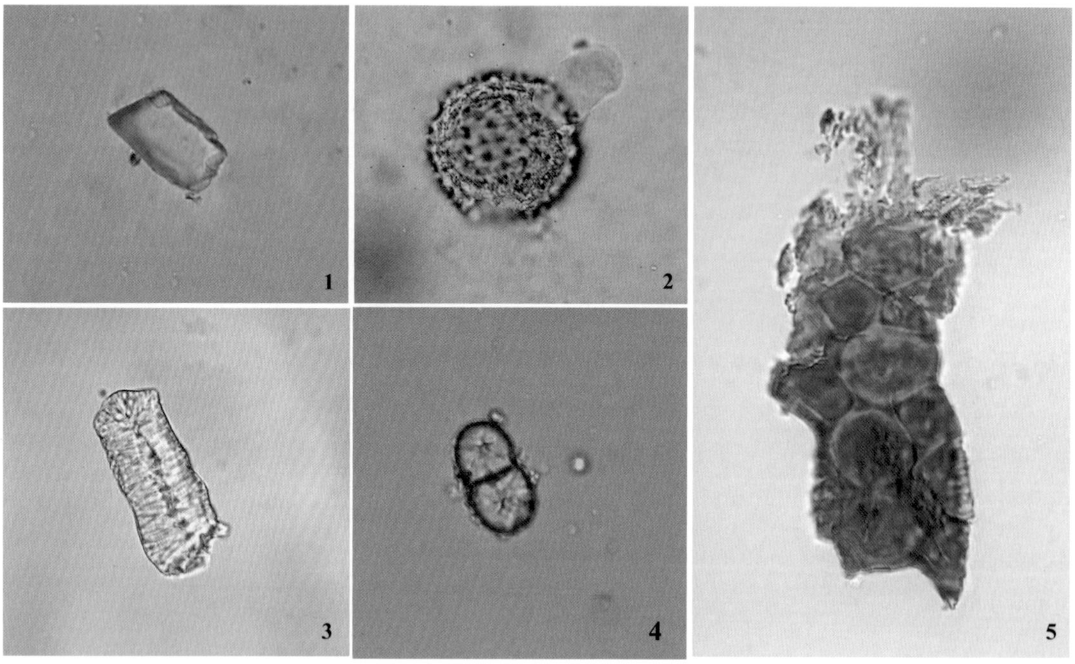

南杰丸粉末显微特征

1—不规则块片（寒水石） 2—花粉粒（红花） 3—石细胞（诃子）

4—淀粉粒（肉豆蔻） 5—色素层细胞（苏麦）

（2）薄层鉴别　分别建立了以诃子对照药材、余甘子对照药材为对照的薄层鉴别方法。

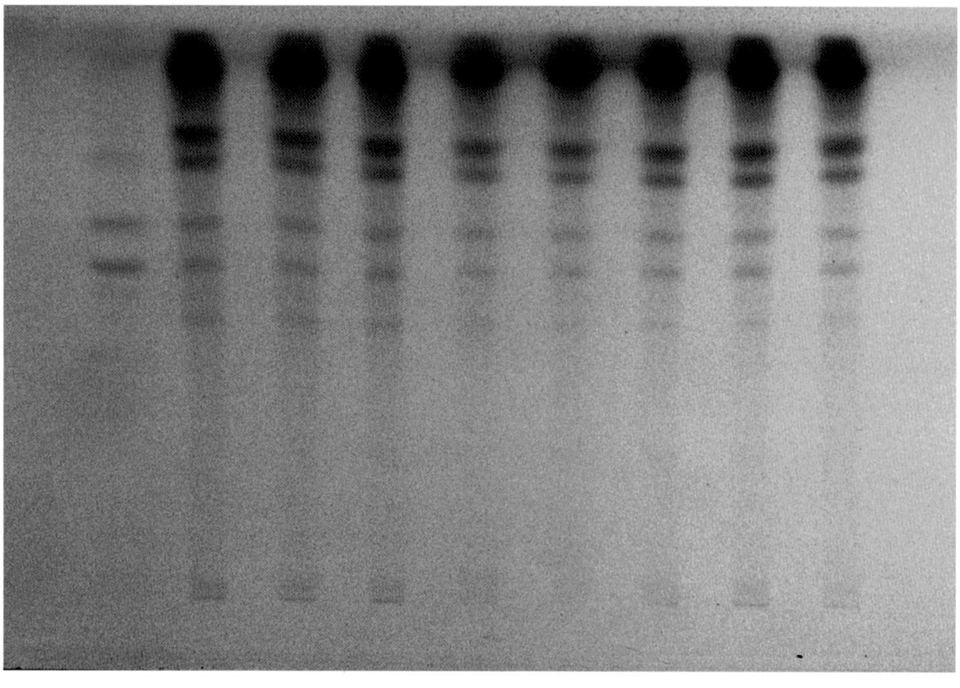

1　2　3　4　5　6　7　8　9

南杰丸薄层色谱图（一）

1—诃子对照药材　2~9—南杰丸样品

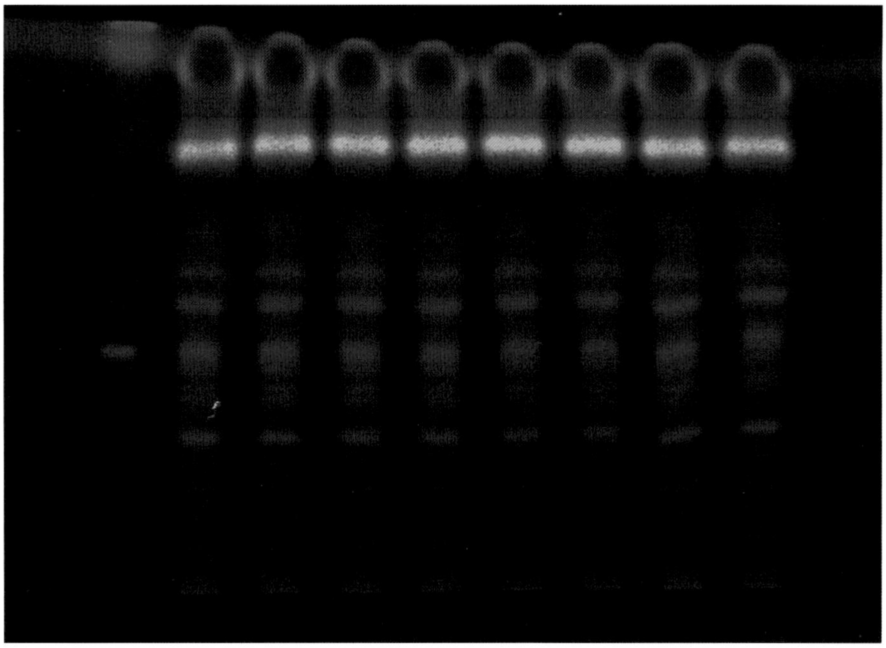

1　2　3　4　5　6　7　8　9

南杰丸薄层色谱图（二）

1—余甘子对照药材　2~9—南杰丸样品

【检查】**士的宁限量**　采用 HPLC 法，以马钱子总生物碱对照提取物（已标示士的宁含量）为对照，测定制剂中士的宁的含量。根据相关文献报道，马钱子经牛奶炮制或砂烫后，士的宁的含量降低约三分之一，按照《中国药典》（2020 年版）马钱子中士的宁上限（2.20%）降低三分之一计算，炮制后士的宁应不超过 0.73%，与马钱子粉中士的宁上限（0.82%）相近。在藏医中马钱子的炮制方法各异，导致士的宁含量差异较大，在制定限度时，暂且依据《中国药典》（2020 年版）马钱子粉中士的宁的上限规定，按照处方中马钱子的用量折算，规定“本品每 1 g 含马钱子以士的宁（$C_{21}H_{22}N_2O_2$）计，不得过 0.43 mg”。

【功能与主治】见《临床札记》。

起草单位：甘孜藏族自治州食品药品检验所

复核单位：眉山市食品药品检验检测中心

查楚西汤散 ཁྲག་འཁྲུགས་བཞི་ཐང་།

Chachuxitang San 查楚西汤

【处方】蒂达 400 g　　余甘子 200 g　　兔耳草 200 g

鸭嘴花 200 g

【制法】以上四味，粉碎成细粉，过筛，混匀，即得。

【性状】本品为灰棕色至黄棕色的粉末；气微香，味微辛、咸。

【鉴别】（1）取本品，置显微镜下观察：石细胞圆三角形或不规则形，直径 17~75 μm，壁厚，孔沟明显（余甘子）。石细胞类方形或长方形，孔沟明显，直径 30~60 μm（鸭嘴花）。薄壁细胞圆形或类圆形，直径 40~70 μm，内含浅棕色类圆形核状物（兔耳草）。

（2）取本品 1 g，加甲醇 10 ml，超声处理 20 分钟，滤过，滤液蒸干，残渣加甲醇 1 ml 使溶解，作为供试品溶液。另取松果菊苷对照品、毛蕊花糖苷对照品适量，加甲醇分别制成每 1 ml 各含 1 mg 的溶液，作为对照品溶液。照薄层色谱法（通则 0502）试验，吸取上述三种溶液各 5 μl，分别点于同一聚酰胺薄膜上，以甲醇 - 醋酸 - 水（2∶1∶7）为展开剂，展开，取出，晾干，置紫外光灯（365 nm）下检视。供试品色谱中，在与对照品色谱相应的位置上，显相同颜色的荧光斑点。

【检查】应符合散剂项下有关的各项规定（通则 0115）。

【浸出物】照醇溶性浸出物测定法（通则 2201）项下的热浸法测定，用 70% 乙醇作溶剂，不得少于 25.0%。

【功能与主治】ཁྲག་འཁྲུགས་ཚ་བ་རོལ་གསོད་དྭངས་སྙིགས་འབྱེད། །

清热凉血。用于血热引起的胸胁疼痛、肩背胀痛等。

【用法与用量】温开水送服。一次 0.5~3 g，一日 1~2 次；或遵医嘱。

【贮藏】密闭，防潮。

查楚西汤散质量标准起草说明

【制剂名称】制剂中文名为查楚西汤散，拼音名为 Chachuxitang San，藏文名为“ཁྲག་འཁྲུགས་བཞི་ཐང་།”，藏文音译名按《四部医典》德格版翻译为“查楚西汤”。

【处方来源】《四部医典》德格版《དཔལ་ལྡན་རྒྱུད་བཞི།》

ཁྲག་འཁྲུགས་བཞི་ཐང་ནི། ཏིག་ཏ་ཧོང་ལེན་སྐྱུ་རུ་བ་ཤ་ཀས། །ཁྲག་འཁྲུགས་ཚ་བ་རོལ་གསོད་དྭངས་སྙིགས་འབྱེད། །

【鉴别】（1）显微鉴别　本品粉末石细胞、薄壁细胞显微特征明显，易于查看。

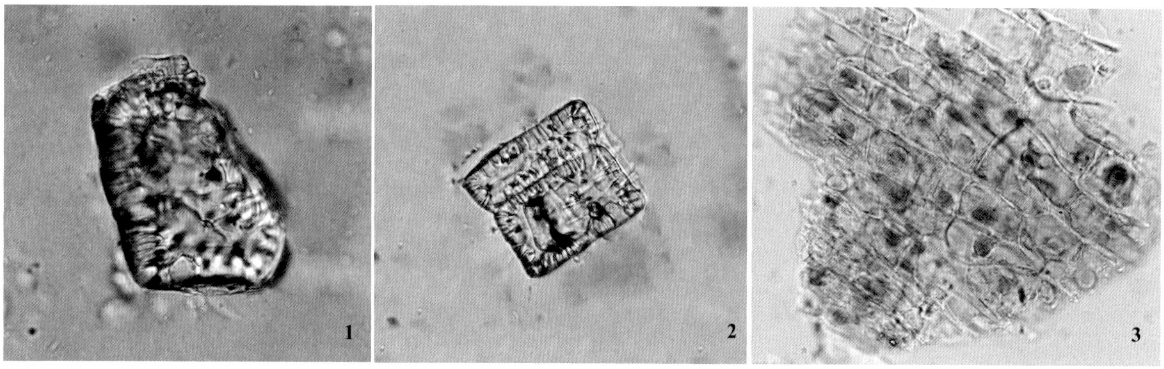

查楚西汤散粉末显微特征

1—石细胞（余甘子）　2—石细胞（鸭嘴花）　3—薄壁细胞（兔耳草）

（2）薄层鉴别　建立了以松果菊苷对照品、毛蕊花糖苷对照品为对照的薄层鉴别方法。

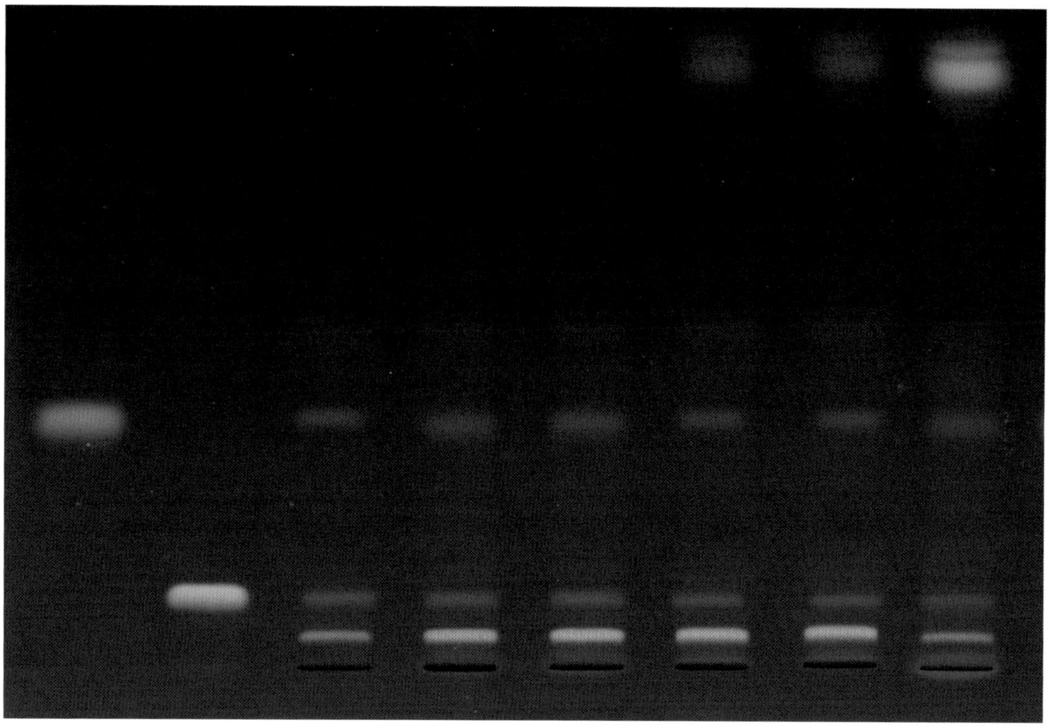

1　2　3　4　5　6　7　8

查楚西汤散薄层色谱图

1—松果菊苷对照品　2—毛蕊花糖苷对照品　3~8—查楚西汤散样品

【功能与主治】见《四部医典》德格版。

起草单位：阿坝藏族羌族自治州食品药品检验研究中心

复核单位：宜宾市食品药品检验检测中心

柏日丸 Bairi Wan

པད་རག་མདོག་ལྡན།

柏日朵登

【处方】余甘子 123 g　蜀葵花 102 g　刺柏膏 102 g
小檗皮 102 g　红花 88 g　蒺藜 88 g
山矾叶 82 g　紫草茸 82 g　茜草 82 g
大白芸豆 82 g　苏麦 33 g　渣驯膏 33 g
熊胆粉 1 g

【制法】以上十三味，除熊胆粉外，其余余甘子等十二味共粉碎成细粉，过筛；将熊胆粉研细，与上述粉末配研，过筛，混匀，用水泛丸，干燥，即得。

【性状】本品为黄棕色至黑棕色的水丸；气微香，味涩、微苦。

【鉴别】（1）取本品，置显微镜下观察：导管多破碎成块片或成片散列，主为具缘纹孔导管，直径 30~100 μm（茜草）。花粉粒类圆形、椭圆形或橄榄形，直径约至 60 μm，具 3 个萌发孔，外壁有齿状突起（红花）。草酸钙簇晶易见，直径 15~27（~50）μm（山矾叶）。

（2）取本品 5 g，研细，加乙醇 50 ml，超声处理 30 分钟，滤过，滤液蒸干，残渣加水 20 ml 使溶解，加乙酸乙酯 30 ml 振摇提取，取乙酸乙酯液，蒸干，残渣加甲醇 1 ml 使溶解，作为供试品溶液。另取余甘子对照药材 0.5 g，加乙醇 10 ml，同法制成对照药材溶液。照薄层色谱法（通则 0502）试验，吸取上述两种溶液各 5 μl，分别点于同一聚酰胺薄膜上，以乙酸乙酯 - 甲酸（3∶1）为展开剂，展开，取出，晾干，喷以 5% 三氯化铁乙醇溶液。供试品色谱中，在与对照药材色谱相应的位置上，显相同颜色的斑点。

（3）取本品 3 g，研细，加丙酮 30 ml，超声处理 20 分钟，滤过，弃去滤液，药渣再加丙酮 30 ml，同上述操作，药渣加 80% 丙酮溶液 20 ml，超声处理 30 分钟，滤过，滤液蒸干，残渣加 80% 丙酮溶液 1 ml 使溶解，作为供试品溶液。另取红花对照药材 0.5 g，同法制成对照药材溶液。照薄层色谱法（通则 0502）试验，吸取上述两种溶液各 2~5 μl，分别点于同一硅胶 G 薄层板上，以乙酸乙酯 - 甲醇 - 甲酸 - 水（7∶0.4∶2∶3）为展开剂，展开，取出，晾干。供试品色谱中，在与对照药材色谱相应的位置上，显相同颜色的斑点。

【检查】除溶散时限外，应符合丸剂项下有关的各项规定（通则 0108）。

【浸出物】照醇溶性浸出物测定法（通则 2201）项下的热浸法测定，用 70% 乙醇作溶剂，不得少于 22.0%。

【功能与主治】ཚ་འཛོག་གྲང་འཛོག་གྲང་འཐབ་དང་། །འགྲམས་ཁྲག་སྨད་དུ་ལྷུང་བ་དང་། །གཅིན་ཁ་སྐྱི་དང་འཚེར་བ་སོགས།། མཁལ་མའི་འགྲམས་ལ་འདི་རང་ཟབ། །

补肾，止带，通淋。用于尿频尿急，腰腿痛，赤白带下，月经不调，遗精等。

【用法与用量】温开水送服或嚼服。一次 0.5~3 g，一日 1~2 次；或遵医嘱。

【规格】（1）每 4 丸重 1 g；（2）每丸重 0.5 g；（3）每丸重 1~1.5 g

【贮藏】密封。

柏日丸质量标准起草说明

【制剂名称】制剂中文名为柏日丸，拼音名为 Bairi Wan，藏文名为“པད་རག་མདོག་ལྡན།”，藏文音译名按《中国医学百科全书 · 藏医分卷》翻译为“柏日朵登”。

【处方来源】《中国医学百科学全书 · 藏医分卷》《གྱུང་གོའི་གསོ་རིག་ཀུན་འདུས་ལས་བོད་ཀྱི་གསོ་བ་རིག་པ།》

པད་རག་མདོག་ལྡན། ཏ་ལའི་མེ་ཏོག་ཞེ·75དང་། གུར་གུམ་ཞེ·80 སུག་སྨེལ་ཞེ·25 སྐྱུ་རུ་ར་ཞེ·50 ཤུ་མཁན་ཞེ·60 རྒྱ་སྐྱེགས་ཞེ·60 བཙོད་ཞེ·60 ཤུག་ཚེར་ཁ་དྲ་ཞེ·25 བྲག་ཞུན་ཁ་དྲ་ཞེ·25 མཁལ་ཞོ་དཀར་པོ་ཞེ·35 སྐྱེར་ཤུན་ཞེ·75 གཟེ་མ་ཞེ·65 དོམ་མཁྲིས་ཞེ·7. 5བཅས་སྦྱར་བའོ། །

【鉴别】（1）显微鉴别　本品粉末导管、花粉粒、草酸钙簇晶显微特征明显，易于查看。

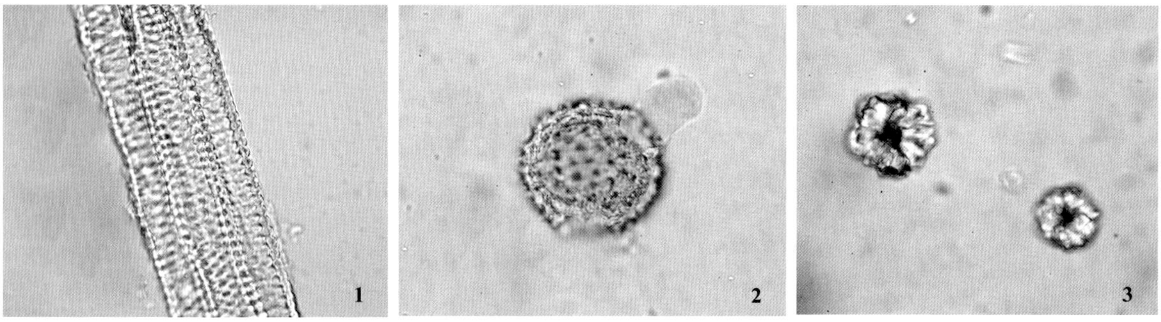

柏日丸粉末显微特征

1—导管（茜草）　2—花粉粒（红花）　3—草酸钙簇晶（山矾叶）

（2）薄层鉴别　分别建立了以余甘子对照药材、红花对照药材为对照的薄层鉴别方法。

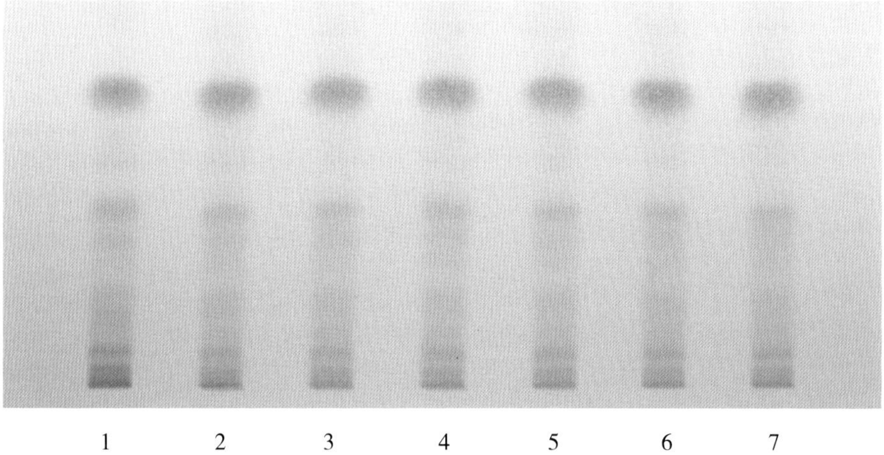

1　2　3　4　5　6　7

柏日丸薄层色谱图（一）

1—余甘子对照药材　2~7—柏日丸样品

1　2　3　4　5　6　7

柏日丸薄层色谱图（二）

1—红花对照药材　2~7—柏日丸样品

【功能与主治】 见《中国医学百科全书·藏医分卷》。

起草单位：甘孜藏族自治州食品药品检验所
复核单位：资阳市食品药品检验检测中心

俄久汤散 ཨ་སྐྱུར་ཐང་།

Ejiutang San 俄久汤

【处方】芫荽 667 g　　　　余甘子 333 g

【制法】以上二味，粉碎成细粉，过筛，混匀，即得。

【性状】本品为黄色至黄棕色的粉末；气香，味微辣、咸。

【鉴别】（1）取本品，置显微镜下观察：石细胞圆三角形或不规则形，直径 17~75 μm，壁厚，孔沟明显；纤维单个散在或数个成群，长条形，直径 12~29 μm，两端多圆钝，壁厚而木化，有的胞腔内含黄棕色物；种皮表皮细胞呈不规则状多角形或类方形，壁厚（余甘子）。草酸钙簇晶可见（芫荽）。

（2）取本品 2 g，加甲醇 20 ml，超声处理 20 分钟，滤过，滤液蒸干，残渣加甲醇 1 ml 使溶解，作为供试品溶液。另取余甘子对照药材 0.5 g，同法制成对照药材溶液。再取没食子酸对照品，加甲醇制成每 1 ml 含 1 mg 的溶液，作为对照品溶液。照薄层色谱法通则（0502）试验，吸取上述三种溶液各 2~4 μl，分别点于同一硅胶 GF_{254} 薄层板上，以三氯甲烷 - 甲酸乙酯 - 甲酸（5∶5∶1）为展开剂，展开，取出，晾干，置紫外光灯（254 nm）下检视。供试品色谱中，在与对照药材色谱和对照品色谱相应的位置上，显相同颜色的斑点。

【检查】应符合散剂项下有关的各项规定（通则 0115）。

【浸出物】照醇溶性浸出物测定法（通则 2201）项下的热浸法测定，用 70% 乙醇作溶剂，不得少于 16.0%。

【功能与主治】གཅིན་པ་བབས་ཉུང་བ། མིག་དང་རྐང་འབོལ་སྐྲངས་པ། དབུགས་ཧམ་པ། གཟུགས་པོ་ལྕི་བ། ཡི་ག་མེད་པ།

利尿消肿。用于水肿引起的尿闭、浮肿、胸闷、乏力、食欲不振、口干等。

【用法与用量】温开水送服。一次 0.5~3 g，一日 1~2 次；或遵医嘱。

【贮藏】密闭，防潮。

俄久汤散质量标准起草说明

【制剂名称】制剂中文名为俄久汤散，拼音名为 Ejiutang San，藏文名为“ཨ་སྐྱུར་ཐང་།”，藏文音译名按《藏医秘诀经方利乐宝库》翻译为“俄久汤”。

【处方来源】《藏医秘诀经方利乐宝库》《གཅེས་བསྡུས་ཕན་བདེའི་སྙིང་པོ།》

ཨ་སྐྱུར་ལྔ་མོ་ཐང་ནི་གདུས་སྐོལ་འཇམས། །དམུ་ཆུ་ལ་སོགས་ཆུ་སྐྲན་ཧ་ཐུབ་གཏོང་། །

【鉴别】（1）显微鉴别　本品粉末石细胞、纤维、种皮表皮细胞等显微特征明显，易于查看。

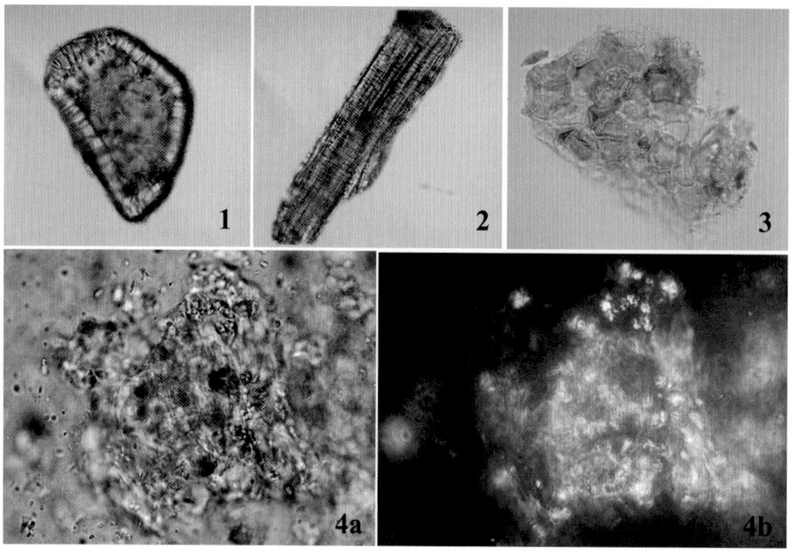

俄久汤散显微特征

1—石细胞（余甘子）　2—纤维（余甘子）　3—种皮表皮细胞（余甘子）
4a—草酸钙簇晶（芫荽）　4b—草酸钙簇晶（偏光）（芫荽）

（2）薄层鉴别　建立了以没食子酸对照品、余甘子对照药材为对照的薄层鉴别方法。

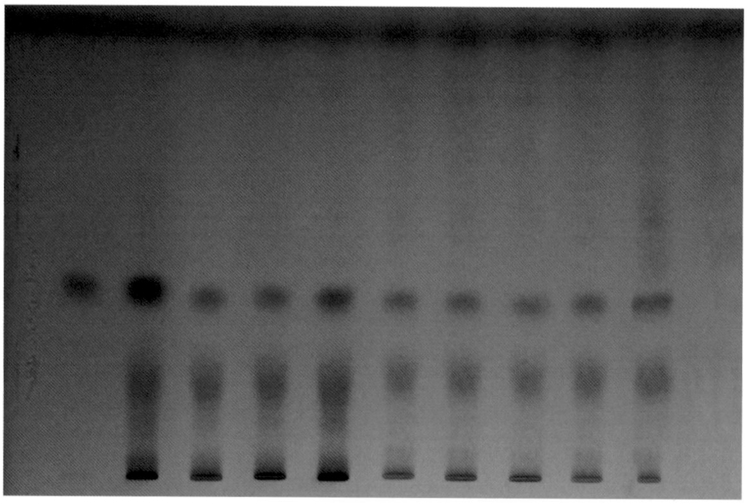

1　2　3　4　5　6　7　8　9　10

俄久汤散薄层色谱图

1—没食子酸对照品　2—余甘子对照药材　3~10—俄久汤散样品

【功能与主治】 见《藏医秘诀经方利乐宝库》。

起草单位：阿坝藏族羌族自治州食品药品检验研究中心
复核单位：宜宾市食品药品检验检测中心

将葵三味甘露丸 བྱང་ཁུད་བདུད་རྩི་གསུམ་སྦྱོར།

Jiangkui Sanwei Ganlu Wan 将葵堆孜松觉

【处方】寒水石 750 g　　朱砂 125 g　　洼瓣花 125 g

【制法】以上三味，粉碎成细粉，过筛，混匀，用水泛丸，干燥，即得。

【性状】本品为灰褐色至红棕褐色的水丸；气微，味咸、微苦。

【鉴别】（1）取本品，置显微镜下观察：不规则块片状晶体无色，边缘具明显的平直纹理（寒水石）。纤维易见，排列成束，呈长条形，平直或一侧略突起；花粉粒呈类球形或椭圆形，单个散在，单萌发孔（洼瓣花）。不规则细小颗粒暗红棕色，有光泽，边缘暗黑色（朱砂）。

（2）取本品 5 g，研细，加入乙醇 50 ml，加热回流 30 分钟，放冷，滤过，滤液加入 5 ml 盐酸，加热回流 1 小时，取出，浓缩至约 2 ml，加入水 5 ml 摇匀，加乙酸乙酯提取 2 次，每次 5 ml，合并乙酸乙酯液，蒸干，残渣加甲醇 1 ml 使溶解，作为供试品溶液。另取槲皮素对照品，加甲醇制成每 1 ml 含 0.5 mg 的溶液，作为对照品溶液。照薄层色谱法（通则 0502）试验，吸取上述两种溶液各 5 μl，分别点于同一硅胶 G 薄层板上，以甲苯 - 乙酸乙酯 - 甲酸（5∶2∶1）的上层溶液为展开剂，展开，取出，晾干，喷以三氯化铝试液，置紫外光灯（365 nm）下检视。供试品色谱中，在与对照品色谱相应的位置上，显相同颜色的荧光斑点。

【检查】除溶散时限外，应符合丸剂项下有关的各项规定（通则 0108）。

【浸出物】照醇溶性浸出物测定法（通则 2201）项下的热浸法测定，用 70% 乙醇作溶剂，不得少于 5.0%。

【功能与主治】བརྡབས་ཆག་སྦྱོང་བ་དང་། རུས་པ་གས་ཆག་སྤོར་བ། ཟུག་གཟེར་ཆེ་བ། གཉན་སྐྲངས་དང་རྨ་སོགས་ལ་ཕན།

消炎止痛，化瘀接骨。用于骨折，骨膜炎，跌打损伤。

【用法与用量】温开水送服或嚼服。一次 0.5~2 g，一日 1~2 次；或遵医嘱。

【注意】本品含朱砂，不宜大量服用或少量久服；孕妇及肝肾功能不全者禁用。

【规格】（1）每 4 丸重 1 g；（2）每丸重 0.5 g；（3）每丸重 1~1.5 g

【贮藏】密封。

将葵三味甘露丸质量标准起草说明

【制剂名称】制剂中文名为将葵三味甘露丸，拼音名为 Jiangkui Sanwei Ganlu

Wan，藏文名为“བྱང་ཁུད་བདུད་རྩི་སུམ་སྦྱོར།”，藏文音译名按《临床札记·庄严》翻译为“将葵堆孜松觉”。

【处方来源】《临床札记·庄严》《ཟིན་ཏིག་མཛེས་རྒྱན་བདུད་རྩི་སྨན་མཛོད།》

མགོ་བོ་ཆག་པའི་སྨན་གྱི་སྦྱོར་སྡེ་ལ། །བྱང་མོ་ཁུད་པའི་བདུད་རྩི་སུམ་སྦྱོར་ནི། །མཚན་མོའི་འོད་ཅན་（ཅོང་ཞི་）ཆ་དྲུག་འོང་བ་ལ། །ཉིན་བྱེད་（རྒྱ་མཚལ་）སྨན་དང་སྒྲོ་འབྱེད་（རྡོ་ཤ་བ་）ཆ་རེ་བསྡེབས། །གཞན་གྱིས་མཐོང་ན་འདྲིད་ཅིང་ནུས་པ་འཆོར། །རྩི་བཞིན་བཏགས་ལ་པར་བུ་བཟང་པོར་བཅང་། །ཐུར་མགོ་འཁྲིང་ཕྱེད་ལྷག་ཙམ་ཆང་གིས་དབུལ། །གུང་གཉིས་བཏང་ངམ་ཞག་རེ་ཐུན་རེ་བྱ། །རྨས་ཚབས་ཆེ་ཆུང་རིག་པའི་མདའ་ཡིས་བསྟུན། །གཞན་ཡང་སྡོ་གསུམ་རྡོ་གསུམ་རྩི་གསུམ་གྱི། །ལག་ལེན་དགྲ་འཐབ་རྩལ་བཞིན་བསླབ་བྱས་ན། །ཚབས་ཆེའི་མགོ་ཆག་དཔྱད་ལས་ངེས་པར་རྒྱལ། །

【鉴别】（1）显微鉴别　本品粉末不规则块片、纤维、花粉粒等显微特征明显，易于查看。

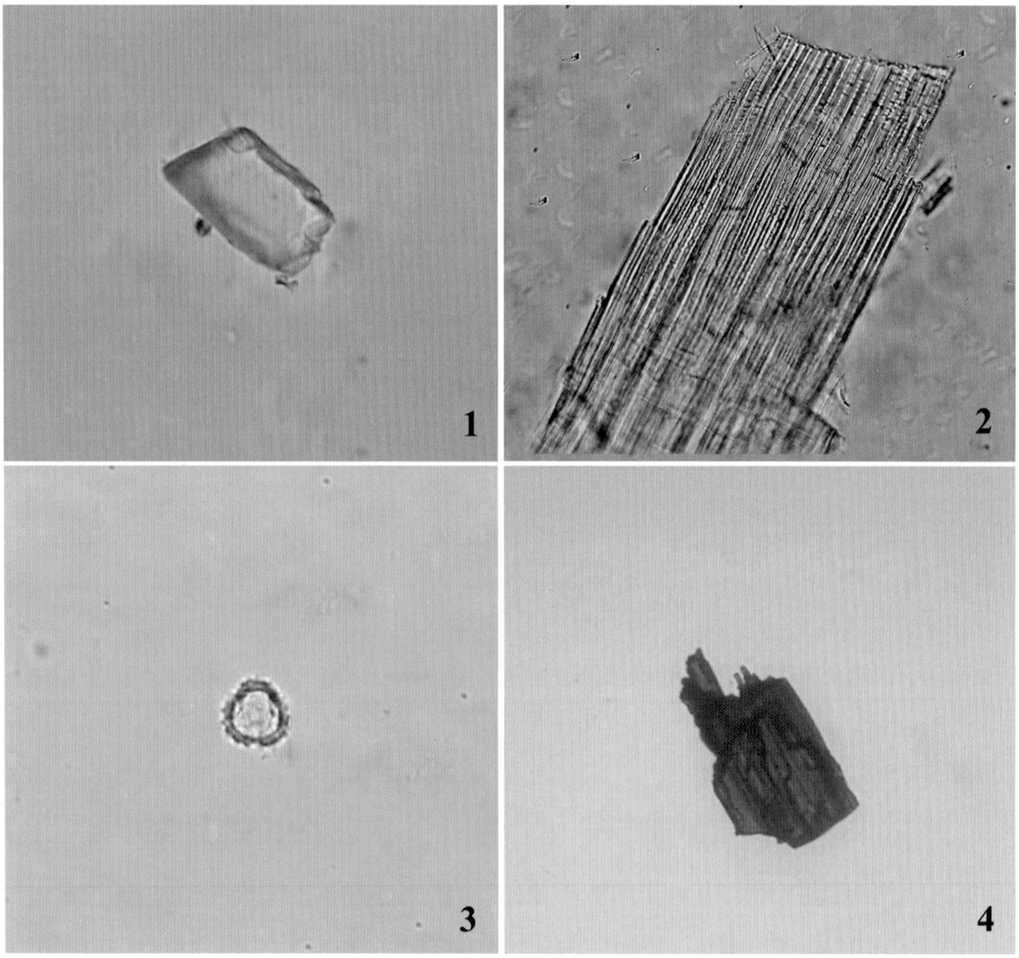

将葵三味甘露丸粉末显微特征

1—不规则块片（寒水石）　2—纤维（洼瓣花）　3—花粉粒（洼瓣花）　5—不规则细小颗粒（朱砂）

（2）薄层鉴别　建立了以槲皮素对照品为对照的薄层鉴别方法。

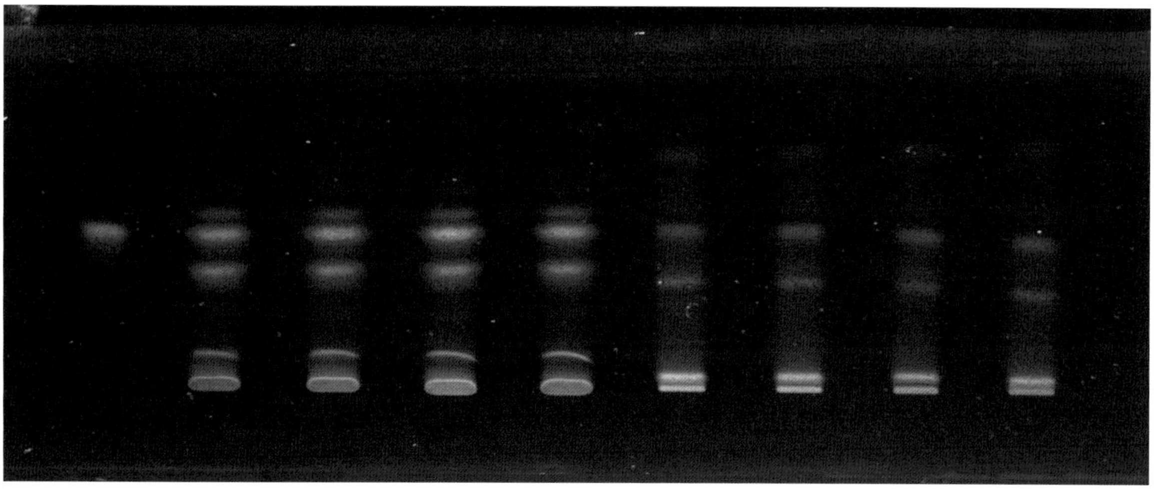

1　2　3　4　5　6　7　8　9

将葵三味甘露丸薄层色谱图

1—槲皮素对照品　2~9—将葵三味甘露丸样品

【功能与主治】 见《临床札记·庄严》。

起草单位：凉山州食品药品检验所

复核单位：成都市药品检验研究院

姜黄调经丸 མངལ་ཁྲག་འཛག་གཅོད།

Jianghuang Tiaojing Wan 安查扎决

【处方】姜黄 667 g　　　　山矾叶 333 g

【制法】以上二味，粉碎成细粉，过筛，混匀，用水泛丸，干燥，即得。

【性状】本品为黄棕色至黑棕色的水丸；气微香，味微辣、咸。

【鉴别】（1）取本品，置显微镜下观察：糊化淀粉粒类圆形，壁清晰可见；梯纹、螺纹及网纹导管可见，淡黄色（姜黄）。草酸钙簇晶易见，直径 15~27（~50）μm；表皮细胞类长方形，壁厚，角质化（山矾叶）。

（2）取本品 0.5 g，研细，加无水乙醇 20 ml，超声处理 30 分钟，滤过，滤液蒸干，残渣加无水乙醇 2 ml 使溶解，作为供试品溶液。另取姜黄对照药材 0.2 g，同法制成对照药材溶液。照薄层色谱法（通则 0502）试验，吸取上述两种溶液各 2 μl，分别点于同一硅胶 G 薄层板上，以三氯甲烷 - 甲醇 - 甲酸（96∶4∶0.7）为展开剂，展开，取出，晾干，分别置日光和紫外光灯（365 nm）下检视。供试品色谱中，在与对照药材色谱相应的位置上，显相同颜色的斑点或荧光斑点。

【检查】除溶散时限外，应符合丸剂项下有关的各项规定（通则 0108）。

【浸出物】照醇溶性浸出物测定法（通则 2201 ）项下的热浸法测定，用 70% 乙醇作溶剂，不得少于 16.0%。

【功能与主治】མངལ་ཁྲག་འཛག་པ་གཅོད་པའི་མཆོག །

调经止血。用于崩漏症。

【用法与用量】温开水送服或嚼服。一次 0.5~3 g，一日 1~2 次；或遵医嘱。

【规格】（1）每 4 丸重 1 g；（2）每丸重 0.5 g；（3）每丸重 1~1.5 g

【贮藏】密封。

姜黄调经丸质量标准起草说明

【制剂名称】制剂中文名为姜黄调经丸，拼音名为 Jianghuang Tiaojing Wan，藏文名为“མངལ་ཁྲག་འཛག་གཅོད།”，藏文音译名按《德格拉曼医集》翻译为“安查扎决”。

【处方来源】《德格拉曼医集》《སྡེ་དགེ་ཟླ་སྨན་རིན་ཆེན་འོད་ཟེར་སྨན་ཡིག་གཅེས་བཏུས།》

མངལ་ཁྲག་འཛག་གཅོད་ནི། སེང་ཕྲོམ་ཡུང་བ་གཉིས་པོ་སྦྱར་བ་ཡིས། །མངལ་ཁྲག་འཛག་པ་གཅོད་པའི་གདམས་ངག་ཡིན། །

【鉴别】（1）显微鉴别　本品粉末淀粉粒、导管、草酸钙簇晶等显微特征明显，易于查看。

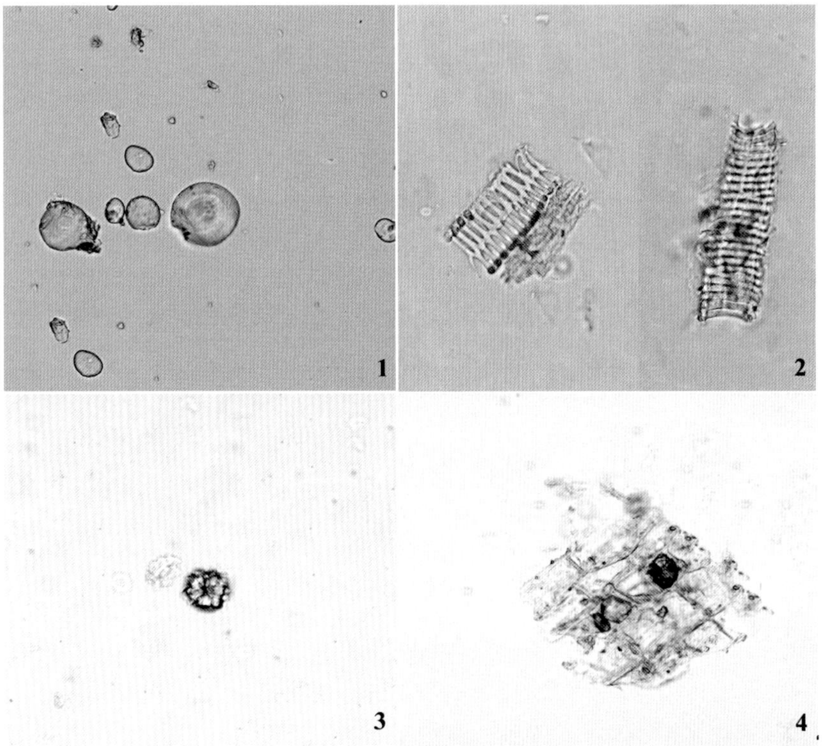

姜黄调经丸粉末显微特征

1—淀粉粒（姜黄）　2—导管（姜黄）　3—草酸钙簇晶（山矾叶）　4—表皮细胞（山矾叶）

（2）薄层鉴别　建立了以姜黄对照药材为对照的薄层鉴别方法。

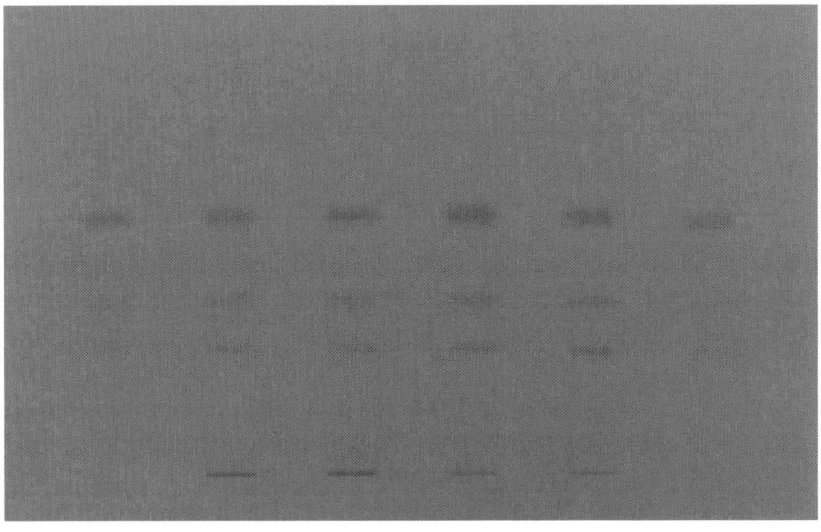

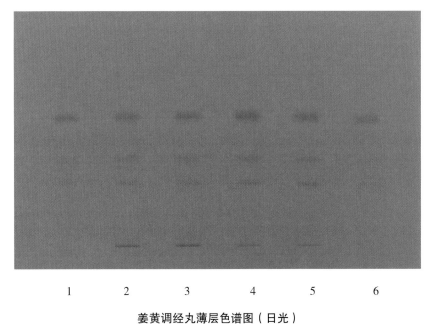

姜黄调经丸薄层色谱图（日光）

1—姜黄对照药材　2~5—姜黄调经丸样品

1　　2　　3　　4　　5　　6

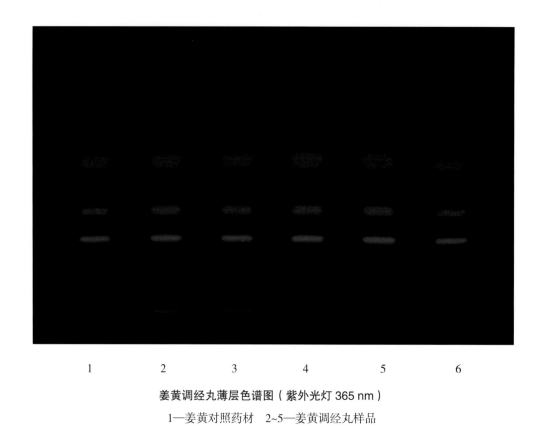

姜黄调经丸薄层色谱图（紫外光灯 365 nm）

1—姜黄对照药材　2~5—姜黄调经丸样品

【功能与主治】见《德格拉曼医集》。

起草单位：甘孜藏族自治州食品药品检验所

复核单位：内江市食品药品检验检测中心

格琼丸 གུར་ཁྱུང་།

Geqiong Wan 格尔琼

【处方】红花 145 g　丁香 141 g　朱砂 141 g
诃子 117 g　毛诃子 117 g　余甘子 120 g
藏菖蒲 60 g　川木香 40 g　紫檀香 23 g
大托叶云实 23 g　榜嘎 23 g　水牛角 23 g
人工麝香 10 g　人工牛黄 12 g　榜那 5 g

【制法】以上十五味，除水牛角、人工麝香、人工牛黄、榜嘎、榜那外，其余红花等十味共粉碎成细粉，过筛；将水牛角、人工麝香、人工牛黄、榜嘎、榜那研细，与上述粉末配研，过筛，混匀，用水泛丸，干燥，即得。

【性状】本品为黄棕色至深棕色的水丸；气微香，味酸、微涩。

【鉴别】（1）取本品，置显微镜下观察：花粉粒类圆形、椭圆形或橄榄形，直径约至 60 μm，具 3 个萌发孔，外壁有齿状突起（红花）。石细胞类方形、类多角形或呈纤维状，直径 14~40 μm，长至 130 μm，壁厚，孔沟细密（诃子）。薄壁细胞，直径 32~65 μm，细胞内常有草酸钙结晶（余甘子）。油细胞类圆形或不规则形，棕色，直径约至 50 μm（藏菖蒲）。

（2）取本品 4 g，研细，加甲醇 20 ml，超声处理 30 分钟，滤过，滤液作为供试品溶液。另取没食子酸对照品适量，加甲醇制成每 1 ml 含有 1 mg 的溶液，作为对照品溶液。照薄层色谱法（通则 0502）试验，吸取上述两种溶液各 5 μl，分别点于同一硅胶 G 薄层板上，以三氯甲烷 - 乙酸乙酯 - 甲酸（3∶2∶1）为展开剂，展开，取出，晾干，喷以 1% 三氯化铁乙醇溶液，在 105℃加热至斑点显色清晰。供试品色谱中，在与对照品色谱相应的位置上，显相同颜色的斑点。

（3）取本品 5 g，研细，加乙醇 50 ml，加热回流 30 分钟，滤过，滤液蒸干，残渣加乙醇 1 ml 使溶解，作为供试品溶液。另取藏菖蒲对照药材 0.5 g，加乙醇 20 ml，同法制成对照药材溶液。照薄层色谱法（通则 0502）试验，吸取上述两种溶液各 5~10 μl，分别点于同一硅胶 G 薄层板上，以石油醚（60~90℃）- 乙酸乙酯（4∶1）为展开剂，展开，取出，晾干，喷以 10% 硫酸乙醇溶液，在 105℃加热至斑点显色清晰，置紫外光灯（365 nm）下检视。供试品色谱中，在与对照药材色谱相应的位置上，显相同颜色的荧光斑点。

（4）取本品 5 g，研细，加乙醚 50 ml，超声处理 30 分钟，滤过，滤液挥干，残渣加甲醇 1 ml 使溶解，作为供试品溶液。另取去氢木香内酯对照品，加入甲醇制成每 1 ml 含有 1 mg 的溶液，作为对照品溶液。照薄层色谱法（通则 0502）试验，吸取上述两种溶液各 10 μl，分别点于同一硅胶 G 薄层板上，以甲苯 - 乙酸乙酯（19∶1）为展开剂，展开，取出，晾干，喷以 5% 香草醛硫酸溶液，加热至斑点显色清晰。供试品色谱中，在与对照品色谱相应的位置上，显相同颜色的斑点。

【检查】**双酯型生物碱限量** 取本品适量，研细，取约 15 g，精密称定，置具塞锥形瓶中，加氨试液适量使润透，加二氯甲烷 100 ml，摇匀，超声处理（功率 300 W，频率 40 kHz）30 分钟，滤过，滤液于 50℃以下挥至约 20 ml，用 2% 盐酸溶液振摇提取 2 次，每次 20 ml，合并水溶液，用氨试液调节 pH 值至 8~9，用二氯甲烷振摇提取 3 次，每次 20 ml，合并二氯甲烷液，用无水硫酸钠脱水，低温挥干，残渣用 10% 甲醇（用磷酸调节 pH 值至 2）使溶解，转移至 5 ml 量瓶中，加上述 10% 甲醇至刻度，摇匀，滤过，取续滤液作为供试品溶液。取乌头双酯型生物碱对照提取物（已标示新乌头碱、次乌头碱和乌头碱的含量）约 10 mg，精密称定，置 25 ml 量瓶中，加上述 10% 甲醇使溶解并稀释至刻度，摇匀，精密量取 1 ml，置 25 ml 量瓶中，加上述 10% 甲醇稀释至刻度，摇匀，作为对照品溶液。照高效液相色谱法（通则 0512）试验，以十八烷基硅烷键合硅胶为填充剂；以乙腈为流动相 A，以 0.2% 冰醋酸（用三乙胺调节 pH 值至 6.2）为流动相 B，按下表中的规定进行梯度洗脱，检测波长 235 nm，理论板数按新乌头碱峰计算应不低于 2 000。分别精密吸取供试品溶液与对照品溶液各 20 μl，注入液相色谱仪，测定，计算。本品每 1 g 含榜那和榜嘎以乌头碱（$C_{34}H_{47}NO_{11}$）、次乌头碱（$C_{33}H_{45}NO_{10}$）和新乌头碱（$C_{33}H_{45}NO_{11}$）的总量计，不得过 0.011 mg。

时间（分钟）	流动相 A（%）	流动相 B（%）
0~44	21 → 31	79 → 69
44~65	31 → 35	69 → 65
65~70	35	65

其他 除溶散时限外，应符合丸剂项下有关的各项规定（通则 0108）。

【浸出物】照醇溶性浸出物测定法（通则 2201）项下的热浸法测定，用 70% 乙醇作溶剂，不得少于 32.0%

【功能与主治】ཡ་མ་དཀར་ནག་ཁྲ་གསུམ་ཏྲིག་གྲུམ་དང་། །མཁལ་ནད་གསར་རྙིང་ཆུ་སེར་དཀར་ནག་གཉན། །ཚ་དཀར་ནད་དང་གཟའ་ནད་མཛེ་ཀུན་སེལ། །

消炎止痛，固肾保肝。用于肝虫病，肝硬化，肾盂肾炎，鼻窦炎，关节炎。

【用法与用量】温开水送服或嚼服。一次 0.5~1.5 g，一日 1~2 次；或遵医嘱。

【注意】本品含朱砂，不宜大量服用或少量久服；孕妇及肝肾功能不全者禁用。

【规格】（1）每 4 丸重 1 g；（2）每丸重 0.5 g；（3）每丸重 1~1.5 g

【贮藏】密封。

格琼丸质量标准起草说明

【制剂名称】 制剂中文名为格琼丸，拼音名为 Geqiong Wan，藏文名为“གུར་ཁྱུང་།”，藏文音译名按《藏药验方精选：长生宝曼》翻译为“格尔琼”。

【处方来源】《藏药验方精选：长生宝曼》《གཅེས་བསྡུས་འཆི་མེད་ནོར་བུའི་ཕྲེང་བ།》

གུར་ཁྱུང་ཞེས་བྱ་མཁས་འགའི་བཞེད་སྲོལ་ནི། །གུར་ཀུམ་བཅུ་གསུམ་ཁྱུང་ལྔ་བསྡེབས་པ་ཡིས། །མགོ་སྲིན་ཡ་མ་ནག་པོ་དོན་སྙིང་དང་། །ཚད་རིམས་ཡ་མ་སྨྱ་ནད་སེལ་བའི་མཆོག །（གུར་གུམ་བཅུ་གསུམ་ནི། གུར་གུམ་ལི་ཤི་གི་ཝང་བསེ་རུ་མཚལ། །ཙན་དན་སླ་རྩི་འཇམ་འབྲས་པོད་ང་དཀར། །རུ་རྟ་འབྲས་བུ་གསུམ་དང་བཅས། ཕྱི་རྒྱུད་གཞུང་དུ་བསྟན་པ་དང་འདྲ།）（ཁྱུང་ལྔ་ནི་སྨན་ཆེན། ཨ་རུ་ར། ཤུ་དག སླ་རྩི། རུ་རྟ།）

【鉴别】（1）显微鉴别　本品粉末花粉粒、石细胞、薄壁细胞显微特征明显，易于查看。

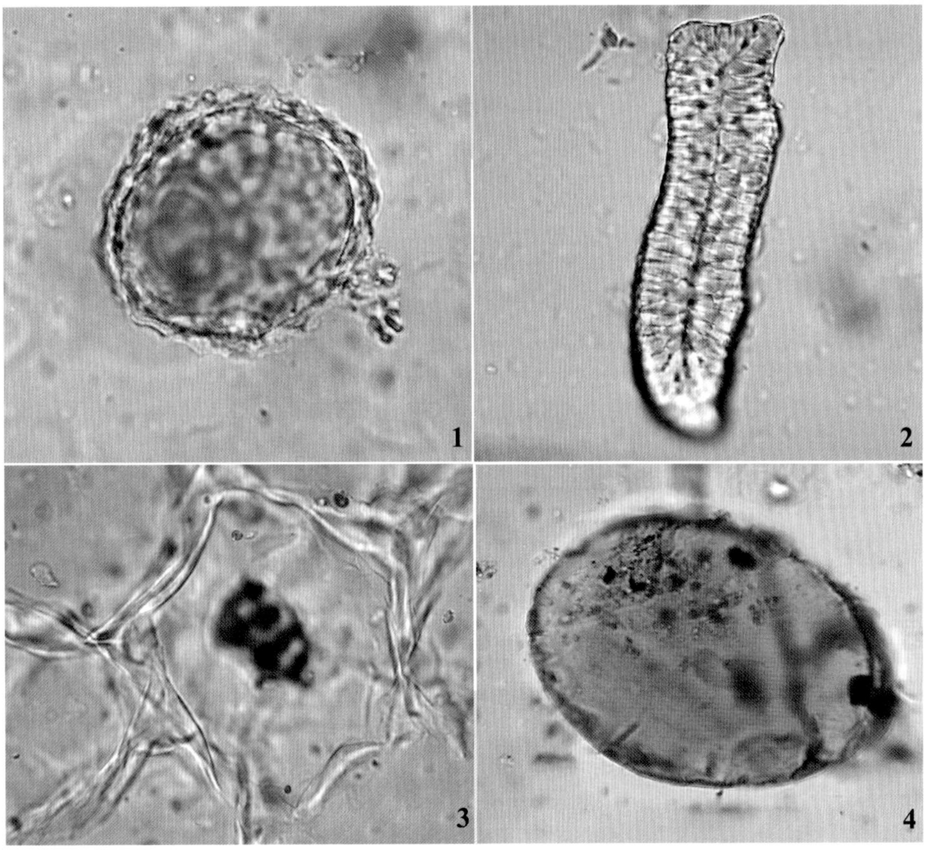

格琼丸粉末显微特征

1—花粉粒（红花）　2—石细胞（诃子）　3—薄壁细胞（余甘子）　4—油细胞（藏菖蒲）

（2）薄层鉴别　分别建立了以没食子酸对照品、藏菖蒲对照药材及去氢木香内酯对照品为对照的薄层鉴别方法。

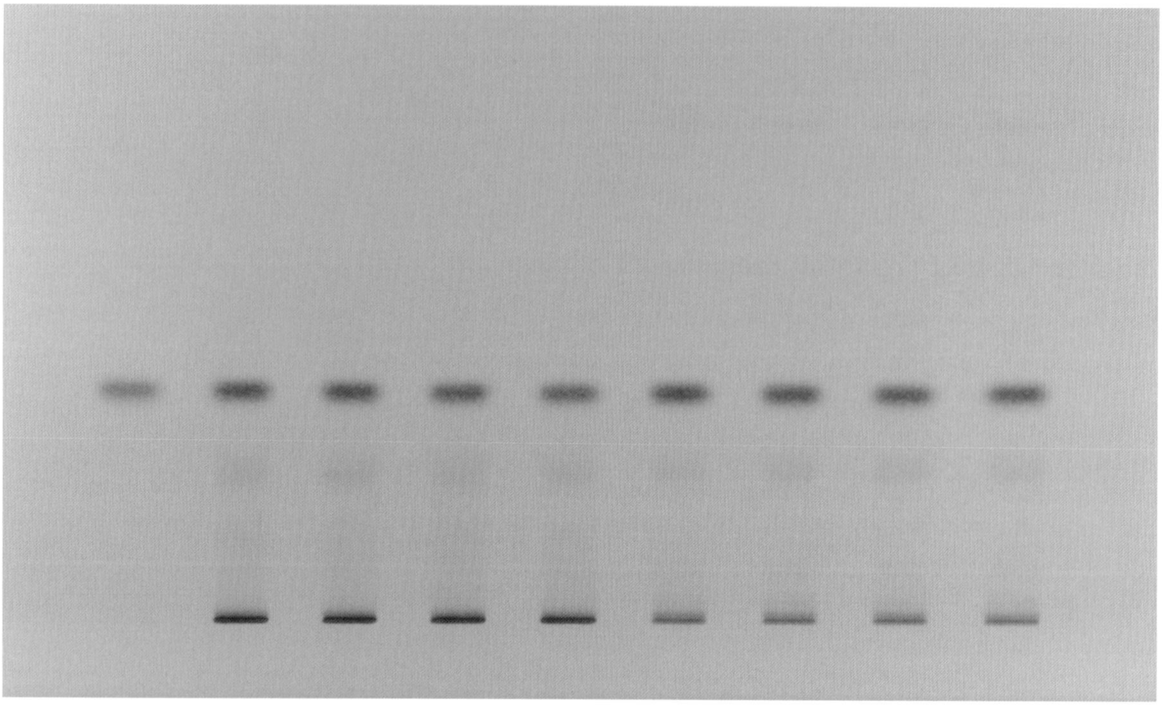

1　2　3　4　5　6　7　8　9

格琼丸薄层色谱图（一）

1—没食子酸对照品　2~9—格琼丸样品

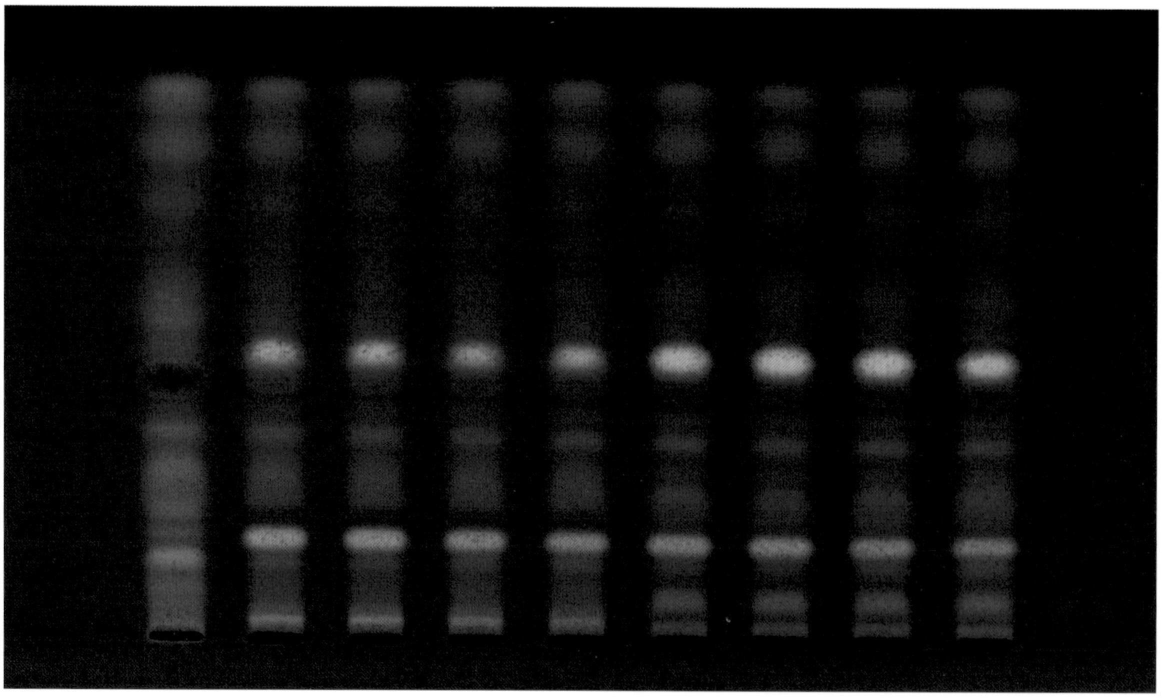

1　2　3　4　5　6　7　8　9

格琼丸薄层色谱图（二）

1—藏菖蒲对照药材　　2~9—格琼丸样品

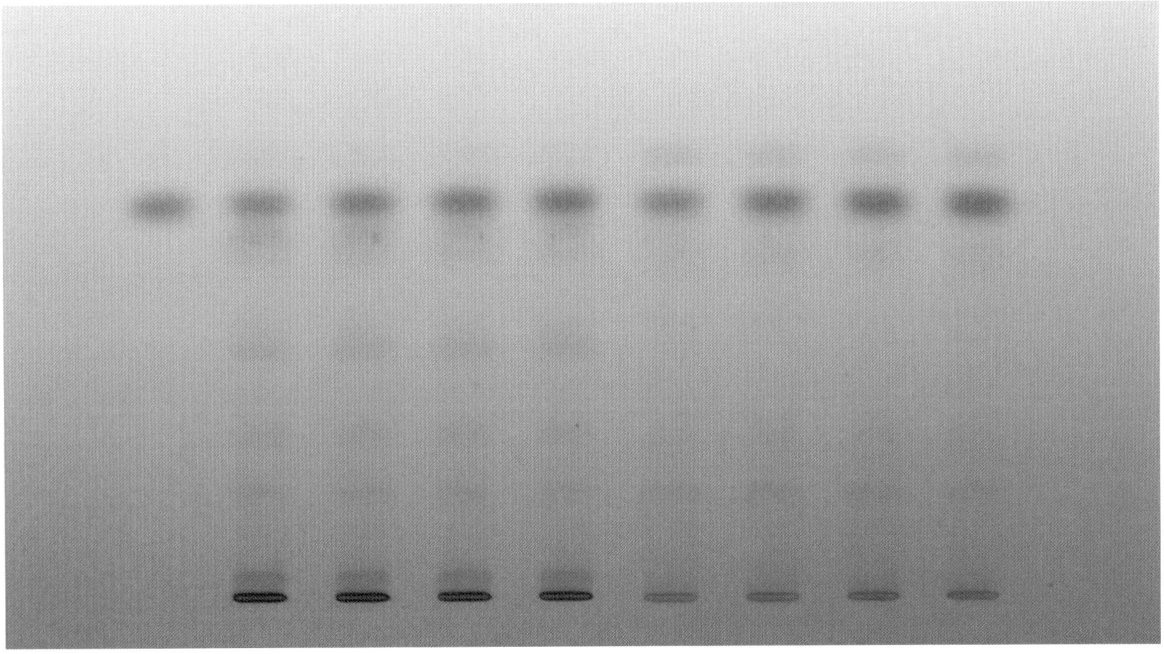

1　2　3　4　5　6　7　8　9

格琼丸薄层色谱图（三）

1—去氢木香内酯对照品　2~9—格琼丸样品

【检查】**双酯型生物碱限量**　采用 HPLC 法，以乌头双酯型生物碱对照提取物（已标示新乌头碱、次乌头碱和乌头碱的含量）为对照，测定制剂中乌头双酯型生物碱的含量。藏药榜那为毛茛科植物伏毛铁棒锤 *Aconitum flavum* Hand.-Mazz.、工布乌头 *A. kongboense* Lauener 或铁棒锤 *A. pendulum* Busch、江孜乌头 *A. ludlowii* Exell 的干燥块根；榜嘎为毛茛科植物唐古特乌头 *A. tanguticum*（Maxim.）Stapf、船盔乌头 *A. naviculare*（Bruhl.）Stapf 的干燥全草。榜那和榜嘎因基原和炮制工艺的不同，其双酯型生物碱含量差异较大，在制定限度时，参照《中国药典》（2020 年版）乌头类药材炮制品"制川乌、制草乌、附片"双酯型生物碱的限度规定（分别为：0.040%、0.040%、0.020%），以 0.040% 为参考限度，根据处方中榜那和榜嘎的总用量折算，规定"本品每 1 g 含榜那和榜嘎以乌头碱（$C_{34}H_{47}NO_{11}$）、次乌头碱（$C_{33}H_{45}NO_{10}$）和新乌头碱（$C_{33}H_{45}NO_{11}$）的总量计，不得过 0.011 mg"。

【功能与主治】见《藏药验方精选：长生宝曼》。

起草单位：甘孜藏族自治州食品药品检验所
成都中医药大学
复核单位：资阳市食品药品检验检测中心

格蒂丸　གི་ཏིག

Gedi Wan　格蒂

【处方】人工牛黄 30 g　红花 53 g　绿绒蒿 78 g

巴力嘎 78 g　蒂达 158 g　渣驯膏 53 g

川木香 78 g　鸭嘴花 78 g　波棱瓜子 78 g

榜嘎 29 g　粉苞苣 78 g　兔耳草 53 g

角茴香 78 g　小檗皮 78 g

【制法】以上十四味，粉碎成细粉，过筛，混匀，用水泛丸，干燥，即得。

【性状】本品为黄棕色至棕褐色的水丸；气特异，味苦。

【鉴别】（1）取本品，置显微镜下观察：花粉粒类圆形、椭圆形或橄榄形，直径约至 60 μm，具 3 个萌发孔，外壁有齿状突起（红花）。纤维淡黄色或近无色，呈长梭形，末端细尖或平截，木化，孔沟明显（川木香）。淀粉粒众多，单粒，球形，偶见盔帽形，脐点呈点状，不明显，直径 3~7 μm；复粒由 2~3 粒组成（兔耳草）。草酸钙方晶多菱形和不规则形，直径 3~26 μm（小檗皮）。

（2）取本品 5 g，研细，加石油醚（60~90℃）50 ml，超声处理 30 分钟，滤过，滤液浓缩至 1 ml，作为供试品溶液。另取去氢木香内酯对照品，加甲醇制成每 1 ml 含 0.5 mg 的溶液，作为对照品溶液。照薄层色谱法（通则 0502）试验，吸取上述两种溶液各 2~5 μl，分别点于同一硅胶 G 薄层板上，以石油醚（60~90℃）- 乙酸乙酯（9∶1）为展开剂，展开，取出，晾干，喷以 1% 香草醛硫酸溶液，在 105℃加热至斑点显色清晰。供试品色谱中，在与对照品色谱相应的位置上，显相同颜色的斑点。

（3）取本品 5 g，研细，加甲醇 40 ml，超声处理 20 分钟，滤过，滤液浓缩至约 2 ml，作为供试品溶液。另取盐酸小檗碱对照品，加甲醇制成每 1 ml 含 0.5 mg 的溶液，作为对照品溶液。照薄层色谱法（通则 0502）试验，吸取上述两种溶液各 2~5 μl，分别点于同一硅胶 G 薄层板上，以三氯甲烷 - 甲醇 - 水（30∶15∶4）的下层溶液为展开剂，展开，取出，晾干，置紫外光灯（365 nm）下检视。供试品色谱中，在与对照品色谱相应的位置上，显相同颜色的荧光斑点。

【检查】除溶散时限外，其他应符合丸剂项下有关的各项规定（通则 0108）。

【浸出物】照醇溶性浸出物测定法（通则 2201）项下的热浸法测定，用 70% 乙醇作溶剂，不得少于 20.0%。

【功能与主治】གི་ཏིག་ཚད་མཁྲིས་རྒྱས་དང་མགོ་གཟེར་དང་། །མིག་ཁུ་སེར་ཞིང་ཡིད་རྨུགས་ཚ་བ་འཛོམས། །གྲང་འབྲུམ་འདྲ་ཡམ་མི་བཟོད་ཚོགས་བཞི་ན། །མཆིན་འགྲམས་ཁྲག་རྒྱས་བད་སྨུག་གཡུལ་ལས་རྒྱལ། །

疏肝利胆，消炎止痛。用于肝胆热证引起的头痛、恶心、口苦、黄疸等。

【用法与用量】 温开水送服或嚼服。一次 0.5~3 g，一日 1~2 次；或遵医嘱。

【注意】 本品含马兜铃酸，可引起肾脏损害等不良反应；儿童及老年人慎用；孕妇、婴幼儿及肾功能不全者禁用。

【规格】（1）每 4 丸重 1 g；（2）每丸重 0.5 g；（3）每丸重 1~1.5 g

【贮藏】 密封。

格蒂丸质量标准起草说明

【制剂名称】 制剂中文名格蒂丸，拼音名为 Gedi Wan，藏文名为“གི་ཏིག”，藏文音译名按《临床札记》翻译为“格蒂”。

【处方来源】《临床札记》《གསོ་རིག་ཟིན་ཏིག་གཅེས་བསྡུས།》

གི་ཝཾ་དགུ་པ་དང་ཏིག་བརྒྱད་བསྲེས་པ་གི་ཏིག །（གི་ཝཾ་དགུ་པ་ནི། གི་ཕང་གུར་གུམ་ཨུཏྤལ་བ་ལེ་ཀ །ཏིག་ཏ་བྲག་ཞུན་ཙ་ཏྲ་བ་ཤ་ཀ །གསེར་གྱི་མེ་ཏོག་ག་ར་གི་ཕང་དགུ། །མཆིན་པ་བསྐྱེད་འགྲམས་མཆིན་ཁྲག་རྒྱས་པ་དང་། །མཆིན་ཚད་བད་ཀན་སྨུག་པོ་རྒྱས་པ་སེལ། །ཏིག་ཏ་བརྒྱད་པ་ནི། ཏིག་ཏ་གསེར་གྱི་མེ་ཏོག་བོང་ང་དཀར། །ཙ་ཏྲ་ཚ་མཁྲིས་ཏོང་ལེན་པར་པ་ཏ། །སྐྱེར་ཤུན་ག་ར་སྦུར་བའི་ཏིག་ཏ་བརྒྱད། །མཁྲིས་ཚད་མིག་ཆུ་ཤ་མདངས་སེར་བ་འཛོམས། །）

【鉴别】（1）显微鉴别　本品粉末花粉粒、纤维、淀粉粒等显微特征明显，易于查看。

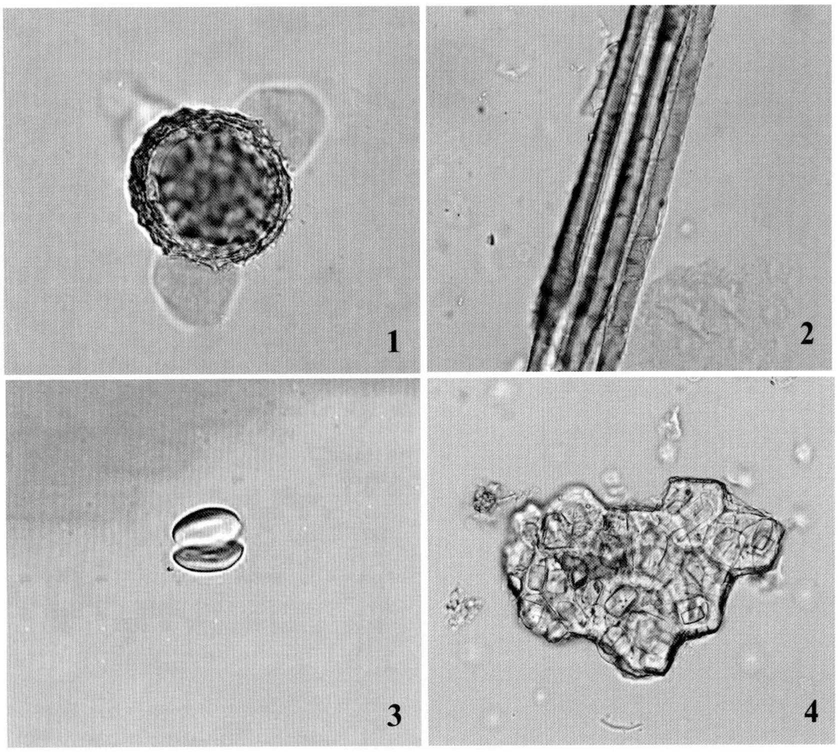

格蒂丸粉末显微特征

1—花粉粒（红花）　2—纤维（川木香）　3—淀粉粒（兔耳草）　4—草酸钙方晶（小檗皮）

（2）薄层鉴别　分别建立了以去氢木香内酯对照品、盐酸小檗碱对照品为对照的薄层鉴别方法。

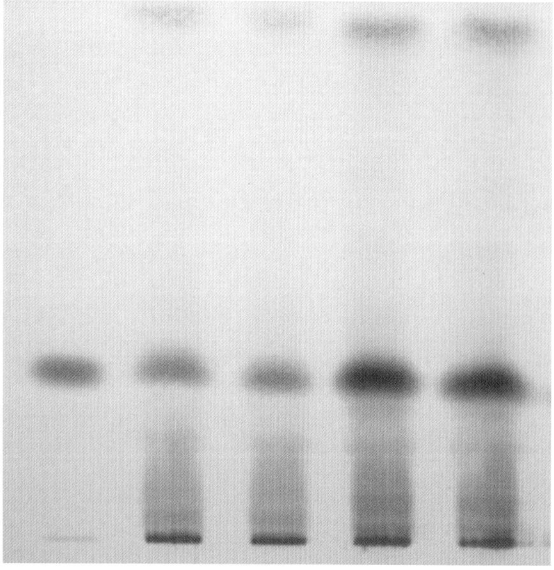

1　2　3　4　5

格蒂丸薄层色谱图（一）

1—去氢木香内酯对照品　2~5—格蒂丸样品

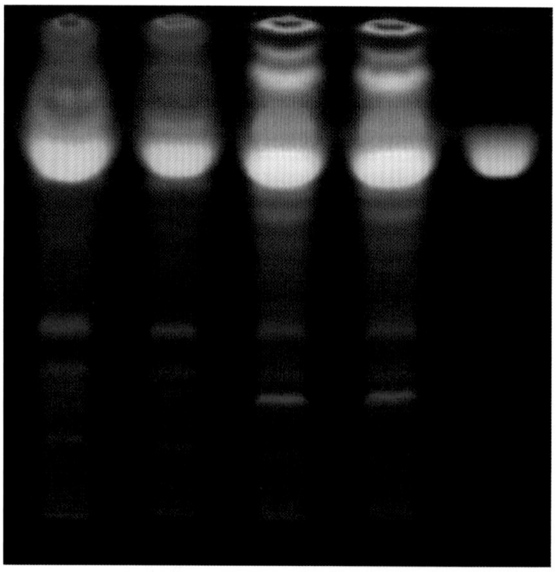

1　2　3　4　5

格蒂丸薄层色谱图（二）

1~4—格蒂丸样品　5—盐酸小檗碱对照品

【功能与主治】见《临床札记》。

起草单位：凉山州食品药品检验所

复核单位：成都市药品检验研究院

索协日轮丸 གསོ་བྱེད་ཉི་མའི་དཀྱིལ་འཁོར།

Suoxierilun Wan 索协尼美吉阔

【处方】石榴子 181 g　肉桂 91 g　荜茇 91 g
红花 91 g　干姜 91 g　黄精 91 g
天冬 91 g　西藏凹乳芹 91 g　喜马拉雅紫茉莉 91 g
蒺藜 91 g

【制法】以上十味，粉碎成细粉，过筛，混匀，用水泛丸，干燥，即得。

【性状】本品为棕褐色至红棕色的水丸；气微香，味微辛、微苦。

【鉴别】（1）取本品，置显微镜下观察：花粉粒类圆形、椭圆形或橄榄形，直径约至 60 μm，具 3 个萌发孔，外壁有齿状突起（红花）。淀粉粒长卵圆形、三角状卵形、椭圆形、类圆形或不规则形，直径 5~40 μm，脐点点状，位于较小端，也有呈裂缝状者，层纹有的明显（干姜）。石细胞类方形或类圆形，直径 32~88 μm，壁厚，有的一面菲薄（肉桂）。草酸钙针晶易见（黄精、天冬）。

（2）取本品 5 g，研细，加乙酸乙酯 50 ml，加热回流 30 分钟，滤过，滤液蒸干，残渣加乙醇 1 ml 使溶解，作为供试品溶液。另取胡椒碱对照品，加乙醇制成 1 ml 含 1 mg 的溶液，作为对照品溶液。照薄层色谱法（通则 0502）试验，吸取上述两种溶液各 3~5 μl，分别点于同一硅胶 G 薄层板上，以环己烷 - 丙酮（10 : 3）为展开剂，展开，取出，晾干，喷以 10% 硫酸乙醇溶液，在 105℃加热至斑点显色清晰，置紫外光灯（365 nm）下检视。供试品色谱中，在与对照品色谱相应的位置上，显相同颜色的荧光斑点。

【检查】除溶散时限外，应符合丸剂项下有关的各项规定（通则 0108）。

【浸出物】照浸出物测定法（通则 2201）项下的热浸法测定，用 70% 乙醇作溶剂，不得少于 27.0%。

【功能与主治】 དངས་མ་གནས་འཇོག་མག་ངག་སྙིང་པོའི་བཅུད། །མེ་དྲོད་སྟོབས་འཕེལ་ཟས་ལེན་འཇུ་སྟོབས་ཆེ། །ལུས་ཟུངས་བརྟས་བྱེད་ཚེ་རིང་བཅུད་ལེན་འགྱུར། །གྲང་ནད་ཀུན་ལ་དུས་མཐའི་མེ་ལྷ་བུ། །ཁྱད་པར་ཕོ་ནད་ཅན་གྱི་གཉེན་པོ་མཆོག །གྲང་བའི་ཆུ་འགག་ཆུ་པོ་ལྷང་པར་ཟུག ། གྲང་བ་ཆུ་སེར་རླུང་ངན་དག་ལ་བརྟགས། །གཉན་མེད་ཆུ་སེར་རིགས་ལ་སྨིན་ཆོག་ཡིན། །ས་ཆུ་མ་ཐུབ་སྐྱ་རབ་འདྲ་བ་ལ། །འདི་ལས་ལྷག་པའི་སྨན་མཆོག་ཡོད་མ་ཡིན། །འཕྲུལ་རྟ་ཆུ་བསྐོལ་ཚ་མོ་ཞིམ་པ་ཡིན། །

温胃健脾，温补肾阳。用于消化不良，寒性痞瘤，尿闭，膀胱炎及肾病引起的滑精、浮肿。

【用法与用量】温开水送服或嚼服。一次 0.5~3 g，一日 1~2 次；或遵医嘱。

【规格】（1）每 4 丸重 1 g；（2）每丸重 0.5 g；（3）每丸重 1~1.5 g

【贮藏】密封。

索协日轮丸质量标准起草说明

【制剂名称】制剂中文名为索协日轮丸，拼音名为 Suoxierilun Wan，藏文名为“གསོ་བྱེད་ཉི་མའི་དཀྱིལ་འཁོར།”，藏文音译名按《配方精选集》宗曼益西绒布著，翻译为“索协尼美吉阔”。

【处方来源】《配方精选集》宗曼益西绒布著《གཙང་སྨན་པའི་སྨན་ཡིག་གཅེས་བསྡུས།》

གསོ་བྱེད་ཉི་མའི་དཀྱིལ་འཁོར་ནི། གྲང་སེལ་སྦྱོར་བ་མདོར་བསྡུས་འདི་ལྟར་ལ། །སེ་འབྲུ་ཆ་གཉིས་རྩ་ལྡེ་ཆ་རེ་རེ། །ཤིང་ཚ་པི་ལིང་ཆ་རེ། གུར་གུམ་ཆ་གཅིག་བཅའ་སྣ་བག་ཙམ་བསྣན། །གསོ་བྱེད་ཉི་མའི་དཀྱིལ་འཁོར་ཞེས་བྱའམ། །དྭངས་མ་གནས་འཛོག་མན་ངག་སྙིང་པོའི་བཅུད། །མེ་དྲོད་སྟོབས་འཕེལ་ཟས་ཞིན་འཇུ་སྟོབས་ཆེ། །ལུས་ཟུངས་འདྲེས་[བརྟས]བྱེད་ཚེ་རིང་བཅུད་ལེན་འགྱུར། །གྲང་ནད་ཀུན་ལ་དུས་མཐའི་མེ་ལྟ་བུ། །ཁྱད་པར་ཕོང་ནད་ཅན་གྱི་གཉེན་པོ་མཆོག །གྲང་བའི་རྒྱ་འགག་རྒྱུ་པོ་ལྷང་པར་ཟུག །གྲང་བ་རྒྱུ་སེར་རླུང་ངན་དག་ལ་བསྟགས། །གཉན་མེད་རྒྱུ་སེར་རིགས་ལ་སྨེན་ཆོག་ཡིན། །ས་རྒྱུ་མ་ཐུབ་སྐྱ་རྦབ་འདྲ་བ་ལ། །འདི་ལས་ལྷག་པའི་སྨན་མཆོག་ཡོད་མ་ཡིན། །འཕྲུལ་རྟ་རྒྱུ་བསྐོལ་ཚ་མོ་ཤེས་པ་ཡིན། །

【鉴别】（1）显微鉴别　本品粉末花粉粒、淀粉粒、石细胞等显微特征明显，易于查看。

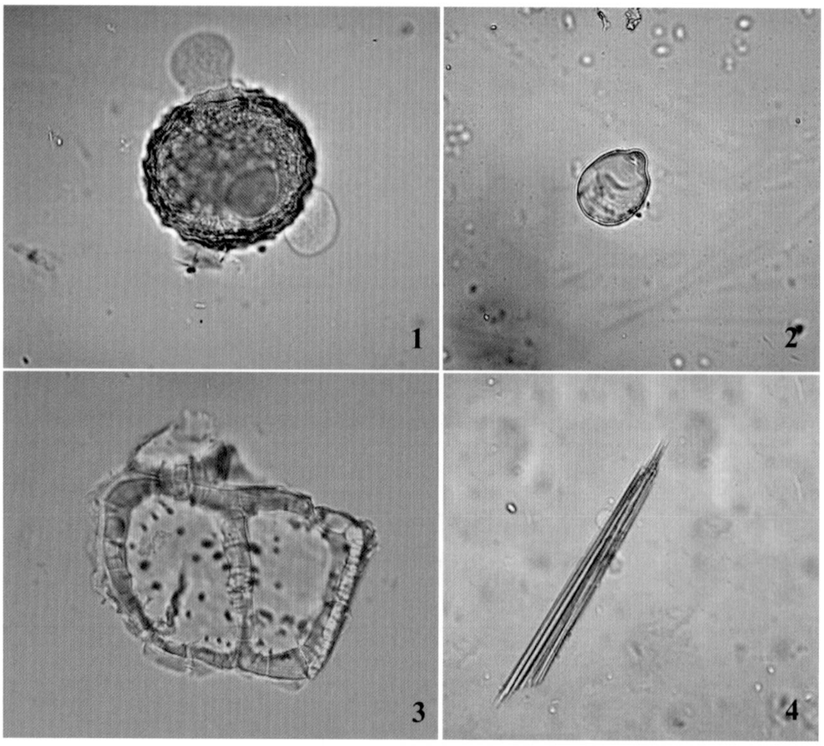

索协日轮丸粉末显微特征

1—花粉粒（红花）　2—淀粉粒（干姜）　3—石细胞（肉桂）　4—草酸钙针晶（黄精、天冬）

（2）薄层鉴别　建立了以胡椒碱对照品为对照的薄层鉴别方法。

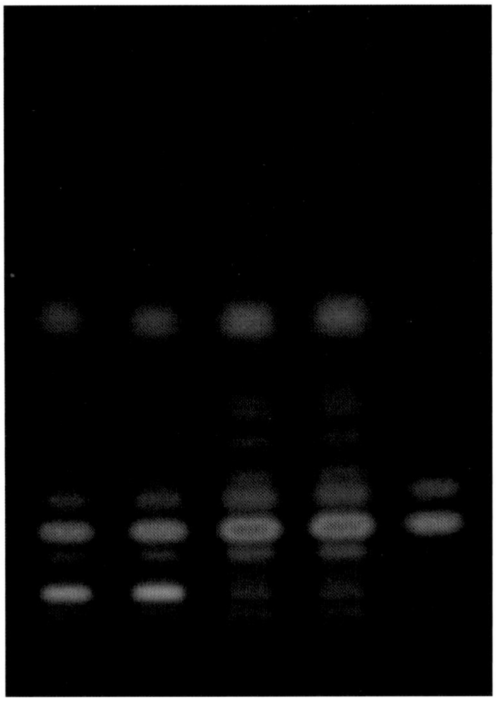

1　2　3　4　5

索协日轮丸薄层色谱图

1~4—索协日轮丸样品　5—胡椒碱对照品

【**功能与主治**】见《配方精选集》宗曼益西绒布著。

起草单位：凉山州食品药品检验所

复核单位：成都市药品检验研究院

朗吉汤纳散

Langjitangna San

རྣམ་རྒྱལ་ཐང་ནག

朗吉汤纳

【处方】紫草茸 89 g　　茜草 89 g　　藏紫草 89 g

硼砂 62 g　　黑冰片 113 g　　翼首草 89 g

藊豆 89 g　　宽筋藤 113 g　　穆库没药 89 g

悬钩木 89 g　　山矾叶 89 g

【制法】以上十一味，粉碎成细粉，过筛，混匀，即得。

【性状】本品为紫褐色至黑褐色的粉末；气微，味咸、微辛。

【鉴别】（1）取本品，置显微镜下观察：木栓细胞多破碎，紫红色或棕黑色不规则形（藏紫草）。花粉粒淡黄色，类圆球形或长圆形，直径 89~125 μm，外壁具刺状突起，有 3 个萌发孔（翼首草）。木栓细胞多角形或不规则形，壁厚，内含棕色物（茜草）。草酸钙簇晶直径 15~27（~50）μm，存在于薄壁细胞中（山矾叶）。

【检查】应符合散剂项下有关的各项规定（通则 0115）。

【浸出物】照醇溶性浸出物测定法（通则 2201）项下的热浸法测定，用 70% 乙醇作溶剂，不得少于 19.0%。

【功能与主治】མ་སྨིན་སྨིན་བྱེད་ཙ་སྦོམ་དོན་སྣོད་བསྲུང་། །སྨིན་པ་སེལ་ཞིང་སྒོ་ཚད་ཀླད་གཉེར་འཇོམས། །ཚད་རིམས་བལ་ནད་རྒྱ་གཉེར་མཐའ་དག་ལ། །ཀུན་གྱི་སྔོན་དུ་གཏོང་བ་མན་ངག་ཡིན།།

清热解瘟。用于防治瘟疫疾病。

【用法与用量】温开水送服。一次 0.5~3 g，一日 1~2 次；或遵医嘱。

【贮藏】密闭，防潮。

朗吉汤纳散质量标准起草说明

【制剂名称】制剂中文名为朗吉汤纳散，拼音名为 Langjitangna San，藏文名为“རྣམ་རྒྱལ་ཐང་ནག”，藏文音译名按《临床札记 · 精粹》翻译为“朗吉汤纳”。

【处方来源】《临床札记 · 精粹》《ཞིན་ཏིག་གཅེས་པར་བསྡུས་པའི་ཁ་སྐོང་ཡང་ཏིག་སྨན་གྱི་སྦྱོར་སྡེ་འཆི་མེད་བདུད་རྩིའི་བཅུད་ལེན།》

རྣམ་རྒྱལ་ཐང་ནག་ནི། རིམས་སྦྱིར་དང་པོ་རྣམ་རྒྱལ་དམར་པོ་གསུམ། །ཚ་ལ་ཕག་བྲུན་སྤང་རྩི་སྣག་ཤ་དང་། །སློ་ཏིས་གུ་གུལ་སྣག་ཚེར་ཞུ་མཁན་བསྡེབས། །སུམ་གཉིས་བསྲུས་པས་ཐང་ནག་སྦྱོར་བ་འདིས། །མ་སྨིན་སྨིན་བྱེད་རྩ་སྒོམ་དོན་སྣོད་བསྲུང་། །སྨིན་པ་སེལ་ཞིང་སྒྲོ་ཚད་ཀླད་གཟེར་འཇོམས། །ཚད་རིམས་བལ་ནད་རྒྱ་གཟེར་མཐའ་དག་ལ། །ཀུན་གྱི་སྒྲོན་དུ་བཏང་བ་མན་ངག་ཡིན། །

【鉴别】（1）显微鉴别　本品粉末木栓细胞、花粉粒、草酸钙簇晶显微特征明显，易于查看。

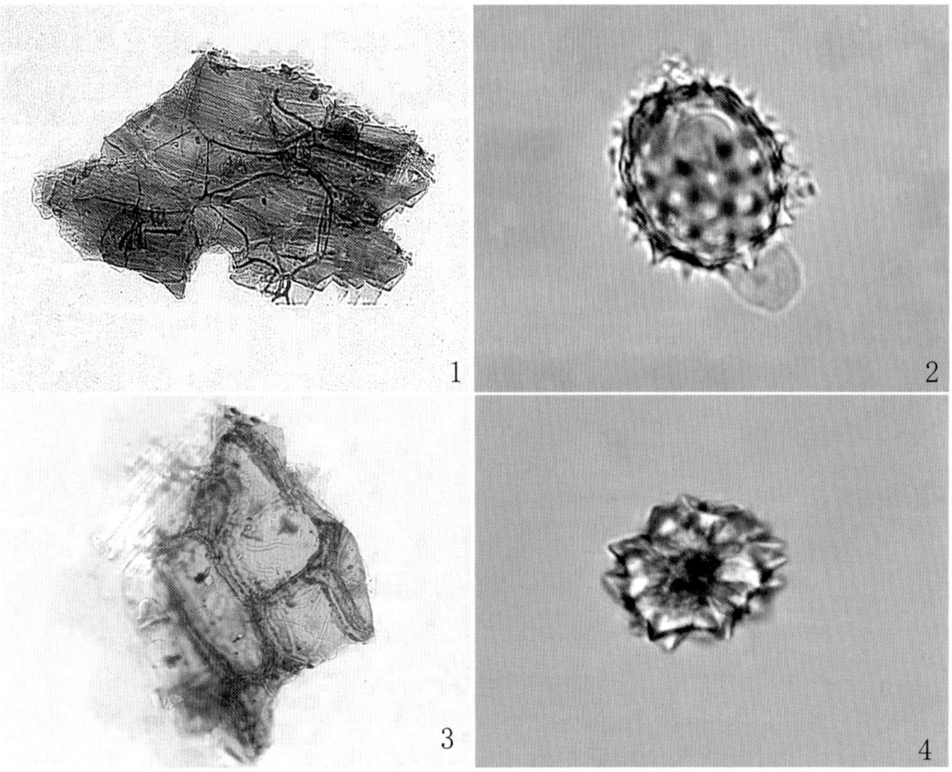

朗吉汤纳散粉末显微特征

1—木栓细胞（藏紫草）　2—花粉粒（翼首草）　3—木栓细胞（茜草）　4—草酸钙簇晶（山矾叶）

【功能与主治】见《临床札记·精粹》。

起草单位：阿坝藏族羌族自治州食品药品检验研究中心
复核单位：宜宾市食品药品检验检测中心

堆蒂丸　བདུད་རྩི།

Duidi Wan　堆蒂

【处方】寒水石 375 g　甘青青兰 63 g　土木香 63 g
蒂达 63 g　波棱瓜子 63 g　榜嘎 62 g
川木香 63 g　粉苞苣 62 g　兔耳草 62 g
角茴香 62 g　小檗皮 62 g

【制法】以上十一味，除榜嘎外，其余寒水石等十味共粉碎成细粉，过筛；将榜嘎研细，与上述粉末配研，过筛，混匀，用水泛丸，干燥，即得。

【性状】本品为黄棕色至黑棕色的水丸；气微香，味微辣、咸。

【鉴别】（1）取本品，置显微镜下观察：韧皮纤维淡黄色，成束，呈长梭形，平直，直径 14~20 μm，木化（小檗皮）。种皮表皮细胞表面观呈类多角形或不规则形，细胞排列紧密，内含棕色物质（波棱瓜子）。花粉粒黄色，圆球形、类球形或椭圆形，直径 25~64 μm，表面有细小疣状突起，可见三个萌发孔（甘青青兰）。网纹及具缘纹孔导管可见（川木香）。不规则块片呈斜方形板片状或槽状，层纹明显（寒水石）。

（2）取本品 2 g，研细，加甲醇 30 ml，超声处理 30 分钟，滤过，滤液浓缩至约 2 ml，作为供试品溶液。另取盐酸小檗碱对照品，加甲醇制成每 1 ml 含 0.5 mg 的溶液，作为对照品溶液。照薄层色谱法（通则 0502）试验，吸取上述两种溶液各 2 μl，分别点于同一硅胶 G 薄层板上，以环已烷 - 乙酸乙酯 - 异丙醇 - 甲醇 - 水 - 三乙胺（3∶3.5∶1∶1.5∶0.5∶1）为展开剂，置用浓氨试液预饱和 20 分钟的展开缸内，展开，取出，晾干，置紫外光灯（365 nm）下检视。供试品色谱中，在与对照品色谱相应的位置上，显相同颜色的荧光斑点。

【检查】**双酯型生物碱限量**　取本品适量，研细，取约 8 g，精密称定，置具塞锥形瓶中，加氨试液适量使润透，加二氯甲烷 100 ml，摇匀，超声处理（功率 300 W，频率 40 kHz）30 分钟，滤过，滤液于 50℃以下挥至约 20 ml，用 2% 盐酸溶液振摇提取 2 次，每次 20 ml，合并水溶液，用氨试液调节 pH 值至 8~9，用二氯甲烷振摇提取 3 次，每次 20 ml，合并二氯甲烷液，用无水硫酸钠脱水，低温挥干，残渣用 10% 甲醇（用磷酸调节 pH 值至 2）使溶解，转移至 5 ml 量瓶中，加上述 10% 甲醇至刻度，摇匀，滤过，取续滤液作为供试品溶液。取乌头双酯型生物碱对照提取物（已标示新乌头碱、次乌头碱和乌头碱的含量）约 10 mg，精密称定，置 25 ml 量瓶中，加上述 10% 甲醇使溶解并稀释至刻度，摇匀，精密量取 1 ml，置 25 ml 量瓶中，加上述 10% 甲醇稀释至刻度，摇匀，作为对照品溶液。照高效液相色谱法（通则 0512）试验，以十八烷基硅烷键合硅胶为填充剂；以乙腈为流动相 A，以 0.2% 冰醋酸（用三乙胺调节 pH 值至 6.2）为流动相 B，按下表中的规定进行梯度洗脱，检测波长 235 nm，理论板数按新乌头碱峰计算应不低于 2 000。分别精密吸取供试品溶液与对照品溶液各 20 μl，注入液相色谱仪，测定，计算。本品每 1 g 含榜嘎以乌头碱（$C_{34}H_{47}NO_{11}$）、次乌头碱（$C_{33}H_{45}NO_{10}$）和新乌头碱（$C_{33}H_{45}NO_{11}$）的总量计，不得过 0.025 mg。

时间（分钟）	流动相 A（%）	流动相 B（%）
0~44	21 → 31	79 → 69
44~65	31 → 35	69 → 65
65~70	35	65

其他　除溶散时限外，应符合丸剂项下有关的各项规定（通则 0108）。

【浸出物】照醇溶性浸出物测定法（通则 2201 ）项下的热浸法测定，用 70% 乙醇作溶剂，不得少于 12.0%。

【功能与主治】བདུད་རྩི་སྒོད་གཉེར་ཁྲག་མཁྲིས་སྟོད་ལྡང་དང་། །བད་ཁྲག་ཞེན་པས་ཟུང་ཚ་རྒྱ་སྐྱུར་དང་། །ཟས་མི་ལེན་ཞིང་དང་ཁ་འགགས་པ་སོགས། །སྐྱུར་དུ་འབྱེད་ཅིང་དབང་གསལ་རོ་སྙིང་འགྱུར། །

清热利胆，健胃消食。用于“培赤”引起的胆汁反流、灼痛、泛酸、恶心、厌食、口苦、头痛等。

【用法与用量】温开水送服或嚼服。一次 0.5~3 g，一日 1~2 次；或遵医嘱。

【规格】（1）每 4 丸重 1 g；（2）每丸重 0.5 g；（3）每丸重 1~1.5 g

【贮藏】密封。

堆蒂丸质量标准起草说明

【制剂名称】制剂中文名为堆蒂丸，拼音名为 Duidi Wan，藏文名为“བདུད་རྩི”，藏文音译名按《临床札记 · 庄严》翻译为“堆蒂”。

【处方来源】《临床札记 · 庄严》《ཟིན་རྩིག་མཛེས་རྒྱན་བདུད་རྩི་སྨན་མཛོད། 》

བདུད་རྩི་ནི། བདུད་རྩི་སུམ་སྦྱོར་དང་རྩིག་བརྒྱད་བསྡེབས་པ་བདུད་རྩི་སོགས་མཆིན་མཁྲིས་ཁྲག་མཁྲིས་བད་མཁྲིས་སོགས་ལ་ཟབ་པར་གསུངས། （བདུད་རྩི་སུམ་སྦྱོར་ནི། ཅོང་ཞི། བྲི་ཡང་ཀུ། ས་ནུ།）（རྩིག་ཏ་བརྒྱད་པ་ནི། རྩིག་ཏ། གསེར་གྱི་མེ་ཏོག བོང་ང་དཀར་པོ། རུ་ཏ། ཙ་མཁྲིས། ཧོང་ལེན། པར་པ་ཏ། སྐྱེར་ཤུན།）

【鉴别】（1）显微鉴别　本品粉末纤维、种皮表皮细胞、花粉粒等显微特征明显，易于查看。

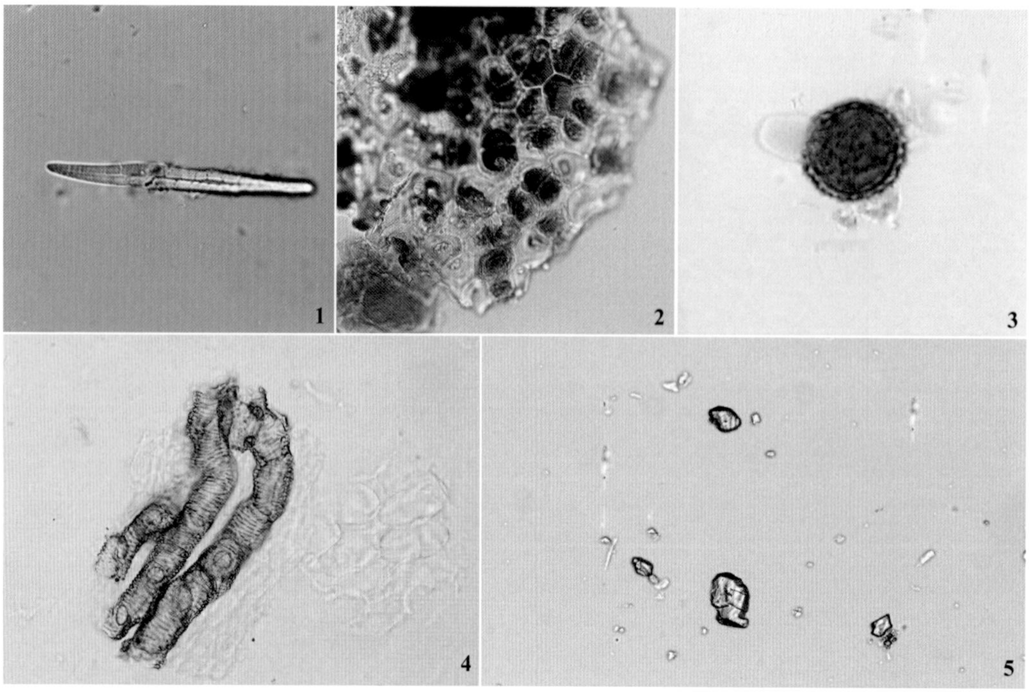

堆蒂丸粉末显微特征

1—纤维（小檗皮） 2—种皮表皮细胞（波棱瓜子） 3—花粉粒（甘青青兰）
4—导管（川木香） 5—不规则块（寒水石）

（2）薄层鉴别 分别建立了以盐酸小檗碱对照品为对照的薄层鉴别方法。

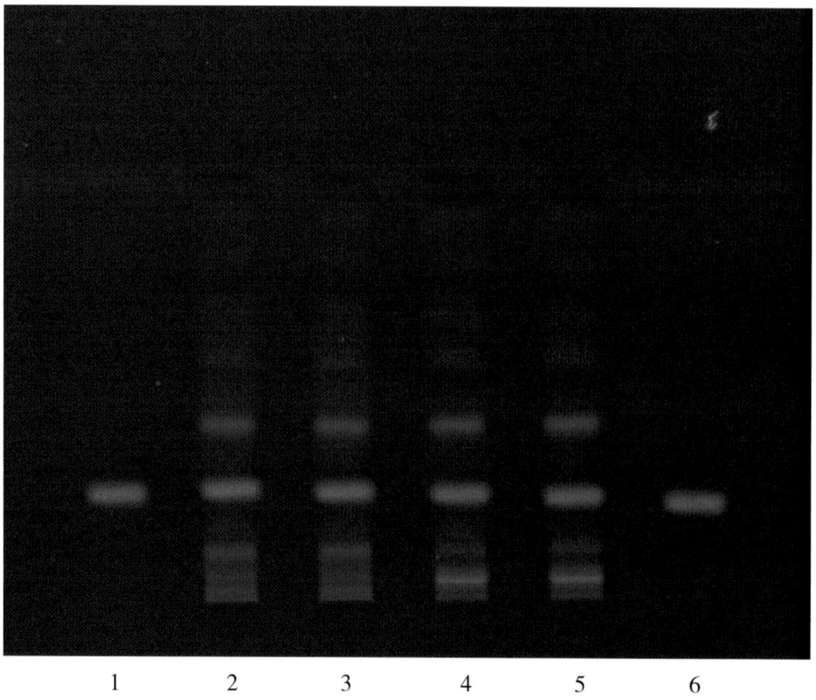

堆蒂丸薄层色谱图

1，6—盐酸小檗碱对照品 2~5—堆蒂丸样品

【检查】**双酯型生物碱限量**　采用 HPLC 法，以乌头双酯型生物碱对照提取物（已标示新乌头碱、次乌头碱和乌头碱的含量）为对照，测定制剂中乌头双酯型生物碱的含量。藏药榜嘎为毛茛科植物唐古特乌头 *Aconitum tanguticum*（Maxim.）Stapf、船盔乌头 *A. naviculare*（Bruhl.）Stapf 的干燥全草。榜嘎因基原和炮制工艺的不同，其双酯型生物碱含量差异较大，在制定限度时，参照《中国药典》（2020 年版）乌头类药材炮制品“制川乌、制草乌、附片”双酯型生物碱的限度规定（分别为：0.040%、0.040%、0.020%），以 0.040% 为参考限度，根据处方中榜嘎的用量折算，规定“本品每 1 g 含榜嘎以乌头碱（$C_{34}H_{47}NO_{11}$）、次乌头碱（$C_{33}H_{45}NO_{10}$）和新乌头碱（$C_{33}H_{45}NO_{11}$）的总量计，不得过 0.025 mg”。

【功能与主治】见《临床札记・庄严》。

起草单位：甘孜藏族自治州食品药品检验所
复核单位：内江市食品药品检验检测中心

萨日大鹏丸 སྭ་རའི་བྱ་ཁྱུང་འདག་སྦྱོར།

Sari Dapeng Wan 萨日佳琼扎顿

【处方】

诃子 266 g	熊胆粉 178 g	朱砂 82 g
紫草茸 71 g	苏麦 46 g	大白芸豆 44 g
山矾叶 45 g	藏菖蒲 36 g	蜀葵花 36 g
珍珠母 36 g	穆库没药 36 g	川木香 27 g
乌玉块 27 g	茜草 25 g	红花 21 g
榜那 18 g	人工麝香 6 g	

【制法】以上十七味，除榜那、人工麝香外，其余诃子等十五味共粉碎成细粉，过筛；将榜那、人工麝香研细，与上述粉末配研，过筛，混匀，用水泛丸，干燥，即得。

【性状】本品为浅棕色至棕褐色的水丸；气微，味微酸、苦。

【鉴别】（1）取本品，置显微镜下观察：导管多破碎成块片或成片散列，主为具缘纹孔导管，直径 30~100 μm（茜草）。花粉粒类圆形、椭圆形或橄榄形，直径约至 60 μm，具 3 个萌发孔，外壁有齿状突起（红花）。不规则碎块，表面多不平整，呈明显的颗粒性，有的呈层状结构，边缘多数为不规则锯齿状（珍珠母）。不规则细小颗粒暗棕红色，有光泽，边缘暗黑色（朱砂）。

（2）取本品 2 g，研细，加无水乙醇 20 ml，超声处理 30 分钟，滤过，滤液蒸干，残渣用甲醇 5 ml 溶解，通过中性氧化铝柱（100~200 目，5 g，内径为 2 cm），用稀乙醇 50 ml 洗脱，收集洗脱液，蒸干，残渣用水 5 ml 溶解后通过 C18（600 mg）固相萃取小柱，用 30% 甲醇 10 ml 洗脱，弃去 30% 甲醇液，再用甲醇 10 ml 洗脱，收集洗脱液，蒸干，残渣加甲醇 1 ml 使溶解，作为供试品溶液。另取诃子对照药材 0.5 g，同法制成对照药材溶液。照薄层色谱法（通则 0502）试验，吸取上述两种溶液各 5~10 μl，分别点于同一硅胶 G 薄层板上，以三氯甲烷 - 乙酸乙酯 - 甲酸（3∶2∶1）为展开剂，展开，取出，晾干，喷以 10% 硫酸乙醇溶液，在 105℃加热至斑点显色清晰。供试品色谱中，在与对照药材色谱相应的位置上，显相同颜色的斑点。

（3）取本品 1 g，研细，加甲醇 10 ml，超声处理 30 分钟，滤过，滤液蒸干，残渣加甲醇 1 ml 使溶解，作为供试品溶液。另取胆酸对照品，加甲醇制成每 1 ml 含 1 mg 的对照品溶液。照薄层色谱法（通则 0502）试验，吸取上述两种溶液各 2~5 μl，分别点于同一硅胶 G 薄层板上，以正己烷 - 乙酸乙酯 - 醋酸 - 甲醇（20∶25∶2∶3）上层溶液为展开剂，展开，取出，晾干，喷以 10% 硫酸乙醇溶液，在 105℃加热至斑点显色清晰，置紫外光灯（365 nm）下检视。供试品色谱中，在与对照品色谱相应的位置上，显相同颜色的荧光斑点。

【检查】除溶散时限外，应符合丸剂项下有关的各项规定（通则 0108）。

【浸出物】照醇溶性浸出物测定法（通则 2201）项下的热浸法测定，用 70% 乙醇作溶剂，不得少于 22.0%。

【功能与主治】 མཁལ་མའི་ཚ་གྲང་ནད་རིགས་ཡིན་ཚོག་དང་། སྲིན་སླང་ལ་སོགས་གཉན་རིགས་ཀུན་བཟླགས་ཤིང་། །ཁུད་པར་ས་བོན་འཛག་པ་གཅོད་པ་སྟེ། །སྨན་ནད་ཐོན་ངེས་ལན་འགལ་བསྟེན་པ་ཡིས། །དངས་མ་འཛག་གཅོད་མིན་ཀྱང་ནད་ཟུག་གཅོག །

清热固精，驱虫止痛。用于肾病引起的遗精早泄、尿路感染等。

【用法与用量】温开水送服或嚼服。一次 0.5~3 g，一日 1~2 次；或遵医嘱。

【注意】本品含朱砂，不宜大量服用或少量久服；孕妇及肝肾功能不全者禁用。

【规格】（1）每 4 丸重 1 g；（2）每丸重 0.5 g；（3）每丸重 1~1.5 g

【贮藏】密封。

萨日大鹏丸质量标准起草说明

【制剂名称】制剂中文名为萨日大鹏丸，拼音名为 Sari Dapeng Wan，藏文名为“སྣ་རའི་བྱ་ཁྱུང་འཛག་སྡོམ།”，藏文音译名按《临床札记 · 庄严》翻译为“萨日佳琼扎顿”。

【处方来源】《临床札记 · 庄严》《ཞིན་དྲིག་མཛེས་རྒྱན་བདུད་རྩི་སྨན་མཛོད།》

སྣ་རའི་བྱ་ཁྱུང་འཛག་སྡོམ་ནི། གཙོ་བོ་བྱ་ཁྱུང་ལྔ་（ཨ་བོང་ཤུ་ཏྲ་སླ་ལྔ་）པའི་ལུས་པོ་ལ། །མདོག་ལྡན་（རྒྱ་ལྕམ་ད་ལོ་）ན་ཕྱིས་གུ་གུལ་མཚུ་རུ་བསྐྱོན། །ཁུ་མཁན་ཚོས་བཙོད་གཞོག་སྒྲོ་རྒྱས་པ་ལ། །གུར་གུམ་དོམ་མཁྲིས་རྒྱ་སྤྲུག་མཛུག་མ་བཏགས། །མཚལ་དང་སུག་སྨེལ་མཁལ་ཞོའི་（དཀར་པོ་）སྦྱེར་ལྡན་འདི། །སྣ་རའི་བྱ་ཁྱུང་འཛག་སྡོམ་ཞེས་བྱ་སྟེ། །ཕལ་ཆེར་རྒྱུ་བསྐོལ་གྲང་རླུང་སྦྱོས་ཁུས་འཕུལ། །མཁལ་མའི་ཚ་གྲང་ནད་རིགས་ཡིན་ཚོག་དང་། སྲིན་སླང་ལ་སོགས་གཉན་རིགས་ཀུན་བཟླགས་ཤིང་། །ཁུད་པར་ས་བོན་འཛག་པ་གཅོད་པ་སྟེ། །སྨན་ནད་ཐོན་ངེས་ལན་འགལ་བསྟེན་པ་ཡིས། །དངས་མ་འཛག་གཅོད་མིན་ཀྱང་ནད་ཟུག་གཅོག །ཅེས་སོ། །

【鉴别】（1）显微鉴别　本品粉末导管、花粉粒、不规则碎块等显微特征明显，易于查看。

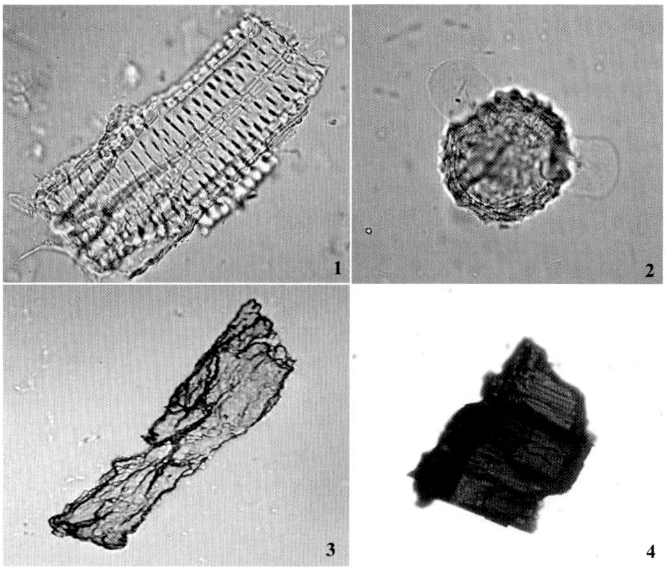

萨日大鹏丸粉末显微特征

1—导管（茜草）　2—花粉粒（红花）　3—不规则碎块（珍珠母）　4—不规则细小颗粒（朱砂）

（2）薄层鉴别　分别建立了以诃子对照药材、胆酸对照品为对照的薄层鉴别方法。

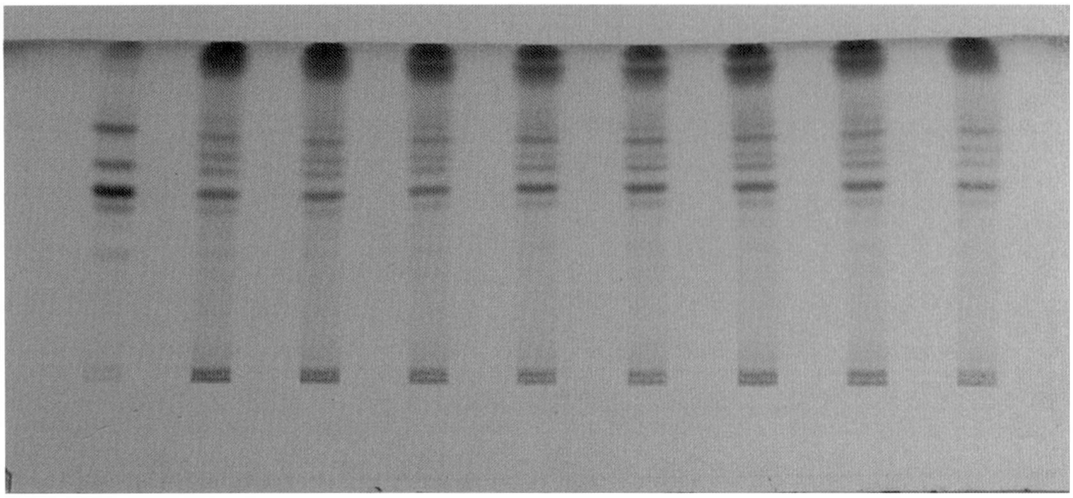

1　2　3　4　5　6　7　8　9

萨日大鹏丸薄层色谱图（一）

1—诃子对照药材　2~9—萨日大鹏丸样品

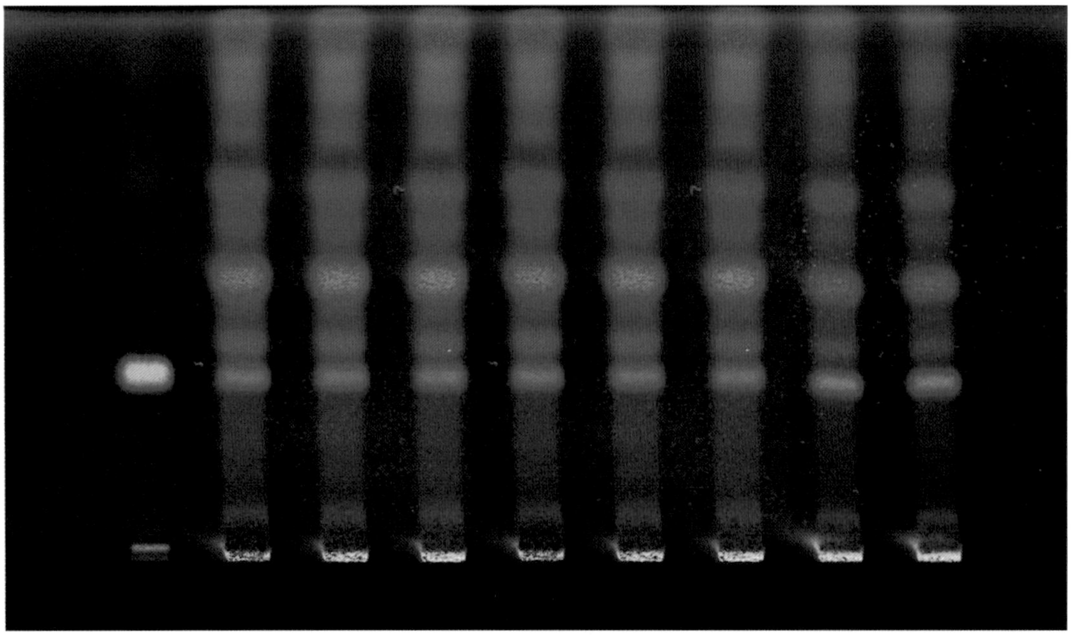

1　2　3　4　5　6　7　8　9

萨日大鹏丸薄层色谱图（二）

1—胆酸对照品　2~9—萨日大鹏丸样品

【功能与主治】见《临床札记·庄严》。

起草单位：甘孜藏族自治州食品药品检验所

复核单位：眉山市食品药品检验检测中心

崩布连擦丸 བོང་བུ་ལན་ཚའི་སྦྱོར་བ།

Bengbulianca Wan 崩布连擦觉瓦

【处方】高原毛茛 250 g　　长花铁线莲 125 g　　紫硇砂 125 g

干姜 125 g　　石榴子 125 g　　草玉梅 125 g

荜茇 125 g

【制法】以上七味，粉碎成细粉，过筛，混匀，用水泛丸，干燥，即得。

【性状】本品为黄棕色至棕黑色的水丸；气微，味微辛、咸、苦。

【鉴别】（1）取本品，置显微镜下观察：花粉粒类球形，直径 19~28 μm，外壁两层，具 3~4 孔沟，表面具点状疣突；单细胞非腺毛微弯或平直，长短不一，常碎断，壁厚，隐见角质纹理，胞腔内含橙红色或浅黄色物质（高原毛茛）。淀粉粒长卵圆形、三角状卵形、椭圆形、类圆形或不规则形，直径 5~40 μm，脐点点状，位于较小端，也有呈裂缝状者，层纹有的明显（干姜）。石细胞类圆形、长卵形或多角形，直径 25~61 μm，长至 170 μm，壁较厚（荜茇）。

（2）取本品 4 g，研细，加乙酸乙酯 50 ml，加热回流 30 分钟，滤过，滤液蒸干，残渣加乙醇 2 ml 使溶解，作为供试品溶液。另取胡椒碱对照品，加乙醇制成每 1 ml 含 1 mg 的溶液，作为对照品溶液。照薄层色谱法（通则 0502）试验，吸取上述两种溶液各 2~5 μl，分别点于同一硅胶 G 薄层板上，以环己烷 - 丙酮（10∶3）为展开剂，展开，取出，晾干，喷以 10% 硫酸乙醇溶液，在 105℃下加热至斑点显色清晰，置紫外光灯（365 nm）下检视。供试品色谱中，在与对照品色谱相应的位置上，显相同颜色的荧光斑点。

【检查】除溶散时限外，应符合丸剂项下有关的各项规定（通则 0108）。

【浸出物】照醇溶性浸出物测定法（通则 2201）项下的热浸法测定，用 70% 乙醇作溶剂，不得少于 27.0%。

【功能与主治】སྙིང་ནད་ཀུན་ལ་ཕན།

宁心安神。用于各种心脏疾病。

【用法与用量】温开水送服或嚼服。一次 0.5~3 g，一日 1~2 次；或遵医嘱。

【规格】（1）每 4 丸重 1 g；（2）每丸重 0.5 g；（3）每丸重 1~1.5 g

【贮藏】密封。

崩布连擦丸质量标准起草说明

【制剂名称】制剂中文名崩布连擦丸，拼音名为Bengbulianca Wan，藏文名为“བོང་བུ་ལན་ཚྭའི་སྦྱོར་བ།”，藏文音译名按《先德嘎巴译的医疗·本草》翻译为“崩布连擦觉瓦”。

【处方来源】《先德嘎巴译的医疗·本草》《གསོ་དཔྱད་རིན་པོ་ཆེའི་འབྱུངས་དཔེ།》

བོང་བུ་ལན་ཚྭ་ཞེས་བྱ་བ། །བོང་བུ་ལན་ཚྭ་ཁ་རུ་ཚ། །སེ་འབྲུ་པི་ལིང་དབྱི་མོང་སྨྲ། །ཙ་ཏ་ར་རྣམས་ཆ་མཉམ་ཐང་། །ཞང་བཙོ་བཏང་ན་སྙིང་ནད་རྣམས། །སྨྱུར་དུ་སེལ་བར་འགྱུར་བ་ཡིན།།

【鉴别】（1）显微鉴别　本品粉末花粉粒、非腺毛、淀粉粒等显微特征明显，易于查看。

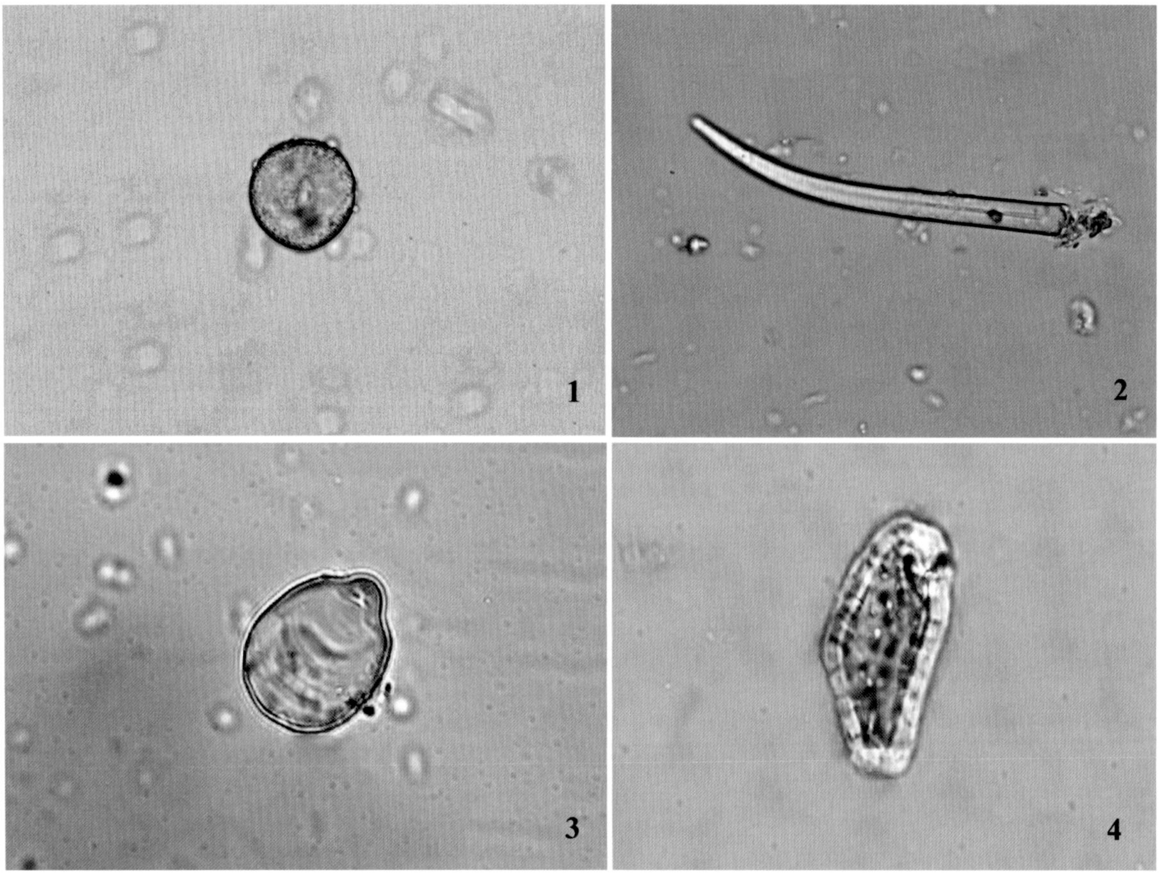

崩布连擦丸粉末显微特征

1—花粉粒（高原毛茛）　2—非腺毛（高原毛茛）　3—淀粉粒（干姜）　4—石细胞（荜茇）

（2）薄层鉴别　建立了以胡椒碱对照品为对照的薄层鉴别方法。

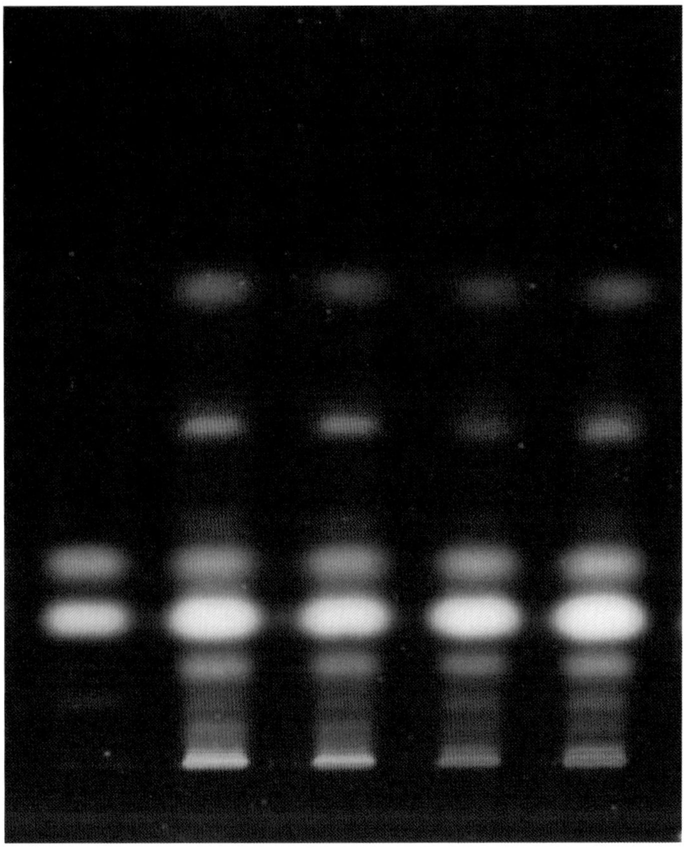

1　　2　　3　　4　　5

崩布连擦丸薄层色谱图

1—胡椒碱对照品　2~5—崩布连擦丸样品

【功能与主治】见《先德嘎巴译的医疗·本草》。

起草单位：凉山州食品药品检验所

复核单位：成都市药品检验研究院

彭巴根敦丸 ཕན་པ་ཀུན་ལྡན།

Pengbagendun Wan 彭巴根敦

【处方】马尿泡 286 g　穆库没药 71 g　榜那幼苗 71 g
诃子 71 g　姜黄 71 g　棘豆 71 g
藏菖蒲 72 g　硇砂 72 g　紫丱子 72 g
酸藤果 72 g　榜那 71 g

【制法】以上十一味，粉碎成细粉，过筛，混匀，用水泛丸，干燥，即得。

【性状】本品为黄棕色至黄褐色的水丸；气微香，味酸、微涩。

【鉴别】（1）取本品置显微镜下观察：石细胞类方形、类多角形或呈纤维状，直径 14~40 μm，长至 130 μm，壁厚，孔沟细密（诃子）。表皮细胞类方形，外壁增厚，有的内含棕褐色物；纤维成束，淡黄色，壁厚，木化，有的含草酸钙方晶，形成晶纤维；薄壁细胞作圈链状排列，有大型的细胞间隙，每一圈链连接处为一较大的圆形油细胞（藏菖蒲）。表皮细胞类长方形，壁稍厚，排列规则；后生皮层细胞近无色，有的壁呈瘤状增厚突入细胞腔（榜那）。

（2）取本品 2 g，研细，加无水乙醇 30 ml，超声处理 30 分钟，滤过，滤液蒸干，残渣加无水乙醇 1 ml 使溶解，作为供试品溶液。另取莨菪碱对照品，加无水乙醇制成每 1 ml 含 0.5 mg 的溶液，作为对照品溶液。照薄层色谱法（通则 0502）试验，吸取上述两种溶液各 5~10 μl，分别点于同一硅胶 G 薄层板上，以乙酸乙酯 - 甲醇 - 浓氨试液（16∶3∶1）为展开剂，展开，取出，晾干，以碘蒸气熏至斑点显色清晰。供试品色谱中，在与对照品色谱相应的位置上，显相同颜色的斑点。

（3）取本品 7 g，研细，加无水乙醇 50 ml，超声处理 30 分钟，滤过，滤液蒸干，残渣加无水乙醇 1 ml 使溶解，作为供试品溶液。另取没食子酸对照品，加无水乙醇制成每 1 ml 含 0.5 mg 的溶液，作为对照品溶液。照薄层色谱法（通则 0502）试验，吸取上述两种溶液各 5~10 μl，分别点于同一硅胶 G 薄层板上，以三氯甲烷 - 乙酸乙酯 - 甲酸（6∶4∶1）为展开剂，展开，取出，晾干，以碘蒸气熏至斑点显色清晰。供试品色谱中，在与对照品色谱相应的位置上，显相同颜色的斑点。

（4）取【鉴别】项下（3）溶液，作为供试品溶液。另取藏菖蒲对照药材 0.5 g，加无水乙醇 20 ml，超声处理 30 分钟，滤过，滤液蒸干，残渣加无水乙醇 1 ml 使溶解，作为对照药材溶液。照薄层色谱法（通则 0502）试验，吸取上述两种溶液各 5~10 μl，分别点于同一硅胶 G 薄层板上，以石油醚 - 乙酸乙酯（4 ∶ 1）为展开剂，展开，取出，晾干，以碘蒸气熏至斑点显色清晰。供试品色谱中，在与对照药材色谱相应的位置上，显相同颜色的斑点。

【检查】**双酯型生物碱限量** 取本品适量，研细，取约 5 g，精密称定，置具塞锥形瓶中，加氨试液适量使润透，加二氯甲烷 100 ml，摇匀，超声处理（功率 300 W，频率 40 kHz）30 分钟，滤过，滤液于 50℃以下挥至约 20 ml，用 2% 盐酸溶液振摇提取 2 次，每次 20 ml，合并水溶液，用氨试液调节 pH 值至 8~9，用二氯甲烷振摇提取 3 次，每次 20 ml，合并二氯甲烷液，用无水硫酸钠脱水，低温挥干，残渣用 10% 甲醇（用磷酸调节 pH 值至 2）使溶解，转移至 5 ml 量瓶中，加上述 10% 甲醇至刻度，摇匀，滤过，取续滤液作为供试品溶液。取乌头双酯型生物碱对照提取物（已标示新乌头碱、次乌头碱和乌头碱的含量）约 10 mg，精密称定，置 25 ml 量瓶中，加上述 10% 甲醇使溶解并稀释至刻度，摇匀，精密量取 1 ml，置 25 ml 量瓶中，加上述 10% 甲醇稀释至刻度，摇匀，作为对照品溶液。照高效液相色谱法（通则 0512）试验，以十八烷基硅烷键合硅胶为填充剂；以乙腈为流动相 A，以 0.2% 冰醋酸（用三乙胺调节 pH 值至 6.2）为流动相 B，按下表中的规定进行梯度洗脱，检测波长 235 nm，理论板数按新乌头碱峰计算应不低于 2 000。分别精密吸取供试品溶液与对照品溶液各 20 μl，注入液相色谱仪，测定，计算。本品每 1 g 含榜那以乌头碱（$C_{34}H_{47}NO_{11}$）、次乌头碱（$C_{33}H_{45}NO_{10}$）和新乌头碱（$C_{33}H_{45}NO_{11}$）的总量计，不得过 0.028 mg。

时间（分钟）	流动相 A（%）	流动相 B（%）
0~44	21 → 31	79 → 69
44~65	31 → 35	69 → 65
65~70	35	65

其他 除溶散时限外，应符合丸剂项下有关的各项规定（通则 0108）。

【浸出物】照醇溶性浸出物测定法（通则 2201）项下的热浸法测定，用 70% 乙醇作溶剂，不得少于 28.0%。

【功能与主治】 གག་ཞྫོག་གི་ནད། ཚད་རིམས་ཀྱི་ནད། ཡ་མ་དང་སོ་སྲིན་གྱི་ནད། ལྕེ་འབམ་གྱི་ནད་སོགས་ལ་ཕན།

消炎，止痛，驱虫。用于白喉，流感，“亚玛”病，龋齿，舌头红肿及腮腺炎等。

【用法与用量】温开水送服或嚼服。一次 0.5~3 g，一日 1~2 次；或遵医嘱。

【规格】（1）每 4 丸重 1 g；（2）每丸重 0.5 g；（3）每丸重 1~1.5 g

【贮藏】密封。

彭巴根敦丸质量标准起草说明

【制剂名称】制剂中文名为彭巴根敦丸，拼音名为 Pengbagendun Wan，藏文名为

“ཕན་པ་ཀུན་ལྡན།”，藏文音译名按《临床札记 · 庄严》翻译为“彭巴根敦”。

【处方来源】《临床札记 · 庄严》《ཟིན་ཏིག་མཛེས་རྒྱན་བདུད་རྩི་སྨན་མཛོད།》

ཕན་པ་ཀུན་ལྡན་ནི། གཉན་རིམས་ལྡེ་བབས་གག་པའི་སྨན་སྙོར་ལ། །གག་པའི་ཕན་པ་ཀུན་ལྡན་སྦྱོར་བ་ནི། །དཀར་པོ་ཆིག་ཐུབ་（ཐང་ཕྲོམ་དཀར་པོའི་རྩ་བ་དང་འབྲུ་གང་ཙུང）ཞོ་བཞི་ལ། །ཀྱི་ཀྱུལ་འཛིན་པ་ཨ་རུ་ར། །ཡུང་བ་སྟག་ཤ་ཤུ་དག་དང་། །རྒྱ་ཚྭ་མ་རུ་ཙི་ཏང་ག །སྨན་ཆེན་རྣམས་ནི་ཚ་རེ་རེ། །སྦྲུར་བ་རྣམ་རྒྱལ་དགུ་པ་ཟེར། །སེར་མོ་རྟ་སྨྱུད་གཉིས་ཀྱང་ཚང་། །འདི་ཡིས་གག་ཐོག་འབྲུམས་པོ་སོགས། །ལོག་འཁྲིབས་ཁོང་ནོར་ཕྱི་རྒྱ་འཐབ། །ཡ་མ་ཁ་མེད་གཉན་དང་ནི། ། ལྡེ་འབམ་འཛོམས་ཤིང་ཁྱད་པར་དུ། །སྨན་བཏང་གཞིད་ལོག་རྣག་ཏུ་ཁུག །གག་པའི་སྐྲངས་རོ་གཙོད་པའི་ཕྱིར། །སྒྲ་སྐྱུ་ཤུ་དག་མཚུར་ནག་དང་། །མེ་ཏོག་གསུམ་（གསེར་འདབ་ལྕ་པ་སྣེ་ལྡེ་ཚ་བ་ལ་ཟེར）པ་སྣུ་ཟིའི་ཕྱེ། །ཁྲི་བར་འཕྲུལ་བཏབ་བདུད་རྩི་ཡིན། །

【鉴别】（1）显微鉴别　本品粉末石细胞、表皮细胞、晶纤维等显微特征明显，易于查看。

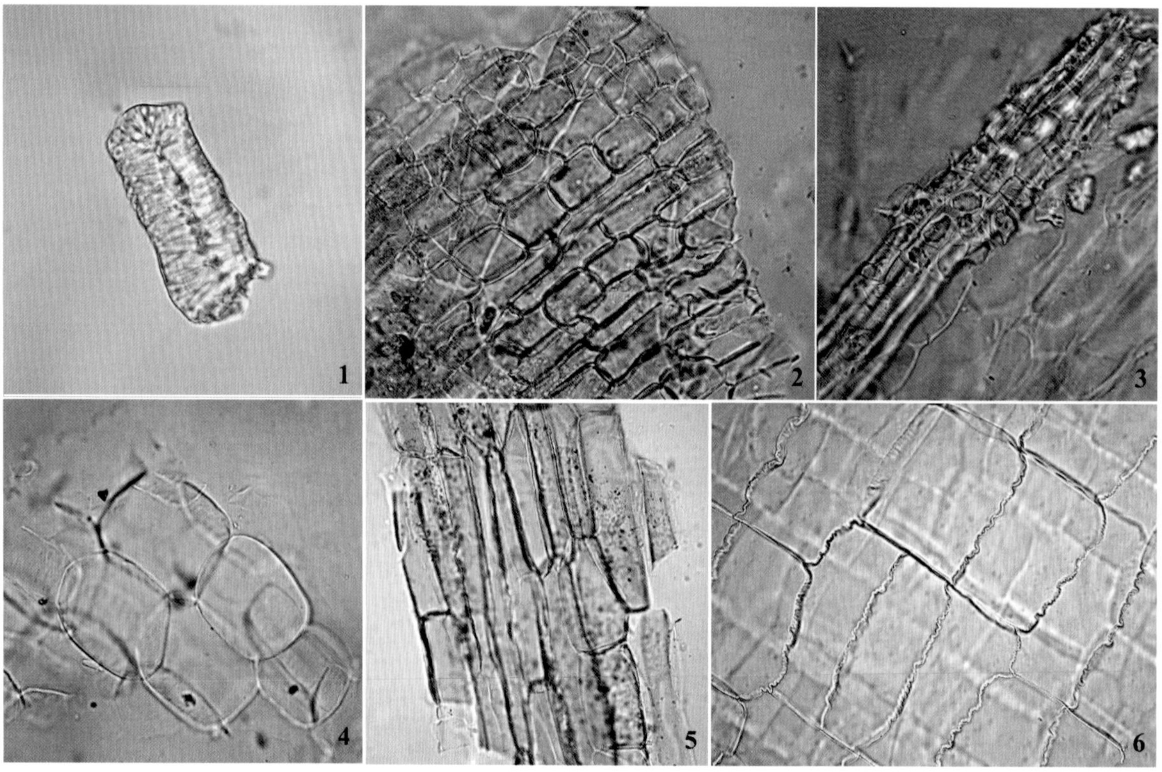

彭巴根敦丸粉末显微特征

1—石细胞（诃子）　2—表皮细胞（藏菖蒲）　3—晶纤维（藏菖蒲）　4—薄壁细胞（藏菖蒲）
5—表皮细胞（榜那）　6—后生皮层细胞（榜那）

（2）薄层鉴别　分别建立了以莨菪碱对照品、没食子酸对照品及藏菖蒲对照药材为对照的薄层鉴别方法。

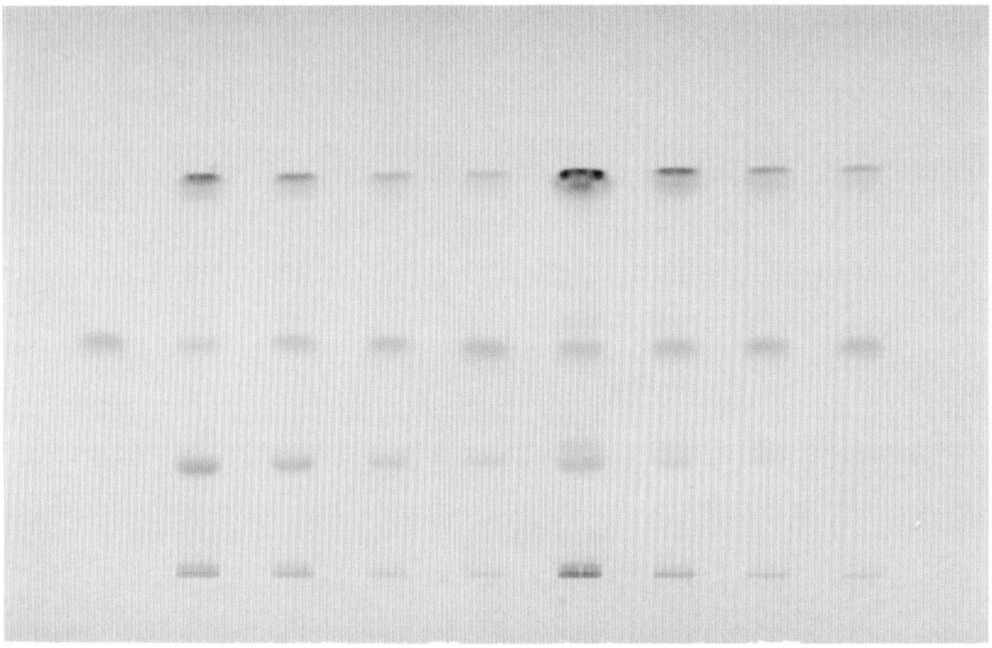

1　2　3　4　5　6　7　8　9

彭巴根敦丸薄层色谱图（一）

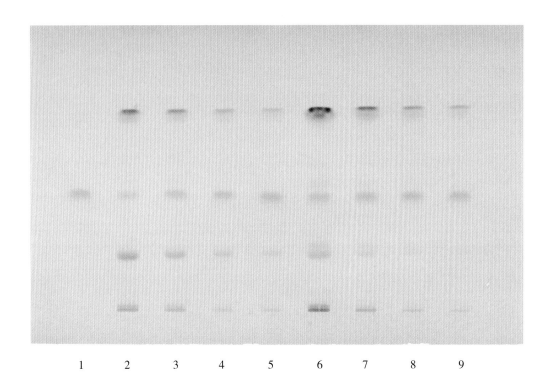

1—莨菪碱对照品　2~9—彭巴根敦丸样品

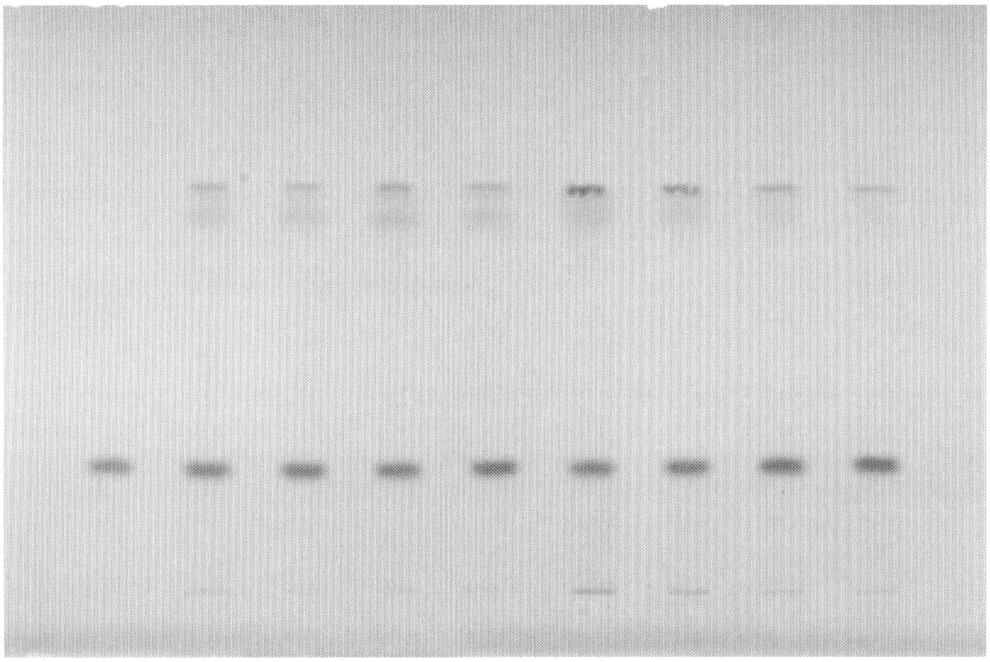

1　2　3　4　5　6　7　8　9

彭巴根敦丸薄层色谱图（二）

1—没食子酸对照品　2~9—彭巴根敦丸样品

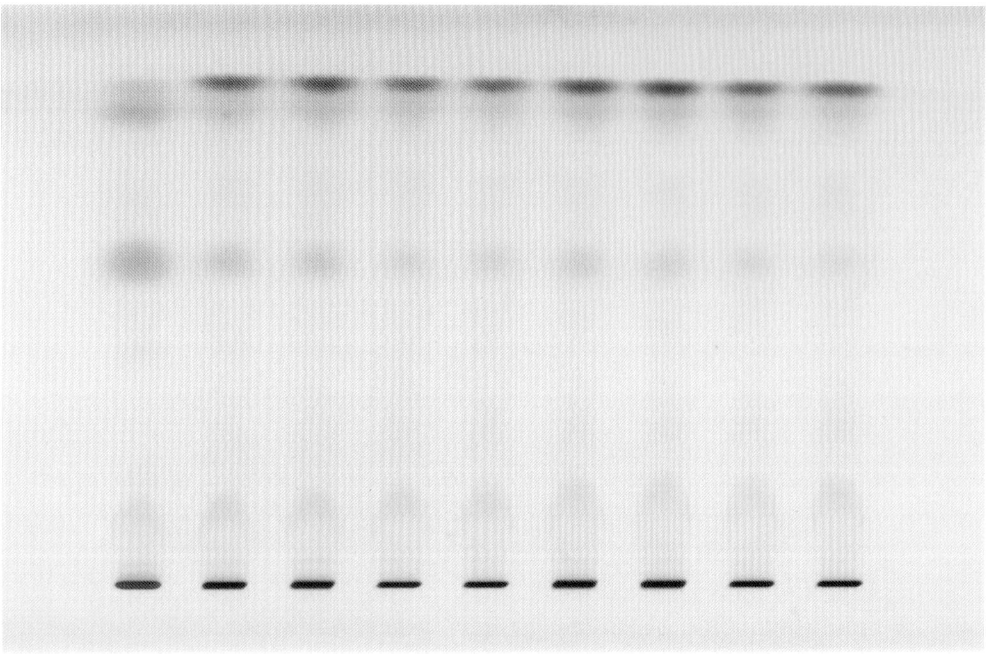

1　2　3　4　5　6　7　8　9

彭巴根敦丸薄层色谱图（三）

1—藏菖蒲对照药材　2~9—彭巴根敦丸样品

【检查】**双酯型生物碱限量**　采用 HPLC 法，以乌头双酯型生物碱对照提取物（已标示新乌头碱、次乌头碱和乌头碱的含量）为对照，测定制剂中乌头双酯型生物碱的含量。藏药榜那为毛茛科植物伏毛铁棒锤 *Aconitum flavum* Hand.-Mazz.、工布乌头 *A. kongboense* Lauener 或铁棒锤 *A. pendulum* Busch、江孜乌头 *A. ludlowii* Exell 的干燥块根。榜那因基原和炮制工艺的不同，其双酯型生物碱含量差异较大，在制定限度时，参照《中国药典》（2020 年版）乌头类药材炮制品“制川乌、制草乌、附片”双酯型生物碱的限度规定（分别为：0.040%、0.040%、0.020%），以 0.040% 为参考限度，根据处方中榜那的用量折算，规定“本品每 1 g 含榜那以乌头碱（$C_{34}H_{47}NO_{11}$）、次乌头碱（$C_{33}H_{45}NO_{10}$）和新乌头碱（$C_{33}H_{45}NO_{11}$）的总量计，不得过 0.028 mg”。

【功能与主治】见《临床札记·庄严》。

起草单位：甘孜藏族自治州食品药品检验所
成都中医药大学
复核单位：资阳市食品药品检验检测中心

智托红丸 ཀྲུབ་ཐོབ་རིལ་དམར།

Zhituohong Wan 智托日玛

【处方】榜嘎 154 g　　穆库没药 154 g　　翼首草 154 g
　　　　棘豆 154 g　　朱砂 154 g　　红花 154 g
　　　　榜那幼苗 76 g

【制法】以上七味，粉碎成细粉，过筛，混匀，用水泛丸，干燥，即得。

【性状】本品为红棕色至棕褐色的水丸；气香，味微涩、酸、苦。

【鉴别】（1）取本品，置显微镜下观察：花粉粒类圆形、椭圆形或橄榄形，直径约至 60 μm，具 3 个萌发孔，外壁有齿状突起（红花）。导管多为网纹导管、螺纹导管，直径 16~68 μm；非腺毛单细胞，长 240~980 μm，壁较光滑，有的壁上有细小的疣状突起（翼首草）。

（2）取本品 1 g，研细，加丙酮 10 ml，超声处理 20 分钟，滤过，药渣再加丙酮 10 ml，同上述操作，弃去滤液，药渣加 80% 丙酮溶液 10 ml，超声处理 30 分钟，滤过，滤液蒸干，残渣加 80% 丙酮溶液 1 ml 使溶解，作为供试品溶液。另取红花对照药材 0.5 g，同法制成对照药材溶液。照薄层色谱法（通则 0502）试验，吸取上述两种溶液各 2~5 μl，分别点于同一硅胶 G 薄层板上，以乙酸乙酯 - 甲醇 - 甲酸 - 水（7∶0.4∶2∶3）为展开剂，展开，取出，晾干。供试品色谱中，在与对照药材色谱相应的位置上，显相同颜色的斑点。

【检查】**双酯型生物碱限量**　取本品适量，研细，取约 3 g，精密称定，置具塞锥形瓶中，加氨试液适量使润透，加二氯甲烷 50 ml，摇匀，超声处理（功率 300 W，频率 40 kHz）30 分钟，滤过，滤液于 50℃以下挥至约 20 ml，用 2% 盐酸溶液振摇提取 2 次，每次 20 ml，合并水溶液，用氨试液调节 pH 值至 8~9，用二氯甲烷振摇提取 3 次，每次 20 ml，合并二氯甲烷液，用无水硫酸钠脱水，低温挥干，残渣用 10% 甲醇（用磷酸调节 pH 值至 2）使溶解，转移至 5 ml 量瓶中，加上述 10% 甲醇至刻度，摇匀，滤过，取续滤液作为供试品溶液。取乌头双酯型生物碱对照提取物（已标示新乌头碱、次乌头碱和乌头碱的含量）约 10 mg，精密称定，置 25 ml 量瓶中，加上述 10% 甲醇使溶解并稀释至刻度，摇匀，精密量取 1 ml，置 25 ml 量瓶中，加上述 10% 甲醇稀释至刻度，摇匀，作为对照品溶液。照高效液相色谱法（通则 0512）试验，以十八烷基硅烷键合硅胶为填充剂；以乙腈为流动相 A，以 0.2% 冰醋酸（用三乙胺调节 pH 值至 6.2）为流动相 B，按下表中的规定进行梯度洗脱，检测波长

235 nm，理论板数按新乌头碱峰计算应不低于 2 000。分别精密吸取供试品溶液与对照品溶液各 20 μl，注入液相色谱仪，测定，计算。本品每 1 g 含榜嘎以乌头碱（$C_{34}H_{47}NO_{11}$）、次乌头碱（$C_{33}H_{45}NO_{10}$）和新乌头碱（$C_{33}H_{45}NO_{11}$）的总量计，不得过 0.062 mg。

时间（分钟）	流动相 A（%）	流动相 B（%）
0~44	21 → 31	79 → 69
44~65	31 → 35	69 → 65
65~70	35	65

其他 除溶散时限外，应符合丸剂项下有关的各项规定（通则 0108）。

【浸出物】 照醇溶性浸出物测定法（通则 2201）项下的热浸法测定，用 70% 乙醇作溶剂，不得少于 20.0%。

【功能与主治】 ཚམ་པ་ཁྲག་མཁྲིས་ཚད་རིམས་ནད་ཀུན་ཕན། །སྐེ་རྨེན་སྐྲངས་དང་སྐད་འཛེར་འགགས་པ་སེལ། །

清热，利胆，解瘟。用于流行性感冒，血热病，胆囊炎，扁桃体炎，淋巴炎，声音嘶哑。

【用法与用量】 温开水送服或嚼服。一次 0.5~1.5 g。一日 1~2 次；或遵医嘱。

【注意】 本品含朱砂，不宜大量服用或少量久服；孕妇及肝肾功能不全者禁用。

【规格】（1）每 4 丸重 1 g；（2）每丸重 0.5 g；（3）每丸重 1~1.5 g

【贮藏】 密封。

智托红丸质量标准起草说明

【制剂名称】 制剂中文名为智托红丸，拼音名为 Zhituohong Wan，藏文名为“གྲུབ་ཐོབ་རིལ་དམར།”，藏文音译名按《钦哲文集》翻译为“智托日玛”。

【处方来源】《钦哲文集》《མཁྱེན་བརྩེའི་སྨན་ཡིག་ཕྱོགས་བསྒྲིགས།》

གྲུབ་ཐོབ་རིལ་དམར་བཞུགས་སོ། །རབ་དཀར་བོང་ང་འདྲ་（བོང་དཀར་གུ་གུལ།）འཇིག་ཐུབ་ཚད་རེ། །ཀུན་ཕྱེད་（སྤང་རྩི་དོ་བོ།）རྒྱལ་པོ་སྟག་ཤ་ཕྱེད་ཕྱེད་ཕྱི། །ཉི་མའི་（རྒྱལ་མཚལ།）བྱ་ནི་དེ་དག་ཀུན་དང་མཉམ། །ཀུན་གྱི་བཅུད་འགྱུར་བདུད་རྩི་（འཇོན་པ་ཐུབ་གསུམ་རེ་བཏང་བ་ཕྱུག་ལེན།）ཟླ་བའི་བུ། །གུར་གུམ་རྒྱའམ་མེ་ཏོག་（སྤང་རྩི）བཅུད་ཀྱིས་སྦྱ། །པདྨ་རཱ་གའི་མདངས་ལྡན་རིལ་བུ་འདི། །ཕྱི་ནང་ཕལ་ཆེའི་ནད་ལ་བརྟགས་པ་སྟེ། །ཁྲག་མཁྲིས་གཉན་ཚད་ཀུན་ལ་ཞིས་པ་ཡིན། །ཁྱད་པར་ནག་པོ་སུམ་འགྲིལ་ནད་ལ་བརྟགས། །ཀུན་ལ་དགོན་པས་ཤུ་དུམ་ལྟ་ར་འདྲ། །མཐོང་ཐོས་སྤྱོད་པ་སྐལ་ལྡན་རེ་རེ་ཙམ། །ཅེས་པ་འདི་ཡང་ཐང་སྟོང་རྒྱལ་པོས་བཀོད། །

【鉴别】（1）显微鉴别　本品粉末花粉粒、导管、非腺毛显微特征明显，易于查看。

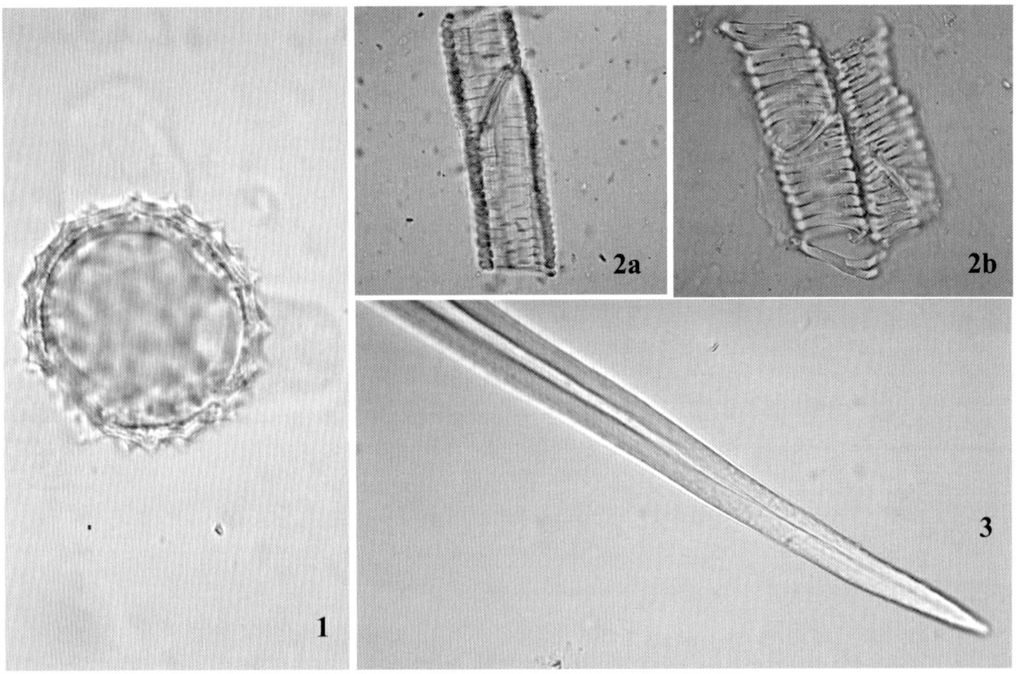

智托红丸粉末显微特征

1—花粉粒（红花） 2a，2b—导管（翼首草） 3—非腺毛（翼首草）

（2）薄层鉴别 建立了以红花对照药材为对照的薄层鉴别方法。

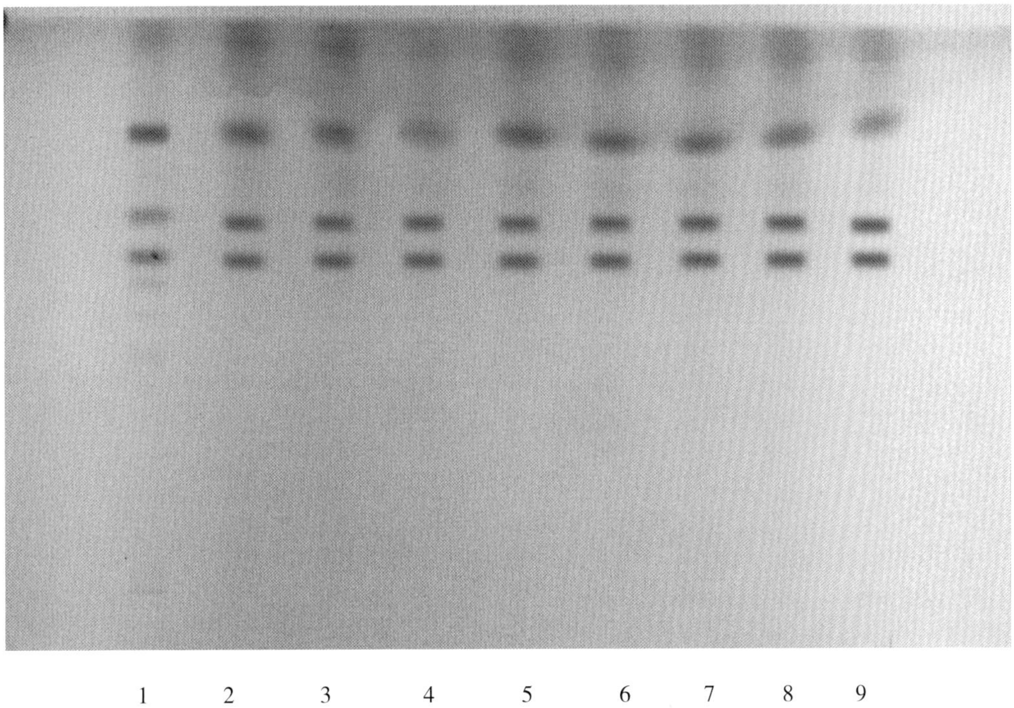

智托红丸薄层色谱图

1—红花对照药材 2~9—智托红丸样品

【检查】**双酯型生物碱限量** 采用HPLC法，以乌头双酯型生物碱对照提取物（已标示新乌头碱、次乌头碱和乌头碱的含量）为对照，测定制剂中乌头双酯型生物碱的含量。藏药榜嘎为毛茛科植物唐古特乌头 *Aconitum tanguticum*（Maxim.）Stapf、船盔乌头 *A. naviculare*（Bruhl.）Stapf的干燥全草。榜嘎因基原和炮制工艺的不同，其双酯型生物碱含量差异较大，在制定限度时，参照《中国药典》（2020年版）乌头类药材炮制品“制川乌、制草乌、附片”双酯型生物碱的限度规定（分别为：0.040%、0.040%、0.020%），以0.040%为参考限度，根据处方中榜嘎的用量折算，规定“本品每1 g含榜嘎以乌头碱（$C_{34}H_{47}NO_{11}$）、次乌头碱（$C_{33}H_{45}NO_{10}$）和新乌头碱（$C_{33}H_{45}NO_{11}$）的总量计，不得过0.062 mg”。

【功能与主治】见《钦哲文集》。

起草单位：甘孜藏族自治州食品药品检验所

复核单位：资阳市食品药品检验检测中心

舒身外用散

Shushen Waiyong San

བྱུག་སྨན་རེག་པ་བདེ་བྱེད།

修美仁巴德吉

【处方】亚大黄 198 g　　硫黄 99 g　　熊胆粉 99 g
　　　　辣豆 99 g　　渣驯膏 99 g　　人工麝香 10 g
　　　　西藏猫乳 99 g　　大蒜 99 g　　巴豆 99 g
　　　　刺柏 99 g

【制法】以上十味，粉碎成细粉，过筛，混匀，即得。

【性状】本品为黄棕色至棕褐色的粉末；气特异。

【鉴别】（1）取本品，置显微镜下观察：草酸钙簇晶直径 20~130 μm（亚大黄）。不规则碎片似玻璃碎片，黄色或棕黄色，略有光泽，棱角明显（熊胆粉）。表皮细胞无色或淡黄色（大蒜）。

（2）取本品 3 g，加甲醇 30 ml，加热回流 30 分钟，滤过，滤液蒸干，残渣加水 10 ml 使溶解，加盐酸 1 ml，加热水解 30 分钟，立即冷却，用乙醚分 2 次振摇提取，每次 20 ml，合并乙醚液，蒸干，残渣加入甲醇 2 ml 使溶解，作为供试品溶液。另取大黄酚对照品，加甲醇制成每 1 ml 含 1 mg 的溶液，作为对照品溶液。照薄层色谱法（通则 0502）试验，吸取上述两种溶液各 3~5 μl，分别点于同一硅胶 H 薄层板上，以石油醚（30~60℃）- 甲酸乙酯 - 甲酸（15∶5∶1）的上层溶液为展开剂，展开，取出，晾干，置紫外光灯（365 nm）下检视。供试品色谱中，在与对照品色谱相应的位置上，显相同颜色的荧光斑点，置氨蒸气中熏后，斑点变为红色。

【检查】应符合散剂项下有关的各项规定（通则 0115）。

【浸出物】照醇溶性浸出物测定法（通则 2201 ）项下的热浸法测定，用 70% 乙醇作溶剂，不得少于 25.0%。

【功能与主治】བྱུགས་པས་པགས་ནད་འབྲུམ་ཐོར་དང་། །ཞུ་བ་ཟ་སྙོང་མི་དགའ་དང་། །སྐྲོ་བུར་རྨ་རྐན་ཤའུ་གསོ། །ཁྱད་པར་རེག་དུག་ཚ་ཤས་ཀྱི། །ཟུག་གཟེར་ཕུར་བ་བཏབ་འདྲ་བའི། །མི་ཟད་ཀུ་ཅོ་འདོན་པ་ལ། །གཉེན་པོ་འདི་འདྲ་ཡོད་མ་ཡིན། །རྟག་ཆོ་ཅན་ལ་སྣམ་འདེབས་བྱ། །པགས་ནད་ཀུན་ལ་རྡེ་གུ་བྱུག །

活血化瘀，止痛止痒，化腐生肌。用于各种皮肤病，“黄水”病，疮疡等。

【用法与用量】外用，遵医嘱。

【贮藏】密闭，防潮。

舒身外用散质量标准起草说明

【制剂名称】制剂中文名舒身外用散，拼音名为 Shushen Waiyong San，藏文名为“བྱུག་སྨན་རིག་པ་བདེ་བྱེད།”，藏文音译名按《藏药验方精选：长生宝曼》翻译为“修美仁巴德吉”。

【处方来源】《藏药验方精选：长生宝曼》《གཅེས་བསྡུས་འཆི་མེད་ནོར་བུའི་ཕྲེང་བ།》

བྱུག་སྨན་རིག་པ་བདེ་བྱེད་ནི། ཟབ་ལག་（ཆུ་རྩ་）ཅན་གྱི་རྣ་ཕོ་ལ། །ས་བཅུད་ལྷད་མེད་（ཟླ་ཟེ་）ཆས་སུ་སྤྱས། །སྟག་ཤམ་ཅན་གྱི་དཔའ་བོ་བསྐྱོན། །དབུ་ལ་དོམ་（མཁྲིས་）རུ་མཆོག་མོ་གསོལ། །ཞི་ལ་རྡོ་（བྲག་ཞུན་）དུའི་མཆོད་ཆ་ཐོགས། །རི་དྭགས་（གླ་རྩི་）ལྡེ་བ་རོལ་དུ་ཁྲིད། །ཁ་གཡེར་（ཁྱི་ལ་ལྷ་རི་）ཅན་གྱི་འབངས་དང་བཅས། །ཞི་ལ་（ཞིག་པཊ་）ཐོ་ཐའི་ངར་དང་ལྡན། །འབྲུག་（རུས་）སྒྲགས་（ཁྱི་ཐོད་ཧར་བསྲེག་）བྱུང་ན་བ་རྒྱས་བྲན། །བྱུགས་པས་པགས་ནད་འབྲུམ་ཐོར་དང་། །ཤུ་བ་ཟ་སྙིང་མེ་དཔལ་"དང་། །སློ་བུར་རྨ་རྒྱན་ཤའུ་གསོ། །ཁྱད་པར་རིག་དུག་ཚ་ཤས་ཀྱི། །ཟུག་གཟེར་ཕུར་བ་བཏབ་འདྲ་བའི། །མི་ཟད་ཀུ་ཚེ་འདོན་པ་ལ། །གཉེན་པོ་འདི་འདྲ་ཡོད་མ་ཡིན། །རྣག་ཆེ་ཅན་ལ་སྨམ་འདེབས་བྱ། །པགས་ནད་ཀུན་ལ་ཞྭ་ཤུ་ཐུག །རིག་དུག་ར་ཁྲག་སྦྱར་བས་འཛོམས། །ཕོང་དུ་ར་ཁྲག་ག་བུར་བཏང་། །རིག་པ་བདེ་བྱེད་ཅེས་བྱའོ། །

【鉴别】（1）显微鉴别　本品粉末草酸钙簇晶、不规则碎片、表皮细胞显微特征明显，易于查看。

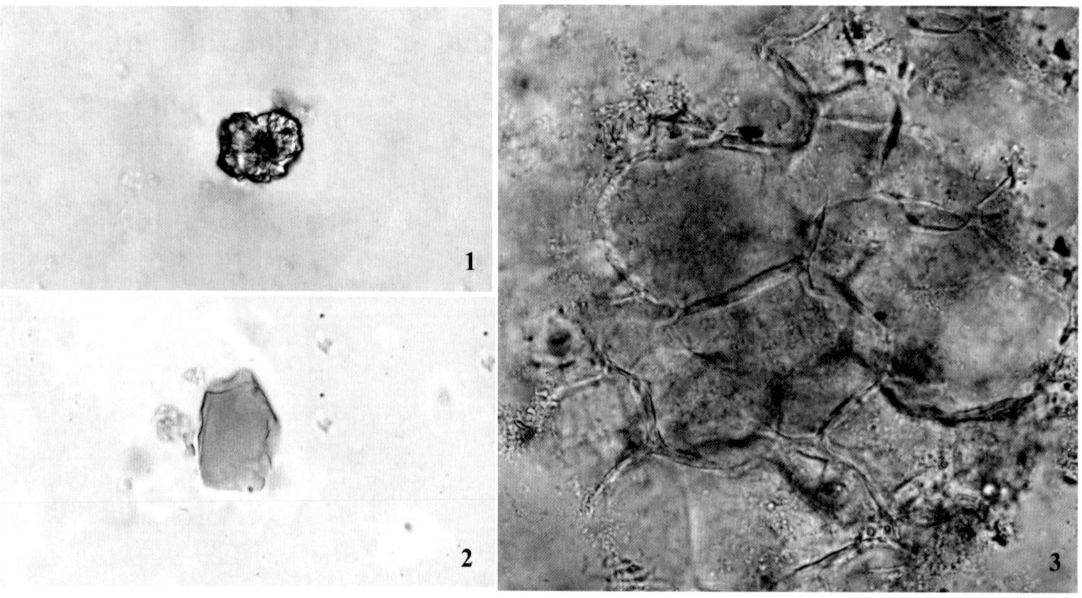

舒身外用散粉末显微特征

1—草酸钙簇晶（亚大黄）　2—不规则碎片（熊胆粉）　3—表皮细胞（大蒜）

（2）薄层鉴别　建立了以大黄酚对照品为对照的薄层鉴别方法。

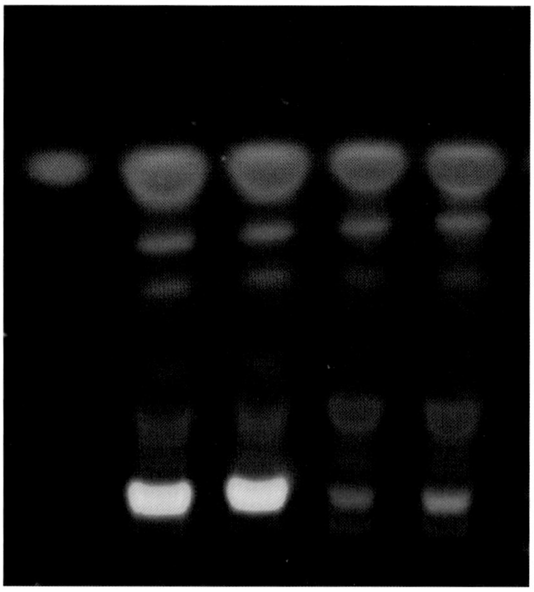

1　2　3　4　5

舒身外用散薄层色谱图（紫外光灯 365 nm）

1—大黄酚对照品　2~5—舒身外用散样品

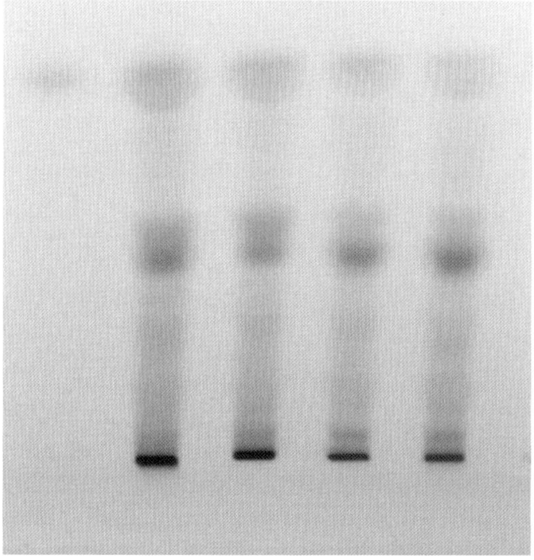

1　2　3　4　5

舒身外用散薄层色谱图（日光）

1—大黄酚对照品　2~5—舒身外用散样品

【功能与主治】 见《藏药验方精选：长生宝曼》。

起草单位：凉山州食品药品检验所

复核单位：成都市药品检验研究院

鲁牟丸 ཀླུ་མོ་ཐང་པ།
Lumou Wan 鲁牟昂巴

【处方】甘青青兰 377 g　圆穗蓼 189 g　兔耳草 189 g

烈香杜鹃 189 g　蒂达 56 g

【制法】以上五味，粉碎成细粉，过筛，混匀，用水泛丸，干燥，即得。

【性状】本品为黄棕色至黑棕色的水丸；气微香，味微苦、辣。

【鉴别】（1）取本品，置显微镜下观察：非腺毛呈锥形，由 1 至多个细胞组成，基部直径约 50 μm，具角质线纹和疣状凸起；花粉粒黄色，球形，表面有疣状突起，多数具 6 个孔沟，直径 70 μm，可见 3 个萌发孔（甘青青兰）。木栓表皮细胞类长方形，多数间隔有类圆形的细胞；淀粉粒易见，单粒，球形，直径 3~10 μm，偶见盔帽形，脐点点状，复粒由 2~3 分粒组成（兔耳草）。花粉粒圆形或椭圆形，直径 30~40 μm（圆穗蓼）。

（2）取本品 2 g，研细，加无水乙醇 20 ml，超声处理 30 分钟，滤过，滤液通过活性炭小柱，收集滤液浓缩至 1 ml，作为供试品溶液。另取甘青青兰对照药材 0.5 g，同法制备对照药材溶液。照薄层色谱法（通则 0502）试验，吸取上述两种溶液各 5 μl，分别点于同一硅胶 G 薄层板上，以甲苯 - 乙酸乙酯 - 冰醋酸（14∶4∶0.5）为展开剂，展开，取出，晾干，喷以 10% 硫酸乙醇溶液，在 105℃加热至斑点显色清晰，置紫外光灯（365 nm）下检视。供试品色谱中，在与对照品色谱相应的位置上，显相同颜色的荧光斑点。

【检查】除溶散时限外，应符合丸剂项下有关的各项规定（通则 0108）。

【浸出物】照醇溶性浸出物测定法（通则 2201）项下的热浸法测定，用 70% 乙醇作溶剂，不得少于 22.0%

【功能与主治】མཆིན་ནད་ཀུན་ལ་ཕན།

清热解毒，疏肝利胆。用于肝区疼痛，肿大，各种肝炎，胃肠炎。

【用法与用量】温开水送服或嚼服。一次 0.5~3 g，一日 1~2 次；或遵医嘱。

【规格】（1）每 4 丸重 1 g；（2）每丸重 0.5 g；（3）每丸重 1~1.5 g

【贮藏】密封。

鲁牟丸质量标准起草说明

【制剂名称】制剂中文名为鲁牟丸，拼音名为 Lumou Wan，藏文名为“ཀླུ་མོ་ཐང་པ།”，藏文音译名按《居米旁医著集》翻译为“鲁牟昂巴”。

【处方来源】《居米旁医著集》《འཇུ་མི་ཕམ་སྨན་ཡིག་གཅེས་བཏུས།》

ཀླུ་མོ་ལྷ་པ་ནི། ཕྱི་ཡང་ཀུ་དང་ཏིག་ཏ་དང་། །སླ་སྔང་ཧོང་ལེན་ད་ལི་སྤྲུར། །གུར་གུམ་རྩེ་བཙོན་མཆིན་ནད་སེལ། །

【鉴别】（1）显微鉴别　本品粉末非腺毛、花粉粒、木栓表皮细胞等显微特征明显，易于查看。

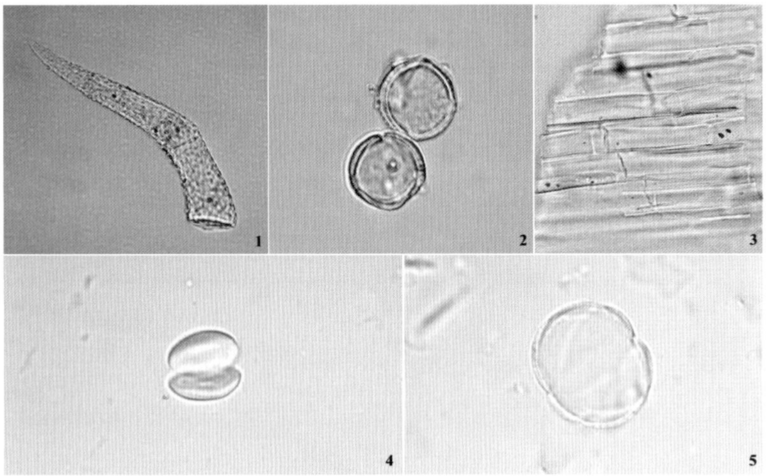

鲁牟丸粉末显微特征

1—非腺毛（甘青青兰）　2—花粉粒（甘青青兰）　3—木栓表皮细胞（兔耳草）
4—淀粉粒（兔耳草）　5—花粉粒（圆穗蓼）

（2）薄层鉴别　建立了以甘青青兰对照药材为对照的薄层鉴别方法。

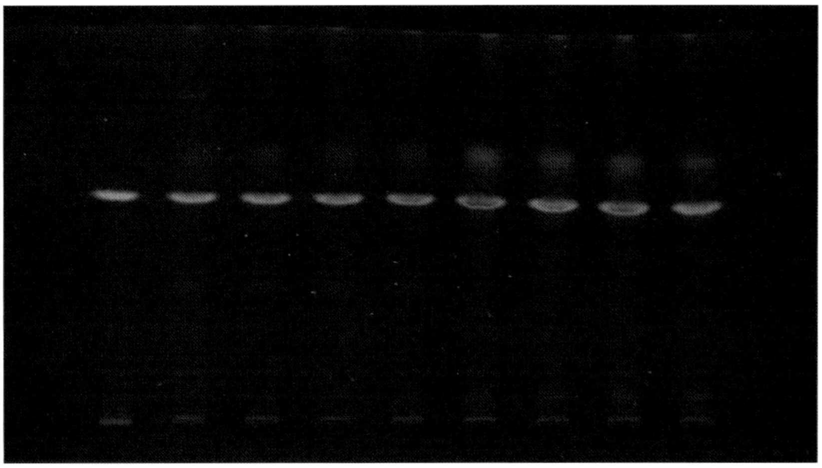

1　2　3　4　5　6　7　8　9

鲁牟丸薄层色谱图

1—甘青青兰对照药材　2~9—鲁牟丸样品

【功能与主治】见《居米旁医著集》。

起草单位：甘孜藏族自治州食品药品检验所
成都中医药大学
复核单位：资阳市食品药品检验检测中心

然纳桑琼丸

Rannasangqiong Wan

རཏྣ་བསམ་འཕེལ་ཆུང་བ།

然纳桑培琼瓦

【处方】

诃子 199 g	赭石 97 g	藏菖蒲 48 g
川木香 48 g	朱砂 48 g	决明子 48 g
黄葵子 48 g	琥珀 48 g	珍珠母 48 g
丁香 48 g	檀香 48 g	紫檀香 48 g
沉香 48 g	志达萨增 48 g	穆库没药 48 g
棘豆 48 g	榜那 24 g	人工麝香 2 g
人工牛黄 2 g	熊胆粉 2 g	水牛角 2 g

【制法】以上二十一味，除琥珀、榜那、人工麝香、人工牛黄、熊胆粉外，其余诃子等十六味共粉碎成细粉，过筛；将琥珀、榜那、人工麝香、人工牛黄、熊胆粉研细，与上述粉末配研，过筛，混匀，用水泛丸，干燥，即得。

【性状】本品为红棕色至棕红色的水丸；气微香，味微酸、涩。

【鉴别】（1）取本品，置显微镜下观察：石细胞类方形、类多角形或呈纤维状，直径 14~40 μm，长至 130 μm，壁厚，孔沟细密（诃子）。纤维微黄色或近无色，呈长梭形，末端细尖或平截，木化，孔沟明显（川木香）。不规则细小颗粒暗棕红色，有光泽，边缘暗黑色（朱砂）。不规则碎块，表面多不平整，呈明显的颗粒性，有的呈层状结构，边缘多数为不规则锯齿状（珍珠母）。花粉粒极面观三角形，赤道表面观双凸镜形，具 3 副合沟（丁香）。

（2）取本品 3 g，研细，加无水乙醇 30 ml，超声处理 30 分钟，滤过，滤液蒸干，残渣用甲醇 5 ml 溶解，通过中性氧化铝柱（100~200 目，5 g，内径为 2 cm），用稀乙醇 50 ml 洗脱，收集洗脱液，蒸干，残渣用水 5 ml 溶解后通过 C18（600 mg）固相萃取小柱，用 30% 甲醇 10 ml 洗脱，弃去 30% 甲醇液，再用甲醇 10 ml 洗脱，收集洗脱液，蒸干，残渣加甲醇 1 ml 使溶解，作为供试品溶液。另取诃子对照药材 0.5 g，同法制成对照药材溶液。照薄层色谱法（通则 0502）试验，吸取上述两种溶液各 10 μl，分别点于同一硅胶 G 薄层板上，以三氯甲烷 - 乙酸乙酯 - 甲酸（3∶2∶1）为展开剂，展开，取出，晾干，喷以 10% 硫酸乙醇溶液，在 105℃加热至斑点显色清晰。供试品色谱中，在与对照药材色谱相应的位置上，显相同颜色的斑点。

【检查】**双酯型生物碱限量** 取本品适量，研细，取约 12 g，精密称定，置具塞锥形瓶中，加氨试液适量使润透，加二氯甲烷 100 ml，摇匀，超声处理（功率 300 W，频率

40 kHz）30 分钟，滤过，滤液于 50℃以下挥至约 20 ml，用 2% 盐酸溶液振摇提取 2 次，每次 20 ml，合并水溶液，用氨试液调节 pH 值至 8~9，用二氯甲烷振摇提取 3 次，每次 20 ml，合并二氯甲烷液，用无水硫酸钠脱水，低温挥干，残渣用 10% 甲醇（用磷酸调节 pH 值至 2）使溶解，转移至 5 ml 量瓶中，加上述 10% 甲醇至刻度，摇匀，滤过，取续滤液作为供试品溶液。取乌头双酯型生物碱对照提取物（已标示新乌头碱、次乌头碱和乌头碱的含量）约 10 mg，精密称定，置 25 ml 量瓶中，加上述 10% 甲醇使溶解并稀释至刻度，摇匀，精密量取 1 ml，置 25 ml 量瓶中，加上述 10% 甲醇稀释至刻度，摇匀，作为对照品溶液。照高效液相色谱法（通则 0512）试验，以十八烷基硅烷键合硅胶为填充剂；以乙腈为流动相 A，以 0.2% 冰醋酸（用三乙胺调节 pH 值至 6.2）为流动相 B，按下表中的规定进行梯度洗脱，检测波长 235 nm，理论板数按新乌头碱峰计算应不低于 2 000。分别精密吸取供试品溶液与对照品溶液各 20 μl，注入液相色谱仪，测定，计算。本品每 1 g 含榜那以乌头碱（$C_{34}H_{47}NO_{11}$）、次乌头碱（$C_{33}H_{45}NO_{10}$）和新乌头碱（$C_{33}H_{45}NO_{11}$）的总量计，不得过 0.010 mg。

时间（分钟）	流动相 A（%）	流动相 B（%）
0~44	21 → 31	79 → 69
44~65	31 → 35	69 → 65
65~70	35	65

其他 除溶散时限外，应符合丸剂项下有关的各项规定（通则 0108）。

【浸出物】照醇溶性浸出物测定法（通则 2201）项下的热浸法测定，用 70% 乙醇作溶剂，不得少于 19.0%。

【功能与主治】ཕན་ཡོན་ཙ་དཀར་བྱེར་འགྲམས་དང་། །སྙི་མཇིང་ཡན་ལག་སྐྲངས་པའི་རིགས། །ཚ་དཀར་གཉན་དང་བཙོངས་པ་ལ། །སྦྱོར་བ་འདི་ཉིད་མཆོག་ཏུ་བསྔགས། །

醒脑开窍，舒筋活络。用于中风瘫痪，颈椎病，四肢肿胀麻木，风湿关节痛等。

【用法与用量】温开水送服或嚼服。一次 0.5~3 g，一日 1~2 次；或遵医嘱。

【注意】本品含朱砂，不宜大量服用或少量久服；孕妇及肝肾功能不全者禁用。

【规格】（1）每 4 丸重 1 g；（2）每丸重 0.5 g；（3）每丸重 1~1.5 g

【贮藏】密封。

然纳桑琼丸质量标准起草说明

【制剂名称】制剂中文名为然纳桑琼丸，拼音名为 Rannasangqiong Wan，藏文名为“རཏྣ་བསམ་འཕེལ་ཆུང་བ།”，藏文音译名按《临床札记 · 庄严》翻译为“然纳桑培琼瓦”。

【处方来源】《临床札记 · 庄严》《ཞིན་ཏིག་མཛེས་རྒྱན་བདུད་རྩི་སྨན་མཛོད།》

རཏྣ་བསམ་འཕེལ་བསྡུས་པའི་སྦྱོར་བ་ནི། །བྲ་ཁྲུང་ལྷ་པ་ཚད་ལྡན་སྟེང་། །ཀི་ཤང་དོམ་མཁྲིས་སྤལ་རྒྱབ་གསུམ། །རྒྱ་མཚལ་ཆུ་སེར་སྨན་གསུམ་དང་། །བསེ་རུ་ཤ་ཕྱིས་ལི་ཤི་གསུམ། །ཙན་དན་དཀར་དམར་ཨ་ག་རུ། །འབྲི་རྟ་ས་འཛིན་གུ་གུལ་དང་། །སྟག་ཤ་སྦྱར་བའི་སྨན་མཆོག་འདི། །མི་བསྐྱོད་པ་ཡིས་འདམ་འཛག་བྱ། །རིལ་བུ་བྲ་བའི་རིལ་མ་ཙམ། །ནད་ཀྱི་སྟོབས་དང་སྦྱར་ལ་བཏང་། །ཕན་ཡོན་རྩ་དཀར་བྱེར་འགྲམས་དང་། །སྙི་མཐིང་ཡན་ལག་སྐྲངས་པའི་རིགས། །རྩ་དཀར་གཞན་དང་བསྙོངས་པ་ལ། །སྦྱོར་བ་འདི་ཉིད་མཆོག་ཏུ་བསྔགས། །ཞེས་སོ། །（ཁྲུང་ལྷ་ནི། ཨ་རུ་ར། རུ་རྟ། ཤུ་དག སྨན་ཆེན། གླ་རྩི།）

【鉴别】（1）显微鉴别　本品粉末石细胞、纤维、不规则细小颗粒等显微特征明显，易于查看。

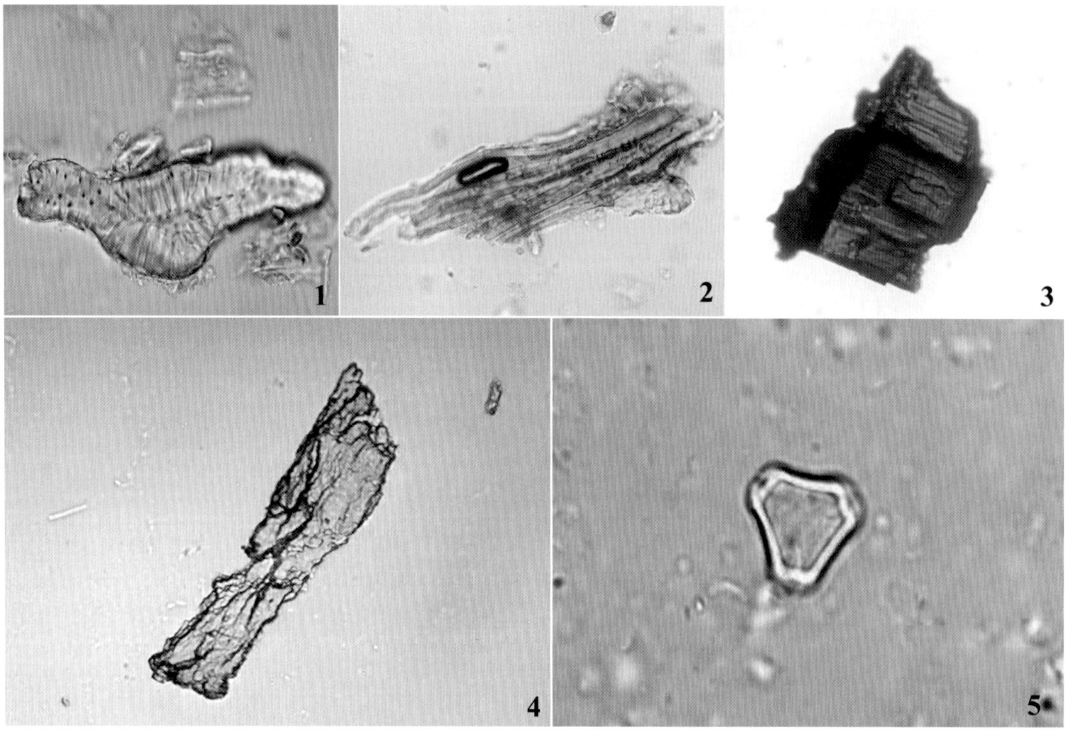

然纳桑琼丸粉末显微特征

1—石细胞（诃子）　2—纤维（川木香）　3—不规则细小颗粒（朱砂）

4—不规则碎块（珍珠母）　5—花粉粒（丁香）

（2）薄层鉴别　建立了以诃子对照药材为对照的薄层鉴别方法。

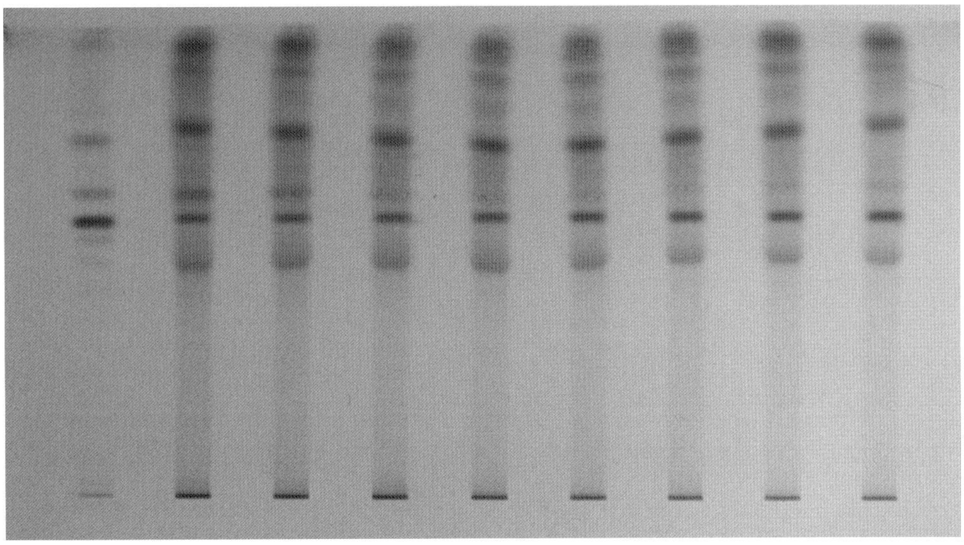

1 2 3 4 5 6 7 8 9

然纳桑琼丸薄层色谱图

1—诃子对照药材　2~9—然纳桑琼丸样品

【检查】**双酯型生物碱限量**　采用 HPLC 法，以乌头双酯型生物碱对照提取物（已标示新乌头碱、次乌头碱和乌头碱的含量）为对照，测定制剂中乌头双酯型生物碱的含量。藏药榜那为毛茛科植物伏毛铁棒锤 *Aconitum flavum* Hand.-Mazz.、铁棒锤 *A. pendulum* Busch、工布乌头 *A. kongboense* Lauener、江孜乌头 *A. ludlowii* Exell 的干燥块根。榜那因基原和炮制工艺的不同，其双酯型生物碱含量差异较大，在制定限度时，参照《中国药典》（2020 年版）乌头类药材炮制品“制川乌、制草乌、附片”双酯型生物碱的限度规定（分别为：0.040%、0.040%、0.020%），以 0.040% 为参考限度，根据处方中榜那的用量折算，规定“本品每 1 g 含榜那以乌头碱（$C_{34}H_{47}NO_{11}$）、次乌头碱（$C_{33}H_{45}NO_{10}$）和新乌头碱（$C_{33}H_{45}NO_{11}$）的总量计，不得过 0.010 mg”。

【功能与主治】见《临床札记·庄严》。

起草单位：甘孜藏族自治州食品药品检验所

复核单位：眉山市食品药品检验检测中心

痛风汤散 རྡིག་ཐང་།

Tongfengtang San 哲汤

【处方】诃子 334 g　　渣驯膏 333 g　　宽筋藤 333 g

【制法】以上三味，粉碎成细粉，过筛，混匀，即得。

【性状】本品为淡黄色至深黄色的粉末；气微香，味微苦。

【鉴别】（1）取本品，置显微镜下观察：淀粉粒类圆形、椭圆形、类弯月形，直径3~20 μm，脐点裂缝状或点状；网纹导管直径50~400 μm，螺纹导管直径15~30 μm；韧皮纤维成束，木化，直径15~30 μm，周围薄壁细胞含方晶成晶鞘纤维（宽筋藤）。石细胞类方形、类多角形或呈纤维状，直径14~40 μm，长至130 μm，壁厚，孔沟细密（诃子）。

（2）取本品2 g，加无水乙醇30 ml，超声处理30分钟，滤过，滤液蒸干，残渣加无水乙醇5 ml使溶解，残渣加无水乙醇5 ml使溶解，通过中性氧化铝柱（100~200目，5 g，内径为2 cm），用稀乙醇50 ml洗脱，收集洗脱液，蒸干，残渣用水5 ml溶解后通过C18（600 mg）固相萃取柱，用30%甲醇10 ml洗脱，弃去30%甲醇液，再用甲醇10 ml洗脱，收集洗脱液，蒸干，残渣加甲醇1 ml使溶解，作为供试品溶液。另取诃子对照药材0.5 g，同法制成对照药材溶液。照薄层色谱法（通则0502）试验，吸取上述两种溶液各5~10 μl，分别点于同一硅胶G薄层板上，以三氯甲烷-乙酸乙酯-甲酸（3∶2∶1）为展开剂，展开，取出，晾干，喷以10%硫酸乙醇溶液，在105℃加热至斑点显色清晰。供试品色谱中，在与对照药材色谱相应的位置上，显相同颜色的斑点。

【检查】应符合散剂项下有关的各项规定（通则0115）。

【浸出物】照醇溶性浸出物测定法（通则2201）项下的热浸法测定，用70%乙醇作溶剂，不得少于24.0%。

【功能与主治】རྡིག་གི་ནད་དང་། གྲུམ་བུའི་ནད། ཆུ་སེར་གྱི་ནད་ལ་ཕན།

调和气血，祛风除湿。用于痛风病。

【用法与用量】温开水送服或嚼服。一次0.5~3 g，一日1~2次；或遵医嘱。

【贮藏】密闭，防潮。

痛风汤散质量标准起草说明

【制剂名称】制剂中文名为痛风汤散，拼音名为Tongfengtang San，藏文名为“རྡིག་ཐང་།”，藏文音译名按《四部医典》德格木刻版翻译为“哲汤”。

【处方来源】《四部医典》德格木刻版《དཔལ་ལྡན་རྒྱུད་བཞི།》
དྲེག་ཐང་ནི། སླེ་ཏྲེས་བྲག་ཞུན་ཨ་རུས་དྲེག་ནད་སེལ། །

【鉴别】（1）显微鉴别　本品粉末淀粉粒、导管、晶纤维等显微特征明显，易于查看。

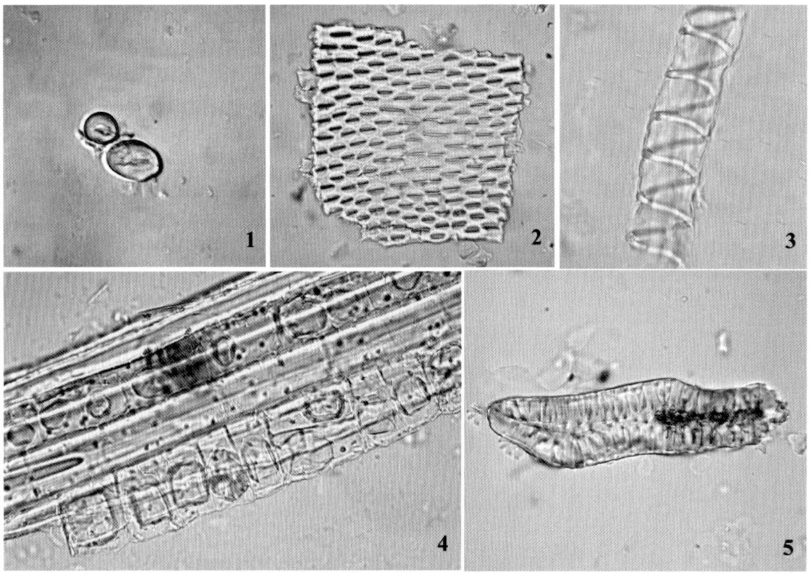

痛风汤散粉末显微特征

1—淀粉粒（宽筋藤）　2—网纹导管（宽筋藤）　3—螺纹导管（宽筋藤）
4—晶纤维（宽筋藤）　5—石细胞（诃子）

（2）薄层鉴别　建立了以诃子对照药材为对照的薄层鉴别方法。

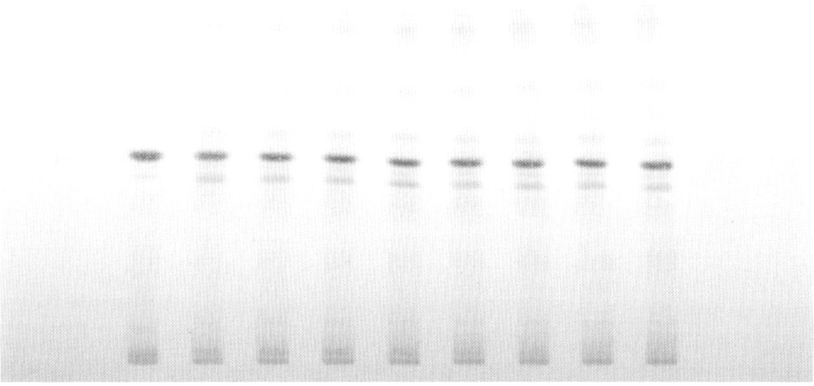

1　2　3　4　5　6　7　8　9

痛风汤散薄层色谱图

1—诃子对照药材　2~9—痛风汤散样品

【功能与主治】见《四部医典》德格木刻版。

起草单位：甘孜藏族自治州食品药品检验所
复核单位：资阳市食品药品检验检测中心

渣琼丸　　རྒྱ་ཁྱུང་།

Zhaqiong Wan　　渣琼

【处方】渣驯膏 115 g　　榜那 110 g　　诃子 110 g
黑冰片 110 g　　熊胆粉 80 g　　榜嘎 85 g
甘青青兰 85 g　　岩白菜 85 g　　人工麝香 10 g
红花 60 g　　苏麦 60 g　　川木香 60 g
藏菖蒲 30 g

【制法】以上十三味，除榜那、熊胆粉、人工麝香外，其余渣驯膏等十味共粉碎成细粉，过筛；将榜那、熊胆粉、人工麝香研细，与上述粉末配研，过筛，混匀，用水泛丸，干燥，即得。

【性状】本品为黄棕色至黑色的水丸；气香，味苦。

【鉴别】（1）取本品，置显微镜下观察：薄壁细胞作圈链状排列，有大型的细胞间隙，每一圈连接处为一较大的圆形油细胞（藏菖蒲）。纤维黄色或近无色，呈长梭形，末端细尖或平截，木化，孔沟明显；石细胞呈类长方形或多角形，纹孔及孔沟明显（川木香）。花粉粒类圆形、椭圆形或橄榄形，直径约至 60 μm，具 3 个萌发孔，外壁有齿状突起（红花）。不规则碎片，似玻璃碎片，黄色或棕黄色，略有光泽，棱角明显（熊胆粉）。

（2）取本品 5 g，研细，加丙酮 30 ml，超声 20 分钟，滤过，药渣再加丙酮 30 ml，同上述操作，弃去滤液，药渣加 80% 丙酮溶液 30 ml，超声处理 30 分钟，滤过，滤液蒸干，残渣加 80% 丙酮溶液 1 ml 使溶解，作为供试品溶液。另取红花对照药材 0.5 g，同法制成对照药材溶液。照薄层色谱法（通则 0502）试验，吸取上述两种溶液各 50 μl，分别点于同一用硅胶 H 薄层板上，以乙酸乙酯 - 甲醇 - 甲酸 - 水（7∶0.4∶2∶3）为展开剂，展开，取出，晾干。供试品色谱中，在与对照药材色谱相应的位置上，显相同颜色的斑点。

（3）取本品 10 g，研细，加乙醚 100 ml，超声处理 30 分钟，滤过，滤液挥干，残渣加甲醇 0.5 ml 使溶解，作为供试品溶液。另取川木香对照药材 0.5 g，加乙醚 20 ml，同法制成对照药材溶液。照薄层色谱法（通则 0502）试验，吸取上述两种溶液各 5~100 μl，分别点于同一硅胶 G 薄层板上，以甲苯 - 乙酸乙酯（19∶1）为展开剂，展开，取出，晾干，喷以 5% 香草醛硫酸溶液，在 105℃加热至斑点显色清晰。供试品色谱中，在与对照药材色谱相应的位置上，显相同颜色的斑点。

（4）取本品 5 g，研细，加无水乙醇 30 ml，超声处理 30 分钟，滤过，滤液蒸干，残渣加甲醇 5 ml 使溶解，过中性氧化铝柱（100~200 目，5 g，内径为 2 cm），用稀乙醇 50 ml 洗脱，收集洗脱液，蒸干，残渣用水 5 ml 溶解后通过 C18（300 mg）固相萃取小柱，用 30% 甲醇 10 ml 洗脱，弃去 30% 甲醇液，再用甲醇 10 ml 洗脱，收集洗脱液，蒸干，残渣加甲醇 1 ml 使溶解，作为供试品溶液。另取诃子对照药材 0.5 g，同法制成对照药材溶液。照薄层色谱法（通则 0502）试验，吸取上述两种溶液各 5~10 μl，分别点于同一硅胶 G 薄层板上，以三氯甲烷 - 乙酸乙酯 - 甲酸（3∶2∶1）为展开剂，展开，取出，晾干，喷以 10% 硫酸乙醇溶液，在 105℃加热至斑点显色清晰。供试品色谱中，在与对照药材色谱相应位置上，显相同颜色的斑点。

【检查】**双酯型生物碱限量**　取本品适量，研细，取约 3 g，精密称定，置具塞锥形瓶中，加氨试液适量使润透，加二氯甲烷 100 ml，摇匀，超声处理（功率 300 W，频率 40 kHz）30 分钟，滤过，滤液于 50℃以下挥至约 20 ml，用 2% 盐酸溶液振摇提取 2 次，每次 20 ml，合并水溶液，用氨试液调节 pH 值至 8~9，用二氯甲烷振摇提取 3 次，每次 20 ml，合并二氯甲烷液，用无水硫酸钠脱水，低温挥干，残渣用 10% 甲醇（用磷酸调节 pH 值至 2）使溶解，转移至 5 ml 量瓶中，加上述 10% 甲醇至刻度，摇匀，滤过，取续滤液作为供试品溶液。取乌头双酯型生物碱对照提取物（已标示新乌头碱、次乌头碱和乌头碱的含量）约 10 mg，精密称定，置 25 ml 量瓶中，加上述 10% 甲醇使溶解并稀释至刻度，摇匀，精密量取 1 ml，置 25 ml 量瓶中，加上述 10% 甲醇稀释至刻度，摇匀，作为对照品溶液。照高效液相色谱法（通则 0512）试验，以十八烷基硅烷键合硅胶为填充剂；以乙腈为流动相 A，以 0.2% 冰醋酸（用三乙胺调节 pH 值至 6.2）为流动相 B，按下表中的规定进行梯度洗脱，检测波长 235 nm，理论板数按新乌头碱峰计算应不低于 2 000。分别精密吸取供试品溶液与对照品溶液各 200 μl，注入液相色谱仪，测定，计算。本品每 1 g 含榜那和榜嘎以乌头碱（$C_{34}H_{47}NO_{11}$）、次乌头碱（$C_{33}H_{45}NO_{10}$）和新乌头碱（$C_{33}H_{45}NO_{11}$）的总量计，不得过 0.078 mg。

时间（分钟）	流动相 A（%）	流动相 B（%）
0~44	21 → 31	79 → 69
44~65	31 → 35	69 → 65
65~70	35	65

其他　除溶散时限外，应符合丸剂项下有关的各项规定（通则 0108）。

【浸出物】照醇溶性浸出物测定法（通则 2201）项下的热浸法测定，用 70% 乙醇作溶剂，不得少于 28.0%。

【功能与主治】ཟག་ཁྲུང་ཞེས་གྲགས་སྐྱོད་ཀྱི་ཁྲག་མཁྲིས་དང་། །ཕོ་ལོག་གཉན་སྲིན་གཟེར་རིགས་གང་ཡིན་རུང་། །ཕོ་བར་བབས་ལ་བདུད་རྩིར་གྱུར་པ་ཡིན།།

消炎止痛，驱虫止泻，保护肠道黏膜。用于急慢性肠炎，胃肠绞痛，胆汁反流，痢疾引起的腹痛，发烧，腹泻，血便等。

【用法与用量】温开水送服或嚼服。一次 0.5~3 g，一日 1~2 次；或遵医嘱。

【规格】（1）每 4 丸重 1 g；（2）每丸重 0.5 g；（3）每丸重 1~1.5 g

【贮藏】密封。

渣琼丸质量标准起草说明

【制剂名称】制剂中文名为渣琼丸，拼音名为 Zhaqiong Wan，藏文名为“བྲག་ཁྱུང་།”，藏文音译名按《临床札记 · 精粹》翻译为“渣琼”。

【处方来源】《临床札记 · 精粹》《ཞིབ་རིག་གཅེས་པར་བསྡུས་པའི་ཁ་སྐོང་ཡང་རིག་སྨན་གྱི་སྦྱོར་སྡེ་འཆི་མེད་བདུད་རྩིའི་བཅུད་ལེན།》

བྲག་ཁྱུང་ནི། བྲག་ཞུན་གུར་གུམ་སྣ་རྩེ་སུག་སྨེལ་དང་། །དོམ་མཁྲིས་བོང་དཀར་འཇིབ་རྩེ་ཨ་རུ་ར། །ག་དུར་ཀ་ར་ཆ་མཉམ་བྲག་ཞུན་དགུ། །ཕོ་བའི་ཁྲག་མཁྲིས་ཚད་པ་སེལ་བར་བྱེད། །དེ་སྟེང་བྱ་ཁྱུང་ལྡ་པ་ཚད་ལྡན་བསྣན། །གཉན་ཚད་ཕོ་བར་བབས་པའི་བདུད་རྩི་ཡིན། །ཚད་པ་ཆེ་ན་ག་བུར་ནག་པོ་བསྣན། །

【鉴别】（1）显微鉴别　本品粉末薄壁组织、纤维、石细胞等显微特征明显，易于查看。

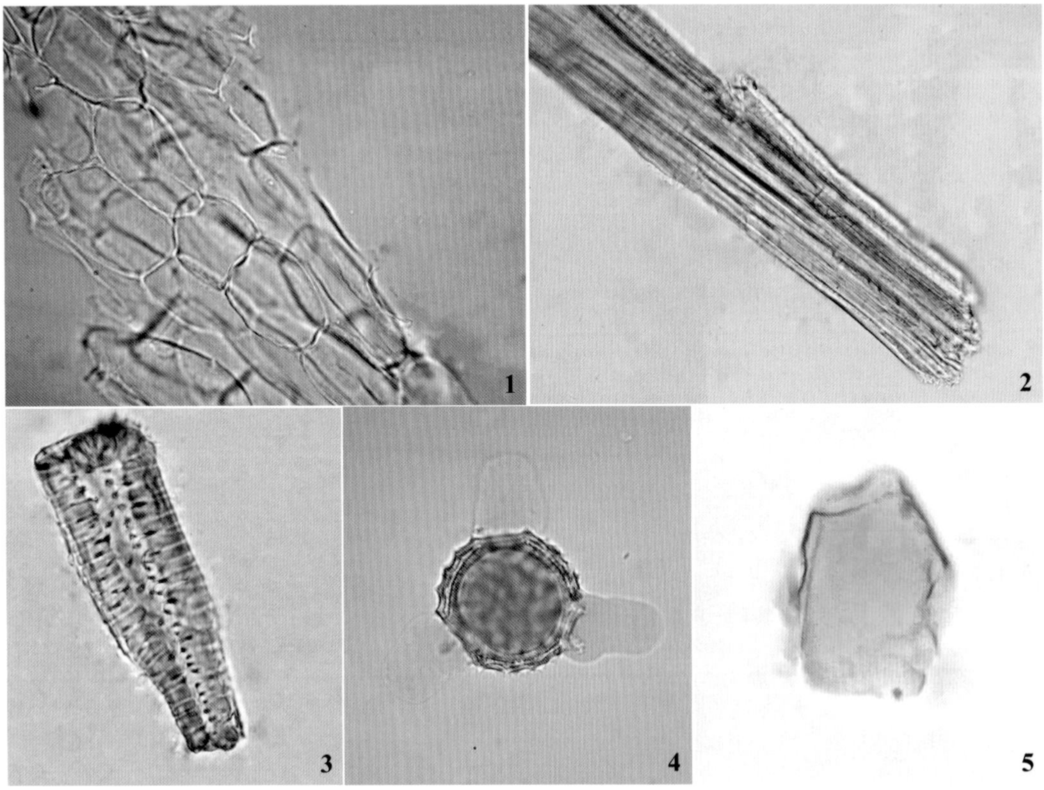

渣琼丸粉末显微特征

1—薄壁细胞（藏菖蒲）　2—纤维（川木香）　3—石细胞（川木香）

4—花粉粒（红花）　5—不规则碎片（熊胆粉）

（2）薄层鉴别　分别建立了以红花对照药材、川木香对照药材和诃子对照药材为对照的薄层鉴别方法。

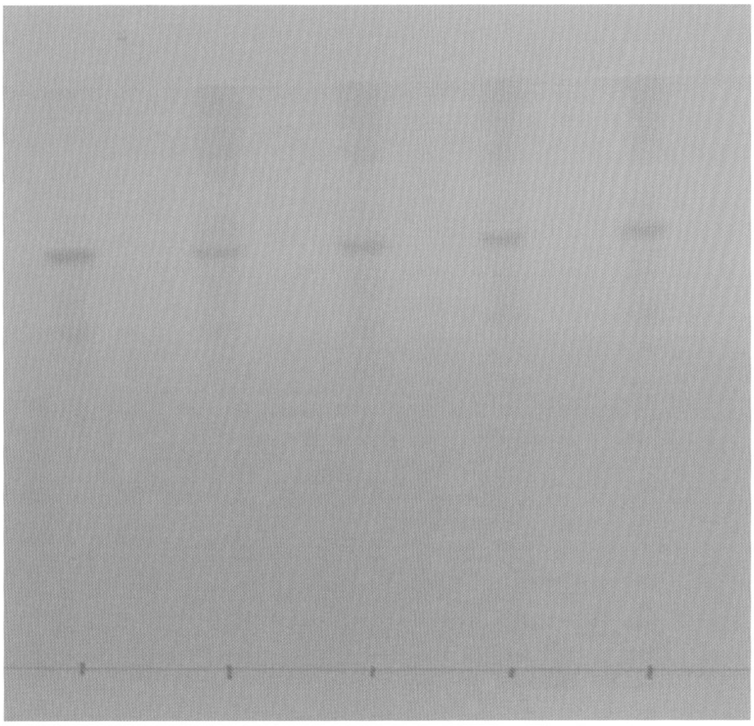

1　　2　　3　　4　　5

渣琼丸薄层色谱图（一）

1—红花对照药材　2~5—渣琼丸样品

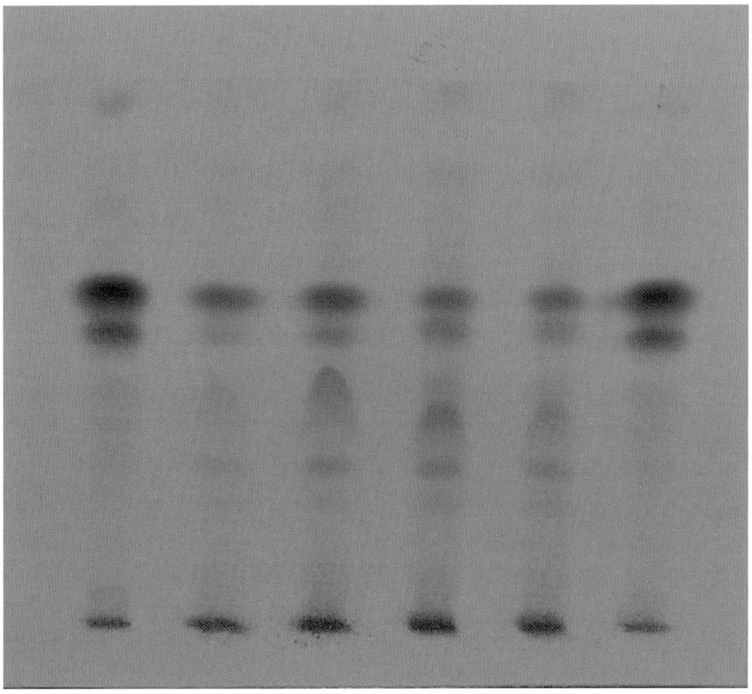

1　　2　　3　　4　　5　　6

渣琼丸薄层色谱图（二）

1，6—川木香对照药材　2~5—渣琼丸样品

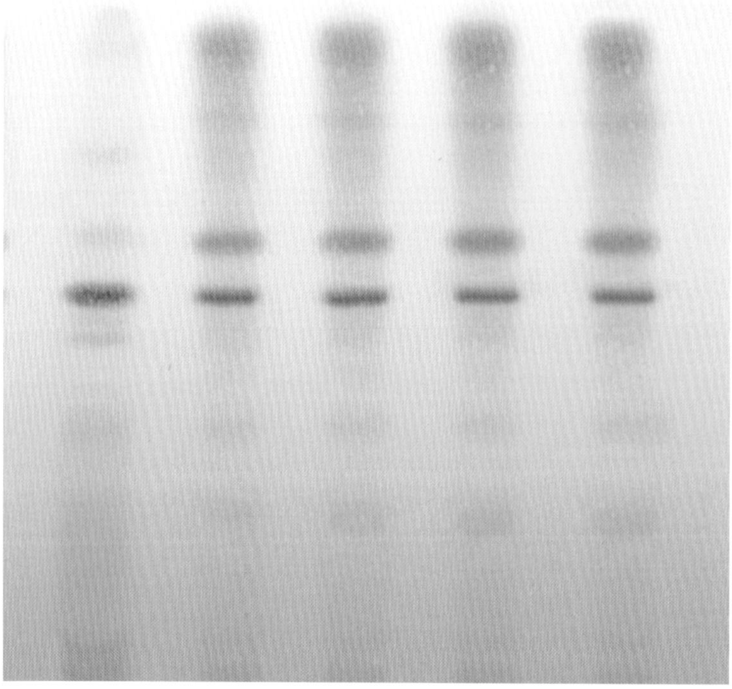

渣琼丸薄层色谱图（三）

1—诃子对照药材　2~5—渣琼丸样品

【检查】**双酯型生物碱限量**　采用HPLC法，以乌头双酯型生物碱对照提取物（已标示新乌头碱、次乌头碱和乌头碱的含量）为对照，测定制剂中乌头双酯型生物碱的含量。藏药榜那为毛茛科植物伏毛铁棒锤 *Aconitum flavum* Hand.-Mazz. 、铁棒锤 *A. pendulum* Busch、工布乌头 *A. kongboense* Lauener、江孜乌头 *A. ludlowii* Exell 的干燥块根；榜嘎为毛茛科植物唐古特乌头 *A. tanguticum*（Maxim.）Stapf、船盔乌头 *A. naviculare*（Bruhl.）Stapf 的干燥全草。榜那和榜嘎因基原和炮制工艺的不同，其双酯型生物碱含量差异较大，在制定限度时，参照《中国药典》（2020年版）乌头类药材炮制品“制川乌、制草乌、附片”双酯型生物碱的限度规定（分别为：0.040%、0.040%、0.020%），以0.040%为参考限度，根据处方中榜那和榜嘎的用量折算，规定“本品每1 g含榜那和榜嘎以乌头碱（$C_{34}H_{47}NO_{11}$）、次乌头碱（$C_{33}H_{45}NO_{10}$）和新乌头碱（$C_{33}H_{45}NO_{11}$）的总量计，不得过0.078 mg”。

【功能与主治】见《临床札记·精粹》。

起草单位：甘孜藏族自治州食品药品检验所

复核单位：内江市食品药品检验检测中心

解毒丸　དུག་འཇོམས་ཆེན་མོ།

Jiedu Wan　独炯钦莫

【处方】水柏枝 258 g　骨碎补 192 g　石莲花 192 g
马钱子（制）192 g　榜嘎 128 g　诃子 38 g

【制法】以上六味，粉碎成细粉，过筛，混匀，用水泛丸，干燥，即得。

【性状】本品为灰白色至棕色的水丸；气微香，味微苦。

【鉴别】（1）取本品，置显微镜下观察：单细胞非腺毛，基部膨大似石细胞，壁极厚，多碎断，木化（马钱子）。木纤维淡黄色，细胞长条形，微木化（水柏枝）。石细胞类方形、类多角形或呈纤维状，直径 14~40 μm，长至 130 μm，壁厚，孔沟细密（诃子）。

（2）取本品 10 g，研细，加无水乙醇 100 ml，超声处理 30 分钟，滤过，滤液蒸干，残渣加无水乙醇 5 ml 使溶解，通过中性氧化铝柱（100~200 目，5 g，内径为 2 cm），用稀乙醇 50 ml 洗脱，收集洗脱液，蒸干，残渣用水 5 ml 溶解后通过 C18（600 mg）固相萃取柱，用 30% 甲醇 10 ml 洗脱，弃去 30% 甲醇液，再用甲醇 10 ml 洗脱，收集洗脱液，蒸干，残渣加甲醇 1 ml 使溶解，作为供试品溶液。另取诃子对照药材 0.5 g，加无水乙醇 30 ml，同法制成对照药材溶液。照薄层色谱法（通则 0502）试验，吸取上述两种溶液各 5~10 μl，分别点于同一硅胶 G 薄层板上，以三氯甲烷 - 乙酸乙酯 - 甲酸（3∶2∶1）为展开剂，展开，取出，晾干，喷以 10% 硫酸乙醇溶液，在 105℃加热至斑点显色清晰。供试品色谱中，应在与对照药材色谱相应的位置上，显相同颜色的斑点。

【检查】**双酯型生物碱限量**　取本品适量，研细，取约 4 g，精密称定，置具塞锥形瓶中，加氨试液适量使润透，加二氯甲烷 50 ml，摇匀，超声处理（功率 300 W，频率 40 kHz）30 分钟，滤过，滤液于 50℃以下挥至约 20 ml，用 2% 盐酸溶液振摇提取 2 次，每次 20 ml，合并水溶液，用氨试液调节 pH 值至 8~9，用二氯甲烷振摇提取 3 次，每次 20 ml，合并二氯甲烷液，用无水硫酸钠脱水，低温挥干，残渣用 10% 甲醇（用磷酸调节 pH 值至 2）使溶解，转移至 5 ml 量瓶中，加上述 10% 甲醇至刻度，摇匀，滤过，取续滤液作为供试品溶液。取乌头双酯型生物碱对照提取物（已标示新乌头碱、次乌头碱和乌头碱的含量）约 10 mg，精密称定，置 25 ml 量瓶中，加上述 10% 甲醇稀释至刻度，摇匀，滤过，精密量取 1 ml，置 25 ml 量瓶中，加上述 10% 甲醇稀释至刻度，摇匀，作为对照品溶液。照高效液相色谱法（通则 0512）试验，以十八烷基硅烷键合硅胶为填充剂；以乙腈为流动相 A，以 0.2% 冰醋酸（用三乙胺调节 pH 值至 6.2）为流动相 B，按下表中的规定进行梯度洗脱，检测波长 235 nm，理论板数按新乌头碱峰计算应不低于 2 000。分别精密吸取供试品溶液与对照品溶液各 20 μl，注入液相色谱仪，测定，计算。本品每 1 g 含榜嘎以乌头碱（$C_{34}H_{47}NO_{11}$）、次乌头碱（$C_{33}H_{45}NO_{10}$）和新乌头碱（$C_{33}H_{45}NO_{11}$）的总量计，不得过 0.051 mg。

时间（分钟）	流动相 A（%）	流动相 B（%）
0~44	21 → 31	79 → 69
44~65	31 → 35	69 → 65
65~70	35	65

士的宁限量 取本品适量，研细，取约 3 g，精密称定，置具塞锥形瓶中，加浓氨试液适量使润透，加入三氯甲烷 50 ml，放置约 16 小时，时时振摇，滤过，用三氯甲烷分次洗涤滤渣与滤器，洗液与滤液合并，蒸干，残渣加甲醇使溶解，转移至 10 ml 量瓶中并稀释至刻度，摇匀，滤过，取续滤液，即得。取马钱子总生物碱对照提取物（已标示士的宁含量）10 mg，精密称定，置 50 ml 量瓶中，加甲醇使溶解并稀释至刻度，摇匀，滤过，取续滤液作为对照品溶液。照高效液相色谱法（通则 0512）试验，以十八烷基硅烷键合硅胶为填充剂；以甲醇 - 水 - 醋酸 - 三乙胺（65 : 200 : 2.4 : 0.3）为流动相；检测波长 254 nm，理论板数按士的宁峰计算应不低于 5 000。精密吸取供试品溶液 10 μl，对照品溶液 5~10 μl，注入液相色谱仪，测定，计算。本品每 1 g 含马钱子以士的宁（$C_{21}H_{22}N_2O_2$）计，不得过 1.60 mg。

其他 除溶散时限外，应符合丸剂项下有关的各项规定（通则 0108）。

【浸出物】 照醇溶性浸出物测定法（通则 2201）项下的热浸法测定，用 70% 乙醇作溶剂，不得少于 20.0%。

【功能与主治】 དུག་རིགས་ཚ་གྲང་མེད་པར་འཇོམས། །ནད་གཞན་དུག་བག་ལྡན་ཡང་ཟབ། །

清热解毒。用于各种中毒症。

【用法与用量】 温开水送服或嚼服。一次 0.5~1 g，一日 1~2 次；或遵医嘱。

【规格】（1）每 4 丸重 1 g；（2）每丸重 0.5 g；（3）每丸重 1~1.5 g

【贮藏】 密封。

解毒丸质量标准起草说明

【制剂名称】 制剂中文名为解毒丸，拼音名为 Jiedu Wan，藏文名为“དུག་འཇོམས་ཆེན་མོ།”，藏文音译名按《居米旁医著集》翻译为“独炯钦莫”。

【处方来源】《居米旁医著集》《འཇུ་མི་ཕམ་སྨན་ཡིག་གཅེས་བཏུས།》

དུག་འཇོམས་ཆེན་མོ་ནི། འོམ་བུ་རེ་རལ་ཐྲག་སྐྱུ་དང་། །ཀོ་བྱི་བོང་དཀར་ལྷ་པོ་ལ། །ཨ་རུས་རྡོ་འདོན་སྦྱར་དུག་རིགས། །ཐམས་ཅད་མ་ལུས་སེལ་བར་བྱེད། །ཚར་ཞུང་ཁཎྜ་ཡོད་ན་བཟི། །དུག་རིགས་ཚ་གྲང་མེད་པར་འཇོམས། །ནད་གཞན་དུག་བག་ལྡན་ཡང་ཟབ། །དུག་འཇོམས་ཆེན་མོ་ཞེས་སུ་བརྗོད། །

【鉴别】（1）显微鉴别 本品粉末非腺毛、木纤维、石细胞显微特征明显，易于查看。

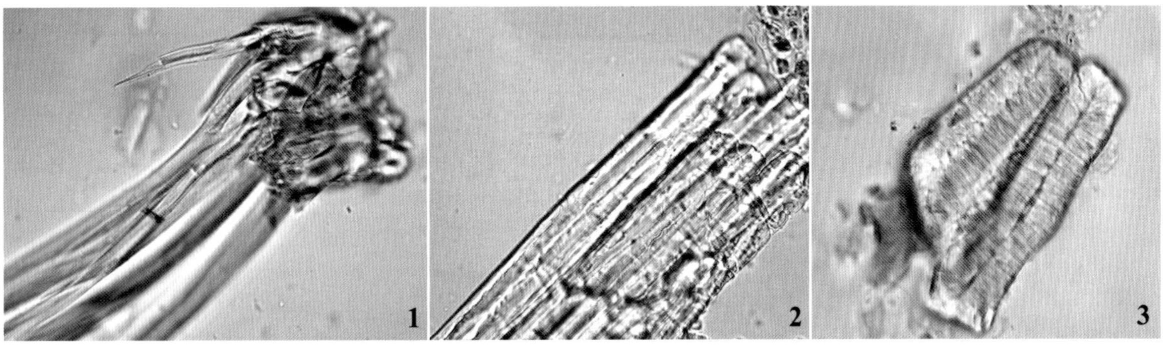

解毒丸粉末显微特征

1—非腺毛（马钱子）　2—木纤维（水柏枝）　3—石细胞（诃子）

（2）薄层鉴别　建立了以诃子对照药材为对照的薄层鉴别方法。

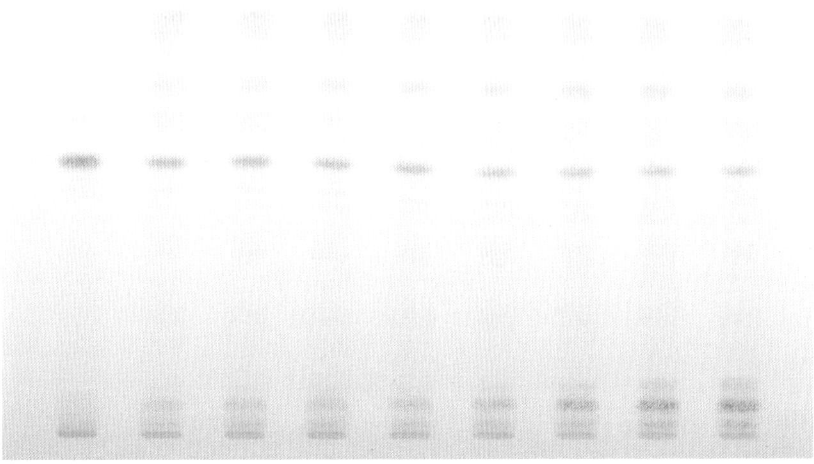

1　2　3　4　5　6　7　8　9

解毒丸薄层色谱图

1—诃子对照药材　2~9—解毒丸样品

【**检查**】**双酯型生物碱限量**　采用HPLC法，以乌头双酯型生物碱对照提取物（已标示新乌头碱、次乌头碱和乌头碱的含量）为对照，测定制剂中乌头双酯型生物碱的含量。藏药榜嘎为毛茛科植物唐古特乌头 *Aconitum tanguticum*（Maxim.）Stapf、船盔乌头 *A. naviculare*（Bruhl.）Stapf的干燥全草。榜嘎因基原和炮制工艺的不同，其双酯型生物碱含量差异较大，在制定限度时，参照《中国药典》（2020年版）乌头类药材炮制品“制川乌、制草乌、附片”双酯型生物碱的限度规定（分别为：0.040%、0.040%、0.020%），以0.040%为参考限度，根据处方中榜嘎的用量折算，规定“本品每1 g含榜嘎以乌头碱（$C_{34}H_{47}NO_{11}$）、次乌头碱（$C_{33}H_{45}NO_{10}$）和新乌头碱（$C_{33}H_{45}NO_{11}$）的总量计，不得过0.051 mg”。

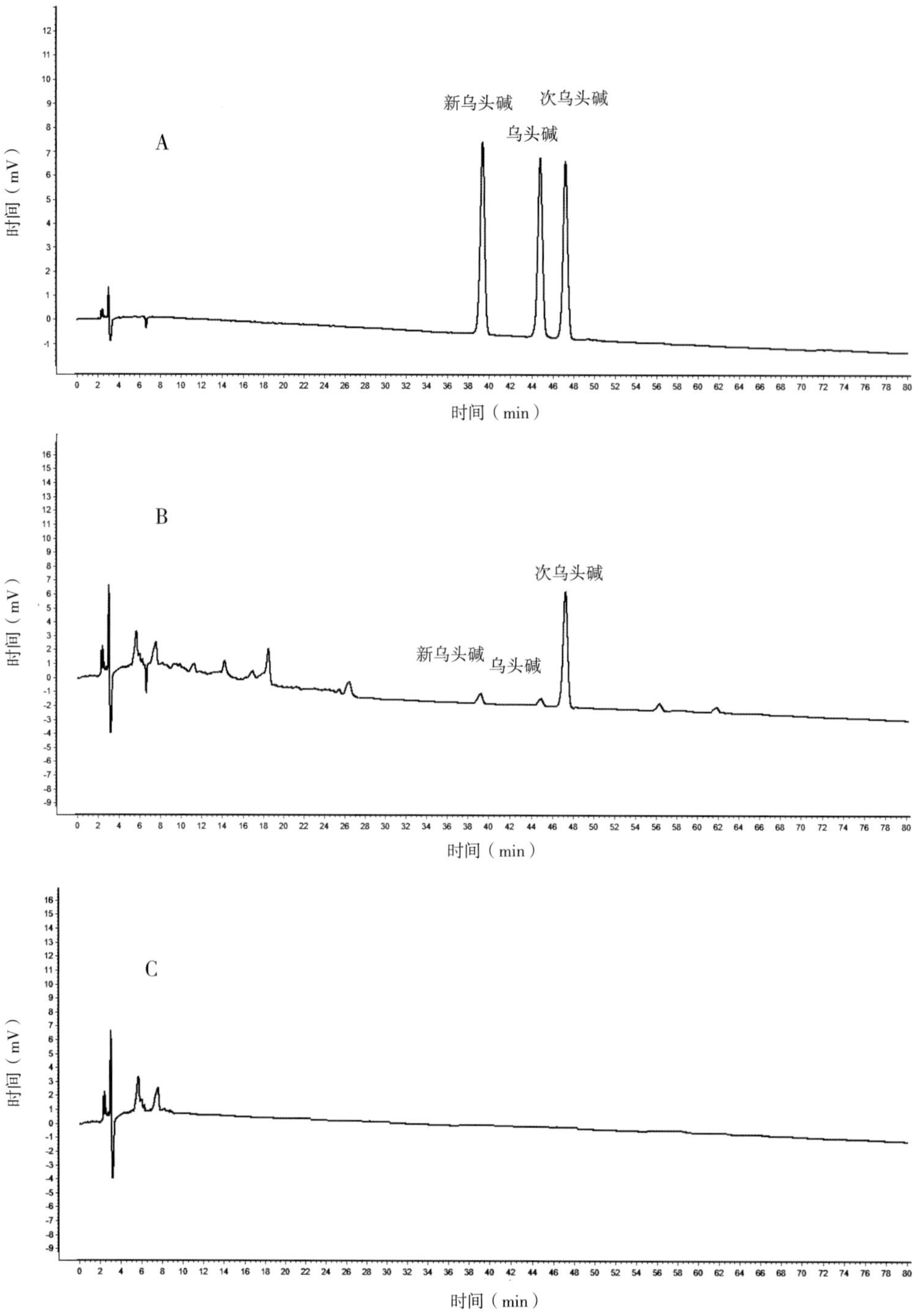

乌头双酯型生物碱含量测定色谱图

A—乌头双酯型生物碱对照提取物　B—解毒丸样品　C—阴性对照

士的宁限量　采用 HPLC 法，以马钱子总生物碱对照提取物（已标示士的宁含量）为对照，测定制剂中士的宁的含量。根据相关文献报道，马钱子经牛奶炮制或砂烫后，士的宁的含量降低约三分之一，按照《中国药典》（2020 年版）马钱子中士的宁上限（2.20%）降低三分之一计算，炮制后士的宁应不超过 0.73%，与马钱子粉中士的宁上限（0.82%）相近。

在藏医中马钱子的炮制方法各异，导致士的宁含量差异较大，在制定限度时，暂且依据《中国药典》（2020 年版）马钱子粉中士的宁的上限规定，按照处方中马钱子的用量折算，规定“本品每 1 g 含马钱子以士的宁（$C_{21}H_{22}N_2O_2$）的量计，不得过 1.60 mg”。

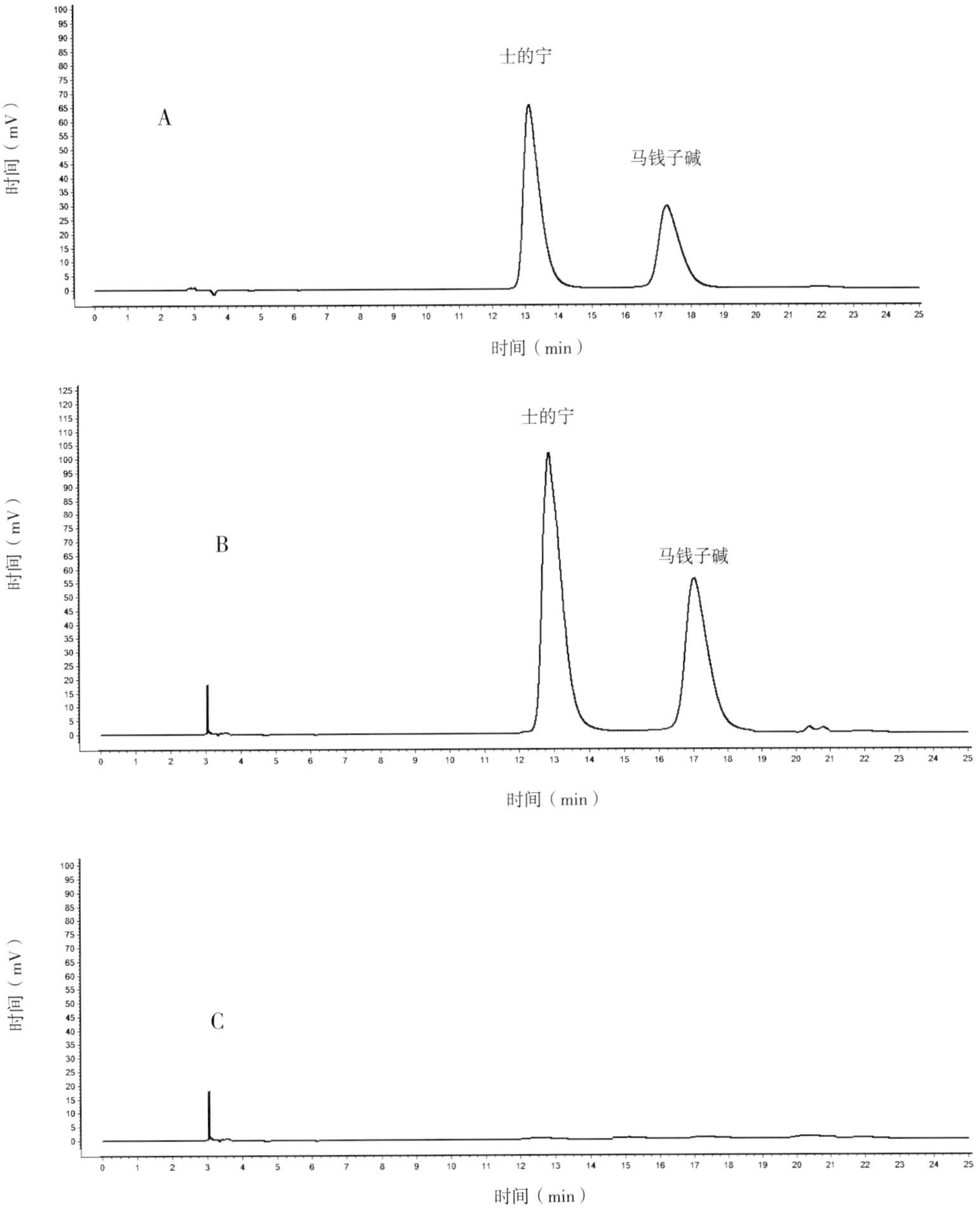

士的宁含量测定色谱图

A—马钱子总生物碱对照提取物　B—解毒丸样品　C—阴性对照

【**功能与主治**】见《居米旁医著集》。

起草单位：甘孜藏族自治州食品药品检验所

复核单位：资阳市食品药品检验检测中心

赛朱尼吉丸

Saizhuniji Wan

སེ་འབྲུ་ཉེ་དཀྱིལ།

赛朱尼吉

【处方】石榴子 181 g　　肉桂 91 g　　荜茇 91 g
红花 91 g　　苏麦 91 g　　黄精 91 g
天冬 91 g　　西藏凹乳芹 91 g　　喜马拉雅紫茉莉 91 g
蒺藜 91 g

【制法】以上十味，粉碎成细粉，过筛，混匀，用水泛丸，干燥，即得。

【性状】本品为浅棕色至棕褐色的水丸；气微香，味微甜、涩。

【鉴别】（1）取本品，置显微镜下观察：草酸钙针晶束存在于椭圆形黏液细胞中，针晶长 40~99 μm（天冬、黄精）。石细胞类方形或类圆形，直径 32~88 μm，壁厚，有的一面菲薄；纤维长梭形，长 195~920 μm，直径约 50 μm，壁厚，木化，纹孔不明显（肉桂）。花粉粒类圆形、椭圆形或橄榄形，直径约至 60 μm，具 3 个萌发孔，外壁有齿状突起（红花）。

（2）取本品 6 g，研细，加乙醇 50 ml，超声处理 30 分钟，滤过，滤液蒸干，残渣加乙醇 1 ml 使溶解，作为供试品溶液。另取肉桂对照药材 0.5 g，同法制成对照药材溶液。照薄层色谱法（通则 0502）试验，吸取上述两种溶液各 5 μl，分别点于同一硅胶 G 薄层板上，以石油醚（60~90℃）- 乙酸乙酯（17∶3）为展开剂，展开，取出，晾干，喷以二硝基苯肼乙醇试液。供试品色谱中，在与对照药材色谱相应的位置上，显相同颜色的斑点。

（3）取本品 5 g，研细，加乙醚 30 ml，超声处理 20 分钟，弃去乙醚液，残渣挥去乙醚，加乙酸乙酯 50 ml，加热回流 30 分钟，放冷，滤过，滤液蒸干，残渣加乙醇 1 ml 使溶解，作为供试品溶液。另取荜茇对照药材 0.5 g，除溶剂用量为 10 ml 外，同法制成对照药材溶液。照薄层色谱法（通则 0502）试验，吸取上述两种溶液各 2~5 μl，分别点于同一硅胶 G 薄层板上，以环己烷 - 丙酮（10∶3）为展开剂，展开，取出，晾干，喷以 10% 硫酸乙醇溶液，在 105℃加热至斑点显色清晰，置紫外光灯（365 nm）下检视。供试品色谱中，在与对照药材色谱相应的位置上，显相同颜色的荧光斑点。

【检查】除溶散时限外，其他应符合丸剂项下有关的各项规定（通则 0108 ）。

【浸出物】照醇溶性浸出物测定法（通则 2201）项下的热浸法测定，用 70% 乙醇作溶剂，不得少于 28.0%。

【功能与主治】མ་ཞུ་གྲང་སྐྲན་སྐྱ་རབ་འོར་དམུ་ཆུ། །མཁལ་མའི་ཙོང་ནོར་ས་བོན་ཉམས་འཇིག་དང་། །ཆུ་སྲི་མཁལ་རྐེད་གླང་བ་ཆུ་སོར་

ཟུག །ཟ་འཕྲུག་རྒྱ་ཐོར་རླུང་ཚབས་བརྟན་གྲང་སྦྱོས། །གྲང་སྐྱོགས་གྲང་སྲིན་གྲང་བའི་གྲུམ་བུ་སོགས། །གྲང་ནད་ཀུན་ལ་དུས་མཐའི་མེ་ལྟ་བུར། །ཁྱད་པར་ཕོ་བའི་མེ་གསོ་རྒྱ་ལམ་འབྱེད། །དངས་མ་གནས་འཛག་རྒྱ་སེར་རང་སར་སྙེམ། །ལུས་སྟོབས་བསྐྱེད་ཅིང་ཚེ་རིང་བཅུད་ལེན་འགྱུར། །

温胃健脾，温补肾阳。用于消化不良，寒性痞瘤，尿闭及肾病引起的滑精、坐骨神经痛、前列腺炎。

【用法与用量】温开水送服或嚼服。一次 0.5~3 g，一日 1~2 次；或遵医嘱。

【规格】（1）每 4 丸重 1 g；（2）每丸重 0.5 g；（3）每丸重 1~1.5 g

【贮藏】密封。

赛朱尼吉丸质量标准起草说明

【制剂名称】制剂中文名为赛朱尼吉丸，拼音名为 Saizhuniji Wan，藏文名为“སེ་འབྲུ་ཉི་དཀྱིལ།”，藏文音译名按《临床札记 · 庄严》翻译为“赛朱尼吉”。

【处方来源】《临床札记 · 庄严》《ཟིན་ཏིག་མཛེས་རྒྱན་བདུད་རྩི་སྨན་མཛོད།》

སེ་འབྲུ་ཉི་མའི་དཀྱིལ་འཁོར་སྦྱོར་བ་ནི། །སེ་འབྲུ་ཟླ་བ་སུག་སྨེལ་ར་མཉེ་བ། །ཤིང་ཚ་ཉེ་ཤིང་བ་སྤྲུ་པི་པི་ལིང་། །གཟེ་མ་གུར་གུམ་སྦྲང་གིས་རིལ་བུར་དྲིལ། །འཕྲུལ་བྱེད་རྒྱ་བསྒོལ་ལམ་ནི་སྐབས་འགར་ཆང་། །མ་ཞུ་གྲང་སྐྱན་སྐྱ་རྦབ་འོར་དམུ་རྒྱུ། །མཁལ་མའི་དྲོད་ཤོར་ས་བོན་ཞམས་འཛག་དང་། །རྒྱུ་སྲི་མཁལ་རྐེད་ཟླང་པ་ཆུ་སོར་ཟུག །ཟ་འཕྲུག་རྒྱ་ཐོར་རླུང་ཚབས་བརྟན་གྲང་སྦྱོས། །གྲང་སྐྱོགས་གྲང་སྲིན་གྲང་བའི་གྲུམ་བུ་སོགས། །གྲང་ནད་ཀུན་ལ་དུས་མཐའི་མེ་ལྟ་བུར། །ཁྱད་པར་ཕོ་བའི་མེ་གསོ་རྒྱ་ལམ་འབྱེད། །དངས་མ་གནས་འཛག་རྒྱ་སེར་རང་སར་སྙེམ། །ལུས་སྟོབས་བསྐྱེད་ཅིང་ཚེ་རིང་བཅུད་ལེན་འགྱུར། །

【鉴别】（1）显微鉴别　本品粉末草酸钙针晶、石细胞、纤维等显微特征明显，易于查看。

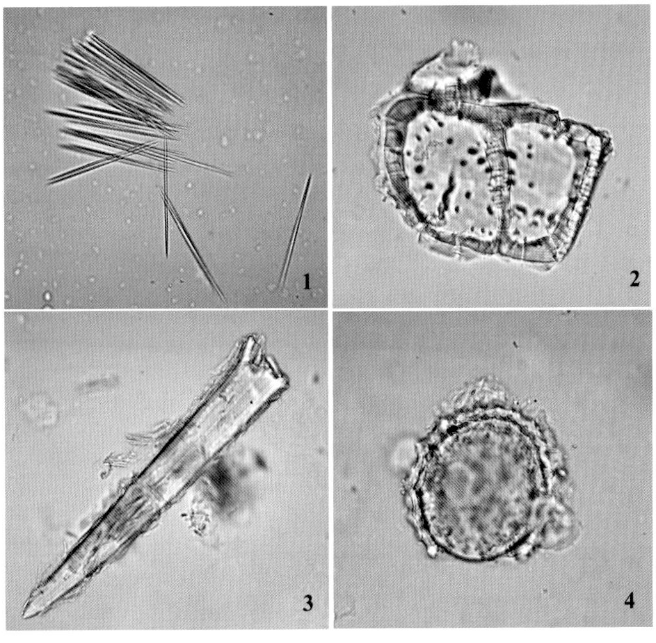

赛朱尼吉丸粉末显微特征

1—草酸钙针晶（天冬、黄精）　2—石细胞（肉桂）　3—纤维（肉桂）　4—花粉粒（红花）

（2）薄层鉴别　分别建立了以肉桂对照药材、荜茇对照药材为对照的薄层鉴别方法。

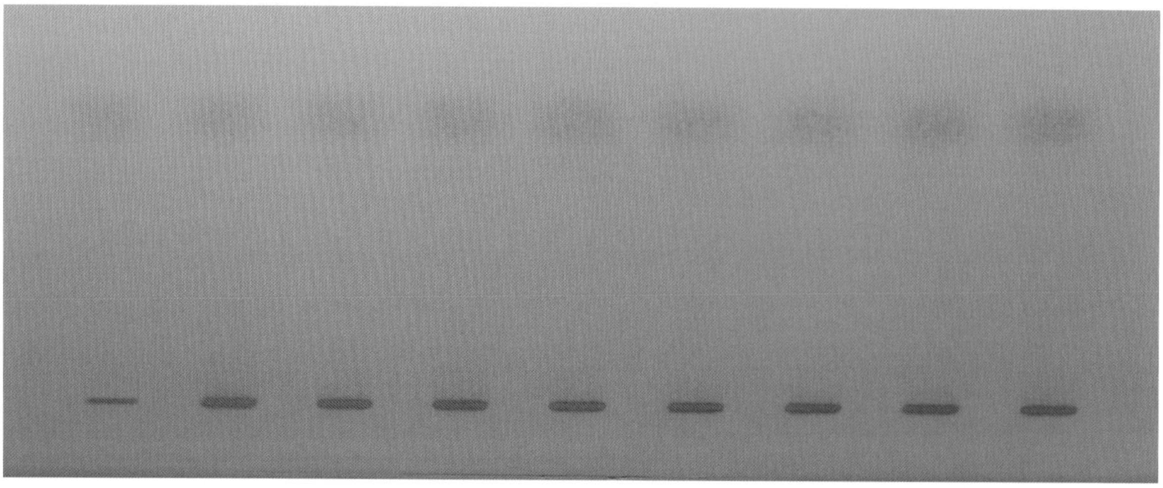

1　2　3　4　5　6　7　8　9

赛朱尼吉丸薄层色谱图（一）

1—肉桂对照药材　2~9—赛朱尼吉丸样品

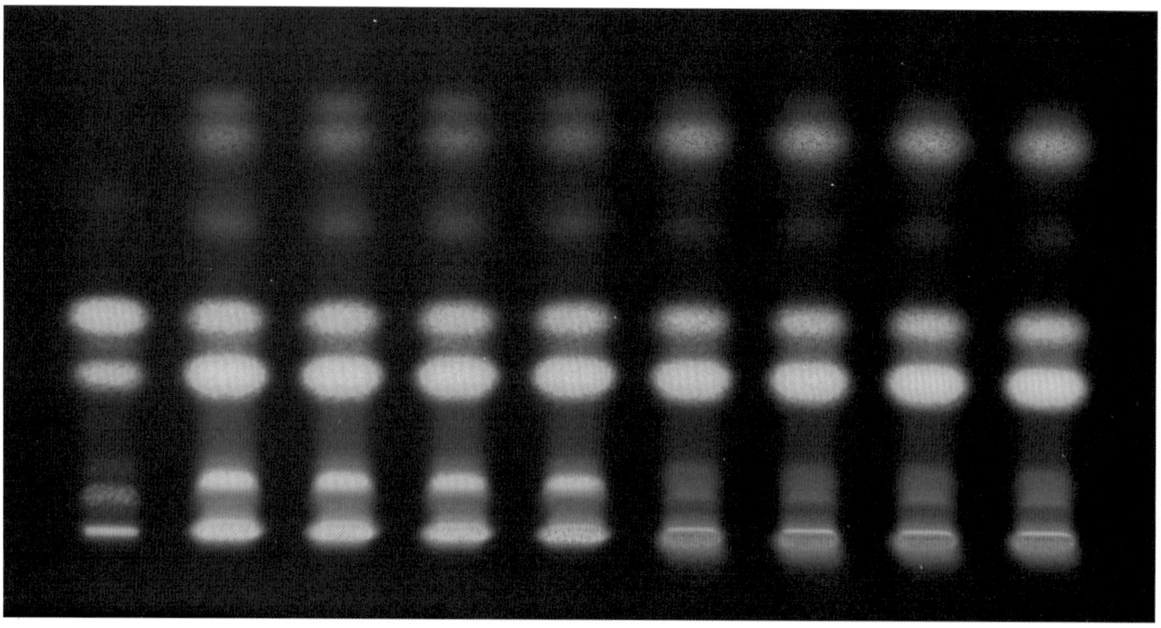

1　2　3　4　5　6　7　8　9

赛朱吉丸薄层色谱图（二）

1—荜茇对照药材　2~9—赛朱尼吉丸样品

【功能与主治】见《临床札记·庄严》。

起草单位：甘孜藏族自治州食品药品检验所

复核单位：资阳市食品药品检验检测中心

赛朱尼嘎丸 སེ་འབྲུ་ཉེ་དགའ།

Saizhuniga Wan 赛朱尼嘎

【处方】石榴子 300 g　　肉桂 150 g　　苏麦 150 g
荜茇 150 g　　红花 150 g　　冬葵果 100 g

【制法】以上六味，粉碎成细粉，过筛，混匀，用水泛丸，干燥，即得。

【性状】本品为浅棕色至棕褐色的水丸；气微香，味微甜、酸、辣。

【鉴别】（1）取本品，置显微镜下观察：石细胞类方形或类圆形，直径 32~88 μm，壁厚，有的一面菲薄；纤维长梭形，长 195~920 μm，直径约 50 μm，壁厚，木化，纹孔不明显（肉桂）。内种皮厚壁细胞黄棕色、红棕色或深棕色，表面观多角形，壁厚，胞腔内含硅质（苏麦）。花粉粒类圆形、椭圆形或橄榄形，直径约至 60 μm，具 3 个萌发孔，外壁有齿状突起（红花）。

（2）取本品 3 g，研细，加乙醚 20 ml，超声处理 20 分钟，弃去乙醚液，残渣挥去乙醚，加乙酸乙酯 30 ml，加热回流 30 分钟，滤过，滤液蒸干，残渣加乙醇 1 ml 使溶解，作为供试品溶液。另取荜茇对照药材 0.5 g，同法制成对照药材溶液。照薄层色谱法（通则 0502）试验，吸取上述两种溶液各 2~5 μl，分别点于同一硅胶 G 薄层板上，以环己烷 - 丙酮（10∶3）为展开剂，展开，取出，晾干，喷以 10% 硫酸乙醇溶液，在 105℃加热至斑点显色清晰，置紫外光灯（365 nm）下检视。供试品色谱中，在与对照药材色谱相应的位置上，显相同颜色的荧光斑点。

（3）取本品 3 g，研细，加乙醇 30 ml，超声处理 20 分钟，滤过，滤液蒸干，残渣加乙醇 1 ml 使溶解，作为供试品溶液。另取肉桂对照药材 0.5 g，同法制成对照药材溶液。照薄层色谱法（通则 0502）试验，吸取供试品溶液 5~10 μl、对照药材溶液 5 μl，分别点于同一硅胶 G 薄层板上，以石油醚（60~90℃）- 乙酸乙酯（17∶3）为展开剂，展开，取出，晾干，喷以二硝基苯肼乙醇试液。供试品色谱中，在与对照药材色谱相应的位置上，显相同颜色的斑点。

【检查】除溶散时限外，其他应符合丸剂项下有关的各项规定（通则 0108）。

【浸出物】照醇溶性浸出物测定法（通则 2201）项下的热浸法测定，用 70% 乙醇作溶剂，不得少于 24.0%。

【功能与主治】ཕོ་བའི་མེ་དྲོད་བསྐྱེད་ཅིང་མ་ཞུ་འཇུ། །བད་ཀན་བེ་སྣབས་རྩ་སྦུབས་འགགས་པ་སེལ། །དྭངས་མ་མ་ཞུ་ལུས་ཟུངས་རང་སར་འཇོག །དྲི་ཆུ་བོངས་ཆེ་ཕོ་བ་བདེ་བར་འགྱུར། །ནད་སྟོབས་ཆུང་ན་འདི་ཡིས་ཟློག་པའང་སྲིད། །

健胃消食，利尿消肿。用于消化不良，腹胀肠鸣，食欲不振，身重气喘，浮肿，小便不畅等。

【用法与用量】温开水送服或嚼服。一次 0.5~3 g，一日 1~2 次；或遵医嘱。

【规格】（1）每 4 丸重 1 g；（2）每丸重 0.5 g；（3）每丸重 1~1.5 g

【贮藏】密封。

赛朱尼嘎丸质量标准起草说明

【制剂名称】制剂中文名为赛朱尼嘎丸，拼音名为 Saizhuniga Wan，藏文名为“སེ་འབྲུ་ཉི་དགའ།”，藏文音译名按《藏医秘诀宝源》翻译为“赛朱尼嘎”。

【处方来源】《藏医秘诀宝源》《མན་ངག་རིན་ཆེན་འབྱུང་གནས།》

སེ་འབྲུ་ཉི་དགའ་ནི། སེ་འབྲུ་བཞི་སྙིང་གུར་གུམ་ཨྰུམ་འབྲུ་བསྣན། །ཕོ་བའི་མེ་དྲོད་བསྐྱེད་ཅིང་མ་ཞུ་འཇུ། །བད་ཀན་པེ་སྐབས་རྩ་སྦྱབས་འགགས་པ་སེལ། །དྲངས་མ་མ་ཞུ་ལུས་བྲུངས་རང་སར་འཇོག །དྲི་ཆུ་བོངས་ཆེ་ཕོ་བ་བདེ་བར་འགྱུར། །ནད་སྟོབས་ཆུང་ན་འདི་ཡིས་ཐོག་པའང་སྲིད། །（སེ་འབྲུ་བཞི་པ་ནི། སེ་འབྲུ་ཞིང་ཚ་སུག་སྨེལ་པི་པི་ལིང་།）

【鉴别】（1）显微鉴别　本品粉末石细胞、纤维、内种皮细胞等显微特征明显，易于查看。

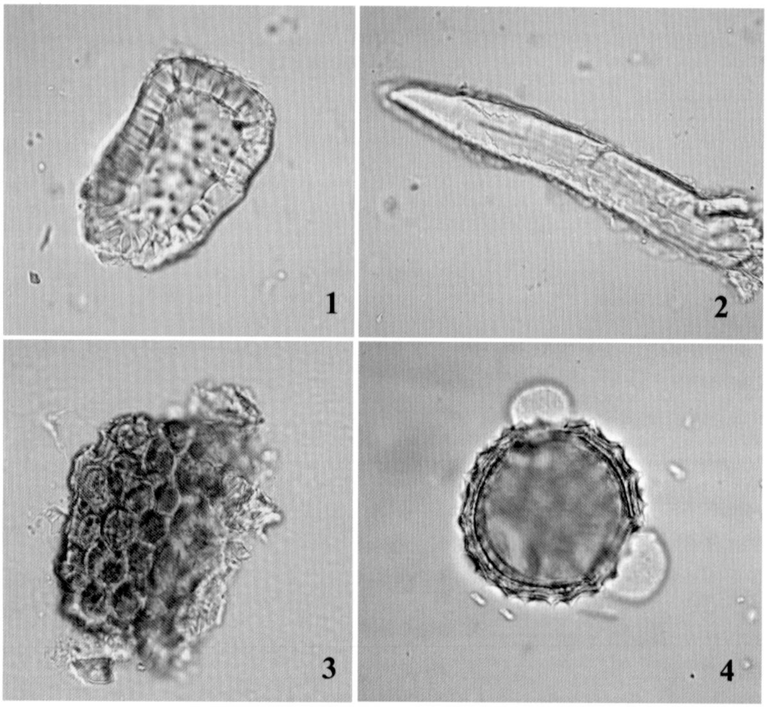

赛朱尼嘎丸粉末显微特征

1—石细胞（肉桂）　2—纤维（肉桂）　3—内种皮细胞（苏麦）　4—花粉粒（红花）

（2）薄层鉴别　分别建立了以荜茇对照药材、肉桂对照药材为对照的薄层鉴别方法。

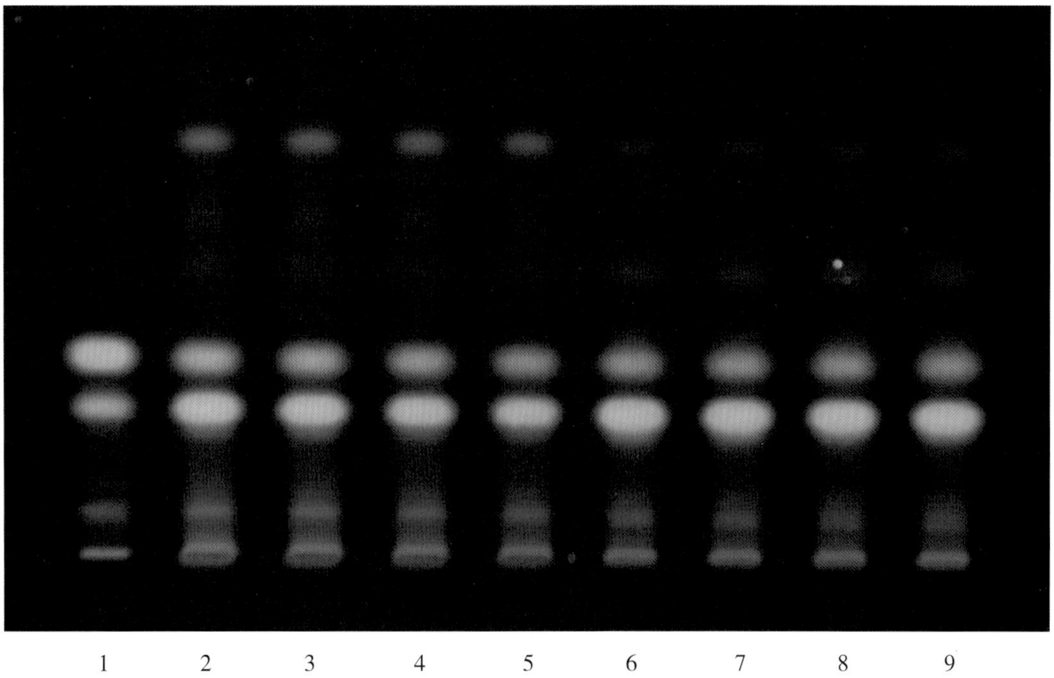

赛朱尼嘎丸薄层色谱图（一）

1—荜茇对照药材　2~9—赛朱尼嘎丸样品

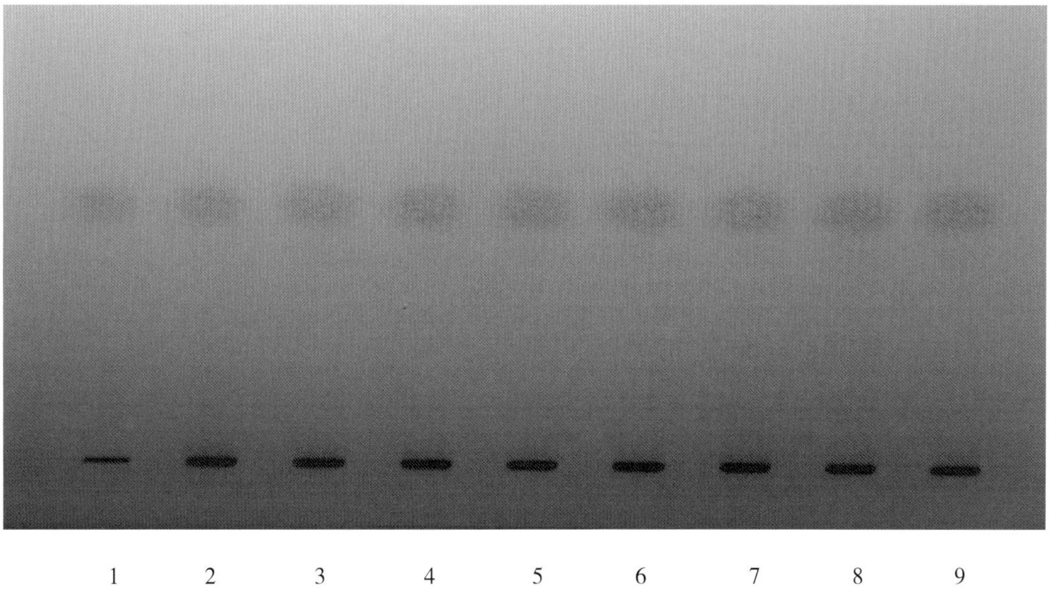

赛朱尼嘎丸薄层色谱图（二）

1—肉桂对照药材　2~9—赛朱尼嘎丸样品

【功能与主治】见《藏医秘诀宝源》。

起草单位：甘孜藏族自治州食品药品检验所

复核单位：资阳市食品药品检验检测中心

附录：重金属、砷盐检查有关要求

本标准收载的医疗机构藏药制剂处方中含有矿物药的品种均应按以下“重金属、砷盐检查法”进行检查，并应符合相应的“重金属、砷盐限度规定”（相关试剂及仪器装置同《中华人民共和国药典》通则 0821 与通则 0822）。

制剂处方中含朱砂（或主要化学成分为 HgS）的品种，不适宜采用以下方法进行检查。

一、重金属、砷盐检查法

1. 重金属检查法

取本品研细，取适量（见表 1），置坩埚中，缓缓炽灼至完全炭化，放冷，加硫酸 0.5~1 ml，使恰湿润，低温加热至硫酸除尽后，加硝酸 0.5 ml，蒸干，至氧化氮蒸气除尽后，放冷，在 500~600℃炽灼使完全灰化，放冷，加盐酸 2 ml，置水浴上蒸干后加水 15 ml，滴加氨试液至对酚酞指示液显微粉红色，再加醋酸盐缓冲液（pH 值 3.5）2 ml，微热溶解（如有沉淀，应滤过，用少量水洗涤残渣，洗液并入滤液中），并移置纳氏比色管中，加水稀释成 25 ml，作为乙管；另取配制供试品溶液的试剂，置瓷皿中蒸干后，加醋酸盐缓冲液（pH 值 3.5）2 ml 与水 15 ml，微热溶解后，移置纳氏比色管中，加标准铅溶液适量（见表 1），再用水稀释成 25 ml，作为甲管：再在甲、乙两管中分别加硫代乙酰胺试液各 2 ml，摇匀，放置 2 分钟，同置白纸上，自上向下透视，乙管中显出的颜色与甲管比较，不得更深。

2. 砷盐检查法

取本品研细，取适量（见表 2），加无砷氢氧化钙 1 g，加少量水，搅匀，烘干，用小火缓缓炽灼至炭化，再在 500~600℃炽灼至完全灰化，放冷，残渣加稀盐酸适量使溶解，转移至相应的量瓶中（参见表 2），精密量取 2 ml，置砷化氢发生瓶（A 瓶）内，加盐酸 5 ml 与水 21 ml，再加碘化钾试液 5 ml 与酸性氯化亚锡试液 5 滴，在室温放置 10 分钟后，加锌粒 2 g，立即将装妥的导气管 C 密塞于 A 瓶上，并将 A 瓶置 25~40℃水浴中，反应 45 分钟，取出溴化汞试纸，即得样品砷斑。

精密量取标准砷溶液 2 ml，照上法，自“置砷化氢发生瓶（A 瓶）内”起，同法制备标准砷斑，将样品砷斑与标准砷斑比较，不得更深。

表 1　样品取样量及标准铅溶液用量推荐表

重金属限度值（mg/kg）	样品取样量（g）	标准铅溶液取用量（ml）
10	1	1
20	0.5	1
30	0.67	2
40	0.5	2

表 2　样品取样量及容量瓶推荐表

砷盐限度值（mg/kg）	样品取样量（g）	容量瓶（ml）
10	1	10
15	0.67	10
20	1	20
30	0.67	20

二、重金属、砷盐限度规定

根据《中华人民共和国药典》通则 9302“中药有害残留物限量制定指导原则”的相关要求，依据世界卫生组织 / 世界粮食及农业组织（World Health Organization/Food and Agriculture Organization of the United Nations，WHO/FAO）和（或）其他国家或组织公布的铅（Pb）和砷（As）的每日允许摄入量（acceptable daily intake，ADI）分别为 0.3 和 0.12~0.13，按矿物药在处方中的占比，按最大日服量 6 g 折算，规定了各相应品种重金属（以 Pb 计）、砷盐（As）的限度值。（见表 3、表 4）

表 3　重金属（以 Pb 计）检查限度规定

矿物药处方占比	重金属限度规定（mg/kg）	每日允许摄入量（mg）
< 10%	不得过 10	0.06
10%~30%	不得过 20	0.12
31%~50%	不得过 30	0.18
51%~80%	不得过 40	0.24

表 4　砷盐检查限度规定

矿物药处方占比	砷盐限度规定（mg/kg）	每日允许摄入量（mg）
< 10%	不得过 10	0.06
10%~30%	不得过 15	0.09
31%~50%	不得过 20	0.12
51%~80%	不得过 30	0.18

藏药制剂藏文名索引

藏药制剂拼音名索引